# 약이 되는 산야초 108가지 ❷

하남출판사

약이 되는 산야초 108가지

지은이 | 최양수
펴낸이 | 배기순
펴낸곳 | 하남출판사

초판1쇄 발행 | 2005년 5월 15일
초판7쇄 발행 | 2013년 4월 30일

등록번호 | 제10-0221호
서울시 종로구 관훈동 198-16 남도B/D 302호
전화 (02)720-3211(代) | 팩스 (02)720-0312
홈페이지 http://www.hnp.co.kr
e-mail : hanamp@chollian.net, hanam@hnp.co.kr

ⓒ 최양수, 2005
ISBN 89-7534-178-X(03690)

※ 잘못된 책은 교환하여 드립니다.
※ 이 책의 무단전재와 무단복제를 금합니다.

# 약이 되는 산야초 108가지 ❷

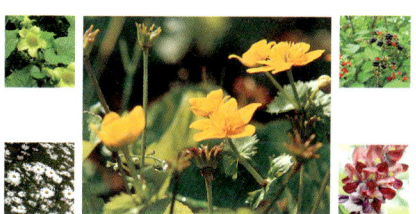

# 목차

## 열을 물리치는 산야초

- 8 족도리풀 | 세신
  Asarum sieboldii Miquel
- 10 작약 | 백작약, 적작약
  Paeonia obovata Max. Paeonia lactiflora Pall.
- 13 인동덩굴 | 금은화
  Lonicera Japonica Thunb
- 16 대나물 | 은시호
  Gypsophia oldhamiana Miquel
- 18 제비꽃 | 자화지정
  Viola mandshurica W. Becker
- 21 뽕나무 | 상목
  Morus alba L.
- 24 황벽나무 | 황백
  Phellodendron amurense Rupr.
- 26 치자나무
  Gardenia Florida L. (G. jasminodes Ellis)
- 28 구기자나무
  Lycium chinense Mill.
- 30 순비기나무 | 만형자
  Vitex rotundifolia L.
- 32 모란 | 목단
  Paeonia suffruticosa Andr.
- 34 쇠뜨기 | 문형
  Equisetum arvense L.
- 36 감국
  Chrysanthemum indicum L.
- 38 돌외 | 덩굴차, 칠엽담, 교고람
  Gynostemma pentaphyllum makino
- 40 곡정초 | 개수염, 곡정주
  Eriocaulon sieboldianum S. et Z.
- 42 칡 | 갈근, 갈화
  Puseraria thumbergiana Bentham

## 통증을 없애는 산야초

- 46 흑삼릉
  Sparganium stoloniferum Buch.
- 48 넉줄고사리 | 골쇄보, 곡궐
  Davallia mariesii Moore
- 50 잇꽃 | 홍람화, 번홍화
  Carthamus tinctorius L.
- 52 산해박 | 귀독우, 서장경
  Cynanchum paniculatum Kitagawa
- 54 엄나무 | 음나무, 해동목, 자추목
  Kalopanax pictus (Thumb.) Nakai
- 56 오갈피나무
  Acanthopanox sessiliflorus (R. et M.)Seem.
- 58 으아리 | 위령선, 참으아리
  Clematis mandschurica Rupr.
- 60 댕댕이덩굴 | 방기
  Cocculus trilobu (Thunberg) DC
- 62 복숭아나무
  Prunus persica Batsch
- 64 수자해좆 | 천마
  Gastrodia elata Bl.
- 66 도꼬마리 | 창이자, 시이실
  Xanthium strumarium L.
- 69 쇠무릎 | 우슬
  Achyranthes japonica(Miquel) Nakai
- 72 모과나무
  Chaenomeles sinensis Koehne

## 자양강장을 위한 산야초

- 76 까치콩 | 편두
  Dolichos lablab L.
- 78 애기풀 | 원지, 과자금
  Polygala tennifolia Willd.
- 80 남가새 | 백질려
  Tribulus terrestris L.
- 82 개별꽃 | 태자삼
  Pseudostellaria heterophylla (Miq) Pax.
- 84 대추나무
  Ziziphus jujuba Mill. var. inermis(Bge)
- 86 두충나무 | 두중, 사면목
  Eucommia Ulmoides Oliber
- 88 개암나무 | 진수
  Corylus heterophlla Fisher var. thumbergii Blume

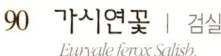

- 90　가시연꽃 | 검실
  Euryale ferox Salisb.
- 92　광나무 | 여정목, 여정자
  Ligustrum japonicum Thunberg
- 95　미나리 | 수근, 근채
  Oenanthe javanica DC.
- 98　산수유
  Cornus officinalis S. et Z.
- 101　측백나무 | 측백엽, 백자인
  Thuja orientalis L.
- 104　오미자
  Schisandra chinensis Lturcz Baillon
- 108　초오 | 천오, 세잎 돌쩌귀, 투구꽃
  Aconitum carmichaeli Debx

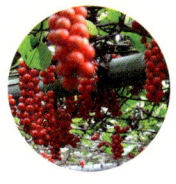

## 기침에 좋은 산야초

- 112　패모 | 조선패모, 중국패모
  Fritillaria ussuriensis Maximouricz
- 114　꽃다지 | 정력자
  Draba nemorosa L.
- 116　두릅나무 | 총목, 요두채, 문두채
  Aralia elata
- 118　누리장나무 | 취오동
  Clerodendeon trichotomum Thumb.
- 120　자금우 | 통선목, 꿩탈랑
  Ardisia Japonica Blume
- 122　수세미오이 | 사과락
  Luffa cylindrica Roemer
- 124　동의나물 | 여제초, 입금화
  Caltha palustris L. var.
- 126　호두나무 | 호도인
  Juglans regia L.
- 128　마가목 | 정공등, 마아목
  Sorbus commiuta Hedl.
- 131　비파나무 | 비파, 무우선
  Eriobotrya Japonica
- 134　살구나무 | 행인, 행목
  Prunus armeniaca var. ansu Max.
- 137　은행나무
  Ginkgo biloba L.

## 지혈에 좋은 산야초

- 142　모시풀 | 저마근
  Boehmeria nivea (L.) Gaudich
- 144　쇠비름 | 마치현
  Portulaca oleracea L.
- 146　꼭두서니 | 천초, 갈퀴 꼭두서니
  Rubia akame Nakai
- 148　붉나무 | 염부목, 오배자
  Rhus chinensis Miller
- 150　노루귀
  Hepatica asiatica Nakai
- 152　양지꽃
  Potentilla fruricoides L. var. major Max
- 154　회화나무 | 괴화, 괴각
  Sophora japonica L.

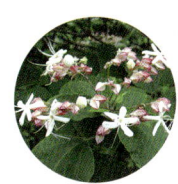

## 위 건강을 위한 산야초

- 158　무화과
  Ficus carica L.
- 160　석창포
  Acorus gramineus Soland.
- 163　잣나무
  Pinusi Koraiensis S. et Z.
- 166　비자나무
  Torreya nucifera S.et Z.　Torreya grandis Fort.
- 168　찔레나무 | 영실
  Rosa Polyentha Sieb et Zucc
- 170　산초나무 | 산초, 화초, 초피
  Zanthoxylum Schinifolium S. et Z.
- 172　노간주나무 | 두송목
  Juniperus rigida S. et Z.
- 174　옻나무 | 칠, 건칠
  Rhus verniciflua Stokes
- 176　아가위나무 | 산사
  Crataegus pinnatifida Bunge　Crataegus pinnatifida Bunge
- 179　매화나무 | 매실, 오매
  Prunus mume S. et Z
- 182　생강나무 | 황매목
  Lindera obtusiloba Blume

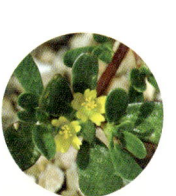

## 통변작용을 하는 산야초

- 186 삼 | 대마, 마자인, 화마인
  Cannabis sativa L.
- 188 마편초
  Verbena officinalis L.
- 190 댑싸리 | 지부자
  Kochia scoparia schrader
- 192 거지덩굴 | 오렴매
  Cayratia japonica Gagnepain
- 194 실고사리 | 해금사
  Lygodium japonicum Sw.
- 196 개감수
  Euphorbia kansui Liou
- 198 동과자 | 동아
  Benincasa hispida Cogn.
- 200 석류
  Punica granatum L.
- 202 이스라지 | 욱리인
  Prunus japonica Thunb. var. nakaii Rehder
- 204 주엽나무 | 조협, 조각자, 저아조
  Gleditsia japonica Miq. var. Koraiensis Nakai
- 206 대황 | 장군풀, 금문대황
  Rheum coreanum nakai   Rheum palmatum L.
- 208 복수초
  Adonis amurensis R. et R.
- 210 팥꽃나무 | 원화
  Daphne genkwa S. et Z.
- 212 복분자
  Rubus coreanus Miquel
- 215 딱총나무 | 접골목
  Sambucus williamsii Hance var. coreana
- 218 으름 | 목통
  Akebia Quinata Decaisne

## 기혈소통을 위한 산야초

- 222 뱀무 | 수양매, 큰뱀무
  Geum japonica Thunb.   Geum aleppicum Jacq.
- 224 해당화 | 매괴화
  Rosa rugosa Thunb.

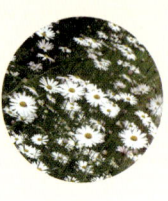

- 226 박쥐나무 | 팔각풍, 과목근
  Alangium chinence Harms
- 228 소나무
  Pinus densiflora S. et Z.
- 233 정향나무
  Syzygium aromaticum M. et P.   Eugenia caryophyllata Thunb
- 236 귤나무 | 진피, 청피
  Citrus rangerina H. et T.   Citrus unshiu Markovich
- 239 탱자나무
  Poncirus trifoliata Rafin.
- 242 계뇨등 | 계요등, 구렁내덩굴
  Paederia scandens (Lour.) Merr.
- 244 쥐참외 | 왕과, 토과, 주먹참외
  Thladiangtha dubia Bunge
- 246 골담초 | 금작화
  Caragana sinica Rehder
- 248 구절초
  Chrysanthemum zawadskii Herbich var. latilobum kitamura

## 암을 이기는 산야초

- 252 활나물 | 농길리
  Crotalaria sessiliflora L.
- 254 산자고 | 약난초, 모자인, 까치무릇, 광자고
  Cremastra variabilis Nakai   Tulipa edulis Baker
- 257 노박덩굴
  Celastrus orbiculatus Thunb.
- 260 까마중 | 용규
  Solanum nigrum L.
- 262 토복령 | 청미래덩굴, 선유량, 산귀래
  Smilax china L.
- 265 화살나무
  Euonymus alatus (Thunb.) Sieb.
- 268 애기똥풀 | 백굴채, 젖풀
  Chelidonium majus var. asiaticum Ohwi
- 271 삿갓나물 | 조휴
  Paris verticillata Bieb.   Paris polyphylla Smith

- 276 참고문헌
- 277 찾아보기

# 열을 물리치는 산야초

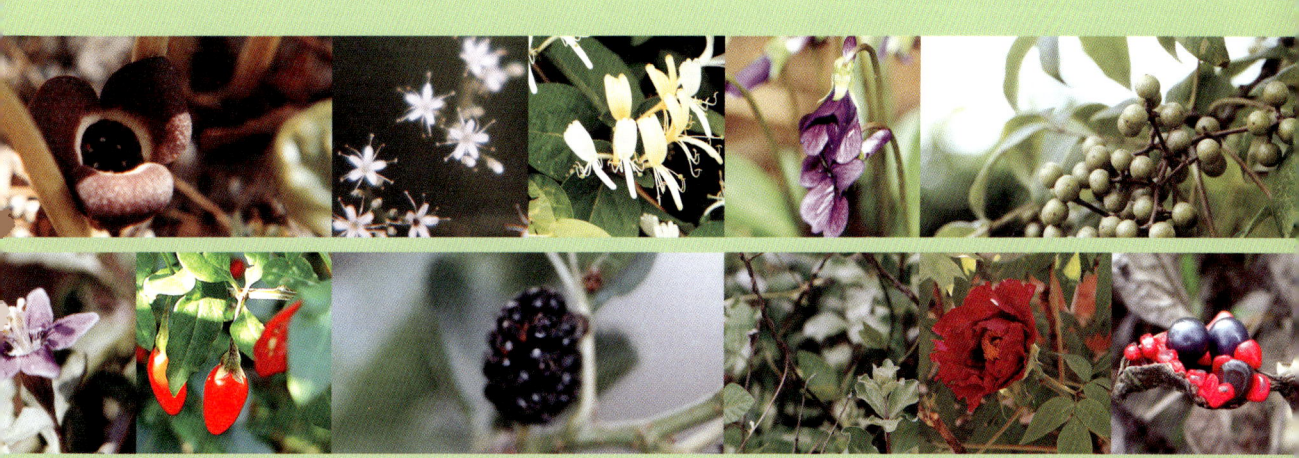

# 족도리풀

*Asarum sieboldii Miquel* 세신(細辛)

- 분포 : 산지 응달 / 개화 : 4월
- 결실 : 10월 / 채취 : 뿌리
- 특징 : 성질은 따뜻하고 맛은 맵다.
- 효능 : 거풍, 산한, 진통, 진해작용

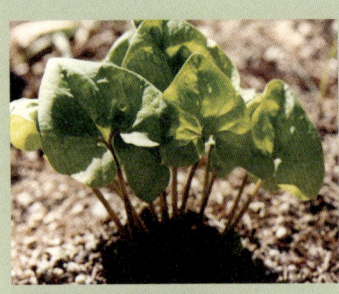

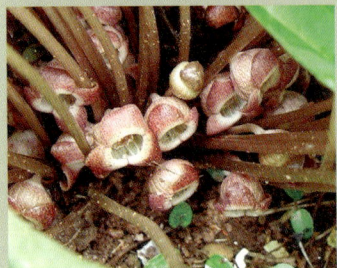

▲ 꽃 모양이 색시가 시집갈 때 머리에 썼던 족두리와 비슷하여 '족두리'란 이름이 붙여졌다. 속명은 그리스어로 '가지가 갈라지지 않는다.'에서 유래하였다.

족도리풀과 대용할 수 있는 식물로서 민족도리풀, 개족도리풀(Asarum maculatum Nakai)이 있다. 개족도리풀은 우리나라 남부의 산지 나무 밑에서 나고 잎에 백색 무늬가 있으며 조금 작으며 냄새가 난다. 환경부가 지정한 특정 야생식물이다.

## 생김새

족도리풀은 전국 산지의 응달에서 자라는 쥐방울과의 여러해살이풀이다.

높이는 20~30cm 정도 자라고 뿌리줄기는 마디가 넓은 육질이며 매운 맛이 있다. 뿌리줄기 끝에서 긴 자루가 있는 2개의 잎이 나와 퍼지므로 마주난 것처럼 보인다. 잎자루는 짙은 자색이고 잎은 끝이 뾰족하고 밑부분은 심장 모양으로 넓이가 5~10cm 정도이다. 표면은 녹색이고 윤기가 없으며 뒷면 맨 위에 흔히 잔털이 있고 가장자리가 밋밋하다.

개화기는 4월로 잎이 싹 틀 때 잎 사이에서 1개씩 나오며, 지름이 1~1.5cm 정도로 검은 빛이 난다. 반달 모양의 꽃받침은 안쪽에 줄이 있고 윗부분이 3개로 갈라져 퍼진다. 꽃받침 조각은 삼각형 비슷한 계란형으로 흔히 끝부분이 뒤로 말린다.

꽃잎은 없고 꽃받침통 속에 12개의 수술이 두 줄로 배열되고 암술대가 6개인 씨방이 위에 있다. 10월에 맺는 열매는 삭과(또는 장과)로서 끝에 화피열편이 담겨 있는데 그 속에 스무 개 내외의 씨앗이 들어있다.

뿌리의 채취시기는 5~7월 경으로 뿌리째 채취하여 씻지 않고 그늘에서 말린 후 썰어서 사용한다. 뿌리를 '세신'이라 한다.

뿌리는 고르지 않게 구부러진 노끈 모양을 이루고 길이 2~4cm, 지름 2~3cm의 황갈색 마디가 진 뿌리줄기에 길이 약 15cm, 지름 약 1mm의 뿌리가 많이 달린 것으로 바깥면은 옅은 갈색 또는 어두운 갈색으로 밋밋하거나 극히 얇은 세로 주름이 있다. 특이한 냄새가 있고 혀를 약간 마비시킨다.

## 효능

**감기 치료** 초기 감기의 오한과 발열 증상에 대하여 발한, 해열의 효과가 있다. 특히 풍한 감기로 인해 코가 막히고 콧물이 흐르고

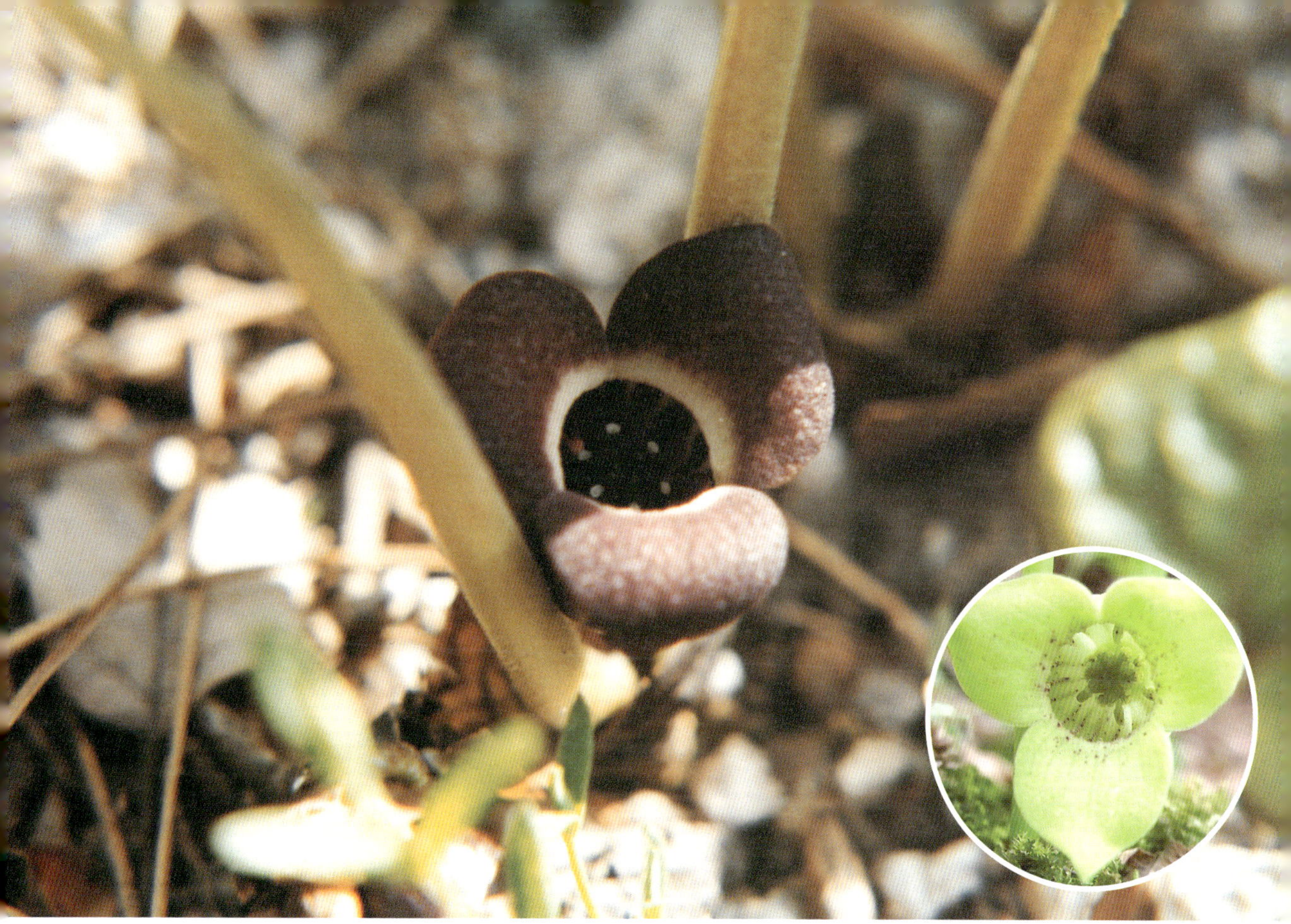

해수가 심해 많은 담을 뱉으며 흉통이 나타나는 경우에 좋다.

**뚜렷한 항균작용** 구강점막의 염증 및 치은염에는 세신을 부드럽게 가루 내어 1g을 입에 넣고 있으면 소염, 지통에 효과가 있다.

**산한거풍, 진통작용** 관절통과 각종 신경통 치료에 효과가 있다. 급·만성에 모두 좋다.

### 🌸 질병에 따라 먹는 방법

주로 내복용으로는 끓이거나 가루 또는 환으로 쓰며, 외용에는 가루를 내어 코 안에 뿌린다.

**류머티스 좌골신경통이 갑자기 일어난 경우** 강활, 독활, 방기, 오가피를 가미해 쓰면 통증을 빨리 멎게 할 수 있다. 이처럼 세신에는 국소마취작용이 있으며 예부터 천오, 현호색 등을 가미해 마취약으로 사용했다.

**입가 주위나 입 속이 헐었을 때** 세신 가루를 물에 타서 죽처럼 만들고, 꿀이나 참기름을 섞어 잘 배합한 다음 환부에 바르면 염증이 낫는다.

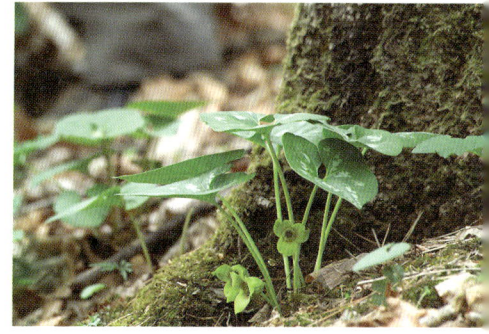

# 작약

적작약 *Paeonia obovata Max.*
백작약 *Paeonia lactiflora Pall.*

- 분포 : 산(재배) / 개화 : 5~6월
- 결실 : 9~10월 / 채취 : 뿌리
- 특징 : 성질은 차고 맛은 달고 시고 쓰다.
- 효능 : 양혈, 진통, 소종, 활혈작용

### 그리스 신화에서의 작약

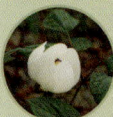

서양에서도 '가시 없는 장미'로 약효를 인정받아 성스러운 식물로 숭배되었다. 속명은 그리스 신화의 '의술의 신 파에온'에서 유래되었다. 파에온이 화살에 맞아 부상당한 자에게 올림포스 산에서 캔 작약 뿌리로 치료했다는 내용이 있다.

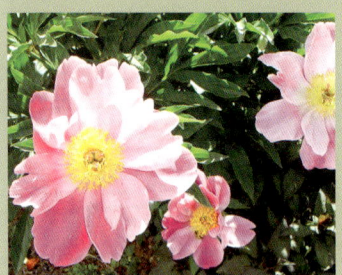

▲ 적작약

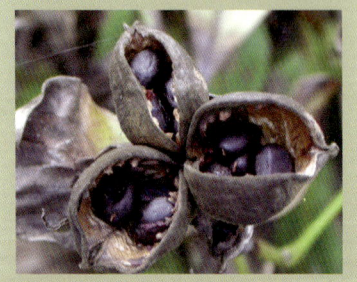

▲ 씨방

## 생김새

작약(芍藥)은 미나리아재비과의 여러해살이풀로 모란과 비슷하지만 모란은 목본인데 반해 작약은 초본이며, 일반적으로 모란이 꽃을 피운 이후에 꽃을 핀다는 것이 다르다.

작약은 중국이 원산지로서 밝고 '아름다운 약초'라는 뜻을 지닌다. 원래 백작약, 적작약 구별없이 사용하였으며 명나라 이후 구별하여 쓰기 시작했다. 꽃이 흰 것을 백작약, 붉은 꽃을 적작약이라 하였다.

한국에서 백작약은 *Peaonia lactiflora Pallas* 또는 같은 속의 식물의 뿌리를 말하고, 적작약은 *Paeonia obovata maxim, Paeonia albiflora Pall. var hortensis Makino* 또는 그 밖의 같은 식물의 뿌리를 말한다.

중국에선 외피를 제거한 것은 백작약, 외피가 붙은 대로 건조시킨 것을 적작약이라고 한다. 시중에서는 껍질을 벗기고 말린 것을 백작약, 그대로 말린 것을 적작약이라 하여 시판하고 있다.

### ① 적작약

적작약은 백작약보다 키가 크며, 잎이 깃 모양으로 깊이 째져 있고 백작약은 잎이 달걀 모양 또는 피침형이다.

적작약은 황해도 이북의 산지에 나며 주로 재배한다. 줄기는 뿌리로부터 여러 대가 곧게 자라며 높이가 60~80㎝ 정도로 줄기와 잎에는 털이 없다. 잎은 어긋나고 잎자루가 있고 엽맥과 더불어 적색을 띤다. 근생엽은 1~2회 우상으로 갈라지거나 2회 3출복엽으로 난다. 줄기잎은 깊게 갈라져 삼출엽 내지는 단엽이다.

꽃은 5~6월에 피는데 백색 또는 분홍색 꽃이 피며 줄기 끝에 1개씩 정생(頂生)한다. 꽃받침은 5장, 꽃잎은 10장인데 도란형이다. 수술은 많고 황색이며 씨방은 3~5개로 짧은 암술머리가 뒤로 젖혀진다.

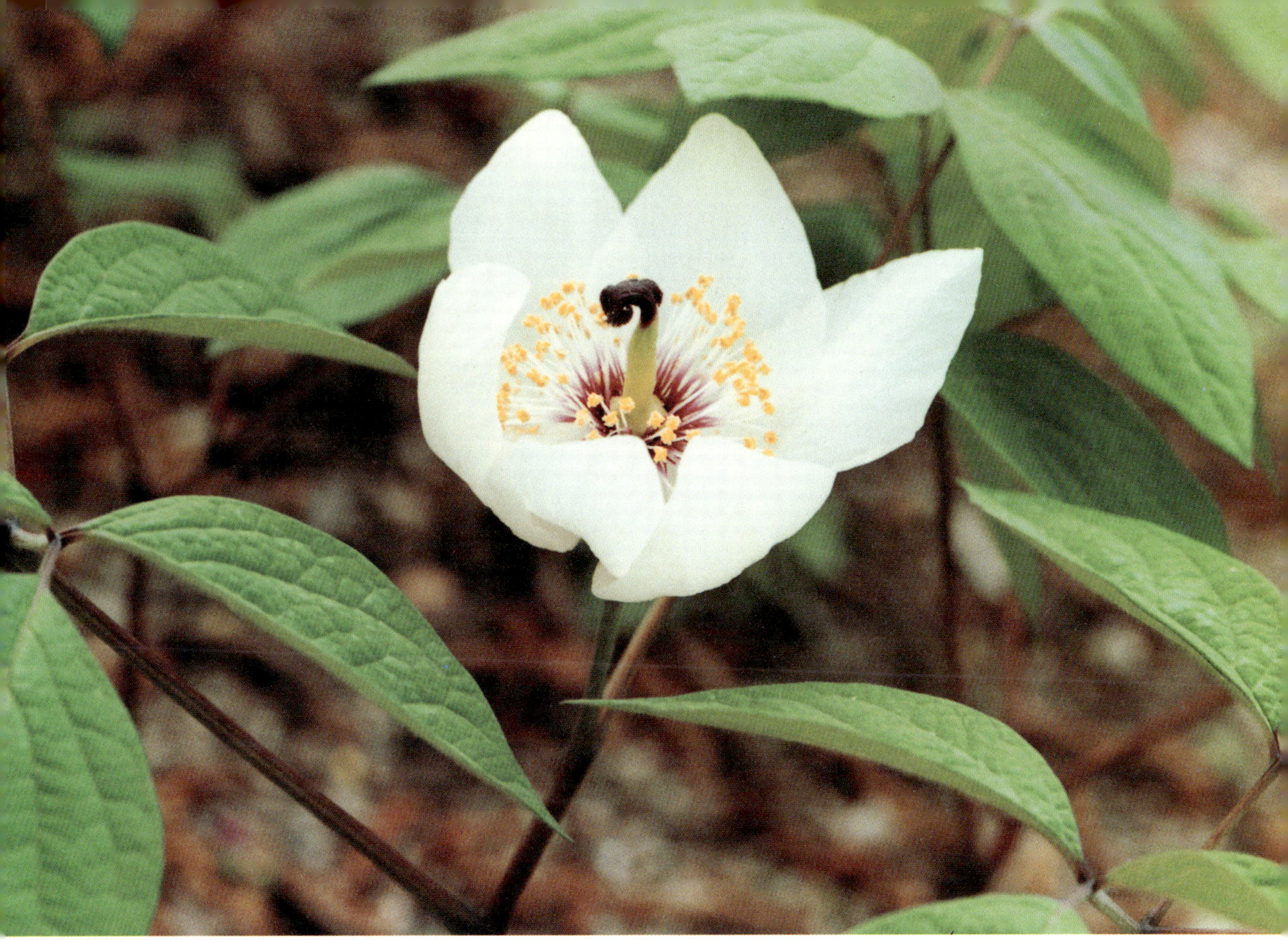

▲ 산작약

열매는 골돌로 종자는 3~5개이다. 뿌리는 괴근을 형성하며 방추상으로 자라고 몇 개의 뿌리가 내리고 자르면 붉은 빛이 난다.

② 백작약

백작약(산작약, 초작약) 잎의 앞면은 녹색이지만 뒷면은 흰빛이 돈다. 5~6월에 줄기 끝에 한 송이 꽃이 피는데 백색이다. 꽃받침은 3개로 난형인데 크기가 서로 다르다.

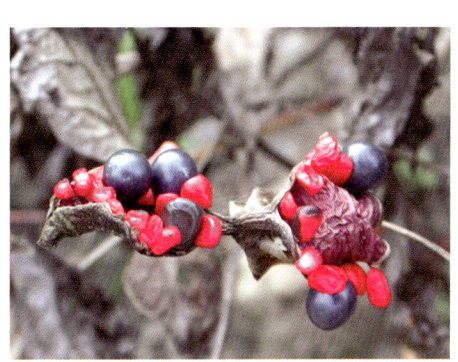

▶ 산작약

## 효능

작약은 가을에 채취하여 털뿌리와 조피를 제거한 뒤에 햇볕에 말려 잘게 썰어 사용하거나, 볶거나 술에 볶아 사용한다. 또는 끓는 물에 가볍게 삶은 후 말려 썰어서 그대로 쓰든지 볶거나 술에 볶아 사용한다.

### ① 적작약

**소염·해열작용** 발열성에 의해 생기는 출혈 증후의 치료에 우수한 효과가 있다. 급성 염증으로 출혈이 나거나 나올 듯 보이면 적작약을 사용하면 좋다.

**진통작용** 어혈에 의해 생기는 동통 증상에 적작약을 사용하면 어혈을 흩어뜨리고 통증을 멈출 수 있다.

**활혈·조경작용** 부인과에서 월경기 및 산후병증 치료에 사용하는 주요한 약물이다.

### ② 백작약

**혈을 보충하고 간을 사하며, 땀을 막고 수렴(收斂)작용을 한다** 주로 자한(自汗)과 도한(盜汗)에 사용한다.

**혈허로 인한 월경부조, 통경, 붕루(崩漏) 등에는** 월경이 평소보다 일찍 시작되면 당귀, 아교, 토사자, 상기생과 같이 쓰고, 늦어지면 당귀(미), 홍화, 천궁을 넣어 쓴다.

**자한증에는** 표허(表虛)로 인한 자한에는 황기, 산약, 모려, 부소맥(浮小麥)을, 음허로 인한 자한에는 백자인, 모려, 용골, 부소맥을 더해 쓴다.

**만성 위염에는** 제산(制酸)작용으로 위산을 토하는 경우 건강, 육계, 오수유를 넣어 쓴다. 신경이완작용도 있어 근육경련에 따른 통증에는 지룡, 현호색 등과 같이 쓴다. 한방에서는 백작약을 보(補), 수(收) 기능이 세며 적작약은 사(瀉), 산(散) 하는 상반된 작용을 하는 것으로 본다.

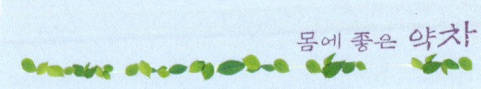

### 몸에 좋은 약차

**백작약감초차**

여름에 더위를 타고 입맛이 없거나 소화가 잘 되지 않을 때 알맞은 건강 약차이다. 식욕을 촉진시켜 원기를 되찾게 한다. 감초의 유효 성분은 몸속에서 해독작용을 한다.

**[재료]**
백작약 50g, 감초 25g, 물 600㎖, 꿀이나 설탕 약간

**[끓이는 법]**
❶ 백작약과 감초를 물에 깨끗이 씻어 물기를 뺀다.
❷ 차관에 재료를 넣고 물을 부어 끓인다. 끓기 시작하면 불을 줄인 후 은근히 오랫동안 달인다.
❸ 건더기는 체로 걸러 내고 국물만 찻잔에 따라 낸 다음 꿀이나 설탕을 타서 마신다.
♣ 여름에는 냉장고에 넣어 차게 마셔도 좋다.

# 인동덩굴 　금은화 *Lonicera Japonica Thunb*

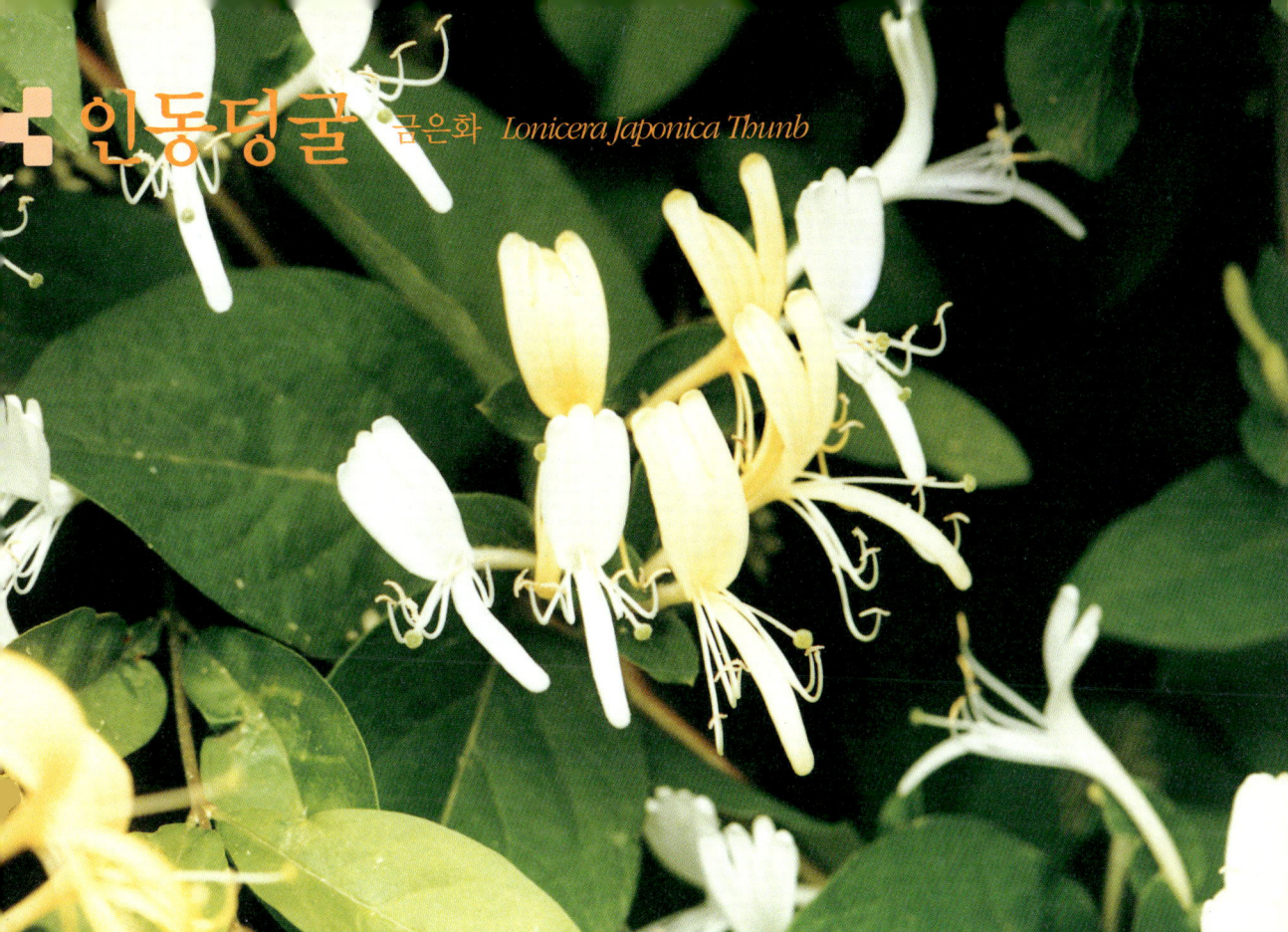

- 분포 : 산 / 개화 : 6~7월
- 결실 : 9~10월 / 채취 : 꽃, 줄기
- 특징 : 성질은 차고 맛은 달다.
- 효능 : 심폐경의 해독, 활맥, 열내림

### 인동덩굴의 여러이름
인동꽃 수술이 할아버지 수염과 같다고 해서 '노옹수', 꽃잎의 펼쳐진 모양이 해오라기 같다고 해서 '노사등', 줄기가 왼쪽으로 감아 올라간다고 해서 '좌전등', 꿀이 있어 '밀보등', 귀신을 다스린다 해서 '통령초'라 한다.

### 생김새
인동덩굴은 산과 들의 양지바른 곳에서 흔히 자라며 추운 겨울도 잘 견뎌내며 반그늘에서 자라는 푸른 덩굴나무이다.

숲 가장자리나 들의 구릉지, 초원 등에서 자라나는데 줄기는 왼쪽으로 감아 올라간다. 작은 가지는 적갈색이며 털이 있고 속은 비어 있다. 잎은 넓은 피침형 또는 계란 모양의 타원형이며 마주 보고 자란다. 끝은 둔하고 아래가 둥글다.

꽃은 6~7월에 피며 한 두 개씩 줄기와 잎자루 사이의 겨드랑이에 달린다. 아름답고 왕성하게 자라나 여름에 처음에는 흰색으로 피었다가 며칠 지나 노란색으로 변한다. '금은화(金銀花)'라고도 부르는 이유가 여기에 있다. 줄기는 단단하고 붉은 빛이 돌고 어린 가지와 잎이 잘 붙어 있는 것이 상품이다.

## 효능

### ① 인동덩굴

인동덩굴은 해열, 해독, 이뇨, 소염약으로 종기, 치질, 임질, 소변불리, 버섯중독에 주로 사용한다. 줄기와 잎을 음지에서 말려 차로 마시면 종기, 부스럼, 매독에 좋고 독한 술에 담가 1주일 후에 먹으면 각기병에 좋다.

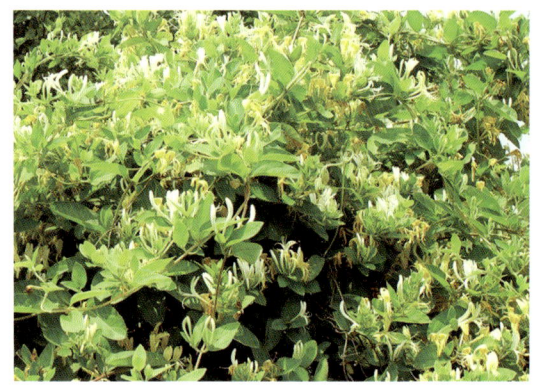

**청열·해독작용** 강한 항균작용을 가지는 바 '한방의 항생제'라고 불린다. 그러므로 각종 염증성 질환과 감기로 인한 발열 및 외과 질환에 쓰인다. 바이러스 억제작용이 있어 유행성 감기에 쓴다.

**경락소통 원활** 금은화와 효능은 같지만 경락을 잘 통하게 하는 작용이 있다.

**인동덩굴 잎, 줄기** 주로 로니세린과 후라보노이드가 있고, 줄기에는 탄닌과 알칼로이드와 후라보노이드 성분이 있어 해열, 진통, 소염 효과, 전립성 감염, 신경통, 관절염에 좋다.

### ② 금은화

금은화는 향기가 있으며 풍온의 열을 식히며 혈중의 독을 제거한다. 해열, 해독약으로 감기 초기의 발열, 일체의 옹종, 창독에 응용한다. 검게 구운 것은 지혈약으로 사용한다. 꽃도 술에 담가 먹었다.

**인동덩굴 꽃** 루테올린, 사포인 등이 있어 그 효능이 줄기보다 뛰어나고 맹장염, 복막염, 폐렴, 폐결핵 등에 탁월한 반응을 보인다. 유방염이나 자궁내막염 등의 염증도 가라앉히고 세균의 발육을 억제시키는 효과가 크다.

---

『명의별록』에 의하면 "금은화는 맛은 달고 성질은 따뜻하며 한열을 편하게 하고 복창, 혈리에 잎을 찧어 쓴다."고 한다.

장경악의 『본초정』에 "맛은 달고, 기는 평하며 성질은 약간 차다. 독을 잘 용해시키기에 옹저종독, 창선, 양매, 풍습제독에 요약이다. 특히 형성되지 않았으면 산독시키고, 형성되었으면 독을 없앤다. 나력이나 상부의 기분에 있는 제독을 치료하려면 40g 정도를 달여 수시로 복용하면 효과가 있다"고 한다.

『본초비요』에 "맛은 달고 차며 폐로 들어간다. 산열하고 해독, 허를 보하며 풍증을 치료하고 양혈, 지갈한다. 인동주는 옹저, 발배와 모든 악독의 초기에 곧 복용하면 신기한 효과가 있다."고 한다.

## 🌼 질병에 따라 먹는 방법

금은화는 이른 여름 꽃을 피워 그늘에서 말린다. 인동덩굴은 늦은 여름부터 가을 사이에 줄기를 거둬 말린다. 맛과 성질은 꽃의 경우와 같다.

**고열과 수족경련에는** 열이 너무 높아서 의식불명이나 수족경련이 일어난 경우엔 금은화에 구등, 석고, 선의를 배합하여 사용한다. 해열하며 경련도 진정시킨다. 유행성 비막염 및 B형 간염에 많이 사용한다.

**초기 편도선염에는** 초기 혹은 화농한 단계에 사용하면 소염과 배농의 효과가 있는데 이때 금은화를 대량 사용한다.

**기관지염에는** 금은화를 황금, 행인을 배합해 사용하나 소염화담이 될 자궁경부의 미란의 치료에는 금은화 유액제를 환부에 도포한다. 자궁경부암 확산에 포공영, 동과자, 황기, 백화사설초, 괴화 등을 배합하여 치료한다.

**열성병의 예방과 치료에는** 단독으로는 40~80g 정도 쓰며 연교, 생지황, 황금과 같이 쓴다.

**풍열감기 및 온열병 초기에는** 형개, 연교, 박하 등과 같이 쓴다.

**고열과 가슴이 답답하고 목이 마르면** 석고, 지모, 연교를 더해 쓴다.

**유행성 감기에 열이 심하면** 시호, 황금, 형개와 같이 쓴다.

**열독으로 인한 설사에는** 설사가 심하며, 피가 나오는 설사를 하면 황금, 적작약, 백두옹을 더해 쓴다.

**심마진으로 가려움증이 있으면** 연교, 생지황, 형개, 방풍과 같이 써서 예방약으로도 이용한다.

## 몸에 좋은 약술과 발효액

### 인동주 담그기

잎은 잘게 자르고 꽃은 그대로 사용하는데 100g을 소주 1.8ℓ에 넣고 꿀 400g을 넣은 후 1개월 정도 차고 그늘진 곳에 보관한 후 하루에 30~40g을 복용한다. 주로 신장, 방광 질환의 치료에 쓰인다. 인동주를 목욕물에 풀어 쓰면 습창, 요통, 관절통, 타박상에 효과를 볼 수 있다.

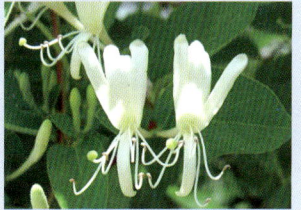

### 인동 발효액 담그기

발효액에 쓰는 꽃은 활짝 피기 전에 따고 줄기와 잎은 늦은 가을에 채취한다. 꽃에 흑설탕을 넣어 발효시키고 줄기와 잎은 푹 끓여 달여진 물을 가지고 발효액을 만든다.

# 대나물

*Gypsophia oldhamiana Miquel*
*Gypsophia paniculata L.*
*Stellaria dichotoma L. var. lanceolata Bge.*
은시호

- 분포 : 산 / 개화 : 6~7월
- 결실 : 9~10월 / 채취 : 뿌리
- 특징 : 성질은 좀 차고 맛은 달다.
- 효능 : 양혈, 허열퇴치

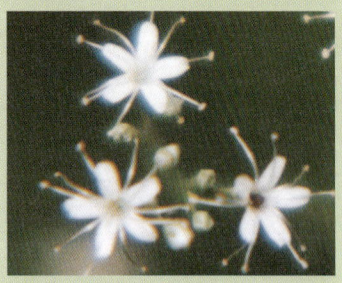

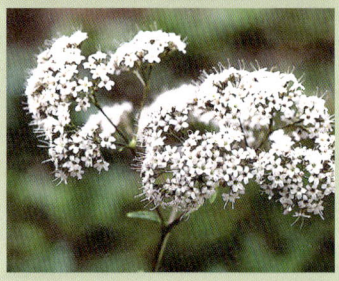

## 생김새

대나물은 전국 산야에 볕이 잘 드는 풀밭이나 들에 흔히 나는 석죽과의 여러해살이풀이다.

높이는 50~100cm로 털이 없으며 상부에서 많은 가지가 갈라져 곧게 서고 윗부분에서 가지가 갈라진다. 잎은 마주나고 길이가 약 7cm로 끝이 뾰족하고 가장자리가 밋밋하며 잎자루가 없고 3맥이 뚜렷하다.

꽃은 6~7월에 가지 끝과 원줄기 끝에서 자라는 산방상 취산화서에 백색 꽃이 많이 달리고 꽃받침은 짧은 종 같으며 5개로 갈라지고 꽃잎은 5개이다. 수술은 10개, 암술은 1개이며 암술대가 2개로 갈라진다.

열매는 삭과로 둥글며 끝이 4개로 갈라진다. 뿌리는 원추형으로 가지가 갈라져 있고 길이가 15~40cm이다. 바깥면을 회색 또는 회흑색이고 희미하여 가는 세로 주름이 있다. 질은 비교적 단단하며 냄새가 없고 맛은 조금 아리면서 달다.

## 효능

은시호는 시호와 이름이 비슷하지만 과가 다르고 효능도 다르다. 시호는 한열 왕래를 치료하고 승양(升揚)작용이 있으며, 은시호는 음허로 인한 발열을 치료하고 양혈(涼血)의 효능이 있다.

### 속명과 종명

대나물의 속명은 라틴어로서 '석회'와 '좋아하는' 뜻으로 구성된 말이며, 이 속중의 식물에는 석회질 토양에서 잘 자란다 하여 붙여진 이름이다. 종명은 라틴어 'panicula(타래)'에서 나온 말로 '원추화서'라는 뜻이다.

『본초강목』에서 말하기를 "은주(銀州)에서 나는 시호는 길이가 1척이나 되며 흰색에 가깝고 연하지만 구하기가 쉽지 않다."고 하였다. 우리나라에서 나는 야생의 산은시호(대나물)에서 짚소게닌(Gypsogenin)을 추출했다고 한다. 이러한 짚소게닌은 『중약대사전』에 의하면 "동물실험에서 동맥경화를 치료하고 혈액중의 콜레스테롤 농도를 내리므로 체내에서 용해된다."고 한다.

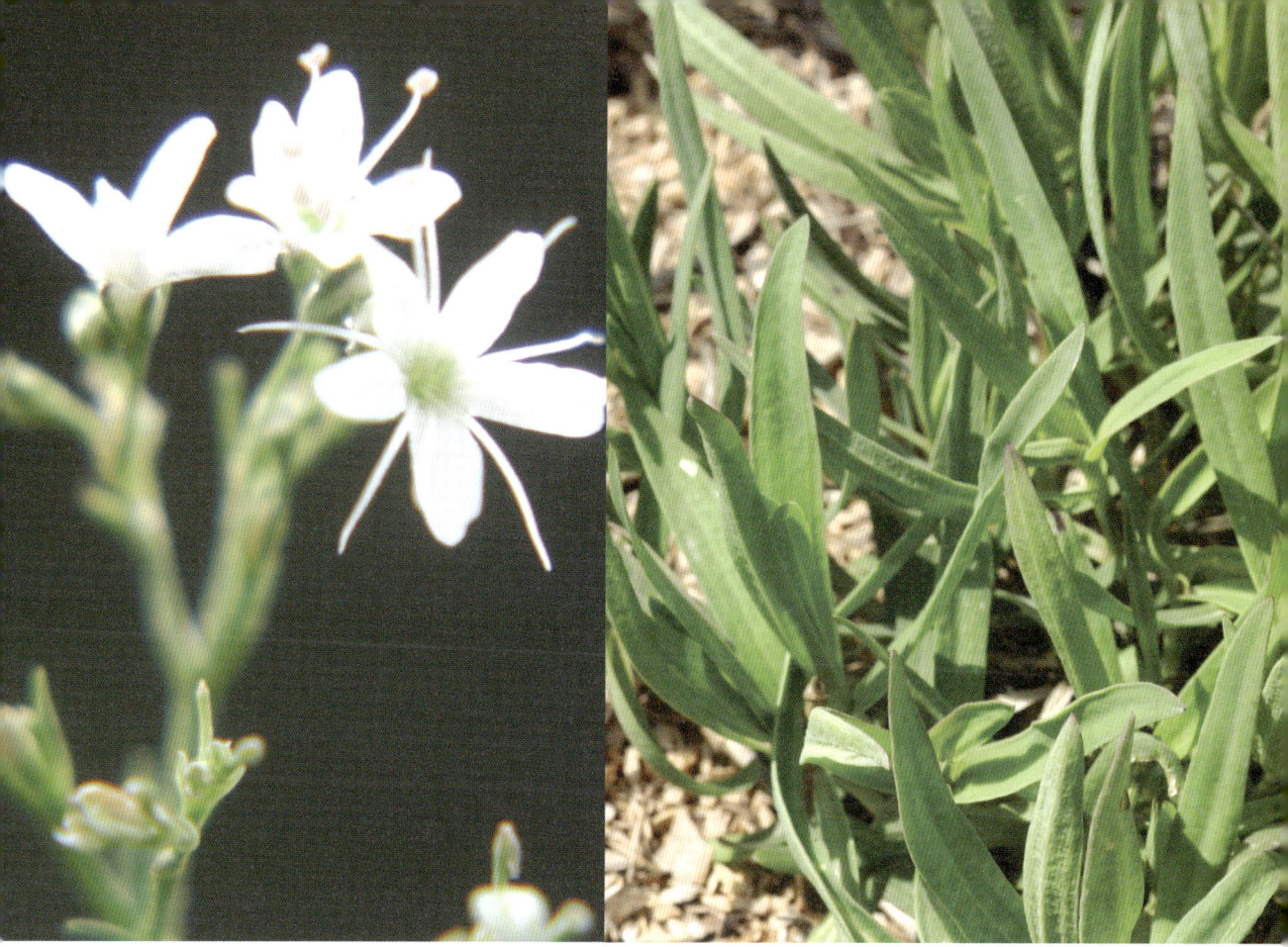

**허열을 퇴치한다** 허열증에는 은시호의 용도가 매우 넓어 허열퇴치작용이 있는 다른 약물인 구갑, 지골피, 지모 등과 같이 써도 좋다.

## 질병에 따라 먹는 방법

가을에 뿌리를 채취하여 잔뿌리를 제거하고 햇볕에 말린 뒤 썰어서 사용한다.

**조열에는** 오후에 폐결핵의 미열이 조수의 간만처럼 정해진 시간에 나거나 폐결핵이 오래되어 체액이 감소하며 발생하는 허열을 조열(潮熱)이라고 한다. 따라서 생진·자양하는 약초를 사용하여 체력증강을 이루어야 하므로 장기간에 걸쳐 복용해야 효과가 난다. 이때 은시호, 지골피, 북사삼, 석곡, 구갑, 모려를 끓여 복용하면 유효하다.

**어린 아이의 도한에는** 오후에 미열이 나고 안색이 희고 성질이 급하고 음식을 잘 안 먹으면서 점점 말라 가고 밤중에 자신도 모르게 땀이 나다 깨면 멈추는 도한에는 황기, 당삼, 산약, 백출 등을 끓여 먹인다.

**성인의 체력이 감퇴에는** 체력 저하와 미열이 있으면 지골피, 구갑, 사삼을 끓여 먹으면 매우 좋다.

# 제비꽃

*Viola mandshurica W. Becker*
*Viola yedoinsis Makino.*
자화지정(紫花地丁)

- 분포 : 들 / 개화 : 3월
- 결실 : 6월 / 채취 : 전초
- 특징 : 성질은 차고 맛은 쓰고 맵다.
- 효능 : 해독, 억균, 소염작용

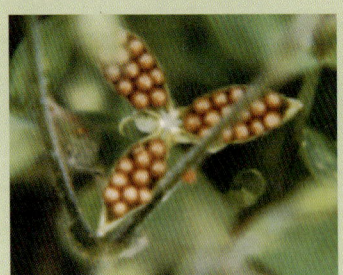
▲ 열매 속에는 작은 씨앗이 들어있다.

## 제비꽃의 여러이름

'제비꽃'이란 이름은 남쪽나라에서 제비가 올 때쯤 핀다 해서 붙여진 이름이다. 한방명은 꽃이 보라색이고 줄기가 못과 같다 하여 '자화지정(紫花地丁)'이라 한다. 흰제비꽃, 졸방제비꽃, 각시제비꽃 그 색깔에 따라 지역에 따라 많은 종류가 있으며 대략 200여 종이 넘는다. 제비꽃은 원예품종으로 개량된 것 중 향기가 많은 사향제비꽃, 삼색제비꽃 등이 있다. 그 쓰임새도 다양하여 식용, 약용, 염색, 향수재료로 쓰인다. 이 꽃이 필 때 북쪽에서 오랑캐들이 쳐들어왔다 해서 '오랑캐꽃'이라 부르기도 한다. 또한 땅바닥에 차분히 앉아 핀다 해서 '앉은뱅이 꽃'이라 부르기도 한다.

## 생김새

제비꽃은 이른 봄부터 양지바른 곳에서 흔히 볼 수 있는 여러해살이풀이다.

원줄기가 있으면 노랑제비꽃, 콩제비꽃, 졸방제비꽃이고 그 외에는 대부분 원줄기가 없다. 원줄기가 없으면서 색이 보라색 계열인 것에는 털제비꽃, 고깔제비꽃, 서울제비꽃 등이 있다.

제비꽃은 원줄기가 없으면서 꽃 색이 보라색이고, 씨방이나 열매에 털이 없으면서 땅속줄기도 없다. 잎은 뾰족하다.

풀잎이 작은 대신 꽃대가 길게 나와 꽃이 핀다. 원줄기가 없고 뿌리에서 잎자루가 긴 풀잎이 돋아난다. 뿌리는 나눠져 있다. 잎의 모양은 심장의 아랫부분 모양과 같으며 잎 가장자리는 얇고 둔한 톱니 모양이다. 잎자루 윗부분에 날개가 달린다.

3월 하순경에 여러 개의 가늘고 긴 꽃줄기가 잎과 함께 나와 그 끝에 한 개의 꽃이 옆으로 향해 다소곳이 핀다. 꽃줄기는 5~20cm 정도 자란다. 꽃잎 뒤쪽 동그란 통 모양 위에 꿀주머니가 달려 있어 다른 꽃에선 볼 수 없는 독특한 모양새를 지녔다. 그 기다란 꿀주머니는 약간 휘어지면서 위로 올라온다.

꽃은 보라색 또는 짙은 자주색으로 잎 사이로부터 나온 가늘고 긴 꽃줄기 끝에 핀다. 꽃이 지면 꽃대는 사라진다. 열매는 보리알처럼 6월경에 익는데 열매 속에는 흑색의 작은 씨앗이 들어 있다. 점차 여물어 가면서 녹색에서 황록색으로 변하며 세 갈래로 갈라진다.

『본초비요』에 "자화지정은 열을 내리고 독을 푼다. 성미는 맵고 쓰며 차다. 옹저, 발배(發背), 정종(疔腫), 나력, 이름 없는 종독을 치료한다. 잎이 버드나무 잎과 비슷하면서 가늘다. 여름에 자색의 꽃이 열리며 깍지를 맺는다. 평지에서 나는 것은 줄기가 나고 계곡에서 나는 것은 덩굴이 난다."고 하였다.

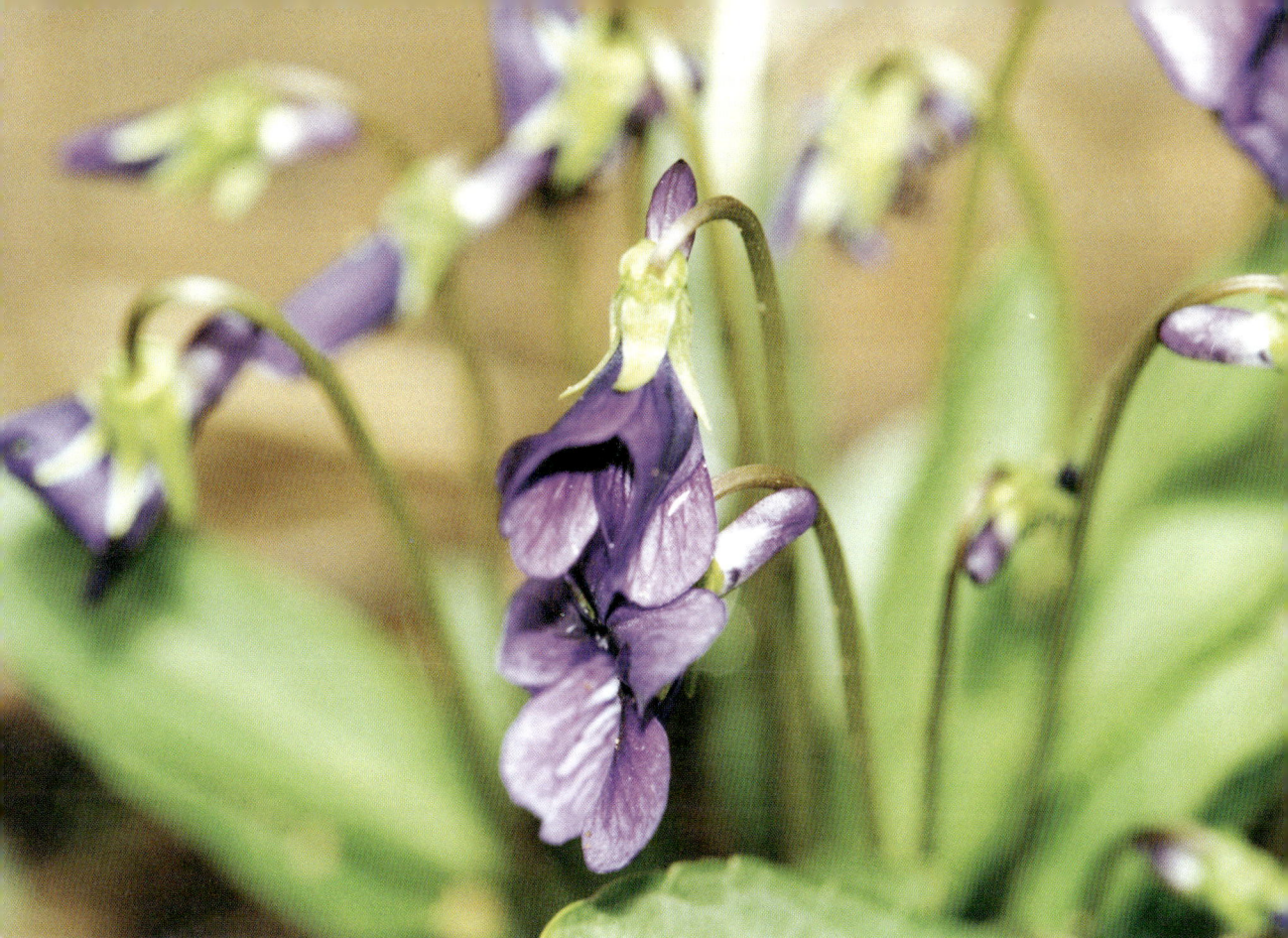

### 효능

심경과 간경에 주로 작용하며, 열을 내리고 독성을 제거한다. 약리실험에서 억균, 소염작용이 밝혀졌다. 가래를 삭이며 소변을 잘 나오게 하며 불면증과 변비에도 효과가 있다.

### 질병에 따라 먹는 방법

**식용법** 제비꽃은 쓰임새가 많다. 약으로도 쓰고 나물로도 먹고 염색 재료로도 쓰고, 과자나 샐러드에 넣어 먹기도 한다. 특히 깊고 그윽한 내음이 있어 유럽에서는 향수의 원료로 쓰기도 한다. 어린 순은 뿌리와 함께 나물로 먹는데 쓴맛이 나므로 데쳐서 먹는다. 줄기가 붙은 대로 밀가루를 잎에만 묻혀 튀김을 해 먹기도 한다. 잎은 줄기째 데쳐 소금 한 줌을 넣은 열탕에 데쳐 물기를 짠 후 간장 양념을 해서 먹는다. 전초를 봄에서 여름에 걸쳐 채취한다. 뿌리는 씻어 그늘에서 말려 둔다.

**관절염에는** 말린 제비꽃 전초 100g과 말린 차전자 전초 100g을 혼합하여 5ℓ의 물에 넣어 그 양이 반이 될 때까지 약한 불로 달여 더운 찜질을 한다.

**불면증, 황달에는** 뿌리 2g당 물 1컵 기준으로 약한 불로 반이 될 때까지 달여 취침 30분 전에 마신다. 황달에도 차로 마신다.

**전염성 간염 초기에는** 이습, 퇴황의 효능이 있어 인진, 비해, 구맥, 갈근, 차전자, 통초를 배합하여 사용하면 눈과 피부가 누렇게 되는 것을 막을 수 있다.

**각종 창상에는** 초기에 아프지만 아직 화농되지 않았다면 금은화, 연교를 넣고 끓여 복용하고 제비꽃을 찧어 매일 한번씩 바른다.

**급성 유선염에는** 초기에 아직 화종이 안 되었다면 포공영과 함께 끓여 복용하며 찧어서 바른다.

**화농성, 궤양 질환에는** 상처 입구가 커져 농액이 흐르면 제비꽃 뿌리를 40~80g을 끓여 3일간 복용하면 어독을 깨끗이 제거하는데 효과가 있다. 뱀에 물린 곳에 발라도 좋다.

**각종 안구질환에는** 눈이 충혈되어 붓고 눈물이 많이 흐르는 증상에 대해 초기에 곡정주를 더해 끓여 매일 1첩씩 복용시킨다.

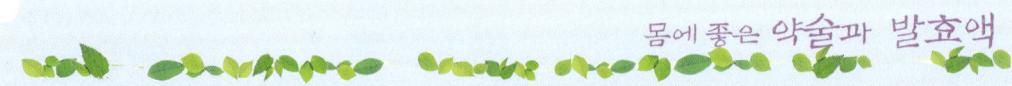

## 몸에 좋은 약술과 발효액

### 제비꽃술 담그기

제비꽃은 봄을 대표하는 꽃으로서 예로부터 시와 노래의 소재가 되어 왔다. 전국 각지의 산과 들에 자생하며 보랏빛 꽃을 피운다. 루틴과 살리신 등을 함유하고 있으며, 혈압강하 효과가 있다고 한다.
취침 전 한 잔의 제비꽃술은 기분 좋은 수면을 약속한다. 짙은 보라색은 너무 익은 것으로 맑은 황색이 적당하다. 너무 익었다 해도 효과는 같다.

[효능] 혈압 강하, 소종, 쾌면(快眠)
[재료] 제비꽃의 꽃 봉우리 200~300g, 소주 1ℓ, 설탕 5~10g
[담그는 법]
❶ 제비꽃을 씻을 수 없으므로 손을 깨끗이 씻고 꽃을 딴다. 젖은 천으로 꽃이 뭉개지지 않도록 조심하면서 먼지를 닦는다.
❷ 꽃잎을 용기에 넣고 30도짜리 소주를 부은 후 설탕을 넣고 밀봉한다.
❸ 6개월 이상 숙성시킨다.
♣ 오래 숙성시킬수록 맛이 부드러워진다. 숙성된 후에도 꽃을 건져 낼 필요가 없다.
[마시는 법] 취침 전, 1일 1회, 1회 30㎖

### 제비꽃 발효액 담그기

[재료] 전초 200g, 소주 1ℓ
꽃이 피면 채취해 잘 씻어 물기를 빼고 용기에 담아 동량의 흑설탕과 함께 넣어 발효액을 만든다.
효능이 열성 체질과 질병에 특이한 바 구분해서 마셔야 한다.

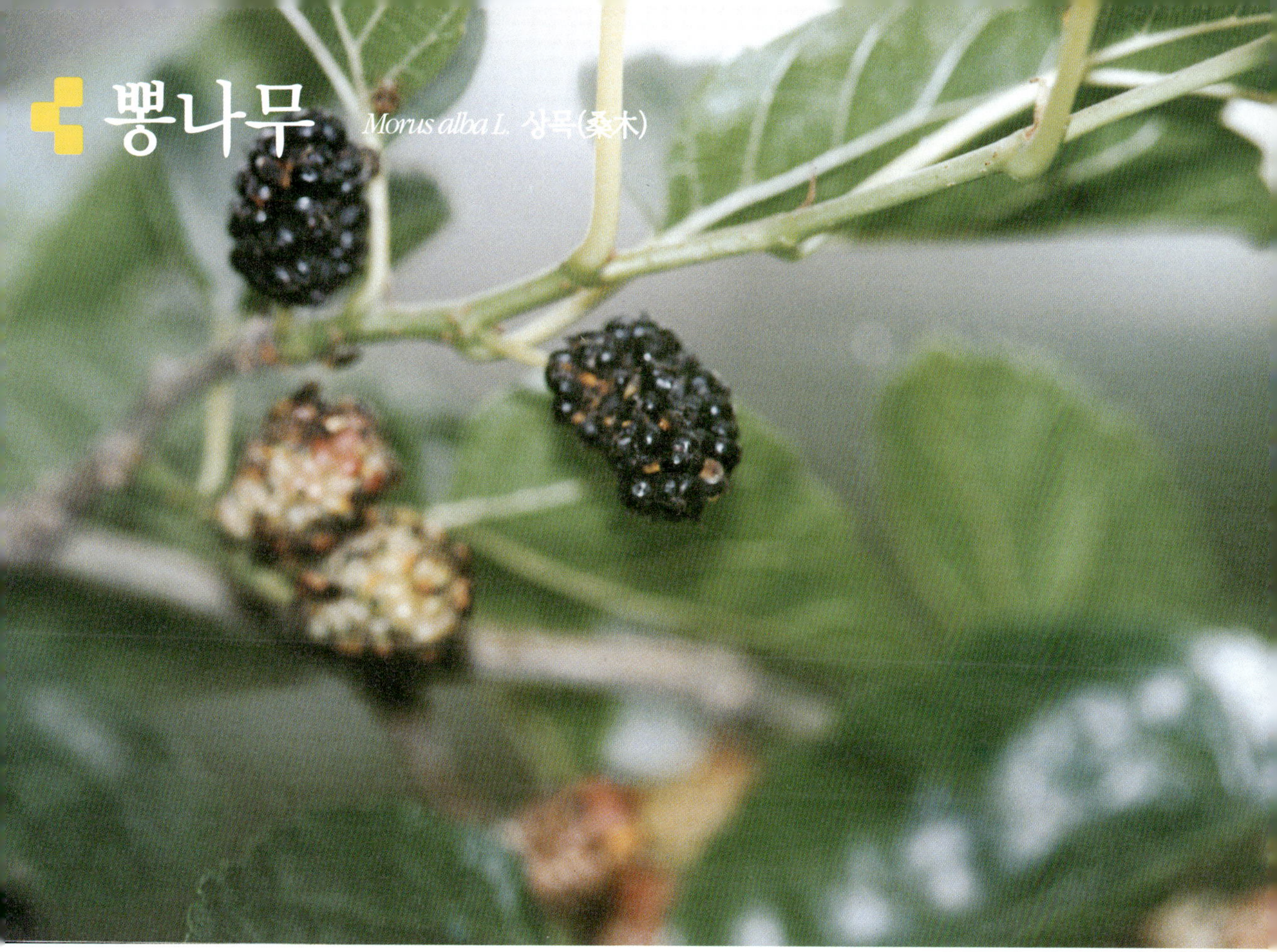

# 뽕나무

*Morus alba* L. 상목(桑木)

- 분포 : 산 / 개화 : 5월
- 결실 : 6월 / 채취 : 잎, 열매, 뿌리
- 특징 : 성질은 약간 차고 맛은 달다.
- 효능 : 해독, 활맥, 열내림작용

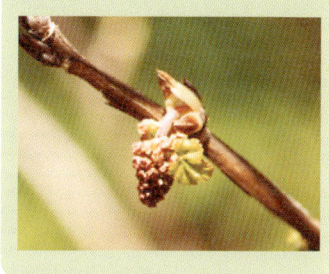

## 생김새

뽕나무는 전국의 산에서 자라며 농가 마을에서 재배한다. 뽕나무과의 낙엽이 지는 작은키 나무이다.

뽕나무라는 이름은 열매의 이름에서 유래했으며 '오디나무'라고도 한다. 산에서 저절로 자라는 나무는 산뽕나무이다. 산뽕나무에 비해 밭에서 재배하는 뽕나무는 관목이며 잎이 넓다. 비슷한 것으로 잎이 더 갈라지는 가새뽕나무, 울릉도에서 자라는 잎이 두꺼운 섬뽕나무 줄기에 길고 날카로운 가시가 있는 꾸지뽕나무가 있다.

이에 비해 뽕나무는 잎이 둥근 달걀 모양이며 3~5개로 갈라진다. 길이는 10cm 정도이며 가장자리에 둔한 톱니가 있다. 녹색의 꽃이 피는데 암수가 따로 있다. 수꽃차례는 새 가지의 밑 부분 잎겨드랑이에서 밑으로 쳐지고 암꽃차례는 넓은 타원형이고 암술대는 아주 짧다. 암술머리는 둘로 갈라진다.

## 효능

뽕나무는 주로 심경과 폐경에 작용한다. 잎, 열매, 가지, 뿌리를 모두 약용 또는 식용으로 쓴다.

### ① 잎

잎은 '상엽'이라 하는데 이른 봄에 새로 싹이 트는 작은 잎과 서리를 맞은 묵은 잎을 쓴다.

상엽에는 폐의 열을 맑게 하고 폐의 윤조를 돕는 효능이 있어 기침이 멈추지 않을 때 쓴다. 비타민 A, D가 함유되어 있어 나이가 들어 시력이 약해질 때 쓴다. $B_1$을 풍부하게 함유하므로 이뇨, 소종작용이 있어 각기, 신경염을 억제하고 식욕증진 및 신진대사촉진 작용이 있다. 맛은 달고 성질은 차다.

### ② 가지

가지는 '상지'라 하는데 맛은 약간 쓰고 성질은 평하다.

풍습제거의 효능이 있어 풍습관절통의 경우 초기나 오래된 증상을 막론하고 효과가 좋다. 각종 신경통에 지통효과가 있어 좌골신경통, 삼차신경통에도 쓴다. 상지를 태워 잿물을 만들어 부종과 각기병에 이용한다.

### ③ 열매

열매는 상심자(桑椹子, 보통 '오디'라 부르는 열매를 한방에서는 '상심자'라 한다.)라고 하며, 그 맛은 시고 달며 성질은 따뜻하거나 약간 차다. 자양강장약으로 다른 보익약과 배합하여 쓴다. 풍부한 영양분이 함유되어 소화기관의 만성 질환을 치료하는데 좋다. 식욕을 증진시켜 복창을 없애고 변을 부드럽게 한다. 만성 장염이나 만성 간염에 활용해도 좋다. 보혈작용이 있어 빈혈 환자가 장기간 복용하면 좋다.

### ④ 뿌리

뿌리를 '상백피' 또는 '상근백피(桑根白皮)'라고도 한다. 뽕나무의 뿌리 껍질의 코르크층을 제거하여 건조한 것으로 봄에 싹이 나기 전에 뿌리를 채집하여 제로 한 것이 좋다. 바깥 면이 자색을 나타내며 안쪽 면이 흰색으로 부드럽고 껍질이 엷은 것이 좋다. 폐의 열을 식히며 기침을 멈추게 하며 폐기를 깨끗하며 소염성 이뇨, 해열, 진해약으로 기관지염, 천식에 사용한다.

## 몸에 좋은 약술 약차 즙액 약죽

### 오디주 담그기

덜 익은 오디 500g을 씻어 말려 꿀 300g과 소주 1.8ℓ에 붓고 그늘에서 익힌다. 한달이 지나면 걸러서 마실 수 있다. 수분이 많으므로 도수가 높은 소주를 쓴다. 오장을 보하고 귀를 밝게 한다. 하루에 30~60g씩 복용하면 고혈압에 좋다.

### 차(茶)

껍질, (잔)뿌리, 뽕잎 모두 달여서 마실 수 있다. 껍질, 뿌리는 자른 다음 햇볕에 말려 프라이팬에 볶아 쓴다. 뽕잎은 센 불에 2~4분 찐 후 그늘에서 말려 쓴다. 뽕잎의 경우는 녹차처럼 우려먹고, 한꺼번에 만들 때는 끓는 물에 거즈 주머니에 담은 강엽을 10분쯤 넣었다 마신다. 녹차보다 맛이 부드럽다.

#### 1. 뽕잎차

[재료] 뽕잎 100g, 꿀 25g
[만드는 법]
❶ 뽕잎은 깨끗이 물에 씻어 물기를 뺀다.
❷ 솥에 뽕잎을 넣고 꿀과 끓는 물을 약간 부은 후 잘 섞는다.
❸ 약한 불로 줄여 손으로 만져 끈적끈적하지 않을 정도로 고은 후 꺼내어 식힌다.
❹ 냉장고에 보관해 둔다.
[끓이는 법]
❶ 뽕잎 10g을 찻잔에 담는다.
❷ 끓는 물을 부어 2~3분 우려낸 후 마신다.

#### 2. 오디차

[재료] 오디 시럽 1큰술, 끓는 물 1컵
[만드는 법]
❶ 찻잔에 오디 시럽을 담고 끓는 물을 붓는다.
❷ 잘 섞어 1분이 지나면 천천히 마신다.
❸ 매일 세 차례 정도 마시면 건망증을 치료할 수 있다.

#### ♣ 오디 시럽

[재료] 오디 1000g (건조한 오디는 500g), 꿀 300g
[만드는 법]
❶ 오디를 깨끗이 씻어 솥에 넣고 오랫동안 삶는다.
❷ 처음부터 약한 불로 천천히 달이고 국물이 없어지면 꿀을 부어 한 차례 끓인 후 불을 끈다.
❸ 식혀서 병에 담아 냉장고에 보관하면 완성된다.

#### 3. 발효액 차

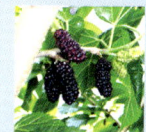

오디는 조금이라도 상한 것은 제외하고 설탕이나 꿀을 써서 맛을 낸다. 오디와 설탕의 비율은 1 : 1로 해서 고루 뿌리고 그늘에 일주일 정도 두면 설탕이 녹고 오디가 절여지며 가라앉거나 뜬다. 가끔 열어 저어주며, 맛과 향이 나면 차로 마실 수 있다.

### 뽕나무 즙액

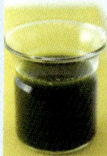

믹서에 간 오디 즙액에 2/3 분량의 설탕을 섞어 완전히 녹인 다음 담아서 보관한다. 생 차잎은 장기보관 할 수 있다. 오디 즙액을 적당량 찻잔에 담고 끓인 물을 부어 마시면 은은한 생차가 된다.

### 뽕나무 잼

오디를 믹서에 갈고 1/3가량 설탕을 넣고 휘저어 약한 불에서 천천히 졸인다. 자주 저어주며 진한 검붉은 색깔이 나고 걸쭉하게 졸아들면 식혀 냉장고에 보관한다.

### 뽕나무 뿌리 죽

뿌리껍질 120g을 3일간 뜨물에 넣었다가 잘게 갈아 찹쌀 30g으로 미음을 쑤어 잘 섞은 다음 1일 2회 매회 6g씩 먹으면 해수에 효과가 있다.

# 황벽나무

*Phellodendron amurense Rupr.*
황백

- 분포 : 산 / 개화 : 6월
- 결실 : 9~10월 / 채취 : 종자, 줄기
- 특징 : 성질은 차고 맛은 쓰다.
- 효능 : 해열, 소염작용

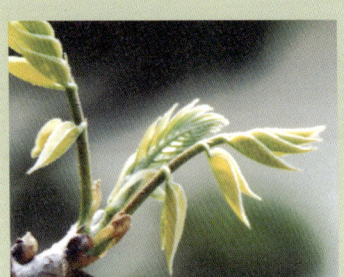

▲ 긴 달걀 모양의 잎

### ✿ 황벽나무의 껍질

황벽나무의 겉껍질은 엷은 황갈색의 두터운 코르크질이다. 그래서 영어로는 코르크나무(Cork)라 한다. 학명의 phello는 코르크를 뜻하고 dendron은 나무를 뜻한다. 속껍질은 선명한 노랑색으로 다량의 벨베린이란 성분이 포함되어 있다. 벨베린은 위장을 튼튼하게 하고 소염작용을 하며 세균성의 장염 또는 장내의 이상 발효에 의한 설사를 멎게 한다. 벨베린의 함유량은 껍질을 벗겼을 때 두터울수록 또는 진한 노랑색일수록 더 많아서 좋다. 겉껍질과 속껍질을 분리할 때는 속껍질 쪽을 아래에 두고 겉껍질은 두들겨 잘 떨어지게 한다.

## 생김새

황벽나무는 운향과의 식물로서 동북부 아시아에서 자라는 나무로 우리나라에서는 전국의 깊은 산의 물기가 있는 비옥한 땅에서 자란다.

낙엽이 지는 큰키 나무로 10여m에 이른다. 암수가 다른 나무이며, '황백' 또는 '황경나무' 라고도 한다. 잎은 긴 달걀 모양이고 양 끝이 뾰족하며 가장 자리에 톱니와 털이 있다. 잎이 마주나며 새 날개 깃 모양으로 5~13개 정도 달린다. 뒷면은 흰색이다. 6월은 가지 끝에 원추 꽃차례로서 작은 노란 꽃이 여러개 달린다.

꽃잎과 꽃받침 조각이 각각 5개 난다. 가을이 되면 통과 같은 열매가 둥근 모양의 핵과로 열리는데 지름이 1cm가 된다. 다닥다닥 열매의 껍질을 버리고 종자를 말려 쓰는데 이를 '황백자' 라 한다.

## 효능

**허열을 없앤다** 황백은 습열에 의해 일어난 이질, 황달, 구강궤양, 백대하 등의 치료에 쓴다. 또한 음액(陰液)이 부족하여 손, 발, 가슴에 열이 날 때 쓴다.

## 질병에 따라 먹는 방법

**습열성 간열 초기에는** 온몸이 누렇게 되며 열이 나고 소변이 황색이면 치자와 감초를 더해 쓴다.

**세균성 이질에는** 초기에 열이 나고 복통이 나고 뒤가 마렵지만 잘 안나오는 이급후중(裏急後重)의 증상에는 황백에 백두옹, 마치현, 목향 등을 가해 쓴다.

**여성 질환에는** 자궁이나 경부에 염증이 생겨서 습열이 쌓이고 백대하가 증가하면 황백, 비해, 검인, 차전자를 달여 복용한다.

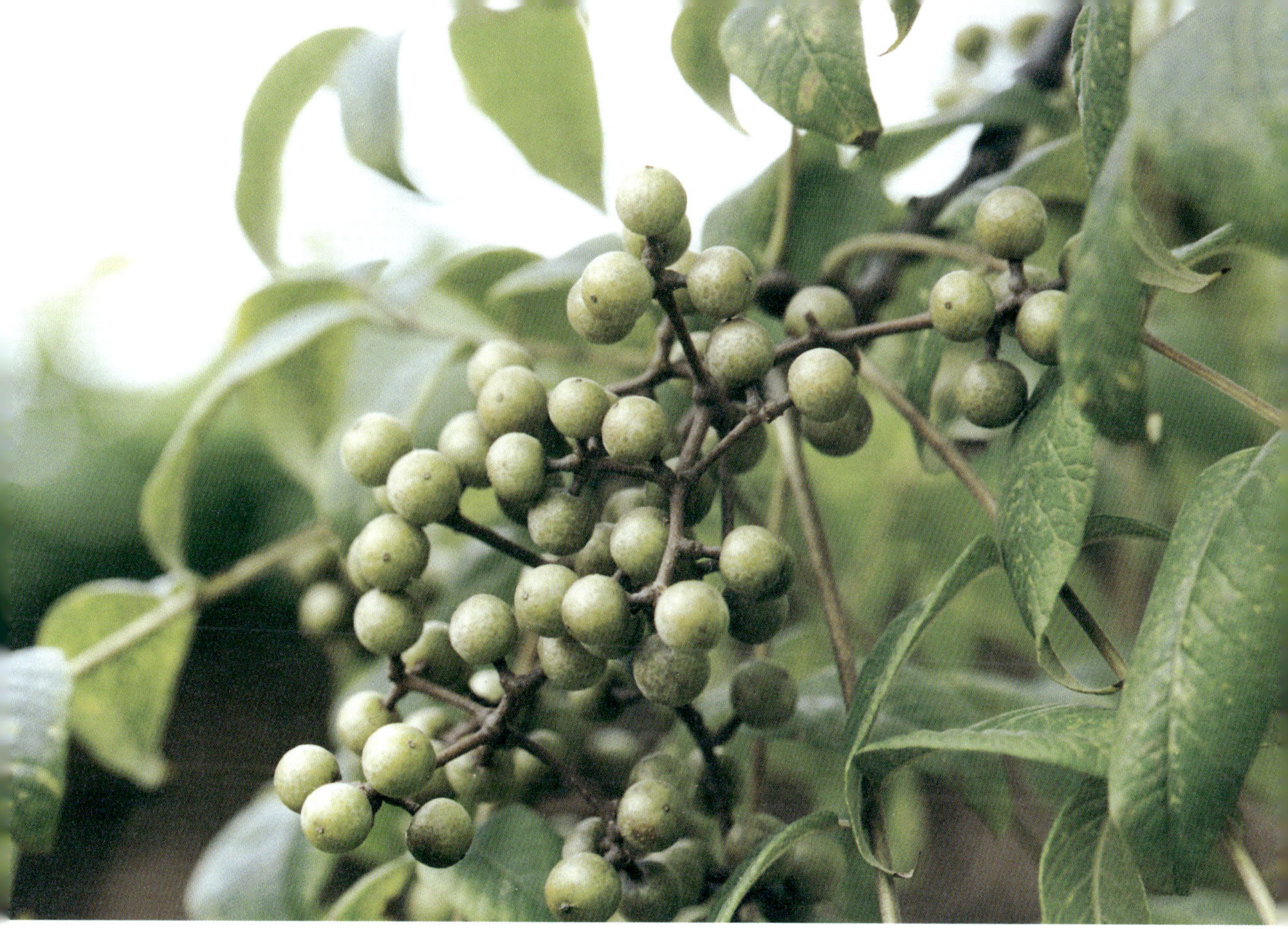

**소변이 줄고 오줌 누는 횟수가 많으며 배뇨통이 있으면** 방광에 습열이 심하면 이런 증상이 있는데 이때 비해, 차전자, 복경을 더해 쓴다.

**창양종독, 습진 등에는** 초기에 발적, 종창이 생겨 가렵고 통증이 있으면 황백, 대황, 천화분을 가루 내어 물로 섞어 환부에 바른다.

**여름철 습진에는** 초기의 가려운 증상과 만성 구분열이 황백에 방풍, 백지, 금은화, 백선피, 연교를 넣어 달여서 복용한다.

**음허발열, 골증, 도한, 유정에는** 지모, 지황, 구판을 가미한다.

**편도선염에는** 가루로 만들어 1g을 물에 타서 목을 헹군다.

**기타** 생품으로 쓰면 청열작용을 하고 술로 법제하면 한성이 억제되어 상초 열증을 달래고 염제 후엔 약이 하행한다. 탕제 후엔 지혈, 양혈작용이 증가한다.

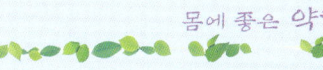
몸에 좋은 **약술**

### 황백주

**[재료]** 황벽나무의 속껍질(황백) 200~300g, 소주 100㎖, 설탕 5g

**[담그는 법]**
❶ 황백을 3~5cm 정도로 썰어 용기에 넣는다.
❷ 소주와 설탕을 넣고 밀봉하여 시원한 곳에 6개월 이상 숙성시킨다. 씁쓸하면서도 독특한 맛을 지닌 약술이 완성된다.

**[마시는 법]**
식사 사이마다, 1일 2회, 1회 30㎖

# 치자나무 *Gardenia Florida L. (G. jasminodes Ellis)*

- 분포 : 남부지역, 재배
- 개화 : 6~7월 / 결실 : 9월
- 채취 : 꽃, 열매
- 특징 : 성질은 차고 맛은 쓰다.
- 효능 : 진정, 청열, 이뇨작용

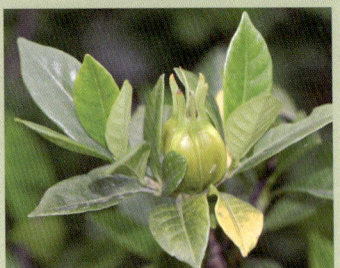

▲ 붉은 빛을 띠는 노란색 열매

✤ **술병을 닮은 열매**
이시진(李時珍)은 "치(梔)는 술병의 뜻이며 열매의 모양이 술병처럼 생겼기 때문에 (산)치자의 이름이 생겼다."고 하였다.

## 생김새

치자나무(梔子)는 남부지역에서 흔히 심는 꼭두서니과의 상록 관목이다. 높이는 2m 안팎이고 가지가 많이 뻗으며 잎은 표면에 윤기가 있다. 6~7월에 흰 꽃이 피며 지름이 5~8cm 정도로 향기가 많이 난다. 꽃받침의 능각은 6~7개이다. 9월에 열매가 붉은 빛을 띠는 노란색으로 익으며 열매의 능각도 6~7개가 있다. 치자는 9월이 지나 서리가 내린 후에 열매를 채취하여 햇볕에 말려 약으로 쓴다.

## 효능

**해열·항균작용** 각종 염증이나 신열·두통, 위장병, 호흡기 질환, 세균성 설사 치료제 등에 쓰인다.

**소염·소종작용** 유행성 결막염으로 눈이 붉게 붓고 눈물이 많이 날 때 사용하면 효과를 얻는다.

**담즙분비 촉진** 간이나 담낭의 초기 염증에 사용된다.

**불면증을 다스린다** 치자는 충혈을 제거하고 번조(煩躁)를 다스리는 효과가 있어 불면증에 쓴다.

## 질병에 따라 먹는 방법

**타박상에는** 치자를 짓찧어 밀가루에 섞은 다음, 환부에 바른다.

**편도선염, 인후염에는** 치자를 진하게 달여 마시면 효과적이다.

**고열을 동반한 불안함에는** 헛소리를 하고 정신이 혼미하면 다량의 치자에 황금, 대황을 더하여 사용하면 좋다.

**소아의 얼굴이나 머리에 생기는 화농성 감염증세에는** 치자 20~30g에 금은화, 연교를 배합해 사용한다.

**황달이 있으며 소변이 잘 안 나온다면** 인진 12g, 치자 8g, 황련

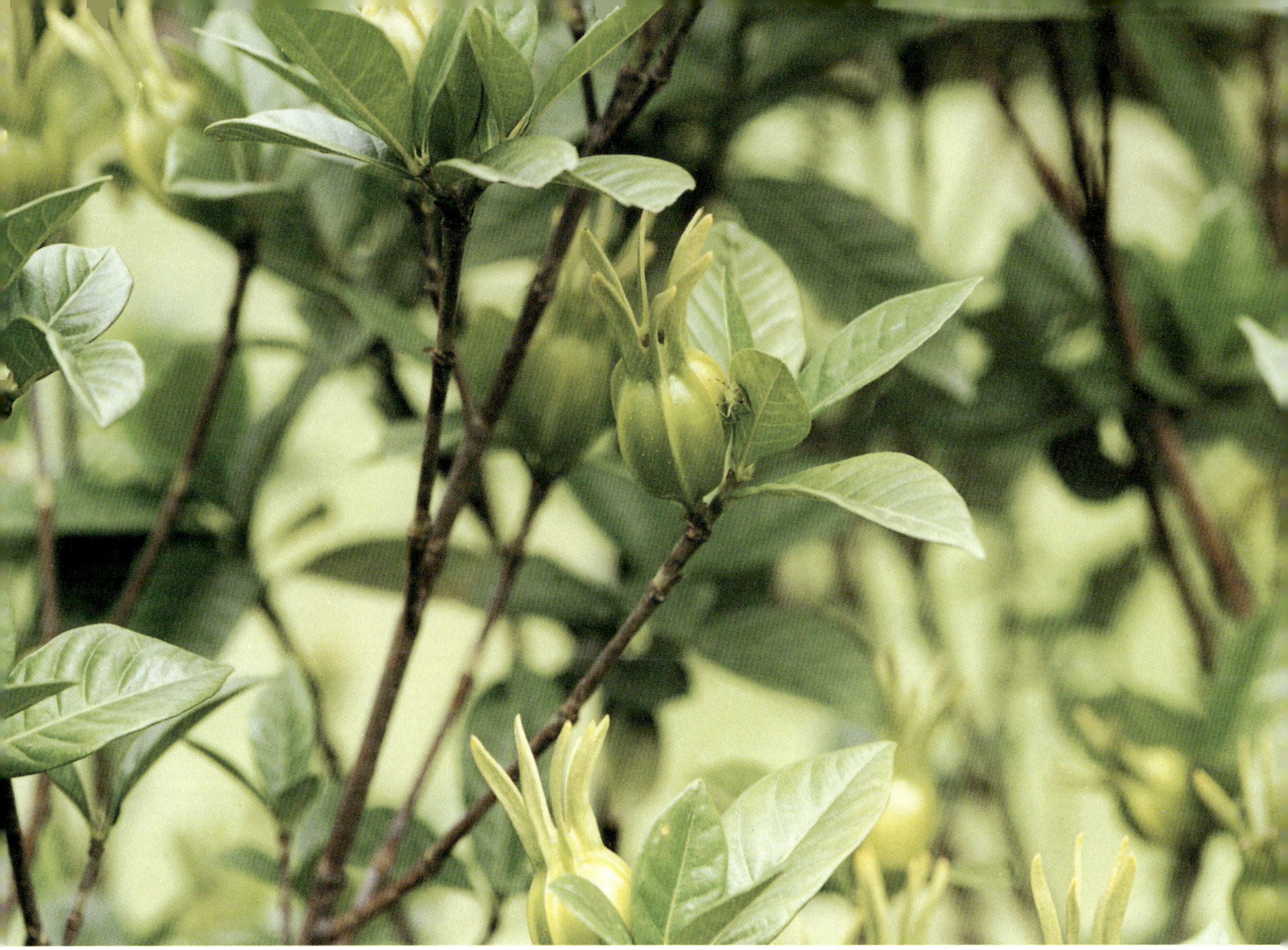

8g을 물 500cc에 넣고 절반이 되도록 끓여 하루에 여러 번 나눠 마신다.

**골절, 탈구, 타박상에는** 치자는 타박상, 삔 데에도 탁월한 효과가 있어 생치자 분말을 계란 흰자로 반죽하여 하루에 한번 붙인다. 골절이나 관절 탈구가 복구된 후에도 환부에 부은 자국과 멍든 곳이 있다면 치자에 홍화, 도인, 적작약 등을 배합하여 가루로 만든 것에 술을 혼합하여 볶고 뜨거울 때 그것을 바른다. 하루에 한 번 약을 교환한다.

**비혈에는** 상백피, 행인, 괴화를 가미하여 쓴다.

**잇몸에서 피가 나면** 목단피, 석고, 지모를 배합한다.

**선홍색의 피가 대변에 다량으로 섞여 나올 때는** 흑치자 40g을 사용하면 지혈이 잘 된다.

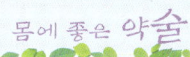
몸에 좋은 약술

### 치자나무술

열매와 꽃을 사용하는데 꽃으로 담글 때는 용기에 꽃 양의 3배의 술과 함께 숙성시키며 2개월 지나면 마실 수 있다.
치자 50g을 으깨서 용기에 소주 1.8ℓ와 함께 그늘에서 숙성시킨다. 검정콩 50g을 프라이팬에 가볍게 볶아서 부숴서 같이 쓰면 효과가 더 좋고 맛이 부드럽다. 일반적으로 꽃, 열매, 통을 같이 쓰기도 한다. 열매의 경우는 쓴 맛이 강하므로 감미를 많이 해야 하며 4개월 정도 숙성기간이 필요하다.

# 구기자나무 *Lycium chinense Mill.*

- 분포 : 전국 들 재배
- 개화 : 6~9월 / 결실 : 8~10월
- 채취 : 열매, 뿌리
- 특징 : 성질은 평하고 맛은 쓰거나 달다.
- 효능 : 보익강신(補益强身)

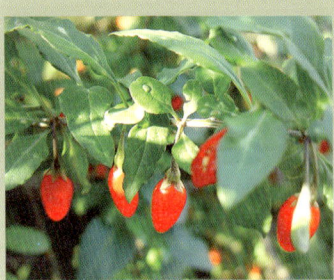

▲ 붉은색 구기자나무 열매

### 지골피

구기자나무의 땅속 뿌리를 '지골피(地骨皮)'라 하여 약으로 쓴다. 모양이 개와 같아 보이고 잎이 버들 잎 같아 '구기'라고도 한다. 지골피를 물에 씻어 짓찧어 심지를 버리고 끓인 감초 물에 하룻밤 담가 말려쓰기도 하는데 성질이 몹시 차서 골증열과 피부의 열을 잘 치료한다.

### 생김새

구기자(枸杞子)는 전국의 마을 근처에서 자라고 흔히 재배하는 가지과의 낙엽 관목이다. 높이는 3m 안팎으로 원줄기는 비스듬히 자란다. 대개 가시는 있기도 하고 없기도 하며 어린가지는 누런 회색이다. 꽃은 6~9월에 길이 1cm 정도의 자주색 꽃이 핀다. 열매는 길이 2cm 정도 되며 8~10월에 붉은 색으로 익는다. 줄기는 잔가지가 가시로 변한 것도 흔히 있다. 늙은 줄기는 지팡이로 썼기에 '선인장(仙人杖)'이라고도 하였다.

### 효능

구기자는 10월에 열매를 채취하여 꼭지를 따고 그늘진 곳에서 말려 쓴다. 구기자는 널리 쓰이는 자양약으로 약성이 온화하고 부드러워 위에 부담을 주지 않으므로 상시 복용해도 좋다. 병이 있으면 치료가 되고, 무병일 때는 체력이 보강된다. 임부의 체질을 강장케 하고 태아의 영양보급도 된다.

**혈관연화, 혈압저하, 콜레스테롤 감소** 시력증진 작용이 있어 시력이 정상인 자가 상시 복용해도 시력 감퇴를 방지할 수 있다.

**빈혈 치료** 구기자에 함유된 비타민, 철 등의 성분은 모두 빈혈을 치료하는 주요 물질이다. 구기자는 간질환 치료에도 사용한다.

### 질병에 따라 먹는 방법

**고혈압에는** 고혈압으로 인한 뇌혈관 파열은 반신불수, 의식불명을 가져온다. 구기자에 하수오, 원지, 산수유, 복령을 배합하여 복용하면 혈압이 내린다. 또한 반신불수의 회복기에 있을 때나 고혈압으로 인한 심장병 환자에겐 구기자에 생삼, 복신, 산조인을 배합해 사용하며 가슴이 뛰는 동계나 맥이 일정치 않은 부정맥에 좋다.

**시력 감퇴에는** 구기자에 국화, 파극, 육종용을 함께 달여 마신다.

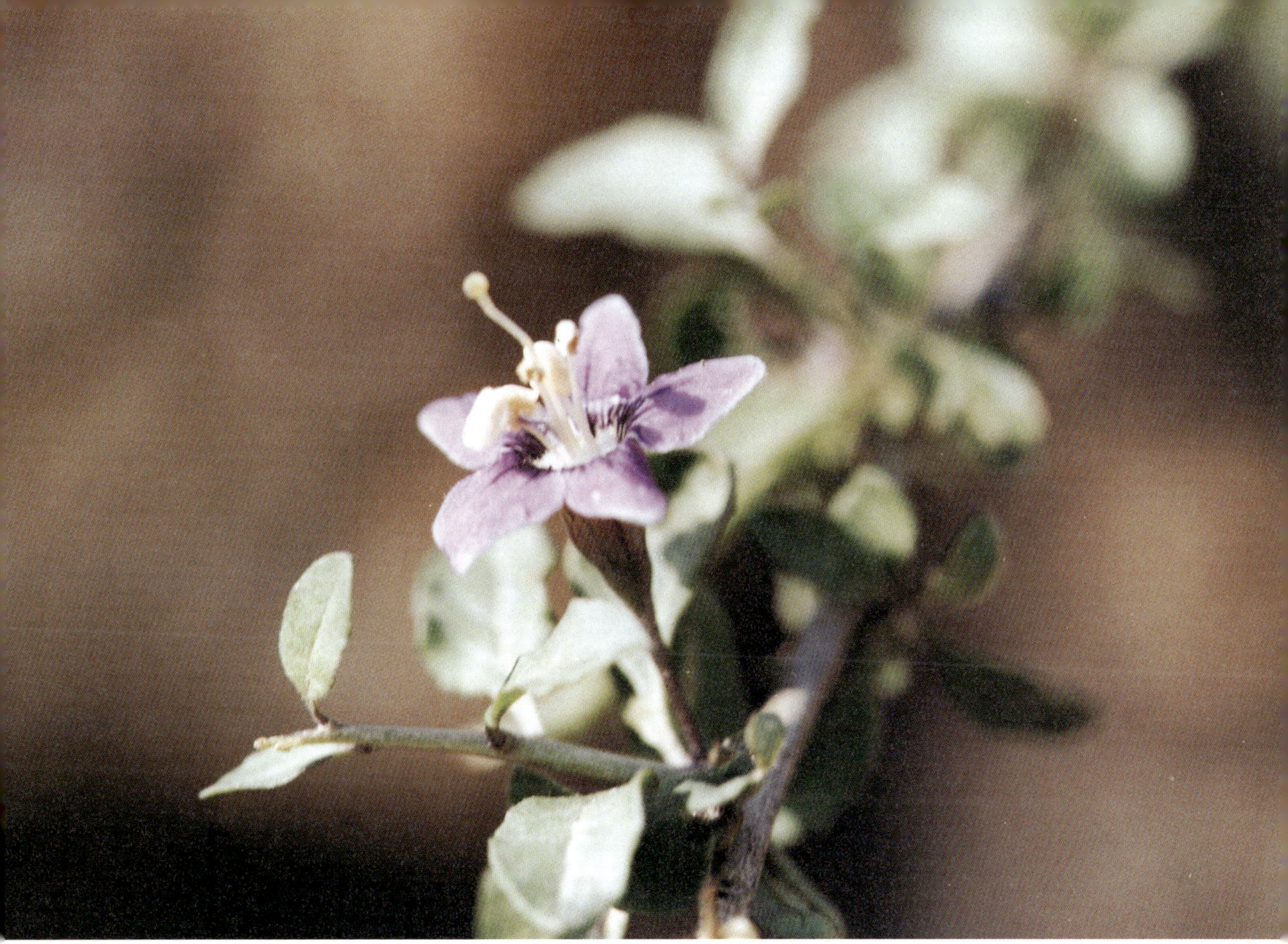

**생리기능이 쇠퇴하면** 하수오, 당귀, 토사자를 배합해 알약을 만들어 상시 복용하면 노화방지, 강장에 좋다.

**만성 기관지염, 해수에는** 구기자에 맥문동, 오미자, 사삼 등을 배합하면 폐기능이 강화되어 자양생진, 화담, 지해의 효과가 생긴다.

**폐결핵에는** 초기 미열에는 별갑, 호황련, 석곡과 같이 쓴다. 모려를 같이 쓰면 도한도 멎게 한다. 허약하면 결핵이 아니더라도 오후에 미열이 나는데, 이때 지골피에 인삼을 넣고 달여 마신다.

**당뇨병으로 자주 물을 마시는 경우** 천화분, 갈근과 같이 쓰면 갈증을 멎게 한다.

**구강의 궤양에는** 궤양 초기에 지골피, 석고를 진하게 달여 양치질을 한다. 궤양이 완전히 형성되어 있으면 황련, 금은화를 넣고 달여 복용한다.

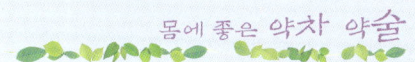
몸에 좋은 **약차 약술**

**구기자잎차**
잎을 그늘에 말려 약간 볶아서 우려내 마신다.(1회 2~3g) 혈관의 노화를 막아 고혈압, 동맥경화 환자에게 좋다.

**구기자차**
반쯤 익은 열매를 말려 쓴다. 말린 열매 20~25g을 물 500cc에 넣고 달여 2~3회 나눠 마신다. 은근한 불에 천천히 달이며, 꿀을 조금 타서 먹는다.

**구기자주**
줄기, 잎, 열매, 뿌리로 담근다. 열매를 쓰는 경우 충분히 익은 것을 살짝 씻어 (열매 500g, 술 1.5ℓ) 용기에 넣은 후 시원한 곳에 보관한다. 2주일 후에 1차 걸러내고 용기에 꿀, 설탕(조금)과 함께 다시 담아 두고 1개월 후에 2차 거르고 보관해서 마신다. 그늘에서 3개월 정도 둔다.

# 순비기나무

*Vitex rotundifolia* L. 만형자
*Vitex trifolia* L.

- 분포 : 남부 해안가 / 개화 : 7~9월
- 결실 : 9~10월 / 채취 : 열매
- 특징 : 맛은 맵고 쓰고 특이한 향이 있고 성질은 약간 차다.
- 효능 : 해열, 지통, 진정, 소염작용

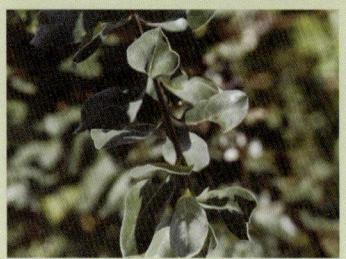

▲ 잎은 둥글고 밑부분이 쐐기형이다.

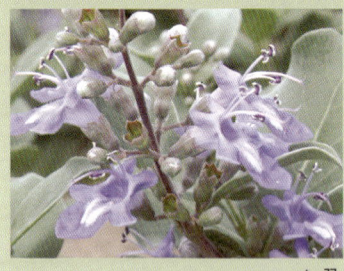

▲ 꽃

### 생김새

만형자는 마편초과의 순비기나무의 성숙한 과실을 건조한 것이다. 줄기가 뻗어서 1m 정도 되며 봄에 옛 가지에서 소엽이 나오고 5월에 잎이 다 자란다. 잎의 모양은 둥글고 잎 밑이 쐐기형이고 뒷면은 흰 빛이 나며 털이 빽빽하다.

꽃은 6월에 핀다. 취산화서로 꼭대기에 피고 짙은 자색이다. 열매는 직경이 5~7mm의 구형으로 흑색을 띠며 하반부는 회백색의 껍질로 덮여 있다. 표면은 약간 꺼칠꺼칠 하며 4개의 방으로 되어 있고 그 안에 백색의 종자가 한 개씩 들어 있다. 신선하며 크고 향기가 좋은 것이 품질이 좋다.

### 효능

**강장제, 해열제** 약용으로 쓰는 열매를 '만형자'라 하며, 켐펜(camphene) 등의 정유가 들어 있다. 잎과 가지도 향기가 있어 목욕탕 향료로 쓴다. 또한 두통, 이명, 두풍, 목혼 등의 증상에 사용되며 비습, 구련, 동통에 쓴다.

**진정·소염작용** 두통, 감기, 관절통 등에 응용한다. 풍열 감기로 열이 있고 두통 특히 전두통이 심하면 방풍, 백지, 시호를 더해 쓰면 해열, 지통의 효과가 있다.

### 생활에 필요한 순비기나무

- 순비기나무의 속명은 라틴어의 '맺다'에서 나온 말이며, 이 식물들의 가지로 바구니를 엮은 데에서 붙여진 이름이다. 제주도에서는 순비기나무의 가지를 채취해 껍질을 벗긴 후 바구니의 재료로 사용했다. 또한 노란색 색소인 비텍시카르핀이라는 물질이 함유되어 있어 과거에는 옷감의 노란 물을 들이는 염료로도 쓰였다고 한다.

『동의학 사전』에 의하면 방광경에 작용한다. 중열을 없애고 눈을 밝게 하며 기생충을 내보낸다. 진정작용, 진통작용, 해열작용, 항알레르기 작용이 실험에서 밝혀졌다. 감기, 풍열로 머리가 아픈 데, 이빨이 아픈 데, 팔다리가 오그라드는데, 촌백충증에 쓴다."고 한다.

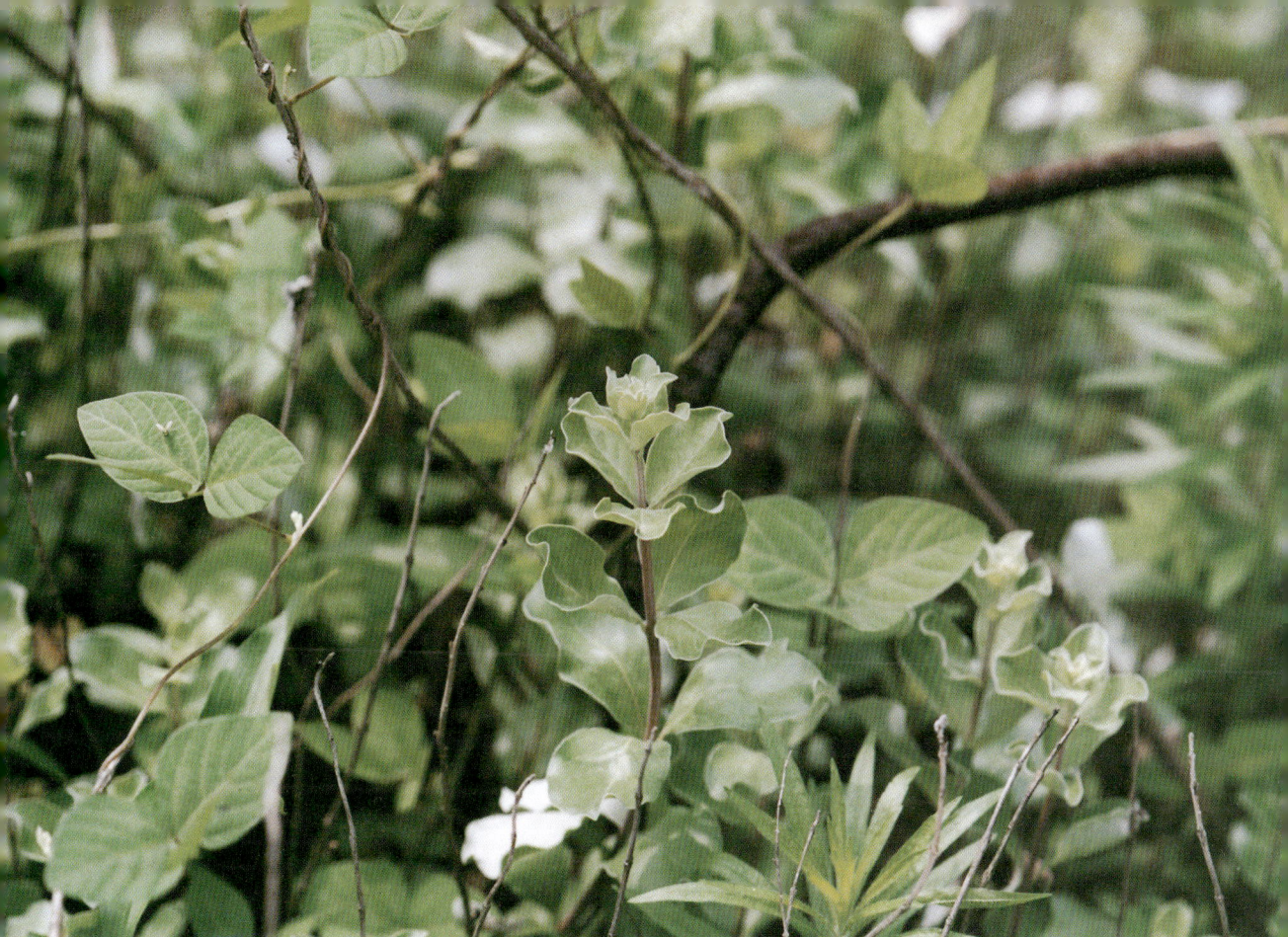

## 질병에 따라 먹는 방법

**각종 두통에는** 오한이 심하고 땀이 없으며 두통이 심할 때는 형개, 방풍, 백지를 더해 쓴다. 신경성 두통에는 백지, 시호, 강활, 향부자와 함께 쓰면 좋고, 열성 두통에는 천궁, 적작약, 현호색을 더해 쓴다. 신경쇠약으로 인한 두통에는 하수오, 백작약, 천궁을 더해 쓴다.

**동맥경화로 인한 고혈압에는** 현훈, 두통, 홍안, 열감 등을 보이는데 이 경우 뇌졸중을 예방하기 위해 만형자 20g에 결명자, 목란, 죽여를 함께 달여 마신다.

**각종 안질환에는** 만형자는 약성이 차므로 안과의 각종 염증치료에 사용한다. 안막의 혈관 파열, 각막의 염증에 목적, 곡정초를 넣어 쓰면 소염, 청열 효과를 얻는다. 풍열로 인해 눈이 침침하고 눈물이 많이 나오면서 붓고 아프면 국화, 선퇴, 결명자, 백질려 등과 함께 쓴다.

**건강한 모발을 위해서는** 만형자에 하수오, 숙지황, 여정자를 같이 쓰면 머리색깔이 검어지고 윤이 난다. 소아가 너무 약해서 두발이 잘 나지 않을 때는 만형자에 설탕을 넣어 진하게 달여 아침저녁으로 한 숟가락씩 복용하면 머리카락이 자란다.

# 모란 *Paeonia suffruticosa Andr.* 목단(牧丹)

- 분포 : 재배 / 개화 : 5~6월
- 결실 : 9~10월 / 채취 : 뿌리
- 특징 : 성질은 약간 차며 맛은 맵고 쓰다.
- 효능 : 해열, 청열, 진정, 지혈작용

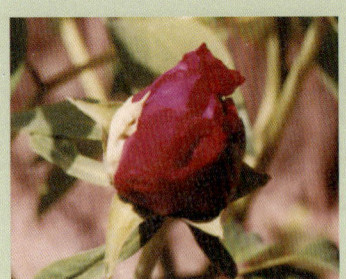

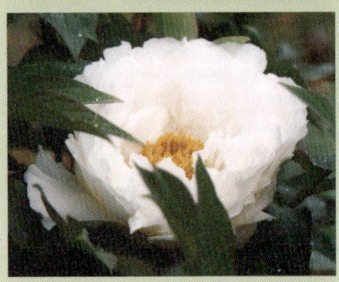

▲ 모란꽃은 원래 붉은 색이었으나 옛날부터 품질 개량이 꾸준히 이루어져 지금은 수백 종이 있으며, 그 색깔도 매우 다양하다.

**주의** 목단에는 통목단과 목단피가 있는데 통목단은 작용이 부드럽고 목단피는 작용이 강하므로 반드시 구별해서 쓴다. 혈허로 추위를 많이 느끼고 비위가 허하며, 임산부, 월경과다에는 쓰지 않는다.

## 생김새

모란은 중국이 원산지이며 우리나라 각처에서 재배하는 미나리아재비과의 식물이다. 특유의 냄새가 있는 모란은 낙엽이 지는 관목으로 높이가 2m안팎이고 가지가 굵고 털이 있다. 잎은 서로 어긋나 피고 깃꼴겹잎인데 소엽은 3~5개로 갈라지고 가장자리에 거친 톱니가 있고 뒷면은 잔털이 있고 흰 빛이 난다.

꽃은 양성으로 가지 끝에 1송이씩 붙고 5월에 지름이 15cm 정도의 붉은 색 꽃이 피고 꽃받침이 주머니처럼 되어 씨방을 둘러싼다. 꽃받침은 5장, 꽃잎은 8개 이상이고 여러 가지 색이 있다.

암술은 2~6개로서 9월에 열매가 익으며 종자는 둥글고 흑색이다. 약용으로 뿌리를 쓴다. 3~5년 정도 성장한 것을 초봄이나 10월에 캐내어 쓴다. 바깥 면은 암갈색을 띠며, 가로로 길고 작은 측근(側根)의 흔적과 세로로 난 주름이 있다. 안쪽 면은 담암갈색을 띤다. 껍질이 두껍고 목질부분이 없고 향기가 강한 것이 좋다.

## 효능

**활혈작용** 뜨거운 피를 식히며, 혈을 잘 돌게 하는 작용이 있다. 그래서 주로 두통, 복통, 월경불순 등에 쓴다.

**항균작용** 이질균, 콜레라균, 폐렴균에 대한 억제작용을 한다.

## 질병에 따라 먹는 방법

**허열 제거를 위해서는** 땀이 안나는 골증(骨蒸)에는 청호, 지모, 별갑 등을 더하고(청호별갑탕, 靑蒿別甲湯), 음허발열에는 지황, 산약 등을 같이 스며 월경이 빨라지거나 혈이 허해서 생리 전에 열이 나면 백작약, 시호, 황금 등과 같이 쓴다.(육미지황탕, 六味地黃湯)

**출혈에는** 온열병의 열사가 혈분으로 들어가 반진을 보이거나 뜨거운 피가 멋대로 흘러 생긴 출혈에는 서각, 생지황, 적작약을 더

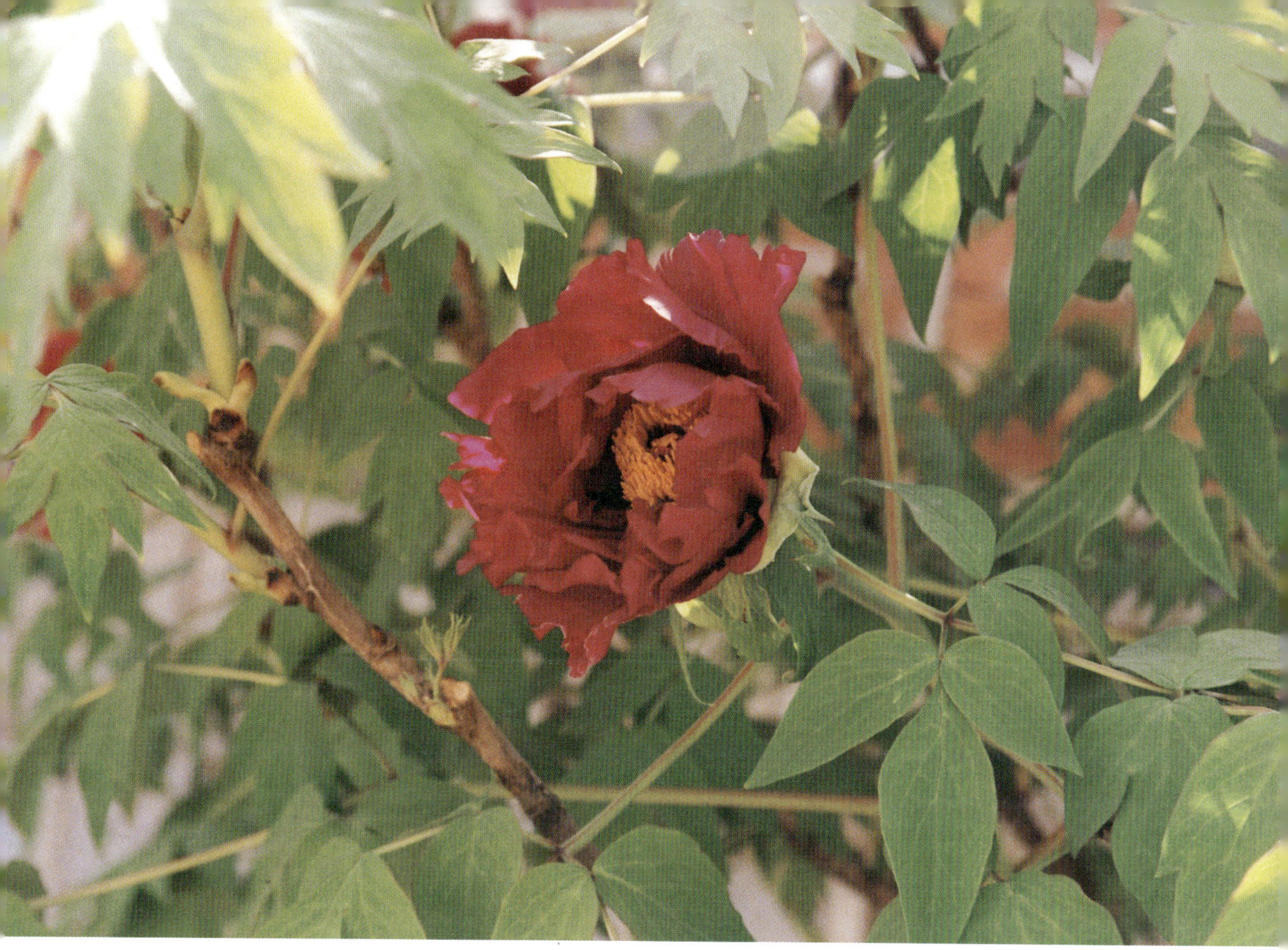

해 쓴다.(서각지황탕, 犀角地黃湯) 또한 원인이 무엇이든 고열로 일어나는 출혈에는 목단에 치자, 백모근, 지유 등과 같이 쓰면 청열, 지혈작용을 발휘한다.

**알레르기성 비염에는** 뿌리의 껍질 속에 있는 파에놀이란 성분은 알레르기를 개선하는 작용이 있어 알레르기성 비염에도 효과가 있는데 시호, 황금과 같이 쓴다.

**고열을 동반한 월경이상에는** 오후에 특히 열이 심하게 오르고 땀이 많이 나고 머리가 아프며 눈이 충혈되면서 월경이 순조롭지 못하면 목단과 치자를 물 300g에 6g씩 넣고 달여 마신다.

몸에 좋은 약죽

**목단피죽**

[효능] 목단피죽은 신진대사를 조절한다.

[재료] 목단피 5g, 쌀 30g, 말린 새우, 말린 두부, 콩나물, 무, 흰파, 소금

[만드는 법]

❶ 목단피를 냄비에 넣고 400cc의 물을 부어 절반이 될 때까지 천천히 끓여낸다.(쌀은 미리 물에 한두 시간 전에 담가둔다. 쌀을 용기에 넣고 끓으면 거품을 걷어내고 약한 불로 줄인 후 목단피 우린 액을 넣고 아주 약한 불로 끓인다.)

❷ 말린 새우는 물에 불리고 그 물과 함께 넣고 계속 끓인다. 거의 죽이 다 되어갈 때 무, 콩나물을 넣고 마지막에 데쳐낸 말린 두부와 파와 소금을 넣고 조금 더 끓여 가지고 간을 맞추어 먹는다.

# 쇠뜨기 *Equisetum arvense L.* 문형(門型)

- 분포 : 들 / 개화 : 3~4월
- 결실 : 5~6월 / 채취 : 전초
- 특징 : 성질은 차며 맛은 쓰다.
- 효능 : 해열, 이뇨, 지혈, 진해작용

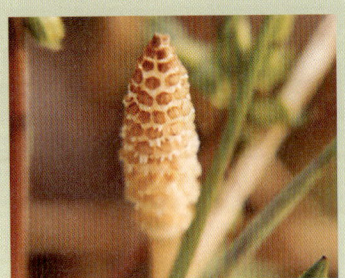
▲ 생식경

### 🌱 뱀밥
쇠뜨기의 홀씨 줄기인 뱀밥(생식경)을 비옥한 땅에서 잘 자라지 못하고 오히려 산성토양에서 잘 자란다. 부드러운 것은 삶아서 나물로 먹기도 하고 즙을 내 마신다. 뱀밥의 껍질은 벗기고 요리한다. 껍질을 벗겨 쪄서 양념장에 찍어 먹거나 조림에 같이 넣어 먹으면 입맛을 돋군다. 밀가루 옷을 입혀 튀겨 먹거나 된장에 박아두어 장아찌를 해 먹으면 색다른 맛이다. 홀씨가 성숙되기 전인 어린 홀씨 줄기를 꺾어 모아 마디에 붙어 있는 치마와 같은 것을 따 버리고 가볍게 데쳐 나물로 한다. 뱀밥의 노란 가루가 중요하므로 벌어지지 않은 것이 약효가 크다. 육식을 많이 하는 사람은 봄에 매일 조금씩 먹으면 배변도 좋아지고 몸 안의 독을 제거한다.

## 생김새
쇠뜨기는 양치류로 속새과의 여러해살이풀로 지하경이 길게 뻗는 식물이다.

속명은 라틴어 '말'과 '꼬리'의 합성어로 '말꼬리'란 뜻이다. 줄기에 층층이 돌아 잔가지를 친 모습이 말의 꼬리를 닮았다 해서 붙여졌다. 이른 봄에 생식경이 나와 끝에 뱀 대가리 같은 포자낭이식이 달린다. 영양경은 뒤 늦게 나와 똑바로 서며 높이가 30~40cm로 속이 비어 있고 표면에 능선이 있으며 마디에는 비늘 같은 잎이 돌려난다. 비슷한 식물로 능수쇠뜨기, 물쇠뜨기, 개쇠뜨기가 있다. 개쇠뜨기는 영양경과 생식경이 구별되지 않고 포자수가 영양경 끝에 달린다.

 양이나 소는 생초에 대한 독성에 예민하여 먹으면 설사를 한다. 말은 전초에 대해 감수성이 크다. 가축에겐 유해한 식물이다.

## 효능
주로 식용으로 사용하며 뒤 늦게 나와서 비스듬히 자라는 영양경을 약용으로 쓴다. 여름에 채취하여 그늘에서 말리고 잘게 썰어 준다. 규산이 많이 함유(3~16%)되어 있다. 한방과 민간에선 이른 봄에 뿌리까지 모두 채취하여 약으로 쓴다.

**몸을 차게 한다** 뜨거운 피를 식혀 열을 진정시킨다. 삶은 즙을 뜨겁게 해서 조금씩 마신다.

**이뇨작용** 갑자기 소변이 안 나오거나 임질로 통증이 심할 때 쇠뜨기로 만든 차를 마시고 찜질로 통증을 제거하고 이뇨효과를 높일 수 있다.

**지혈작용** 도혈, 장출혈에 쓴다.

**진해작용** 기침, 천식에 쓴다.

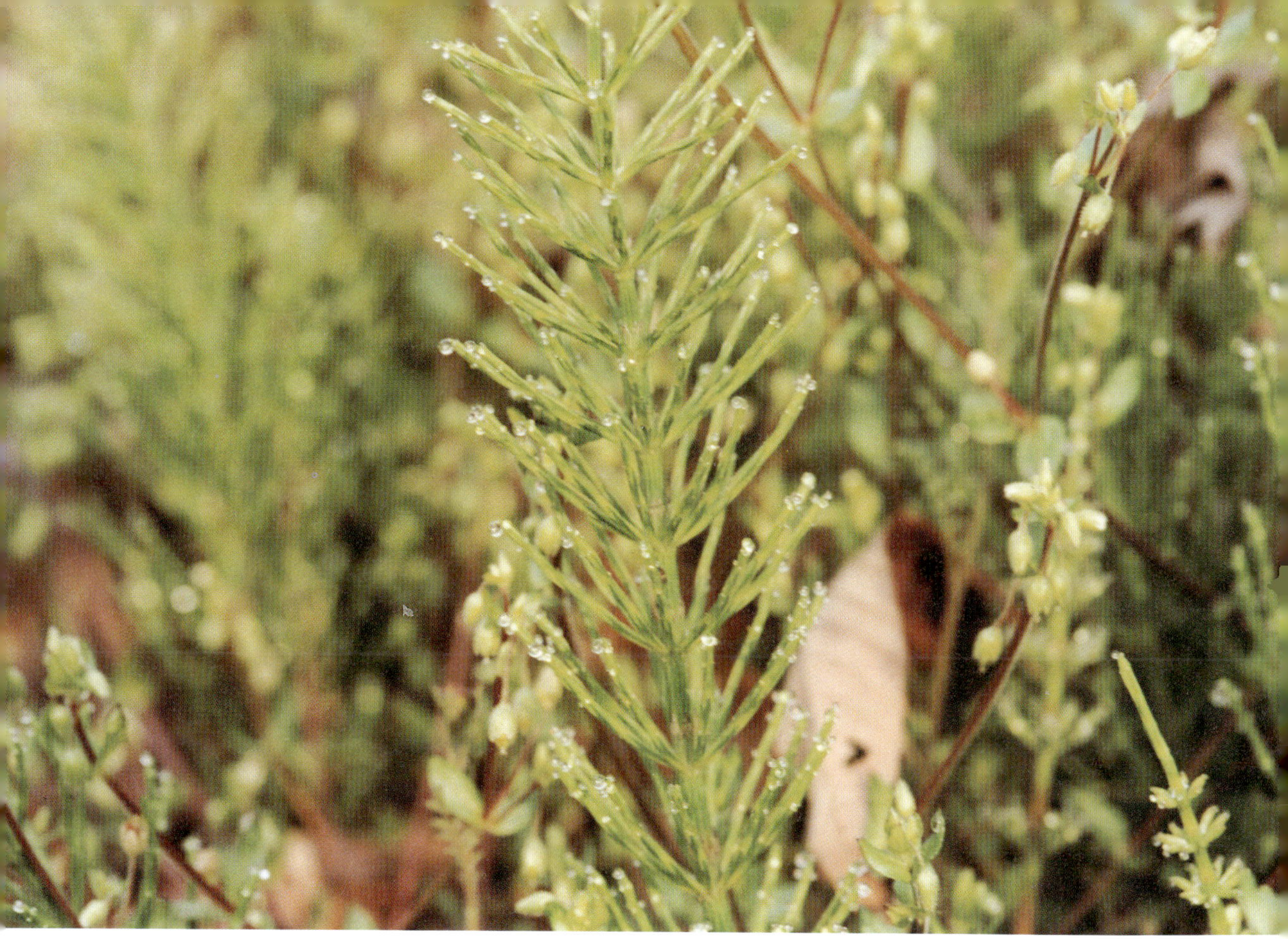

▲ 영양경

### 🌸 질병에 따라 먹는 방법

**자궁출혈, 치질(항문이 빠질 경우), 눈이 침침하고 소변이 원활하지 못할 때** 말린 약재를 1회에 20kg씩 200cc의 물로 천천히 달이거나 생즙을 내어 복용한다. 끓일 때는 오래 끓이지 말고 5~10분가량 달여 마신다. 또는 뜨거운 물에 쇠뜨기를 넣고 우려내어 마신다.

**상처나 아토피성 피부염에는** 생잎을 절구에 넣고 찧어 환부에 바른다. 화장수로도 사용하는데 쇠뜨기차 70cc, 알코올 30cc, 글리세린 30cc의 비율로 섞어 쓴다.

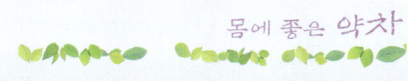

#### 쇠뜨기차

생잎이나 마른 잎을 용기에 넣고 뜨거운 물을 붓고 5분 정도 우린 물을 마신다. 1일 1회 20㎖씩 마신다. 5분 정도 삶은 물을 마시기도 한다. 류머티즘, 관절염, 신경통이 있는 노인에게 좋다. 생식경을 쓰는 경우 홀씨가 터지기 전에 그늘에서 말려 뜨거운 물에 우려내어 마신다.

# 감국 *Chrysanthemum indicum L*

- 분포 : 산, 들 / 개화 : 가을
- 결실 : 가을 / 채취 : 전초
- 특징 : 성질은 약간 차며 맛은 달며 쓰다.
- 효능 : 해열, 해독, 진통, 소염작용

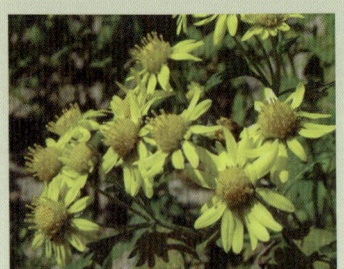

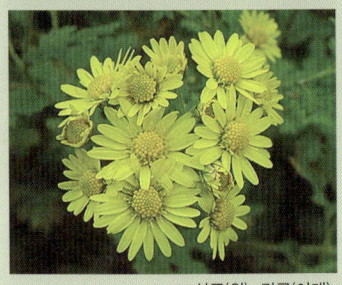

▲ 산국(위), 감국(아래)

## 생김새

감국(甘菊)은 산국과 함께 가을이 되면 노란 꽃을 피우는 국화과의 식물로 우리 주변에서 많이 볼 수 있다.

국화의 한 종류로 높이가 60~150cm 정도 자라고 위에서 가지가 갈라진다. 전체에 짧은 털이 있고 줄기는 가늘고 대개 흑자색을 띤다. 옆으로 비스듬히 누워 자라며 9~11월에 걸쳐 지름이 2.5cm 정도 되는 노란 꽃을 피운다.

산국(山菊)과 비슷한데 산국은 꽃의 지름이 감국보다 좀 작고 대체로 들에서 피는데 비해, 감국은 산에서 피고 남쪽 지방에서 많이 볼 수 있다. 속명은 고대의 희랍어에서 유래되었으며, '황금색' 이라는 뜻과 '꽃' 이라는 뜻의 합성어이다.

꽃이 피기 전에 봉오리를 채취하여 그늘에서 잘 말린 다음 끓여 마시거나 볶아서 쓴다. 예부터 몸이 가벼워지고 노화를 막아 불로장수하는 식물로 알려져 있다.

## 효능

**해열작용** 감기에 걸려 열이 나거나 머리나 눈에 열이 올랐을 때, 가슴이 답답할 때 감국을 사용한다. 또한 눈이 어질어질하고 침침하여 미열이 나고 눈에 열이 올라 생기는 충혈, 두통 등을 다스린다.

**혈압을 내린다** 고혈압, 동맥경화에 효과적이다.

**해독·소염작용** 말초혈관을 확장하고 혈관운동 중추를 억제시킨다. 혈액이 정화되고 변비나 생리불순이 개선된다.

**눈을 맑게 한다** 눈에 생기는 각종 염증을 치료한다.

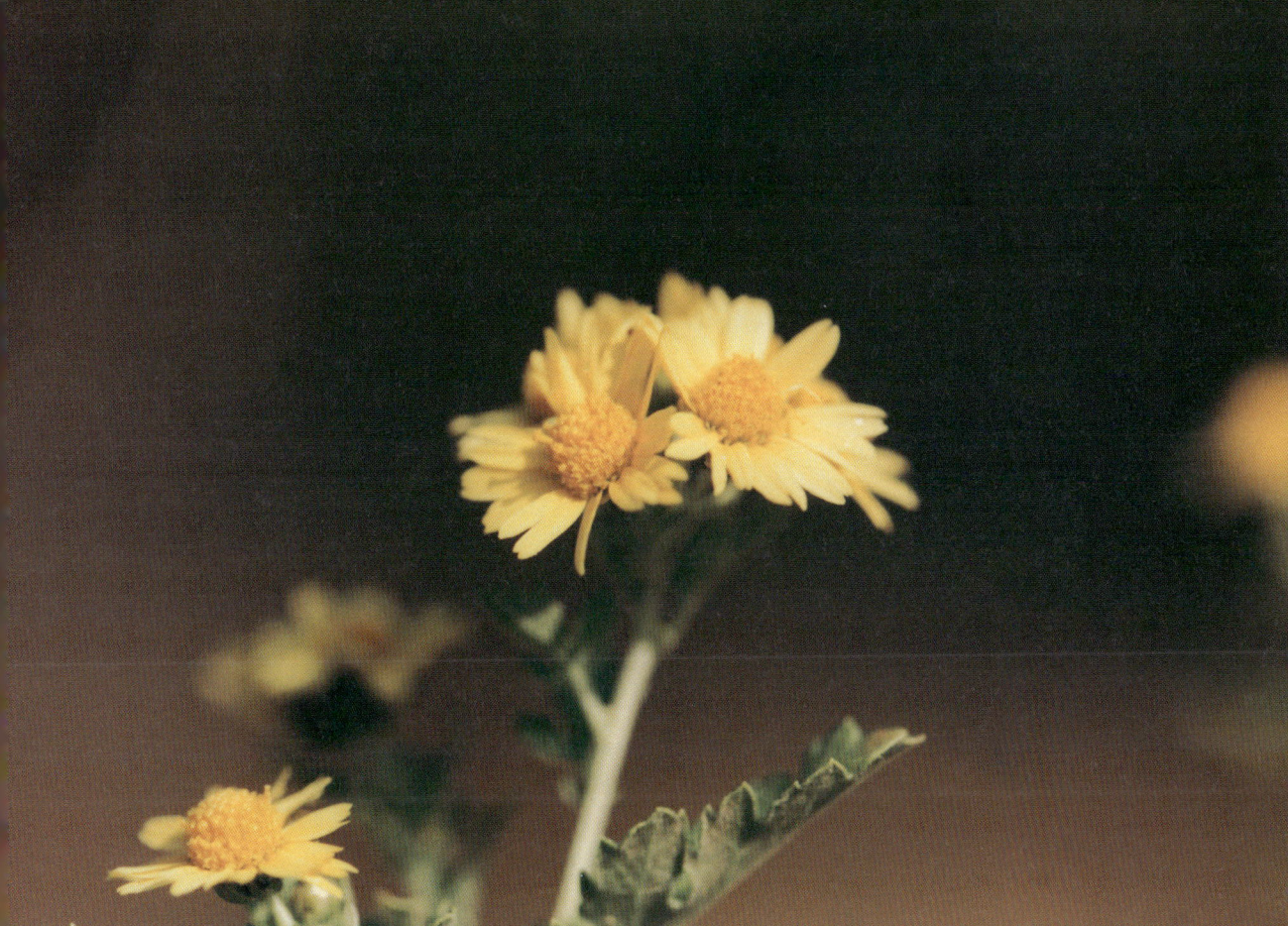

### 🌼 질병에 따라 먹는 방법

**숙취 해소에는** 감국을 가루로 만들어 먹는다.

**고혈압에는** 현기증, 두통, 이명을 동반하고 안면이 붉게 달아오르는 증상에 하고초, 조구 등을 배합해 차처럼 복용하면 좋다.

**동맥경화증에 고혈압이 있으면** 산사, 상엽을 가미하여 차 대신 마신다.

> **주의** 감국은 오래 묵힌 것은 쓴맛이 강해 좋지 않다. 풍한 두통이나 오한을 수반하는 관절염이나 소화장애에 의한 설사에는 쓸 수 없다.

---

#### 몸에 좋은 약차 약주

**국화주**
술에 쪄서 말린 국화 200~300g에 소주 1800cc를 붓고 그늘에서 1개월 정도 숙성시킨다.

**국화차**
꽃잎을 따서 흐르는 물에 깨끗이 씻은 후, 끓는 물에 소금을 조금 넣고 살짝 데쳐낸다. 이것을 그늘에서 말린 후 뜨거운 물에 10g 가량을 3분 정도 우려내어 마신다.

**국화 발효액 꽃차**
신선한 꽃이 필 무렵 채취하여 깨끗이 씻은 후, 같은 양의 꿀이나 흑설탕으로 고루 버무려서 오지 그릇 같은 용기에 넣고 밀봉한 후 그늘 진 곳에 보관한다. 1달 후에 꺼내어 열탕에 타서 마신다.

# 돌외

*Gynostemma pentaphyllum makino*
덩굴차, 칠엽담, 교고람(絞股籃)

- 분포 : 남부지방 / 개화 : 8~9월
- 결실 : 11월 / 채취 : 전초
- 특징 : 성질은 차며 맛은 시다.
- 효능 : 화담, 진정작용

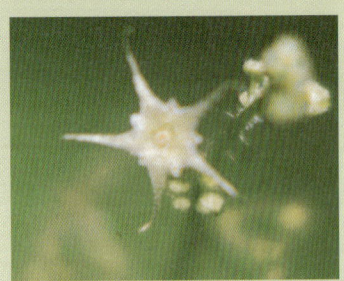
▲ 꽃

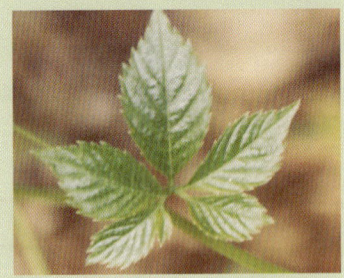
▲ 달걀 모양의 잎

### 재배

발아가 약 5주 정도로 매우 늦으므로 파종 후 한 달 동안은 손을 대서는 안 된다. 종자를 심기 전 2일 정도 눈이 잘 트도록 물에 담가 둔다. 발아 후 3~4주기나 잎이 2~3개 나왔을 때 마사초 11g에 300g의 부엽토를 섞은 흙을 화분에 넣고 뿌리를 상하지 않게 그대로 옮겨 심는다.

### 생김새

돌외는 우리나라 남부 및 울릉도 지방의 들이나 산기슭에 야생하는 박과의 덩굴성 여러해살이풀이다.

줄기의 마디에 흰 색의 털이 나고 잎겨드랑이에서 덩굴손이 나와 위로 감아 올라가 길게 뻗어 자란다. 잎은 4~7개의 작은 잎으로 된 손바닥 모양의 겹잎이 마디에서 어긋난다.

작은 잎은 달걀 모양의 타원형으로 길이 4~8cm, 폭 2~3cm 크기로 가장자리는 톱니 모양이며 끝이 뾰족하다. 잎의 표면에는 잔털이 나있다.

꽃은 8~9월에 황록색으로 핀다. 암수딴그루로 열매는 둥글며 11월에 흑녹색으로 익는다. 속명은 암술(gyme)과 갓(stemma)으로 이루어진 말로 암술에 갓이 있다는 뜻이며 종명은 잎사귀가 5개의 작은 잎으로 형성되었다는 뜻이다.

### 효능

돌외의 유효성분은 잎, 줄기, 뿌리의 순서로 많이 함유되어 있으며 겨울이 되면 감소된다. 인삼 속에 함유되어 있는 ginsenoside $Rb_1$, $Rb_3$, $Rd_1$, $F_2$ 라고 하는 사포닌을 비롯하여 이와 유사한 사실이 규명되었다. 사포닌이란 배당체로서 물과 기름에 녹아 거품이 있는 물질의 총칭으로 사포닌의 사포는 비누를 의미하며 거품이 있는 것이 비누와 같기 때문에 '사포닌(saponin)' 이라 불린다.

**담과 습을 제거** 노인성 만성 기관지염에 효과적으로 담습화열형에 적합하다. 분말로 만들어 한번에 3g씩 하루에 3회 복용한다. 스트레스성 궤양을 예방하고 위궤양의 치유를 도와준다.

**성인병을 다스린다** 고혈압, 당뇨에 효과적이다.

**스트레스 감소** 대뇌 중후를 진정시켜주는 작용이 있기 때문에

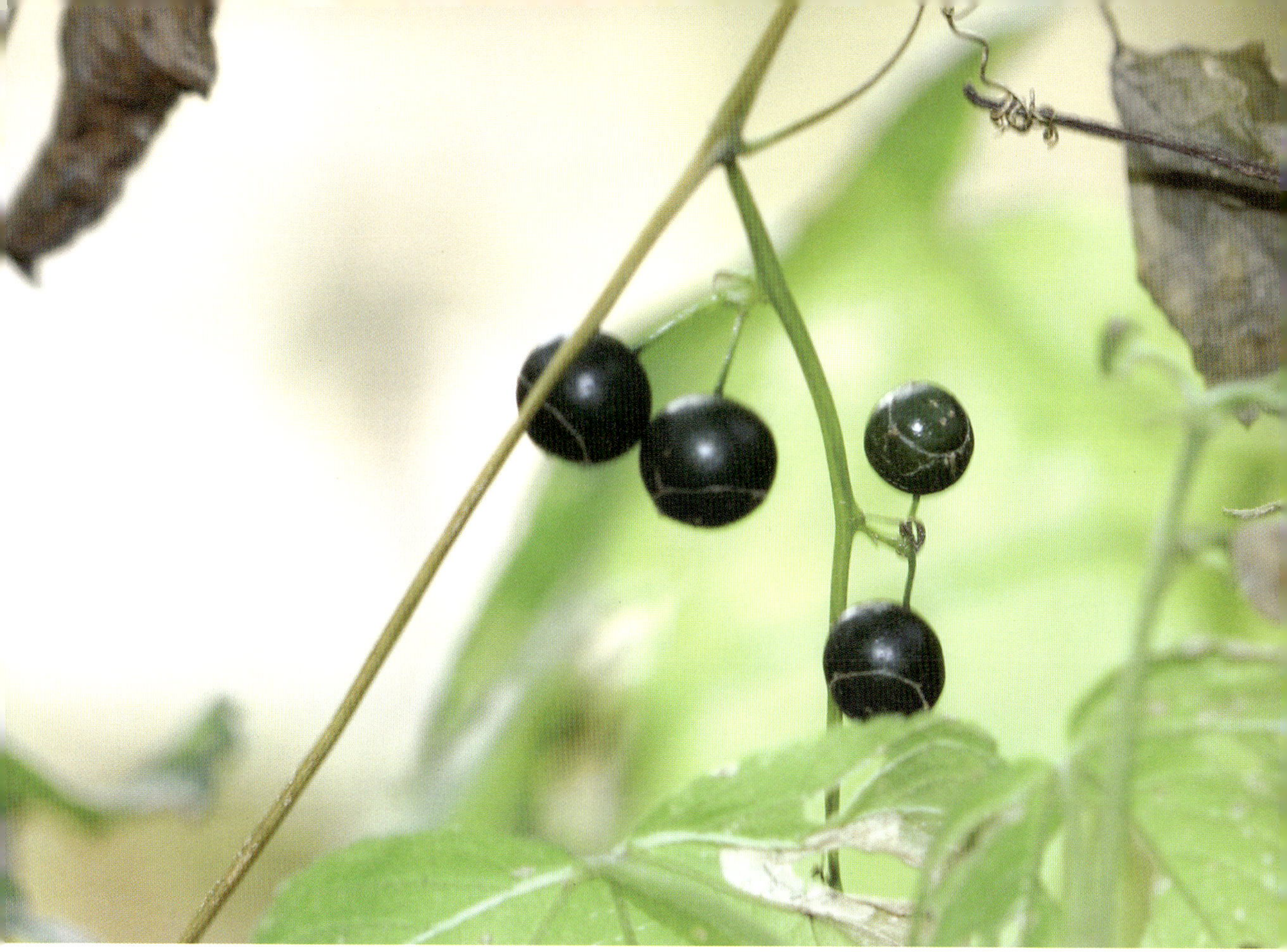

불쾌한 감정이나 스트레스를 미연에 막아주거나 이미 진행되면 증상을 경감시켜 준다.

## 몸에 좋은 약차 약주

### 돌외차

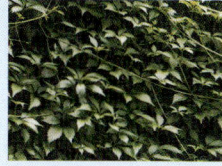

[재료] 덩굴가지 2~5g, 감초 2~3쪽, 물 600ml
[만드는 법]
돌외의 잎과 줄기를 채취해 뿌리에서 두 세 마디만 남기고 4~5cm로 자른 뒤 건조시킨(경우에 따라 살짝 닦을 수도 있다.) 후 용기에 넣어 끓인다. 끓기 시작하면 불을 줄여 천천히 끓인 다음 체로 찌꺼기를 걸러내고 꿀을 넣어 따뜻하게 해서 마신다. 처음부터 감초를 넣고 함께 끓여 쓴맛을 줄이기도 한다.

### 돌외주

생덩굴차 1kg(또는 마른 덩굴차 100g)과 대추, 솔잎을 적당량 넣어 소주 1.8ℓ에 담근다. 설탕을 같이 넣고 밀폐하여 서늘하고 어두운 곳에 2개월 동안 둔 뒤, 거즈로 걸러 다른 병에 옮겨 보관하며 하루에 소주 잔으로 두 세잔씩 마신다.

# 곡정초

*Eriocaulon sieboldianum S. et Z*
*Eriocaulon buergerianum Koern.*
개수염, 곡정주

- 분포 : 물가, 논 / 개화 : 8~9월
- 결실 : 10월 / 채취 : 전초
- 특징 : 성질은 차고 맛은 맵거나 달다.
- 효능 : 해열, 항균, 명목, 진통작용

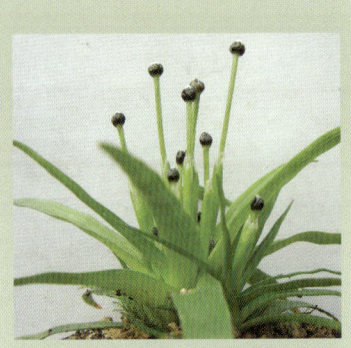

▲ 운남 곡정초

### 곡정초

논에서 자라는 곡물의 남은 기를 받아 성장하므로 '곡정'이라고 하고 흰 꽃이 별과 비슷해 '대성(戴星)'이라 한다. 속명은 그리스어의 '연한 털'과 '줄기'의 합성어로 꽃대의 기부에 연모가 나 있어 붙여진 이름이다.

## 생김새

곡정초(穀精草)는 얕은 연못이나 논밭에서 자라는 곡정초과의 한해살이풀로서 원줄기가 없으며 수염뿌리가 있다.

잎은 모여서 나며 끝이 송곳처럼 뾰족하다. 꽃자루는 잎보다 길고 높이가 5~15cm로서 세로로 5개의 얕은 홈이 있고 8~9월에 두상화가 1개씩 끝에 달리고 10개 정도의 꽃이 나며 흰색이다.

수꽃의 외화피는 주걱 모양이고 합쳐져서 끝이 3개로 얕게 갈라지며 내화피는 통 모양으로 합쳐지고 끝이 3개로 갈라진다. 수술은 6개이며 꽃밥은 백색이다. 암꽃의 외화피는 선형으로 3개가 서로 떨어지며 내화피가 없다.

열매는 튀어나가며 씨에는 눈젖이 많아 가루 모양이다. '고위까람'이라고도 부른다.

## 효능

곡정초의 꽃자루를 포함한 꽃을 약용한다. 이것을 '곡정주'라고 한다. 곡정주에는 두통, 현기증을 치료하는 작용이 있다. 곡정초에 함유된 성분은 녹농균에 대한 항균작용을 나타낸다.

**뛰어난 풍열발산 작용** 곡정초는 안구의 급성 염증치료에 크게 효과가 있다. 일반적으로 목적, 국화와 배합해서 사용하며 소염과 소종의 효과를 낸다.

**건강한 눈을 만든다** 명목작용을 통해 안구의 분비액이 감소하여 결막이나 각막이 건조하여 눈이 몹시 피로하여 오랫동안 볼 수 없고 시야가 흐린 경우에 사용하면 효과적이다.

**인후의 통증에 효과적** 각기의 발열로 인해 인후에 가벼운 통증이 있을 때에 사용한다.

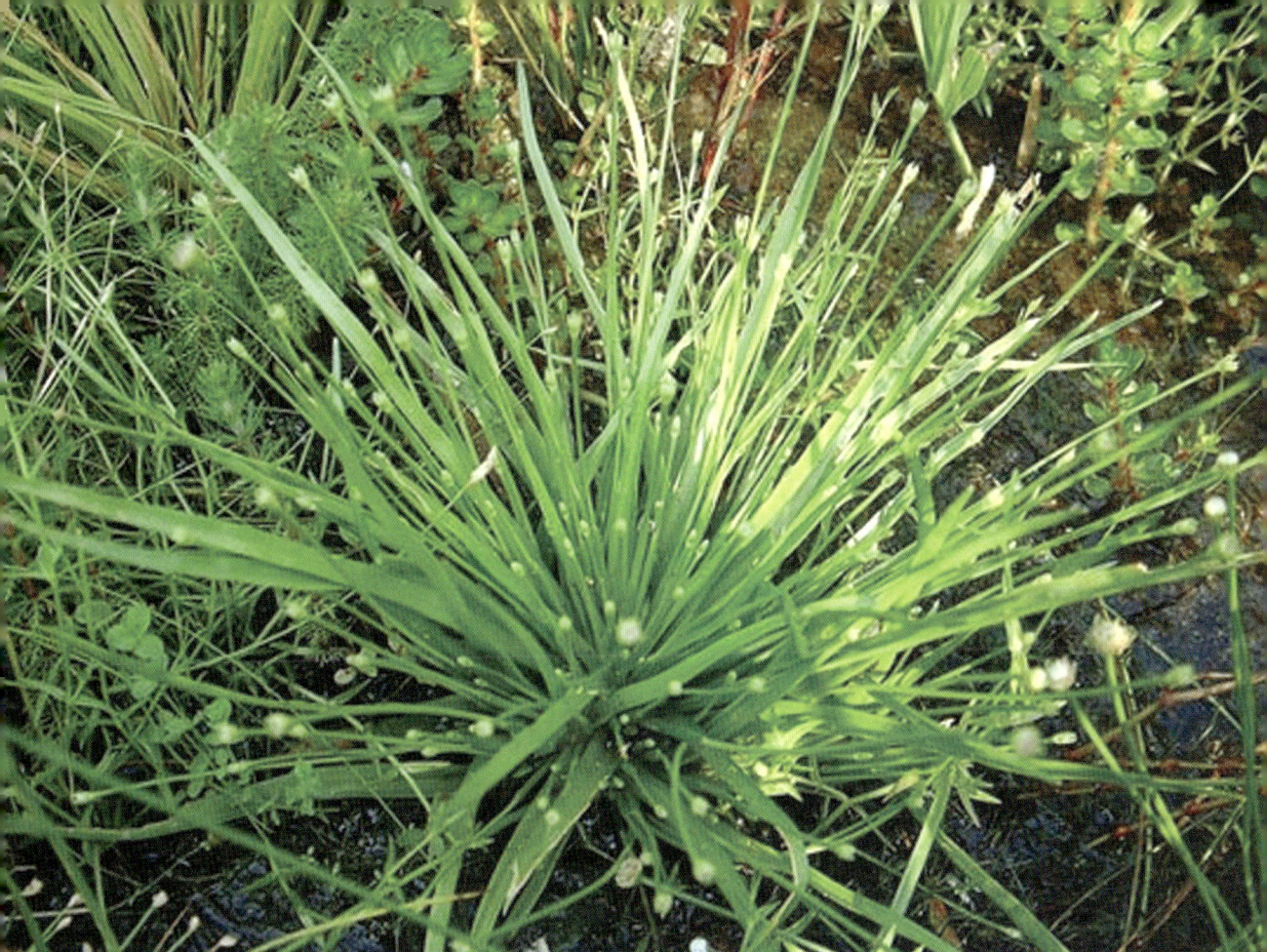

### 🌸 질병에 따라 먹는 방법

**허약한 체질로 인해 일어나는 두통, 현기증에는** 여정자, 천궁, 하수오를 배합해 쓴다.

**어린아이가 수두나 마진으로 인해 열독이 왕성하면** 시력이 떨어지고 안구가 혼탁해지는 등의 후유증이 나타날 때 곡정주, 구기자, 돼지고기와 함께 약한 불로 끓여 상시 복용하면 효과가 난다.

**비출혈에는** 곡정주를 충분히 쪄서 진흙처럼 만든 것에 설탕을 가미해 미지근하게 해서 복용한다.

**시신경염이나 시신경 망막염에는** 증상의 초·중기에 다량의 곡정주와 결명, 적작약, 석곡을 배합해 사용하면 소염효과가 강화된다.

**시력 감퇴에는** 곡정주를 소량씩 계속 사용하면 좋고 석곡, 원지, 구기자 등을 배합해 환제로 상시 복용하면 효과적이다.

**눈이 건조하여 피로하면** 곡정초에 구기자, 석곡을 배합해여 마시면 양음, 생진시키며 눈을 밝게 하는 효과가 있다.

# 칡  *Puseraria thunbergiana Bentham* 갈근, 갈화

- 분포 : 산 / 개화 : 8~9월
- 결실 : 9~10월 / 채취 : 꽃, 뿌리, 순
- 특징 : 성질은 서늘하고 맛은 달다.
- 효능 : 해열, 지사, 진통, 강정작용

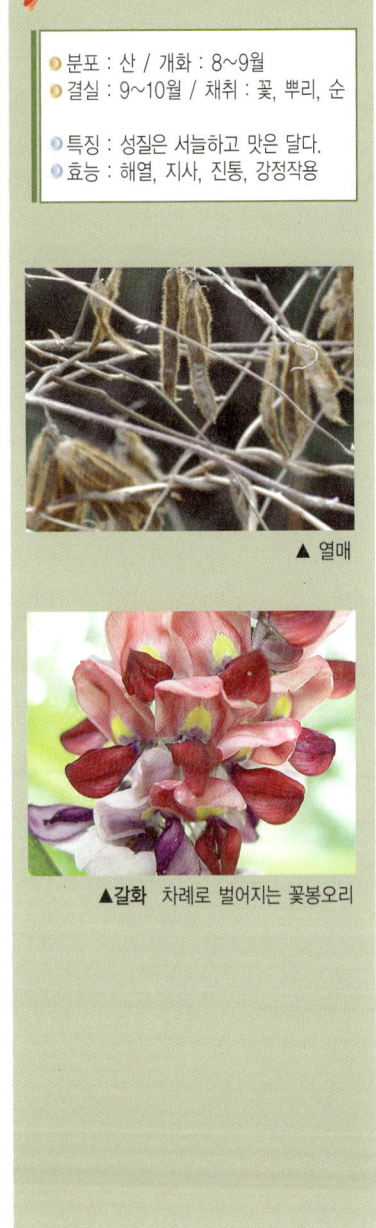

▲ 열매

▲갈화 차례로 벌어지는 꽃봉오리

### 생김새

칡은 나무이지만 겨울이면 가는 가지 끝은 말라 죽는다. 잎 겨드랑이에서 나오는 꽃도 10cm 정도 되는 꽃차례를 이루고 보랏빛 꽃봉오리가 차례로 벌어진다. 열매에도 꼬투리가 달린다. 작은 노란 콩 같은 가지를 형성하며 털이 있다. 씨앗은 녹색이고 날 것을 씹으면 비린내가 나는데 이것을 '갈곡' 이라 한다.

### 효능

칡은 가을이나 봄에 뿌리를 캐서 그늘에 말렸다가 잘게 썰어서 쓴다. 70%는 물로 되어 있으나 그 밖에 당분, 섬유질, 단백질, 철분, 인, 비타민(다이드제인, 다이드진 등) 등이 골고루 들어 있다.

**열을 내리고 머리 아픈 것을 낫게 하고 혈압을 낮춘다**

**설사를 멎게 한다** 칡은 땅속에서 물을 빨아들여 굵은 몸통 속에 저장한다. 그래서 사람의 몸속에서도 설사를 멎게 한다. 땀으로 물기를 내보내고 열을 내린다.

#### 1. 어린 순(갈용)

칡의 어린 순을 '갈용' 이라 하여 녹용과 비슷한 원리로, 몸의 원기를 돋우는 약으로 쓴다. 식물의 순에는 식물성장을 촉진하는 물질이 많이 들어 있어서 사람의 정기를 높이는 데에 큰 효험이 있다. 나물로 해먹고 쌀과 섞어 칡 밥도 해먹는다.

#### 2. 꽃(갈화)

활짝 핀 꽃을 말린 갈화는 식욕부진, 구토, 장출혈, 주독증에 효과가 있다.

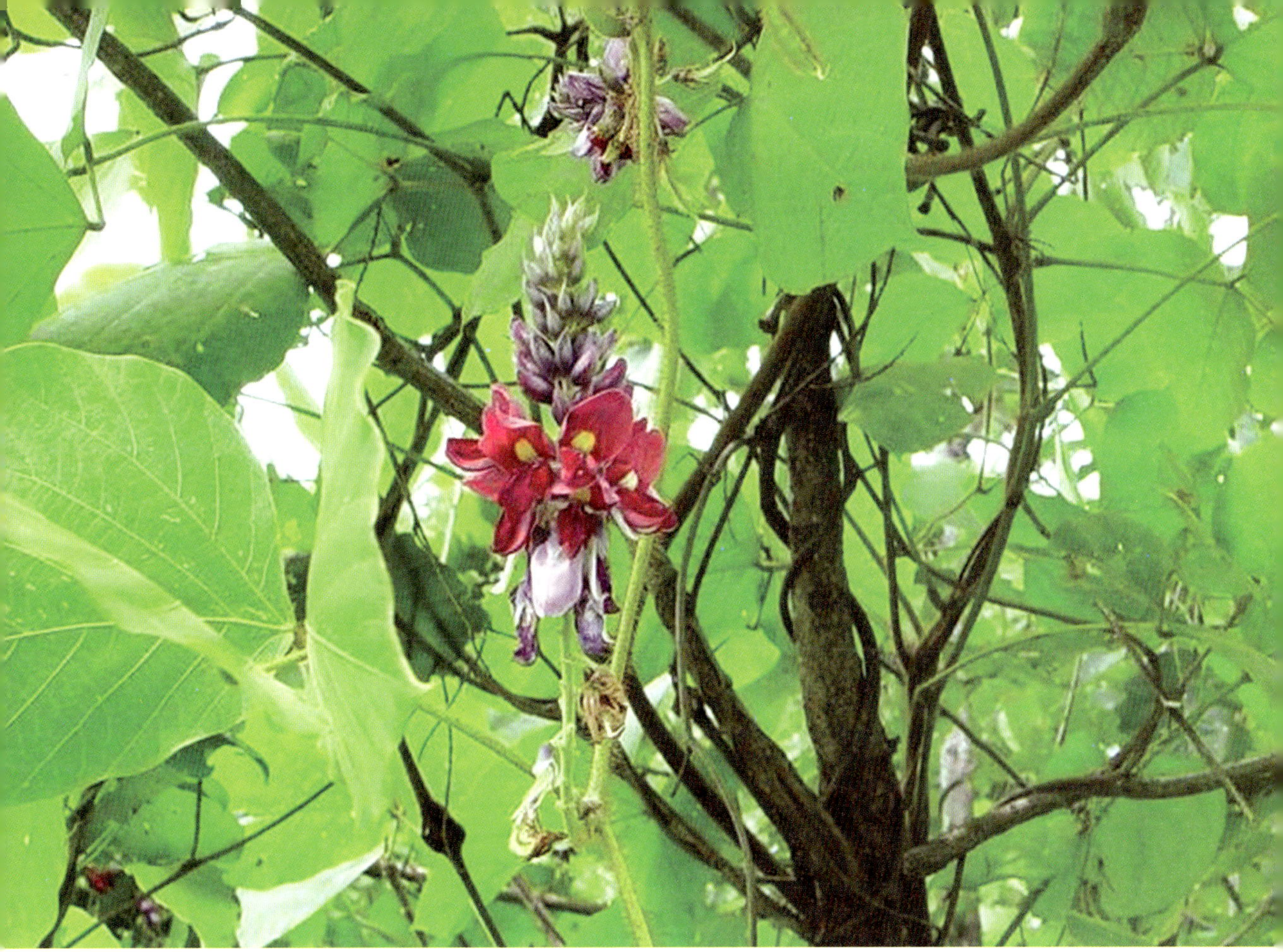

### 3. 칡뿌리(갈근)

갈근을 약재로 쓸 때, 봄이나 가을에 뿌리를 캐서 물에 씻어 겉껍질을 벗겨 잘라서 말린다. 위경에 작용하여 땀이 나게 하고 열을 내리며 진액을 불려 주고 갈증을 멈추며 발진을 순조롭게 하고 진경작용이 있고 뇌와 관상혈관의 피 흐름량을 늘린다. 열이 나면서 땀은 나지 않고 가슴이 답답하고 갈증이 나고 목 뒤와 잔등이 뻣뻣해지는데 풍열감모 소갈병, 홍역 초기, 서라, 이질, 고혈압, 협심증 등에 좋다.

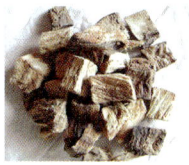

갈근을 쓴 처방에는 계지, 감초, 작약을 배합한 〈갈근탕〉이 있으며 태양병에 목덜미가 뻣뻣하고 땀이 나오지 않으며 바람이 싫은 증상에 쓴다. 〈계지가갈근탕〉은 땀이 나면서 바람이 싫은 증상에 쓴다. 이 외에 〈분돈탕〉, 〈죽엽탕〉 등이 있다.

#### 계지가갈근탕(桂枝加葛根湯)

계지, 작약, 대조 각 3g, 감초 2g, 갈근 6g, 생강 1g을 600ml의 물을 넣어 그 양이 반이 될 때까지 달여 100ml씩 3회 나눠 마신다.

#### 갈근탕(葛根湯)

갈근 8g, 승마, 진교, 형개, 적작약 각 4g, 소엽, 백지 각 3g, 감초 2g, 생강 3쪽을 한 첩 분량으로 하여 1일 3회 공복에 약간 식혀서 마신다.

갈근은 양기를 발산시키고 설사를 중지하게 하는 작용이 있다. 여름에 급성 장염으로 복통이 일어나면서 설사의 횟수가 많고 냄새가 독하고 항문이 작열감을 느낄 때 쓰는데 이때는 갈근을 주로 하고 황련, 황금, 복령을 가하여 사용한다. 심장, 뇌혈관, 순환 장애, 협심증 등에도 쓴다. 이때 자단삼, 천궁, 계혈 등을 배합하면 활혈산어(活血散瘀)의 효과가 더욱 현저하다.

### 질병에 따라 먹는 방법

**협심증에는** 이 병이 생기면 가슴이 찌르듯 아프고 대개는 발작성을 나타내고 가슴이 답답하다. 또한 호흡곤란, 입술이 자흑색이 된다. 이때 적작약, 홍화, 울금, 연호색, 웅담 등을 가미하여 쓰고, 예방에는 갈근, 자단삼, 택사를 배합해 쓴다.

## 몸에 좋은 약차와 발효액

### 칡차

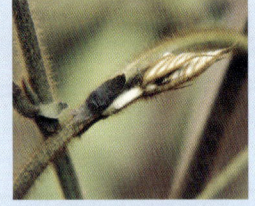

칡차는 두 가지 종류로 나눌 수 있는데, 생칡을 짜서 즙을 내어 만든 생칡차와 칡의 뿌리를 달인 칡차가 있다. 그리고 칡의 껍질을 벗겨 말린 것을 한방에서는 갈근(葛根)이라 하는데, 기침 감기에 효과가 뛰어난 〈갈근탕〉의 주재료이다. 가루로 만든 차는 갈증 해소와 변비에 좋고 달여 마시는 차는 헛구역질에 좋다.

### 칡 발효액 담그기

항아리에 흑설탕을 넣고 1년간 발효시키면 훌륭한 발효식품이 된다. 뿌리를 달인 물에 순, 꽃과 흑설탕을 넣는다. 생칡을 가지고 발효액을 만들기 위해선 흙을 깨끗이 털어내 물로 잘 씻어 물기를 뺀 뒤 잘게 잘라 같은 양의 흙설탕과 함께 용기에 넣어 7~8개월간 발효시켜서 음용한다.

# 통증을 없애는 산야초

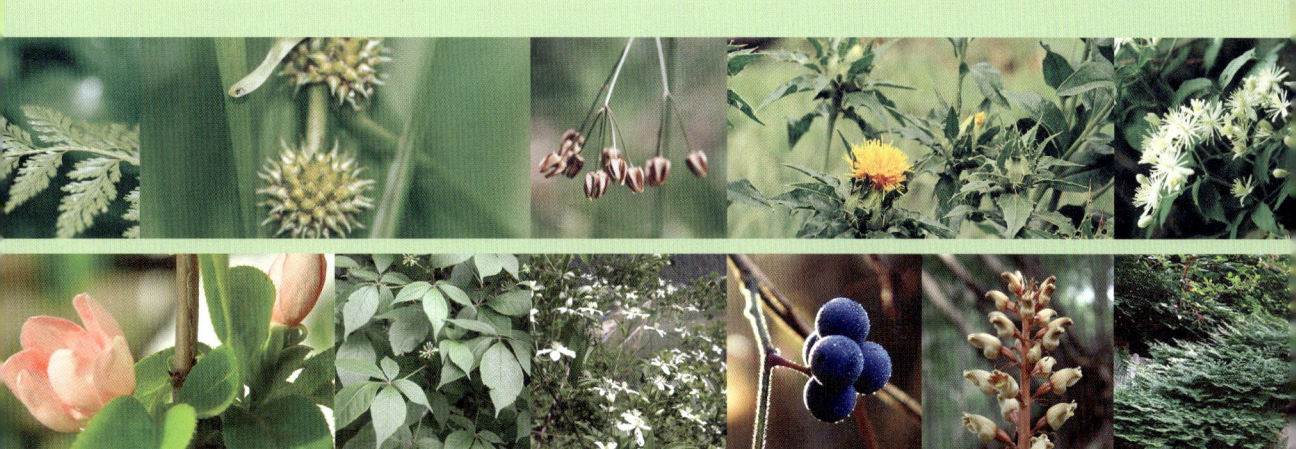

# 흑삼릉 *Sparganium stoloniferum Buch.*

- 분포 : 중남부 물가 / 개화 : 6~7월
- 결실 : 8월 / 채취 : 뿌리
- 특징 : 성질은 평하고 맛은 쓰고 맵다. 약간의 냄새가 있다.
- 효능 : 파혈, 진통, 소적, 행기작용

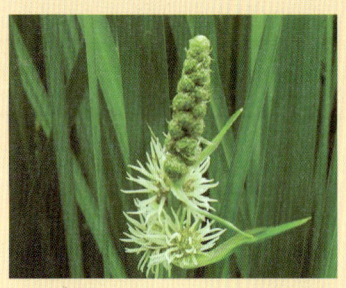

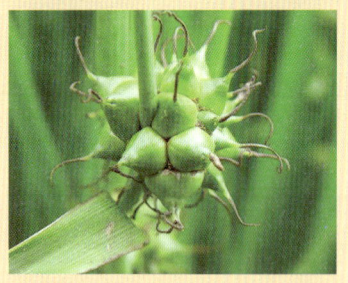

▲ 여름철에 잎 사이에서 꽃대가 자란다

## 생김새

흑삼릉은 강원, 경기 지방의 이남에서 분포하며 연못가나 도랑에서 자라는 흑삼릉과의 여러해살이풀이다.

기면서 옆으로 뻗는 가지가 있으며 전체가 해면질이다. 기부는 약간 둥글며 하부는 약간 굽어있다. 바깥면은 회황색으로 단단하고 무거우며 전분질이 풍부하다. 원줄기는 곧고 굵으며 높이가 70~150cm이다. 잎을 서로 감싸면서 원줄기보다 길어지고 뒷면에 1개의 능선이 있다. 잎은 선형이며 4~5매가 꽃대에서 나오고 꽃대보다 길다. 속명은 띠 모양의 잎의 형상을 나타낸다.

꽃은 7~9월에 산방화서로 핀다. 줄기 상부의 길이가 30~50cm인 꽃차례의 밑에서 암꽃이 위에서 수꽃이 각각 두상으로 이삭 모양이 달린다. 암꽃 두화 지름은 약 1.5cm이고 암꽃에는 화피조각 3개와 1개의 암술이 있고 수꽃에는 화피조각과 수술이 각 3개이다.

## 효능

**혈액 순환을 조절** 흑삼릉은 행혈과 소어의 효력이 홍화, 도인 보다 강해 어혈을 잘 제거한다.

**부인과 질병 사용** 복부의 어혈증 유무를 확인한 후에 사용할 필요가 있다. 흑삼릉은 효력이 강렬해서 통상 1~2첩으로 효과를 거둘 수 있으나 많아도 3첩까지만 사용하도록 한다.

**산후조리에 탁월** 산후 2개월이 지나도 어혈이 자궁 내에 정체되어 배설되지 않기 때문에 생기는 증상을 치료할 수 있다.

**소화불량을 다스림** 흑삼릉에는 식적을 없애는 작용이 있다.

## 질병에 따라 먹는 방법

흑삼릉은 뿌리를 가을철에 채취해서 외피를 제거한 후 햇볕에 말

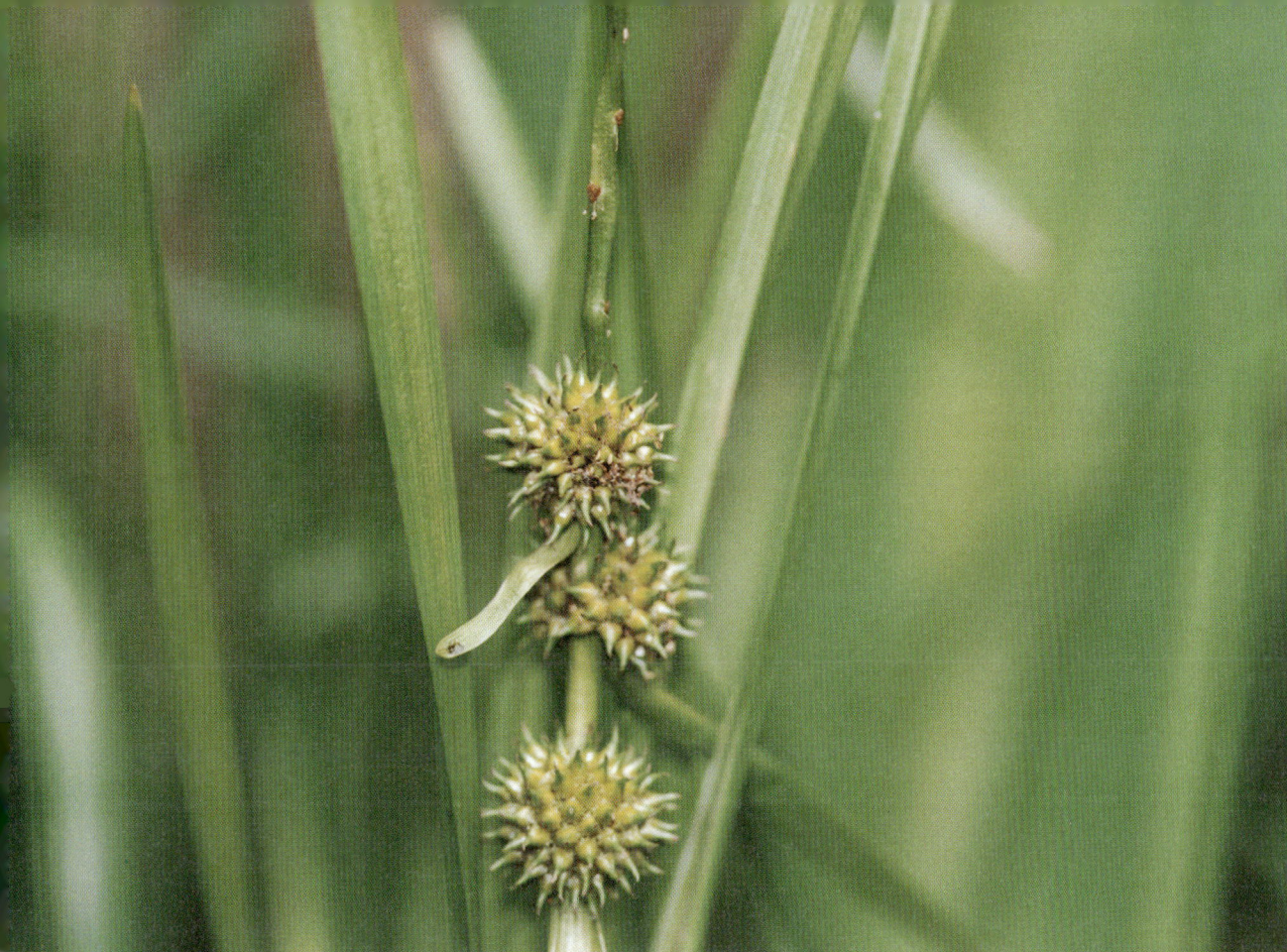

린다. 물에 담가 부드러워지거든 잘게 썰어 식초에 볶아 사용한다.

**복부가 늘어나듯 아프고 어혈의 배설이 원만치 않을 때** 홍화, 도인, 적작약, 현호색 등을 가미해 사용하면 좋다. 한동안 환자의 상태를 잘 살펴 증상이 호전되면 즉시 투약을 중단하고 도인, 홍화로 바꾼다. 반드시 장기 복용하지 않는다.

**타박상, 멍이 들었을 때** 심하게 다친 타박상, 가슴이나 등의 내상에 의한 통증, 피부가 퍼렇게 멍든 것에는 도인, 당귀, 단삼, 유향, 몰약 등을 가미해 끓이거나 술에 담근 후 복용하면 좋다. 가루 내어 외용으로 쓸 경우에는 도인, 홍화, 대황과 배합하여 술이나 식초를 혼합해서 상처부위에 발라준다.

**소화불량에는** 위가 아프거나 신물을 토하고 트림을 하고, 가슴이 메슥거리고 토하는 증상에 계내금, 신곡, 산사, 창출 등과 함께 사용하면 좋고, 만성 소화불량이라면 백출, 당삼, 사인 등을 배합한다.

> ★**식초에 법제하는 법**★
>
> 약재를 깨끗이 씻어 끓는 물에 넣고 약한 불로 가열하여 50~60% 정도로 수분이 스며들면 약재 용량의 1/10이 되는 식초를 넣고 다시 삶아 80% 정도 스며들게 한 다음 불을 끄고 식초를 탄 물이 완전히 흡수되도록 그대로 둔 뒤 식혀서 말려서 쓴다. 소어(消瘀), 지통작용이 증가한다.

# 넉줄고사리

*Davallia mariesii Moore* 골쇄보(骨碎補)
*Drynaria fortunei(Kunze) J. Sm* 곡궐(槲蕨)

- 분포 : 중남부 / 채취 : 뿌리
- 특징 : 성질은 따뜻하고 맛은 쓰다.
- 효능 : 강장, 자양, 진통, 소염작용

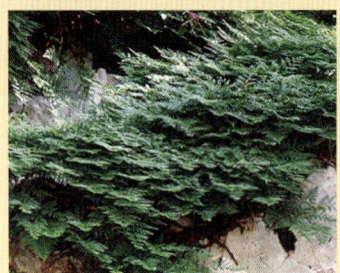
▲ 전초

### 🌼 골쇄보

일반적으로 골쇄보는 뿌리가 나무 및 돌 위에 붙어 있으며 암려(맑은 대쑥)와 비슷하다 했으면 중국에선 Drynaria 속 식물의 근경의 인편을 제거한 것을 골쇄보라하고 인편이 붙은 것을 신강, 후강이라 한다. 우리나라에선 Davallia 속의 넉줄고사리의 근경을 민간에선 신성초, 불노초라 하는데 한방에서 이 것을 '골쇄보(骨碎補)'라 하여 쓴다.

### 생김새

넉줄고사리는 우리나라 중남부 지방에 분포하고 바위 표면이나 나무줄기에 붙어서 자라는 여러해살이풀로서 근경은 갈색 또는 회갈색으로 비늘조각이 덮여 있으며 길게 뻗는다. 잎은 드문드문 달리고 잎자루는 떨어지기 쉬운 비늘 조각이 드문드문 붙는다. 잎몸은 삼각상 달걀꼴로 깃털 모양으로 갈라진다.

### 효능

**만성화된 풍습통** 풍습통이 만성화되어 치유되지 않는 질병의 치료에 사용된다. 체질이 허약하여 저항력이 약화되고 증상이 반복될 경우엔 보신약과 함께 사용할 필요가 있다. 또한 스트렙토마이신의 독성 및 알레르기 반응의 예방과 치료에도 사용한다.

**진통작용** 약성이 더워 거습 이외에 활열화어하는 작용을 가지고 있어 좀처럼 통증이 소멸되지 않는 경우에 사용하면 좋은 효과가 난다. 그러나 처음부터 열이 있고 부종이 생기는 경우에는 적합하지 않다.

**거습·지통작용** 여러 가지 종류의 만성 관절통으로 쑤시고 저린 통증이 좀처럼 없어지지 않고 관절에 변형이 보이며 근육이 위축되고 허리와 팔, 다리가 연약하고 무력해져 일반적인 거습지통약을 사용해도 효과가 안 나올 때는 골쇄보에 보신약을 배합해 사용하면 체력을 보강하면서 거습지통의 효과를 얻을 수 있다.

### 질병에 따라 먹는 방법

겨울철에 근경을 채취한 다음 증기로 쪄서 말리고 불에 태워 털을 제거한다. 또는 깨끗한 모래를 솥에 넣고 센불로 가열하여 모래를 느슨하게 볶아낸 다음 골쇄보를 넣어 볶는데 표면이 부풀

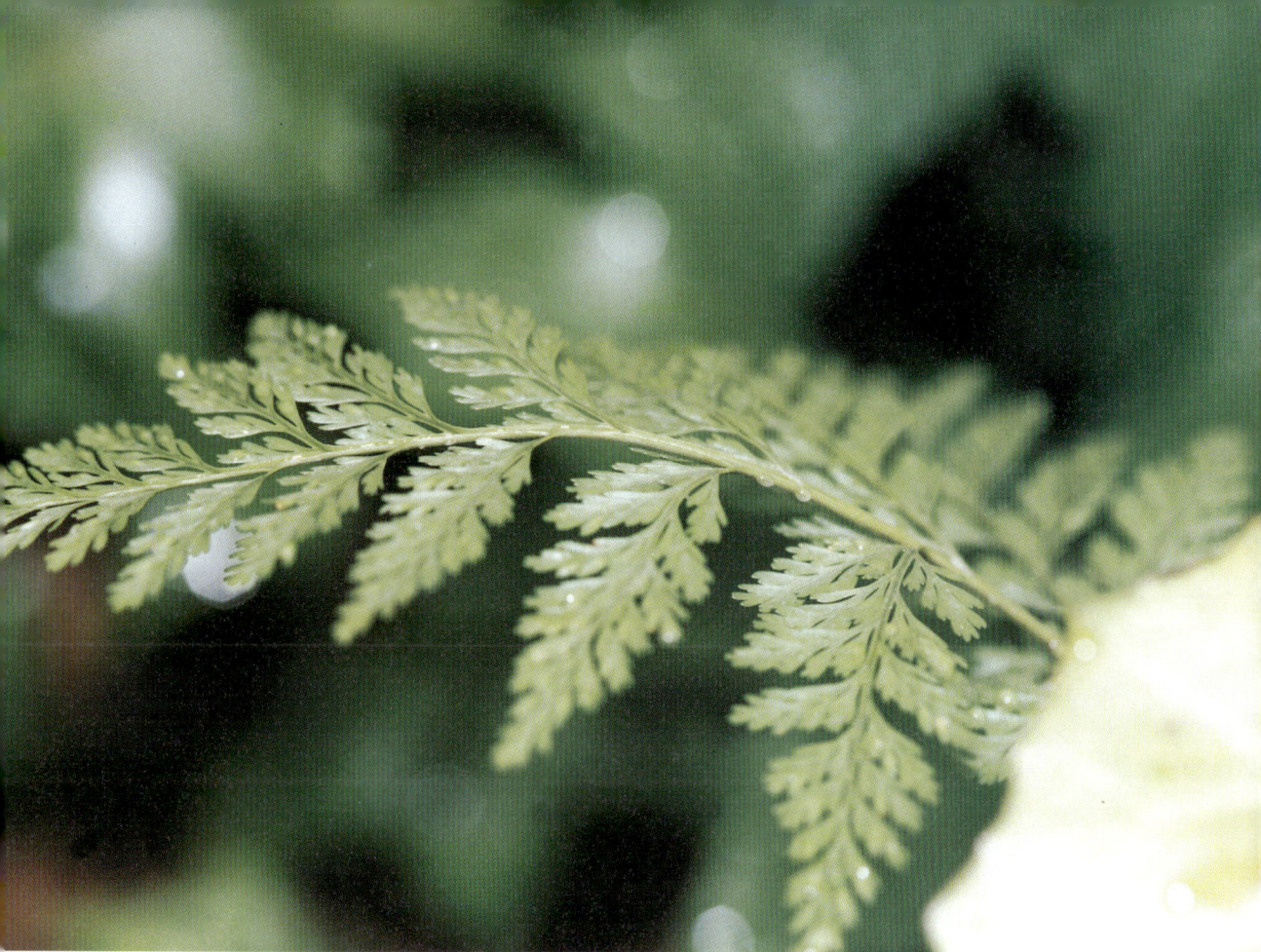

어 오르고 털이 꼬실꼬실타면서 황색이 되면 꺼내서 모래를 체로 쳐서 제거하고 널어서 식힌 후 비벼서 털을 없앤 다음 쓴다. 그런 다음 깨끗이 닦아 물에 담가 유연해지면 잘게 썰어 사용한다.

**어혈에 의한 통증에는** 어혈에 의해서 일어나는 통증은 매우 많아 내과, 외과, 부인과에서 흔히 볼 수 있다. 골쇄보를 군약으로 도인, 홍화 등을 가미한다.

**외상으로 인한 통증에는** 외상으로 국부의 통증이 오랫동안 없어지지 않고 그 부위에 청자색 반점이 있는 것은 어혈이 머물러 있어 혈액의 순환이 좋지 않기 때문인데, 이 경우에 골쇄보를 다량으로 쓰며 당귀, 현호색을 가미해 사용하면 내복용이든 외과용이든 효과가 있다.

**월경불순에는** 월경이 순조롭지 않으면서 경혈이 자색이고 혈괴가 있으며 월경기에 복통이 있을 경우 당귀미, 향부자, 현호색, 백작약을 가미해 사용하면 어혈과 통증을 제거한다. 또한 복부 수술 후 여전히 복통이 있으면 이것을 사용한다. 이때 어혈을 없애 활혈시키고 지통할 수 있다.

# 잇꽃 *Carhtamus tinctorius L.* 홍람화, 번홍화

- 분포 : 재배 / 개화 : 5~6월
- 결실 : 8~9월 / 채취 : 꽃, 열매
- 특징 : 성질은 따뜻하고 맛은 맵고 쓰다.
- 효능 : 활혈, 소염, 조경, 진통작용

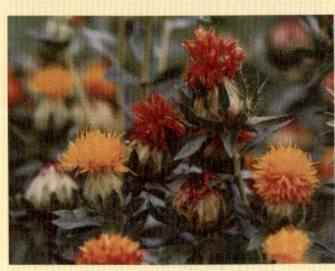

▲ 꽃은 노랗게 피어 빨갛게 되었다가 검붉은 빛으로 진다. 그래서 붉은 꽃이라는 뜻의 '홍화(紅花)'라고 한다. 5~6월에 노란색에서 붉은색으로 변할 때 채취해서 말려 쓴다. 술을 뿌린 후 약한 불에 살짝 볶아서 쓰기로 한다.

### ♣ 염색과 홍화

꽃은 붉은색을 내는 염료나 식용색소로 쓰인다. 옛날부터 동서양에 걸쳐 홍화를 음식에 색깔을 입히거나 옷감을 물들이는데 사용해왔다. 이집트에서는 미이라를 감싸는 천을 붉게 물들이는데 사용하였고, 옛날 중국 은나라 시대의 미녀 달기도 홍화로 물들인 옷을 입었다고 한다. 또한 한나라 시대에는 미용제로도 썼으며 시집갈 때 신부가 연지곤지 바르고 찍는 연지를 홍화로 이용했다고 한다. 홍화의 속명은 아랍어의 염색이란 뜻에서 유래되었다.

## 생김새

잇꽃은 이집트가 원산지로서 귀화식물이다. 국화과의 한해살이풀로서 높이가 1m에 달하고 곧게 자라며 위에서 가지를 친다. 잎은 서로 어긋나고 넓은 피침형으로서 가장자리의 톱니 끝이 가시처럼 된다. 꽃은 5~6월에 피며 모양이 엉겅퀴와 같으나 붉은 빛이 도는 황색이고 두화는 원줄기 끝과 가지 끝에 1개씩 달린다. 총포는 잎같은 포엽으로 싸여 있고 가장자리에 가시가 있다. 열매는 8~9월에 달리며 수과이다. 종자는 재배하며 '홍화자'라고 한다.

## 효능

홍화는 응용범위가 넓은 행혈소어약으로 어혈이 막힌 경우에 좋아 산부인과에서 많이 응용된다.

**여성의 월경이상** 월경이상에 가장 많이 쓰며 월경이 늦고 배설이 시원치 못하고 소량이며 경혈이 자색으로 덩어리지고 복통이 있을 때도 사용한다. 만약 경증이면 홍화에 통기, 조경약을 가미하고, 중증이면 도인과 적작약을 써 통경효과를 강화시킨다.

**심장질환에 효과적** 혈전을 용해하고 동맥말초혈관을 확장해서 혈류의 저항을 감소시킨다. 따라서 관상동맥경화에 의한 심장병의 치료에 사용할 수 있어 협심증에 좋은 효과를 나타낸다.

**안질환** 충혈, 급성결막염, 다래끼 등으로 생긴 열을 없앤다.

**기억력 증진, 치매 예방** 셀레늄 성분이 이러한 효과를 가져온다.

**피부미용에 탁월** 홍화의 싹을 '홍람묘'라 하는데 특별한 이유가 없이 피부에 자주 생기는 유종 등에 효과가 있다.

**동맥경화 예방** 씨앗에서 얻은 기름은 몸속의 콜레스테롤을 감소시키는 리놀산이 있어 동맥경화를 예방한다.

**뼈를 강화하고 골다공증 예방** 씨에는 유기백금 성분이 들어 있어 뼈를 빨리 붙게 한다. 씨를 살짝 볶아 가루로 만들어 복용하면 골

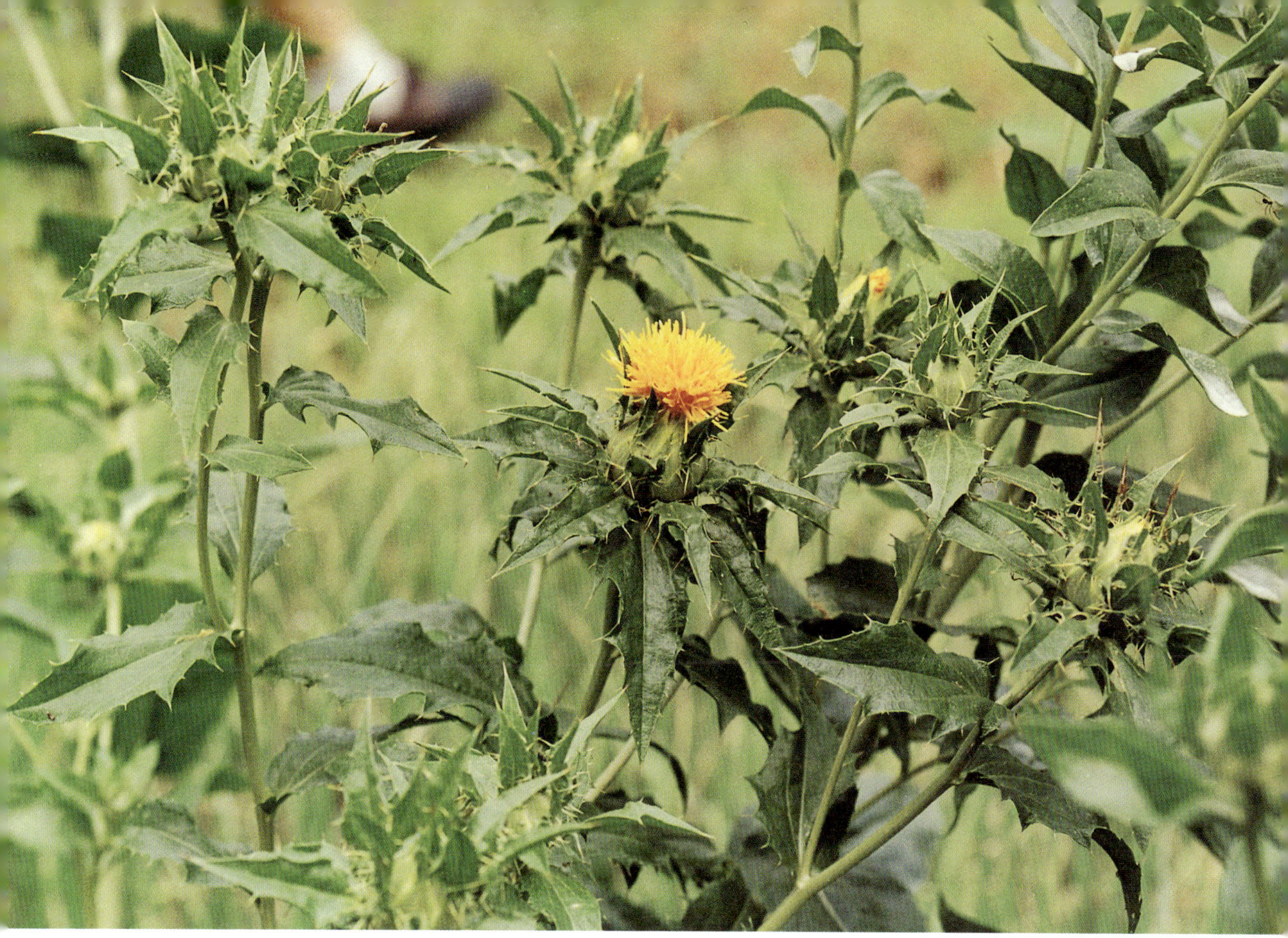

절 부위의 회복을 빠르게 하고 골수의 밀도를 많게 하여 골다공증의 치료와 예방을 도와준다.

## 질병에 따라 먹는 방법

**산모의 출산을 촉진** 홍화는 자궁의 자동 수축률을 강화하고 경련의 정도를 촉진시키는 작용이 있어 출산을 촉진한다. 그러나 정상적인 임부에 대해선 절대로 사용하면 안 된다.

**산후 어혈 제거에는** 소량의 홍화는 만성 염증에 양호한 소염작용이 있는데 산후 1개월이 지나도 나머지 어혈이 있어 깨끗하지 못하거나 은근한 통증이 오고 미열이 있는 증상의 경우엔 도인, 현호색, 천궁 등을 가미해 복용하면 어혈을 흩어지게 하고 통증을 멈추는 효과가 있다.

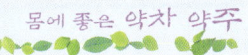

### 홍화차
꽃을 따서 설탕이나 꿀에 재우거나 말린다. 말린 꽃 1~2g을 넣고 뜨거운 물을 부어 우려내어 마신다. 조금 매우므로 많이 넣지 않는다. 적당히 쓰면 혈액 생성과 순환을 촉진하지만, 지나치면 오히려 혈액을 파괴한다.

### 홍화주
꽃을 말려 50g 기준에 설탕 20g을 넣고 소주 1.8ℓ를 부은 다음 서늘한 곳에 보관해 둔다. 10일 지나 한 번 거르고 건더기를 좀 넣고 설탕이나 꿀을 더한다. 한 달 뒤에 다시 걸러 용기에 담는다. 석 달 가량이 지나 술이 붉어지면 하루 두잔 정도 마신다. 혈액을 생성하고 혈액의 순환을 촉진한다.

# 산해박 *Cynanchum paniculatum Kitagawa*
귀독우(鬼督郵), 서장경(徐長卿)

- 분포 : 산야 / 개화 : 6~7월
- 결실 : 9~10월 / 채취 : 뿌리
- 특징 : 성질은 따뜻하고 맛은 맵다.
- 효능 : 거통, 지사, 진경작용

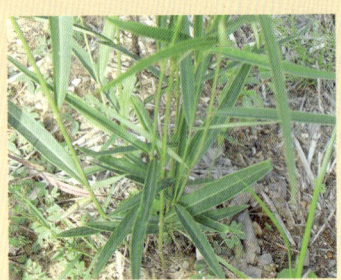

▲ 여름에서 가을철 사이에 뿌리를 채취해 햇볕에 말린다. 그리고 그대로 썰어서 사용한다.

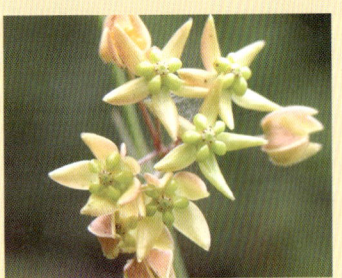

▲ 산해박 꽃은 연갈색의 5수성이다.

### 생김새

산해박은 산야의 풀밭에서 자라는 박주가리과의 여러해살이풀로서 높이가 60cm에 이르고 굵은 수염뿌리가 있다. 잎은 서로 마주보며 자라고 피침형이다. 표면과 가장자리에 짧은 털이 약간 있으며 가장자리가 약간 뒤로 말린다.

꽃은 6~7월에 피며 연한 황갈색이다. 줄기 윗부분의 잎겨드랑이에서 모여서 달린다. 꽃은 5수성이고 꽃받침은 삼각상 피침형이다. 꽃잎은 삼각형 모양의 좁은 달걀꼴이고 열매는 8~9월에 열리는데 골돌로서 뿔모양이다. 종자는 좁은 난형이며 좁은 날개가 있고 가장자리가 밋밋하다.

### 효능

산해박은 뿌리줄기와 잎에 정유, 쿠마린, 알칼로이드 등이 들어 있고, 전초에 약 1%의 페놀이 있다. 또한 사르코스틴(sarcostin), 데이칠치 아코제닌(deacylcyanchogenin), 계피산, 초산 등이 들어있다.

**지통작용** 풍습통, 예를 들어 근육 류머티즘, 관절 류머티즘의 통증에 대해 모두 특효가 있다. 또한 위기통, 위산 과다증, 위궤양, 십이지장 궤양에 의한 통증에 대해 효과가 있다.

**지사작용** 만성장염, 신경성 설사, 세균성 이질 등이 오래도록 낫지 않는 경우에 타 약물과 함께 쓴다. 그리고 추워서 근육이 수축되는 경우에 서장경은 경련완화작용이 있다.

### 질병에 따라 먹는 방법

**신경쇠약에는** 전초를 그늘에서 말려 가루 내어 10~15g씩 하루에 2번 먹거나 꿀로 환약을 만들어 먹는다.

**근육, 관절 류머티즘에는** 방기, 현호색, 계지를 가미한다. 이것

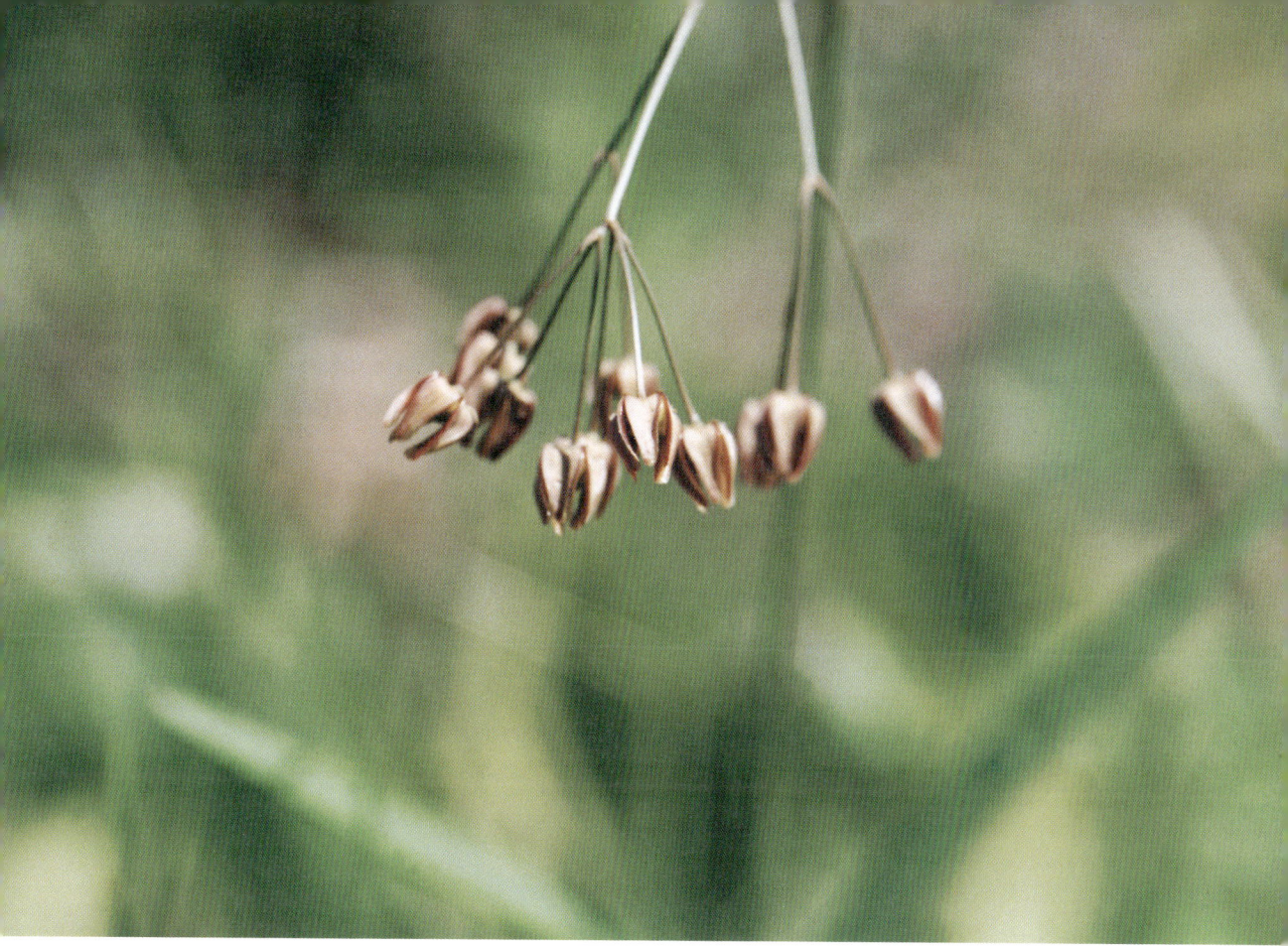

을 끓여 동통이 일어날 때마다 1일 1첩씩 5일간 복용하고 그 후에 기후가 찬 경우나 습도가 높을 때는 통증이 일어나지만 2첩을 복용하면 예방효과가 있다.

**위통에는** 서장경에 향부자, 오적골, 감초, 모려를 더해 복용한다.

**경련완화에는** 열이 나면서 손이 굳어지면 계지와 강활을 더해 끓여 복용한다. 노인이 뇌혈관이 파괴되어 치료를 받았으나 손이 떨려 글을 못 쓰는 경우에 진교와 함께 끓여 복용하면 손의 근육이 풀린다.

**월경 전 통증에는** 월경이 시작되기 1~2일 전에 복통이 일어나는 통경증에 우슬, 홍화, 현호색, 금령자를 넣고 끓여 예정일 5일전부터 복용하면 지통효과가 있다.

**각종 피부병에는** 서장경 40g을 물 2000cc에 넣고 30분간 달여 환부를 씻으며, 가루를 하루에 5~10g씩 두세 번 음용한다.

**폐암에는** 옥죽, 양유, 마른 두꺼비 껍질, 도마뱀붙이의 일종인 수궁(守宮), 오공, 복령피, 암려자, 합개 등을 쓴다고 한다.

# 엄나무

*Kalopanax pictus (Thunb.) Nakai*
음나무, 해동목(海桐木), 자추목(刺秋木)

- 분포 : 산 / 개화 : 7~8월
- 결실 : 10월 / 채취 : 줄기
- 특징 : 성질은 평이하며 냄새는 없고 맛은 조금 쓰고 아리다.
- 효능 : 지통, 소염작용, 풍습제거

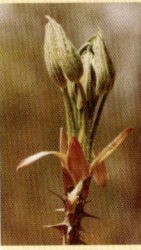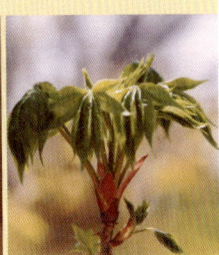

▲ 엄나무의 잎과 껍질을 주로 약용으로 쓴다. 잎은 그늘에 말려 차로 달여 마시면 좋은 향이 난다. 봄철에 연한 새순을 두릅나무처럼 살짝 데쳐 양념을 해 먹으면 이를 '개두릅나물'이라고 한다.

### ♣ 해동피

- 엄나무의 껍질은 '해동피'라 하여 겉껍질을 긁어 버린 속껍질을 쓴다. 속껍질은 황색 또는 황갈색이고 매끈하고 편평하며 가는 세로 주름이 있다. 꺾으면 황백색이거나 담황색이고 섬유질이 풍부하다.

- 음나무의 목재는 황갈색을 띠며 재질이 굳으면서 가공하기 쉽고 가늘랗고 아름다운 무늬가 있어 가구재나 조각재로 널리 쓰인다. 위치가 다르며 성분도 다르다. 한국의 해동피는 오갈피나무와 비슷한 점이 많다.

## 생김새

엄나무는 두릅나무과의 낙엽이 지는 큰키 나무로 우리나라 어디서나 자란다.

줄기와 가지에 가시가 많은데 특히 어린 나무의 줄기에 가시가 더 많다. 높이가 25m에 이르며 둘레가 두세 아름 되도록 크게 자라기도 한다. 나무 껍질은 흑갈색이고 결이 곱고 비교적 가벼운 맛이 난다.

잎은 같은 과의 팔손이나무처럼 큰 잎사귀가 5~9개 갈라지고 서로 어긋나서 피고 잎의 갈래는 둥글거나 타원형이며 손바닥 같은 맥이 있다. 길이가 10~30cm로 잎 뒷면에 막 사이에 가는 털이 있고 가장자리에 톱니가 있다. 잎이 크고 나무의 웅장한 맛이 오동나무를 닮아 '해동목', '자동'으로 부른다.
암수한그루의 나무로 7~8월에 새가지 끝에 우산 모양의 화서에 황록색의 작은 꽃이 수없이 달린다. 꽃에는 많은 꿀이 나온다. 열매가 10월에 콩알처럼 검게 익으며 새들이 즐겨 먹는다.

## 효능

**풍습제거, 지통작용** 해동피는 풍습을 제거하고 통증을 멎게 하는 효능이 있어, 척추나 상지관절의 염증치료에 좋다. 살충해독약으로 염증성 소양증을 치료하는데 외용으로도 쓴다. 엄나무는 어릴 때는 내음성이 좋아 큰 나무 아래나 음습한 지역에서도 잘 자란다. 엄나무의 무시무시하게 생긴 가시는 양기를 상징한다. 그래서 엄나무는 음기가 성해서 생긴 풍습병에 효과가 있다고 한다. 어떤 이는 또한 음기가 부족해 생긴 병에도 쓴다고 한다. 말하자면 음기를 주관하는 장부가 간장인데 간장에 음기가 부족하면 간부종, 만성간염, 간경화가 생기는데 이때 엄나무 껍질을 쓴다고 한다.

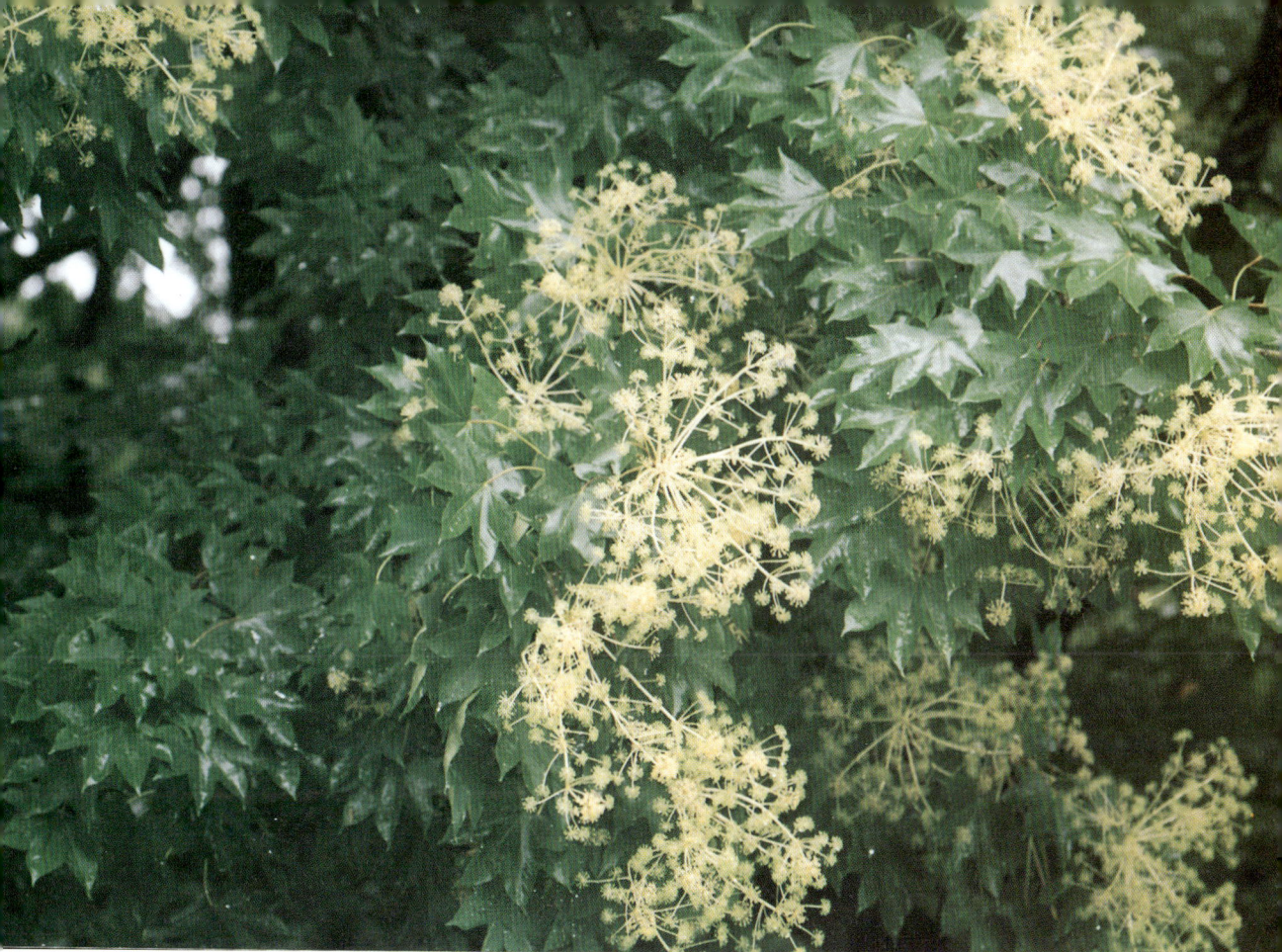

### 🌼 질병에 따라 먹는 방법

**심한 관절통증에는** 관절염이 갑자기 일어나 심한 통증이 있어 움직이지 못하고 손목과 손가락이 구부러지고 부우면 해동피 12~20g을 창출, 백출, 방풍, 방기 등과 같이 쓴다. 만성에는 당귀, 천궁, 황기 등 보익약과 같이 쓴다. 관절염이 발생한 뒤 관절이 늘어나고 붓는 증상을 없애는데 급성에는 방기, 토복령, 창출, 의이인을 넣어 쓴다.

**척추 통증에는** 척추가 크게 늘어나서 생긴 요척추, 좌골신경에 장기간 통증이 있을 경우에 위령선, 구척, 속단, 강활 등을 넣어 쓴다.

**소아습진에는** 습진으로 인한 가려움이 심해 긁어서 피가 나는 경우에 금은화, 토복령, 백반을 넣고 달인 물로 목욕한다.

**음낭의 습진에는** 해동피 80g에 백반, 백선피를 각 20g, 빙편 1g을 넣고 달인 물로 씻는다.

**외음부 염증, 트리코모나스 질염에는** 해동피 80g에 사상자나 지부자, 백반 각 40g을 넣고 달여 자기 전에 좌욕을 한다.

# 오갈피나무

*Acanthopanax sessiliflorus (R. et M.) Seem.*

- 분포 : 산, 재배 / 개화 : 8~9월
- 결실 : 10월 / 채취 : 뿌리
- 특징 : 성질은 따뜻하며 맛은 맵고 달다.
- 효능 : 지통, 거습, 해독작용

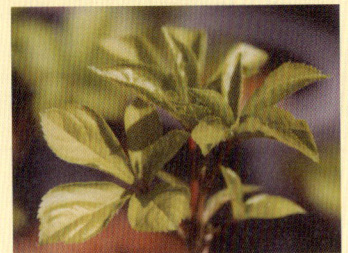
▲ 어린 잎은 나물로 무쳐먹고 차로 끓여 먹는다.

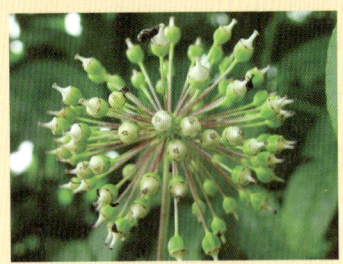
▲ 꽃

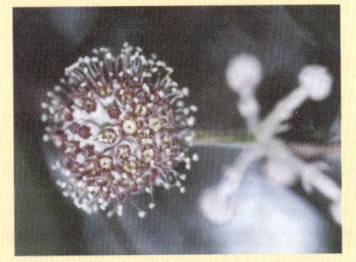
▲ 열매

## 생김새

오갈피나무는 예부터 인삼과 겨룰 만큼 탁월한 약리적 효능을 인정받는 나무이다. 여러 종류가 전국에 널리 분포하고 있다. 오갈피나무는 전국의 산 숲 속에서 자라는 낙엽이 지는 두릅나무과의 작은키 나무이다.

줄기는 가지가 많이 갈라지며 높이가 2~5m이다. 나무 껍질은 회색이 나고 잎은 어긋나며 소엽은 3~5장으로 된 손바닥 모양의 겹잎이다. 소엽은 길이가 5~20cm이며 가장자리에 겹톱니가 있다. 꽃은 8~9월에 햇가지 끝의 산형 꽃차례에 달리며 자주색이다. 열매는 핵과이며 타원형으로 검게 익는다. 속명은 '가시'라는 뜻과 '인삼'이란 뜻의 합성어이다.

## 효능

**거습·지통작용** 오갈피는 보익작용도 겸하므로 만성 류머티즘의 허약자에게 적용하며 각종 마비증상, 부종, 뇌신경 쇠약을 보이는 경우에도 쓴다.

**신경계, 순환계통의 탁월한 치료효과** 오갈피나무에 함유되어 있는 물질의 주성분은 트리텔페토이드계의 배당체로서 인체 각 기관의 기능을 촉진한다.

**해독작용** 각종 화학 물질의 독을 풀고 혈액 속의 콜레스테롤과 혈당치를 낮추고 뇌의 피로를 풀어주며 눈과 귀를 밝게 한다.

## 질병에 따라 먹는 방법

**류머티즘의 급성발작에는** 사지관절이 붉게 붓고 아프며 운동장애가 생기면 창출, 방풍, 진교를 넣어 쓴다.

**만성 관절염에는** 오랜 관절염으로 몸이 약하고 빈혈, 동계, 관

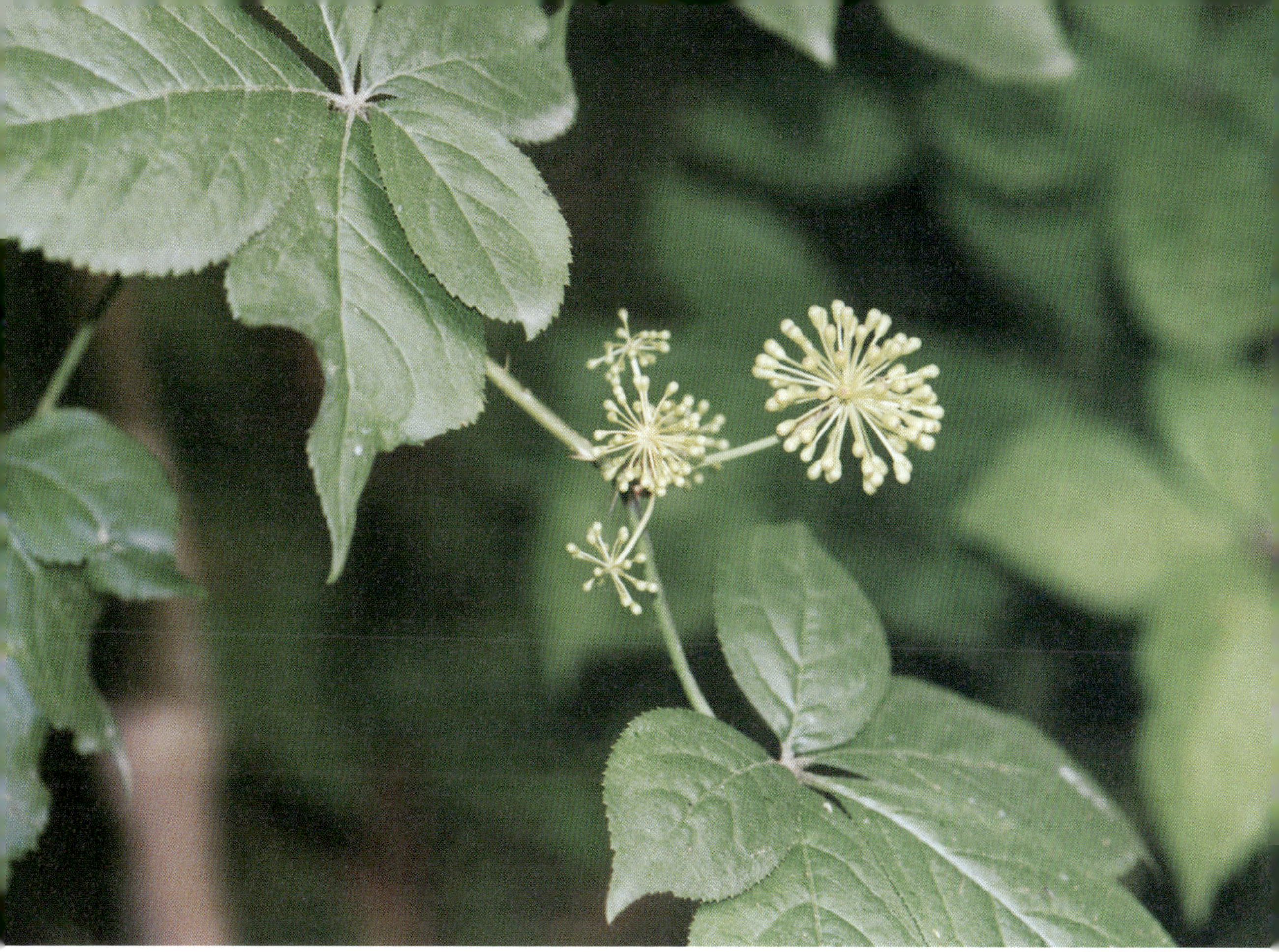

절산통이 있으면 속단, 강활, 황기, 당귀 등을 넣어 쓴다.

**척수 신경염**에 의해 일어나는 하지의 이완성 마비에는 황기, 옥죽, 백출, 우슬을 넣어 쓴다.

**경련성 마비**에는 백작약, 지룡, 천궁, 황기를 넣어 쓴다.

**만성 신염**에는 부종으로 단백뇨가 나오면 황기, 복령, 백출, 참마를 넣어 쓴다.

**식용법** 이른 봄에 나오는 어린 싹을 삶아 물에 헹군 뒤 떫은 맛을 빼고 하룻밤 물에 담가 우려낸다. 건져내어 물기를 빼고 무쳐서 먹는다. 혹은 어린 잎을 쪄서 마른 손으로 잘 비벼 잘게 하고 볶은 소금을 섞어 현미밥에 섞어 먹는다.

**오가피주**

뿌리껍질 50g을 잘게 썰어 약간의 설탕과 함께 1.8ℓ의 소주에 넣어 밀봉하여 서늘하고 그늘진 곳에 한달 정도 둔다.

# 으아리

*Clematis mandschurica* Rupr. 위령선(威靈仙)
*Clematis terniflora* DC. 참으아리

- 분포 : 산지 / 개화 : 7~9월
- 결실 : 10월 / 채취 : 꽃, 뿌리
- 특징 : 성질은 따뜻하며 맛은 맵고 짜다.
- 효능 : 풍습제거, 지통작용

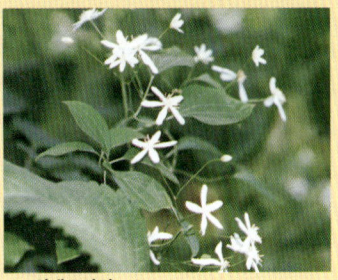

▲ 외대으아리
뿌리와 뿌리줄기를 약용하며 가을에 주로 캐서 지상의 줄기와 흙을 털어내고 볕에 말린다.

 위령선은 효능이 강하여 오래 복용하면 기혈을 손상시키므로 체질이 약하거나 풍한습가 없을 때는 신중히 사용한다.

## 생김새

위령선은 미나리아재비과 으아리속에 속하는 식물로 같이 쓰는 것이 여럿 있다. 주로 으아리, 참으아리, 외대으아리, 사위질빵 등이 있다.

중국원산 위령선인 꽃으아리(Clematis florida Thunberg.)는 주로 재배한다. 꽃은 우윳빛 나는 잎겨드랑이에 흰색으로 1송이씩 달리며 지름이 5~10cm이고 꽃받침 밑 부분이 자주색이다.

위령선의 기본종인 참으아리는 중부지방 이남의 산, 들에 흔히 자라는 낙엽이 지는 덩굴나무이다. 줄기는 5m 쯤 되는데 연하다. 잎은 마주나며 조금 두껍고 소엽이 3~7장으로 된 깃꼴겹잎이다. 소엽은 달걀꼴로 여러 갈래로 갈라지는데 가장자리가 밋밋하다.

꽃은 흰색으로 7~9월에 잎겨드랑이와 가지 끝에 원추꽃차례로 모여 달리며 꽃받침은 4~6장이며 꽃잎처럼 보이며 긴 타원형이다. 열매는 달걀꼴이고 깃털모양의 긴 암술대가 남아 있다.

뿌리줄기는 불규칙한 원주형이며 표면은 황갈색이며 아래쪽에 많은 가는 뿌리가 붙어 있다. 뿌리는 가늘고 긴 원추형으로 쭉 뻗어 있다. 가는 세로무늬가 있으며 질은 굳으나 약하여 쉽게 부러지거나 잘라진다. 위령선은 우리나라 약물이 중국에 들어가서 한약이 된 대표적인 식물이다. 속명의 어원은 그리스어의 '어린가지' 의 축소형이며 길고 유연한 가지가 뻗어 나가는데서 유래했다.

## 효능

**만성 관절염에 뛰어난 효과** 통증이 이리 저리 움직이며 가볍게 반복해서 발작이 일어나는 경우에 빠른 효과가 있다.

**인후통의 치료제** 급성 편도선염, 후두염에 쓴다. 또한 위령선으로 달인 액을 가지고 씻으면 해독, 지양의 효과가 있다.

**중풍 후유증 치료** 위령선은 경락 소통의 효능이 있다.

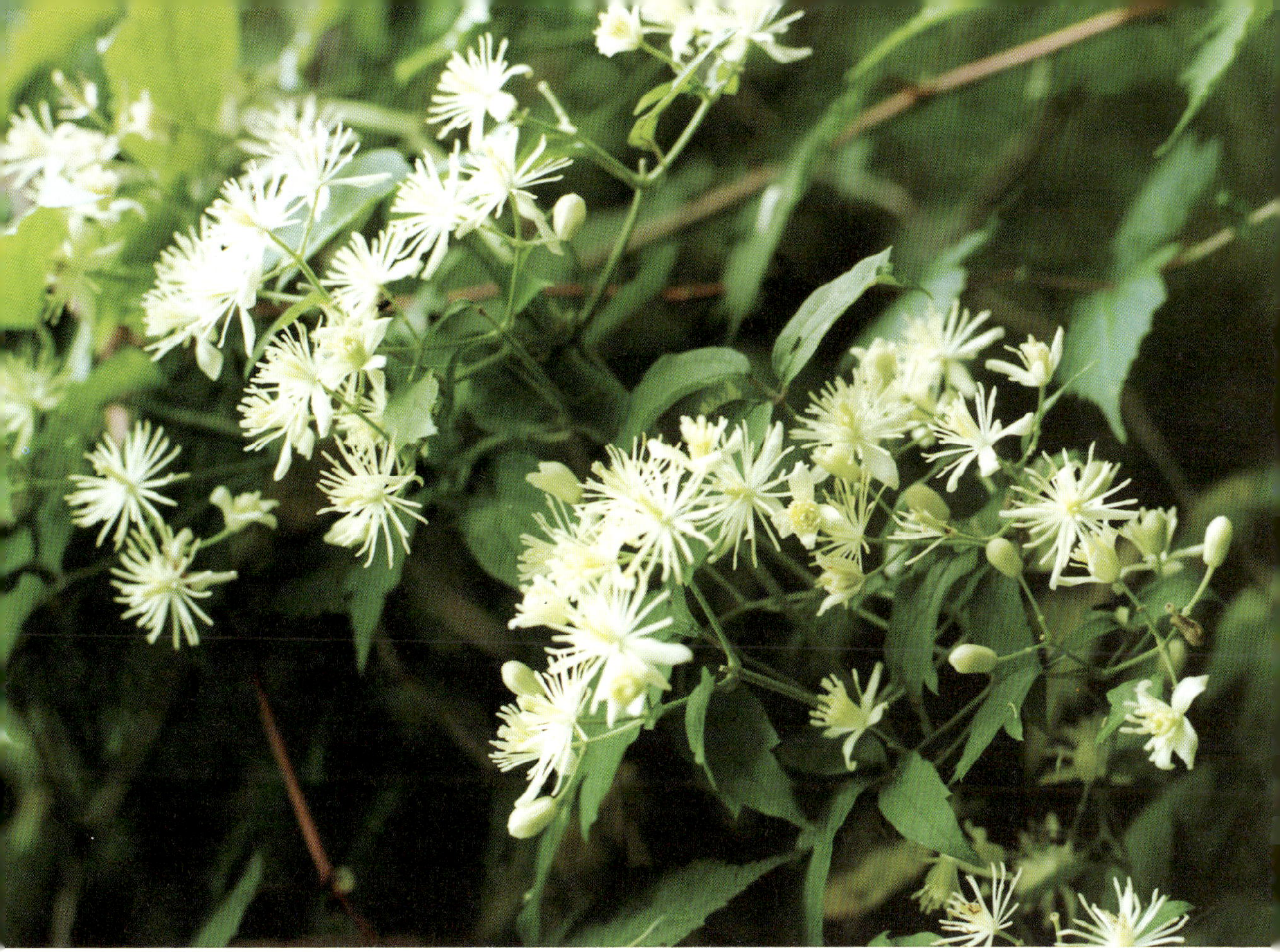

▲ 사위질빵

## 🌸 질병에 따라 먹는 방법

**풍습성 관절염에는** 발병 초기에 방풍, 강활, 독활, 고본을 넣어 쓰면 좋다. 만성 단계가 되어 빈혈 증상이 나타나면 당귀, 숙지황, 단삼을 넣어 쓴다. 관절에 시린 통증이 있으며 늘 가슴이 뛰는 증상이 있으면 황기, 산조인, 원지를 넣어 쓴다.

**타박상이나** 골절의 후유증으로 붓고 아프고 잘 낫지 않을 때 유향, 몰약, 소목, 홍화, 도인 등과 함께 쓰면 어혈을 제거한다.

**유행성 이하선염에는** 위령선에 청대, 빙편을 넣고 가루 내어 식초에 섞어 바른다.

### 으아리꽃차(사위질빵 또는 으아리)

꽃봉오리를 따서 깨끗이 손질한 후 용기에 설탕으로 재운 뒤 10일 정도 숙성시킨 후 찻잔에 넣고 끓는 물을 부어 1~분간 우려내어 마신다.

 서근·활락작용을 증가시키려면 약재를 용기에 넣고 막걸리를 뿌려 고루 축여 밀폐한 다음 표면 약간 누르도록 볶아 약간 촉촉해지면 꺼내서 그늘에 말려 쓴다.

# 댕댕이덩굴

*Cocculus trilobu (Thunberg) DC* 방기(防己)

- 분포 : 황해이남 / 개화 : 6월
- 결실 : 10월 / 채취 : 뿌리
- 특징 : 성질은 차고 맛은 맵고 쓰다.
- 효능 : 진통, 소염, 이뇨, 항암작용

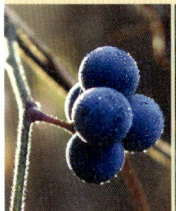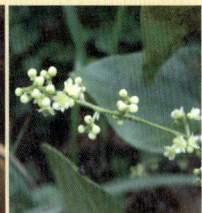

▲ 푸른빛이 도는 열매와 연녹색의 꽃

### 🌸 생김새

댕댕이덩굴은 황해도 이남의 산기슭 양지 및 밭둑의 돌 사이에 나는 낙엽 지는 덩굴나무이다.

잎은 어긋나서 달리고 잎자루가 길며 심장형으로 더러는 세 갈래로 얕게 갈라지기도 한다. 꽃은 암수딴그루로 6월경에 잎겨드랑이에서 꽃대를 내어 원추화서로 연녹색의 작은 꽃이 무수하게 핀다. 열매를 핵과로 둥근 모양이며 10월경에 푸른빛을 띠며 검게 익고 표면엔 흰 가루가 덮여 있다. 줄기의 길이는 3m 정도 되고 목질이 단단하게 여물며 다른 물체에 감겨 길게 뻗으며 자란다. 줄기를 걷어다 잘 말아 엮어 바구니를 만든다.

댕댕이덩굴은 지역에 따라 '댕강덩굴', '망근땅줄덩굴'이라고 부른다. 줄기와 잎에는 털이 있다. 세계에 약 10종이 있으며 우리나라엔 1종만 있다. 속명은 그리스어로 장과의 축소형이며 작은 장과가 달린다.

### 🌸 청등

댕댕이덩굴과 비슷한 종류의 청등(Sinomenium acutum(thunberg) Rehder et Wilson)은 남쪽 섬 산기슭의 양지쪽에 나는 낙엽덩굴나무로서 길이가 7m 정도 자라며 줄기와 잎에 털이 없고 손바닥 모양의 다각형에 끝은 뾰족하다. 보통 '방기'라고 한다.

### 🌸 〈목방기탕〉은 『금궤요략』에 나오는 처방인데 인삼, 계지, 석고를 배합한다. 흉격 사이에 지음이 있어 숨이 차고 가슴 아래에 굳고 안색이 검으니 토하거나 사하시켜도 낫지 않을 때 쓴다.

〈방기복령탕〉은 역시 『금궤요략』에 나오는 방기황기탕에서 백출, 생강, 대추를 뺀 복령, 계지를 가세한 것이다. 이는 통양이수의 효과가 강화된 것이다.

### 🌿 효능

한방에선 줄기와 뿌리를 '목방기'라고 하여 진통, 소염제로 쓰고 민간에선 비만증 치료나 혈압강하제로 이용해 왔다. 덩이뿌리는 흰빛이 나며 약간 쓰며 '백엽자(白葉子)'라 한다.

분방기(Stephania tetranclra S. Moore)는 한국에는 분포하지 않고 수입에 의존한다. 분방기가 들어간 처방에는 〈방기탕〉, 〈방기황기탕〉, 〈방기복령탕〉 등이 있다. 현재 중국시장에서 주로 시판되며 집하장소가 중국이므로 '한방기'라고도 한다. 이러한 방기는 가을 또는 봄에 뿌리를 캐서 씻어 햇볕에 말린다.

방기줄기는 나무와 같아서 '목방기'라 하였다. 목방기가 자극적인 반면, 한방기는 성질이 부드럽다. 목방기는 주로 풍, 습기를 없애며 진통작용을 한다. 한방기는 이뇨, 소종의 효능이 크다. 지

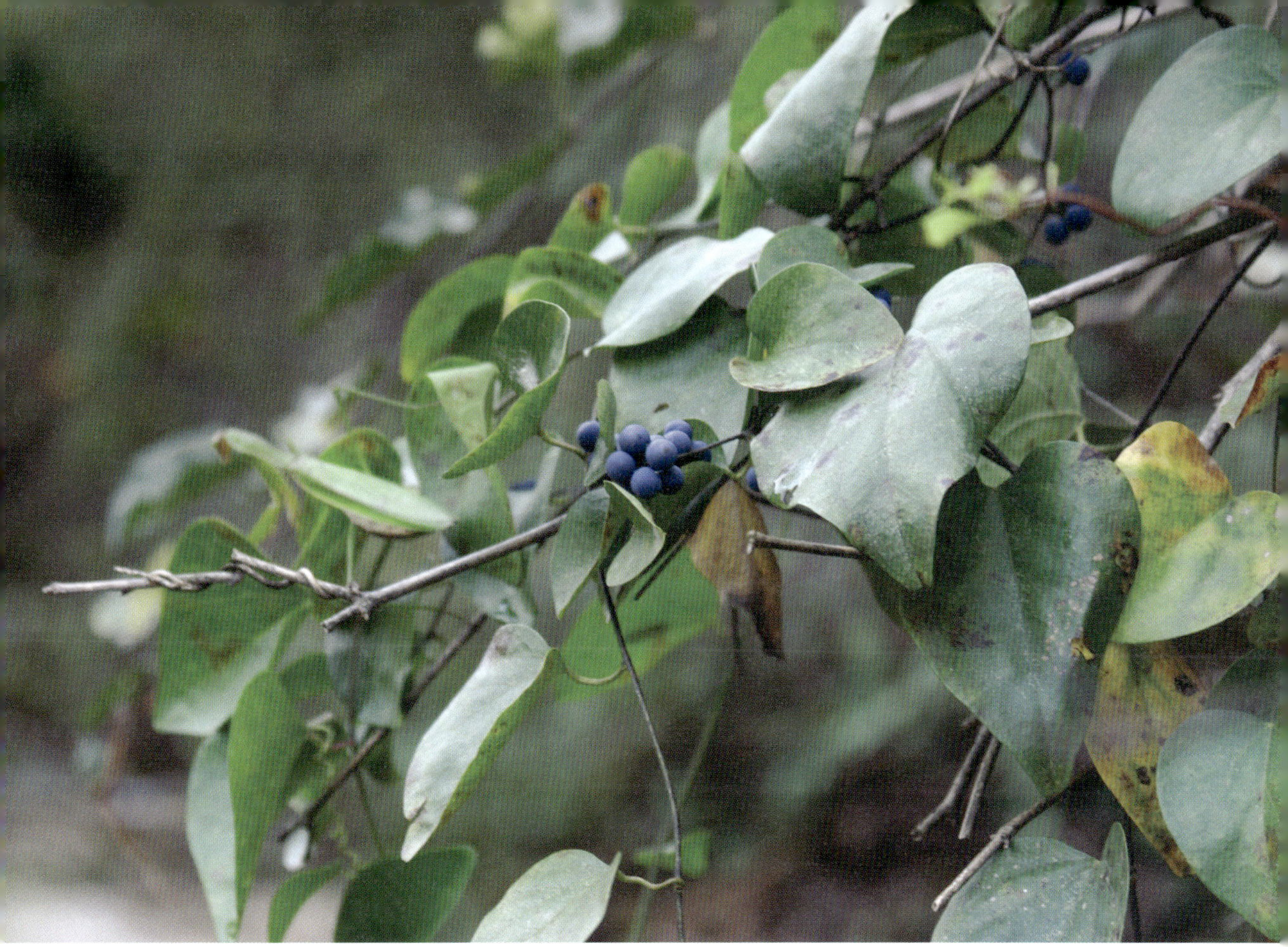

금은 대부분 방기를 기원으로 하는 한방기를 사용한다.

**방광경, 소장경에 작용** 오줌을 잘 나오게 하고 하초에 습열과 풍을 없애며 아픔을 멈춘다.

**붓는 데, 소변불리, 각기, 얼굴 신경마비, 팔다리가 오그라들며 아픈 데, 관절염, 신경통, 부스럼을 치료** 약리실험에서 분방기의 시노메닌 성분은 진통작용, 소염, 해열, 이뇨, 진해작용이 있다. 댕댕이덩굴의 트릴로빈 성분은 이뇨, 해열, 진통, 혈압낮춤 작용을 나타낸다.

『신농본초경』에 "풍한과 온학으로 생긴 열기, 간질을 일으키는 여러 사기를 대소변을 통해 내보낸다."고 한다.

『명의별록』에 "무독하며 수종과 풍종을 다스린다. 방광열, 상한병 한열을 치료한다. 사기와 중풍에서 오는 팔다리 경련을 치료한다. 설사를 그치고 악창을 흩어버린다. 풍종과 악기가 응결함을 치료한다."고 한다.

**댕댕이덩굴 발효액 담그기**

발효액을 만들기 위해선 뿌리를 생강, 대추, 감초와 함께 진하게 달여낸 물에 줄기, 뿌리 등을 흑설탕과 함께 넣어 6~8개월간 발효시켜 음용한다.

# 복숭아나무 *Prunus persica Batsch*

- 분포 : 재배, 산 / 개화 : 4~5월
- 결실 : 8월 / 채취 : 열매
- 특징 : 성질은 평하고 맛은 쓰고 달다.
- 효능 : 진통, 해독, 조경작용

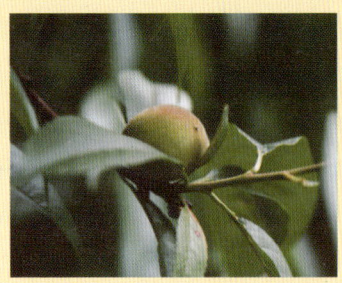

▲ 열매가 성숙된 후에 종자를 햇볕에 말려 쓴다.

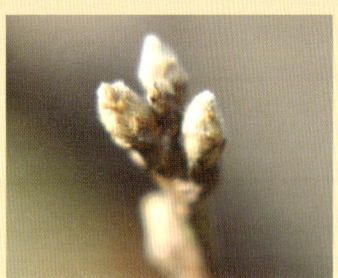

▲ 겨울눈

### ♣ 피부미용에 탁월한 효과
복숭아 나뭇잎을 욕조에 담가 우려낸 물로 목욕을 하면 피부가 고와지며, 씨는 기름을 짜서 물과 섞어 얼굴에 바르면 땀띠, 기미, 여드름이 없어진다.

## 생김새
복숭아나무는 장미과에 속하는 낙엽이 지는 중간 키 나무로 높이가 6m 정도 자라며 나무 껍질은 암홍갈색을 띤다.
가지와 줄기에 나무진이 많이 나온다. 상처가 나면 맑은 액체가 분비된다. 잎은 어긋나고 긴 바늘 모양이며 타원형이다. 가장자리에 둔한 톱니가 있고 밑 부분에 꿀샘이 있는 잎자루가 달려있다.
4~5월에 잎보다 꽃이 먼저 피고 색은 분홍색, 흰색과 붉은 색이 있다. 한자로는 도(桃)라 쓰며, 속에는 매우 단단한 씨가 들어 있는데 오목한 점과 깊은 홈이 그려져 있다.

## 효능
**하복통 치료** 복숭아 씨를 '도인(桃仁)'이라 하며 약성이 온순하여 부작용이 적고 임부를 제외하고 두루 쓴다. 혈관벽 응고로 생기는 하복통, 생리통에 효과가 좋다.
**부드러운 장운동 촉진** 윤장하는 작용도 있어 노인의 변비나 수술 후에 생기는 일시적인 변비에 쓰인다.
**중풍 환자에게 효과적** 중풍으로 인한 반신불수에 효과가 있다.
**해독작용** 염증을 미리 없애고 농이 생성되는 것을 방지한다.
**혈전용해** 관상동맥을 확장하고 혈류 저항을 감소시키고 혈류 속도를 가속시켜 혈전을 용해하는 바 협심증의 치료에 쓴다.
**진통작용** 신경통, 관절통 등이 오랫동안 낫지 않는 거풍습약에 사용한다. 또한 생식기의 만성 염증으로 인한 통증에 쓴다.

## 질병에 따라 먹는 방법
**협심증에는** 홍화, 적작약, 단삼, 천궁 등과 같이 쓴다.
**신경통, 관절통에는** 도인에 단삼을 가미해 쓴다.
**월경통에는** 월경전후, 기간 중에 심한 복통이 있고 양이 적으며 색이 진하면 도인, 향부자, 오약 각 12g에 홍화 8g을 진하게 달여 따뜻하게 하여 마신다.

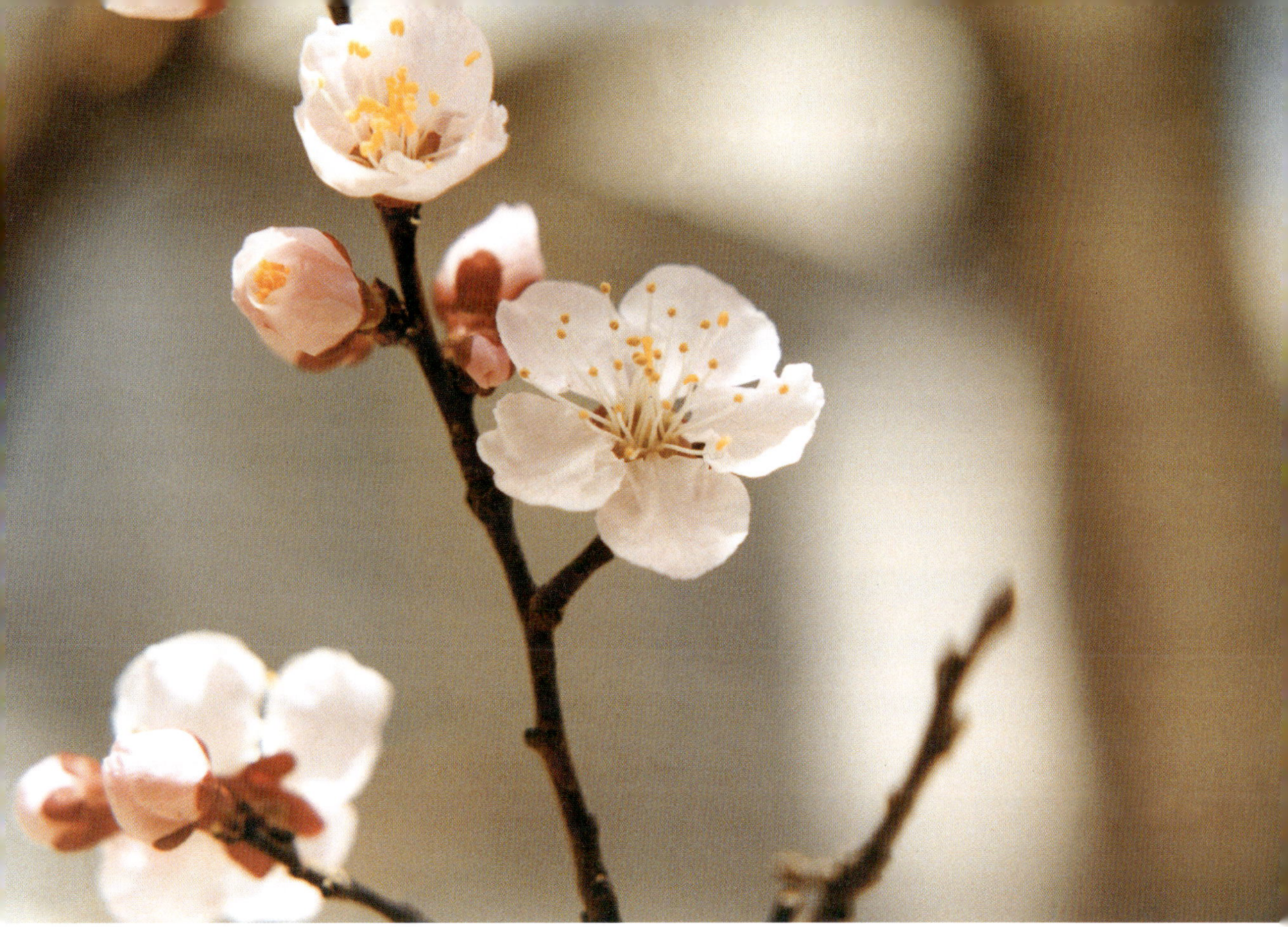

### 몸에 좋은 차와 술

**복숭아꽃차**
① 복숭아꽃을 그늘에서 잘 말려서 나중에 햇빛에 2~3시간 더 말린다. 이것을 뜨거운 물에 우려내어 마신다.
② 복숭아꽃을 설탕과 꿀에 재워 밀봉한다. 1~2주가 지나면 향긋한 냄새가 나는데, 이것을 뜨거운 물에 넣어 잠깐 우려내어 마신다. 미용과 변비에 좋다.

**복숭아술**
살이 단단하고 잘 익은 복숭아 600g을 통째로 항아리에 넣은 후 설탕 200g과 소주 1.8ℓ를 부어 밀봉하여 서늘한 곳에 두어 2~3개월 후에 숙성되면 건더기를 건져내 걸러 보관한다.

**복숭아꽃술**
[재료] 복숭아꽃 200~250g, 소주 1ℓ, 설탕 5~10g
[만드는 법]
① 꽃은 9할 쯤 핀 것이 좋고 손을 깨끗이 씻고 따낸다.(씻은 꽃잎은 곰팡이가 잘 피므로 씻지 않도록 한다.)
② 꽃을 용기에 넣고 소주와 설탕을 넣는다.
③ 밀봉하여 시원한 곳에 6개월 이상 숙성시킨다.

# 수자해좆

*Gastrodia elata* BL. 천마

- 분포 : 숲, 그늘 / 개화 : 6~7월
- 결실 : 9월 / 채취 : 싹, 뿌리
- 특징 : 성질은 평하고 맛은 달다.
- 효능 : 진통, 진경, 진정작용

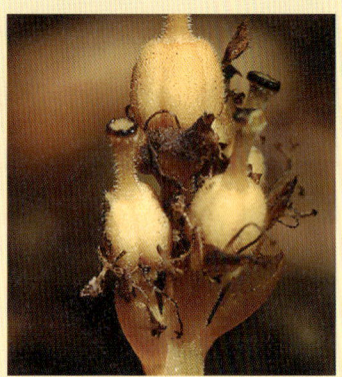

▲ 천마는 4월에 줄기 끝에 이삭이 열리고 회백색 꽃이 핀다. 마치 화살대 같다. 여기에 깃털이 있는데 바람이 있을 땐 흔들리진 않지만 바람이 없으면 저절로 흔들거린다. 그래서 '정풍초(定風草)'라 한다.

### ♣ 겨울에 채취한 것이 가장 우수하다

천마의 뿌리는 늦가을에서 이듬해 봄 사이에 채취한다. 겨울에 채취한 것이 가장 우수하다. 땅위 줄기를 제거하고 흙을 씻은 뒤 끓이거나 쪄서 속이 물러질 만큼 된 뒤에 햇볕에 말려 쓴다. 뿌리줄기는 봄 또는 가을에 캐서 껍질을 벗긴 다음 증기에 쪄서 빨리 말린다.

## 생김새

수자해좆은 숲 속에서 머리만 내밀고 자라는 난초과에 딸린 여러해살이풀이다.

키는 30~100㎝쯤 외줄기로 곧게 자라고 땅속 깊이에는 옆으로 구부러진 덩이줄기가 들어 있는데 마치 골프채 같다. 부식질이 많은 비옥한 숲 속에서 비교적 잘 자란다. 괴경은 긴 타원형이며 가로진 모양이지만 뚜렷하지 않은 데가 있다. 칼집 모양의 잎은 막질이고 가는 맥이 있으며 밑 부분이 원줄기를 둘러싼다.

붉은 밤색 줄기에 조그마한 잎이 듬성듬성 난다. 꽃은 많이 달리며, 5~6월에 싹이 나서 흰빛의 꽃이 되었다가 곧 시든다. 바깥쪽의 화피 3개는 합쳐지므로 찌그러진 그릇처럼 보이고 윗부분이 3개로 갈라지며 안쪽에는 2개의 화피가 달린다. 그래서 전부 5개로 갈라진 것처럼 보인다.

천마는 봄에 싹이 나온다. 처음엔 작약처럼 한 줄기가 곧바로 올라와서 1m 정도 자란다. 줄기의 가운데는 비어 있고 순수한 붉은색이다. 줄기 끝에서 반 정도 약간 뾰족하고 작은 붉은 것이 붙어 있다. 그래서 '적전(赤箭)'이라 한다. 천마 줄기를 '적전' 또는 '정풍초'라 부르는데 참나무 뿌리 심은 데서 다른 버섯과 공생하여 자라는 반 기생식물이다.

## 효능

천마는 간경에 작용한다. 경련을 멈추고 간양을 내리며 풍습을 없앤다. 약리실험에서 진경·진정·진통작용이 밝혀졌다. 주요 성분으로는 바닐린, 바닐리 알코올, 비타민A, 점액질 등이 함유되어 있고 혈관성 두통, 삼차신경통, 좌골신경통, 중독성 다발성 신경염에 높은 효과가 있다.

**진통작용** 천마는 두통을 멈추게 하며 완고한 신경통 및 관절통 치료에 사용된다. 뇌를 건강하게 하는데 신경쇠약으로 잠이 안 오고 꿈이 많고 머리가 맑지 않고 눈이 흐려지면서 기억력은 감소되고 주의력은 흩어지고 주위의 사물에 대해 무관심해지는 등의 증상이 있을 경우에도 천마를 복용한다.

**진경·진정작용** 머리가 어지럽고 아픈데, 경풍, 전간, 중풍으로 말을 하지 못하는데, 비증, 팔다리가 오그라드는 데, 신경쇠약증에 쓴다.

**혈압 조절** 상엽, 조구등, 반하 등을 배합해 머리와 눈이 어지럽거나 눈이 어지러운 증상을 치료하고, 천마는 혈압을 내리는데 사용되는 중요한 약으로 효과가 빠르게 나타나며 오래 지속된다. 관상동맥경화로 인한 고혈압증과 고지혈증에 대해선 천마만을 오래 끓여 복용한다.

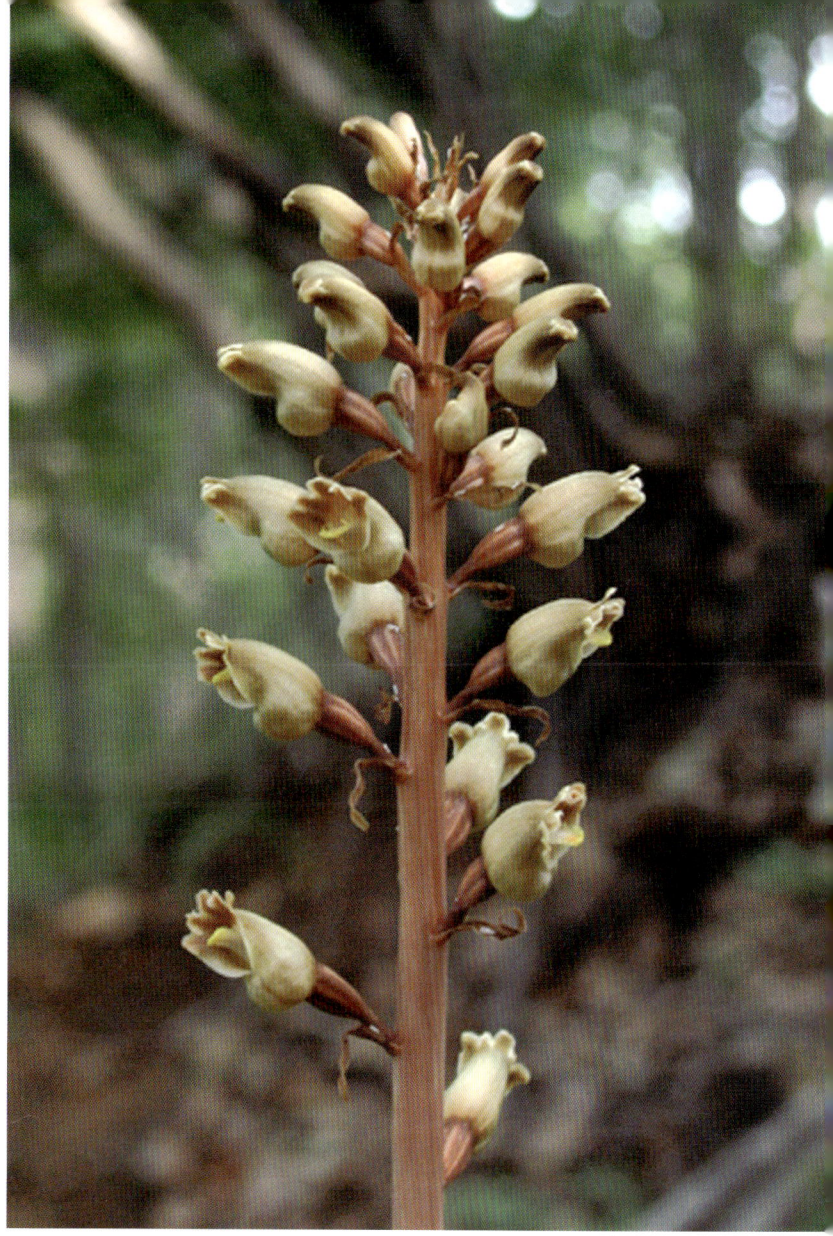

### 질병에 따라 먹는 방법

**고혈압증에 인한 뇌일혈에는** 반신불수, 언어장애가 생길 경우 바로 사용하면 효과가 좋다. 이때 천마에 적작약, 단삼, 하고초를 배합하여 사용한다. 지체가 마비되거나 걸을 때에 흔들리는 증상이 있어 중풍이 올 가능성이 있는 경우에 국화, 결명자를 배합해 사용한다. 혈압이 내린 후에도 계속 사용하면 좋다.

**전간발작에는** 간질의 경우도 효과가 좋은데 석창포, 천남성, 원지를 배합한다.

**중증의 경련증상에는** 천마는 경련을 그치게 하는 작용이 있으므로 중증에는 백작약, 단삼, 전갈을 사용하지만, 경증의 단순한 경련에도 천마를 사용한다.

**뇌졸중으로 인한 반신불수에는** 천마에 우슬, 신근초, 상지를 배합해 사용하면 좋다.

# 도꼬마리

*Xanthium strumarium* L.
창이자(蒼耳子), 시이실(葈耳實)

- 분포 : 들 / 개화 : 8~9월
- 결실 : 10월 / 채취 : 뿌리
- 특징 : 성질은 따뜻하고 독이 있으며 맛은 쓰고 달다.
- 효능 : 진통, 억균, 발한작용

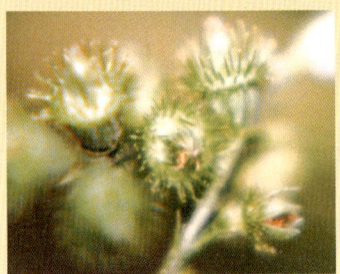

▲ 열매의 표면에는 털이 솜처럼 붙어있다.

### ♣ 만응고(萬應膏)
5월 단오에 도꼬마리 줄기와 잎을 채취해 깨끗이 씻어 말린 후 약한 불로 오래 달여서 고약처럼 만든 것을 '만응고' 라한다. 이것은 부스럼을 비롯한 온갖 피부병에 좋고 치통에도 쓴다.

## 생김새

도꼬마리는 국화과에 속하는 한해살이풀이다. 높이는 1m 내외이고 줄기가 곧게 서며 잎은 길이가 15cm 정도되는 넓은 삼각형으로 굳은 털이 촘촘히 덮여 있고 가장 자리에 큰 톱니가 있다. 잎자루가 길고 끝이 뾰족하며 뒷면은 3맥이 뚜렷하다.

8~9월경에 황색의 꽃이 피는데 암수한그루로 수꽃은 다소 둥근 모양에 수가 많고 2개의 돌기가 있다. 암꽃은 밑에 피며 총포는 갈고리 같은 돌기가 있고 타원형이다. 그 속에 열매가 있다.

열매는 수과로 넓은 타원형, 겉에 갈고리 모양의 가시가 있으며 표면에 털이 솜처럼 붙어 있고 옷이나 짐승의 털에 잘 달라붙어 퍼진다. 익은 열매를 따서 말린 것을 '창이자(蒼耳子)' 라고 한다.

도꼬마리의 속명은 머리카락을 염색하는데 쓰인 도꼬마리의 그리스 이름이며 노란색이라는 'xanthos' 에서 유래되었다. '창이자' 의 이름은 씨가 푸르고 마치 쥐의 귀를 닮았다하여 그렇게 부른다.

## 효능

**진통작용** 창이자의 전초 어느 부분에도 풍습을 제거하고 통증을 억제하는 효능이 있다. 그 중에서 열매와 경엽은 거습지통의 작용이 가장 강하며 풍습에 대한 급·만성의 통증에 모두 다 적합하다.

**억균·발한작용** 주로 폐경, 간경에 작용한다. 땀을 나게 하고 풍습을 없애며 아픔을 멈추고 벌레를 죽인다. 약리실험에서 억균작용이 밝혀졌다. 감기로 머리가 아픈데, 비연(鼻淵), 연주창, 옴, 문둥병에 쓴다. 외용으로 쓸 땐 달인 물로 씻거나 가루 내어 뿌린다.

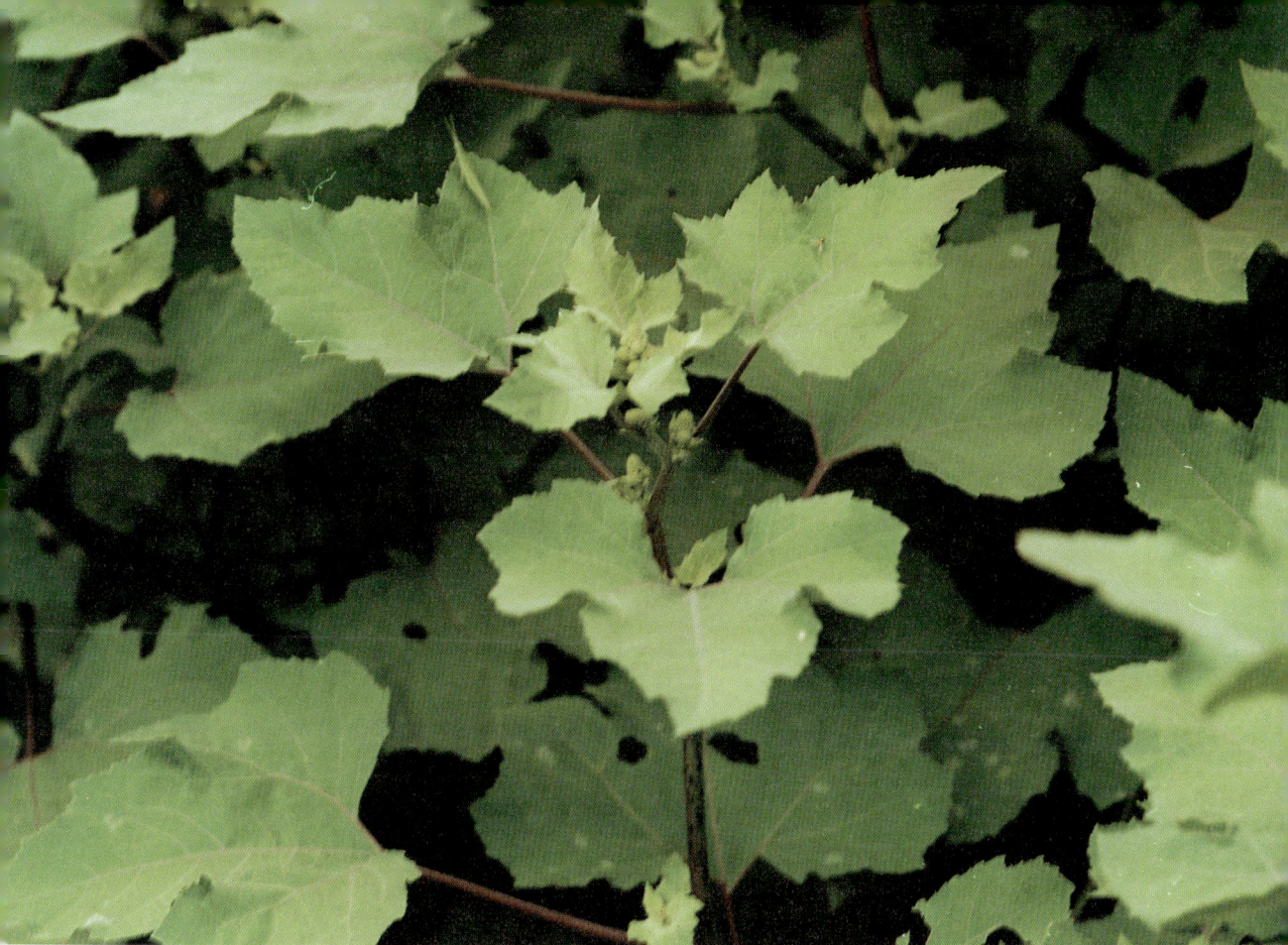

### 🌼 질병에 따라 먹는 방법

**약용법** 8~9월에 익은 열매를 따서 햇볕에 말려 쓰고, 크고 통통한 것이 좋다. 열매가 보통보다 큰 것은 북미 원산의 귀화식물로 큰 도꼬마리가 있다. 약재로 쓸 땐 깨끗한 창이자를 솥에 넣고 약한 불로 볶아 진한 황색이 나타나고 향기가 나면 꺼내 그늘에 말린다.

**식용법** 이른 봄 어린 잎을 따서 물기를 빼고 뒷면에 찹쌀 반죽을 살짝 묻혀, 끓는 기름에 잠시 튀겨내면 바삭바삭한 맛이 난다. 연한 어린 눈을 뜯어 소금을 한 줌 넣은 끓는 물로 충분히 삶아 물에 헹구어 떫은 맛을 빼고 짜서 잘게 썰어 양념과 함께 먹는다.

**풍한에 의한 감기에는** 가벼운 발열, 전신의 관절이나 근육통, 발한하지도 않으면서 오줌량이 적거나 풍습이 활발하지 않을 경우는 형개, 방풍, 담두시 등의 약물을 가미해서 복용한다.

**급·만성 비염에는** 창이자에 백지, 신이, 박하를 배합하여 쓴다. 창이자의 용량은 12~20g이다. 증상이 중증일 경우에는 32g까지 증량해도 무방하다. 알레르기성 비염이면 자초, 한련초, 목단피를 가미해서 복용한다.

> 『신농본초경』에 "시이실은 맛은 달고 성질은 따뜻하다. 풍으로 머리가 아프며 풍습으로 생긴 주비, 사지, 수축, 경련과 동통을 치료한다. 그리고 죽은 살을 치료한다"고 한다.
>
> 『명의별록』에 "맛은 쓰다. 잎사귀는 맛이 쓰고 매우며 성질은 약간 차갑고 약간 독이 있다. 무릎 통증과 계독(溪毒)을 치료한다."고 한다.

**각종 피부 습진에는** 창이자 및 창이엽은 외과에서도 쓰며, 내복과 외용으로 모두 가능하다. 모든 피부의 습진의 보조약으로 지부자, 방풍과 함께 끓여 내복한다. 외용으로 백반을 더해서 끓여 환부를 잘 씻는다. 민간요법으로는 습진이나 벌레에 물린데, 옴 등에 줄기나 잎을 짓이겨서 환부에 붙인다.

**유주성(流注性) 통증이나 관절에 발적(發赤)이나 종창(腫脹)이 없을 경우** 방풍, 강활, 독화, 적작약을 가미하여 복용하면 효과가 특히 좋다.

**각종 암(癌)증에는** 잎, 줄기, 열매 구분 없이 10g 정도 달여서 세 차례로 나눠 마신다.

**축농증에는** 씨앗을 가루 내어 물에 타서 수시로 콧속을 씻어 주고 양치질하고 잎, 줄기를 달인 차를 마시면 축농증에 좋다.

**비인암에는** 신이, 창이자, 백지, 박하엽을 가루로 해서 6g씩 마신다.

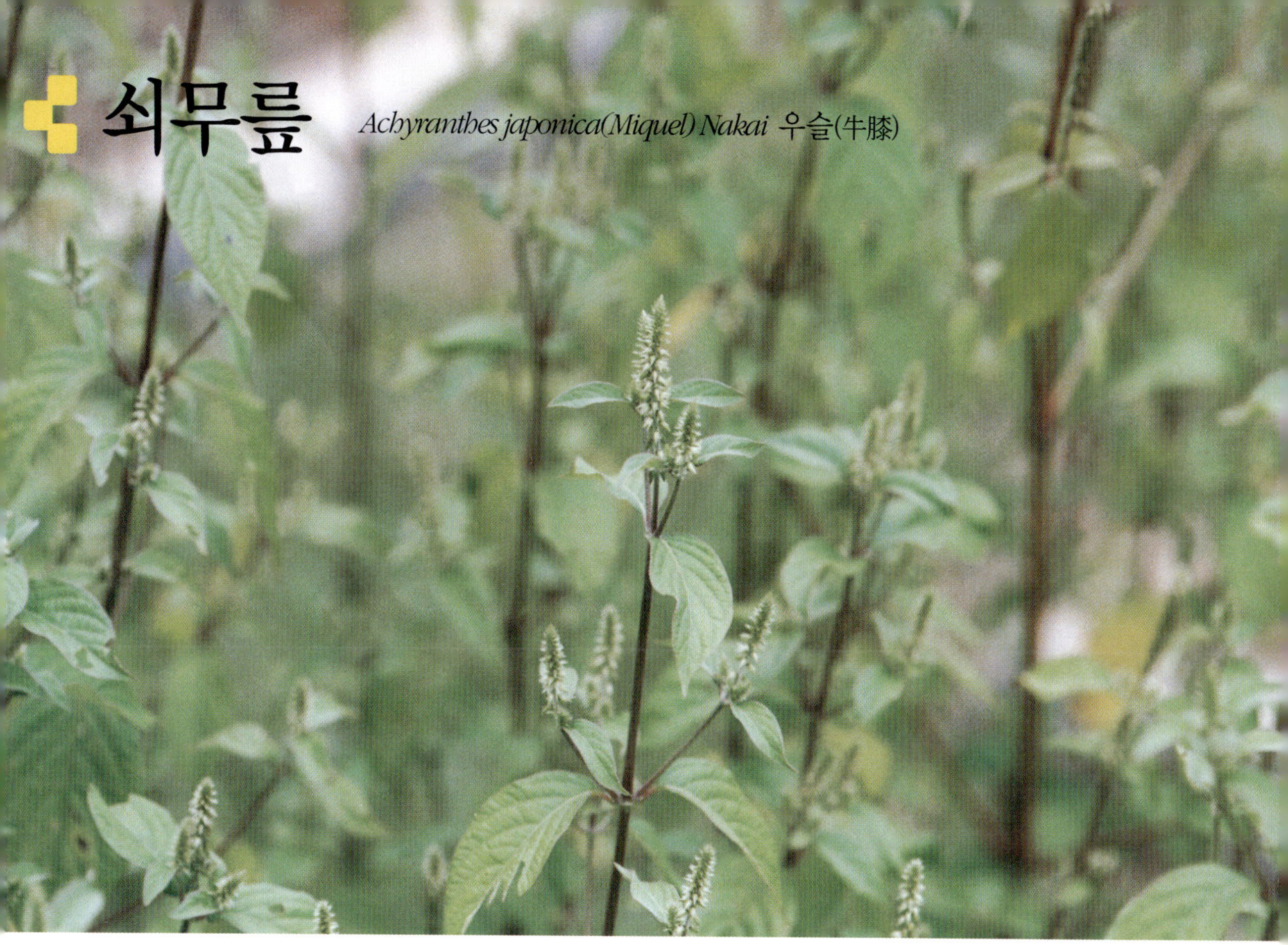

# 쇠무릎 *Achyranthes japonica(Miquel) Nakai* 우슬(牛膝)

- 분포 : 산, 들 / 개화 : 8~9월
- 결실 : 10~11월 / 채취 : 전초
- 특징 : 성질은 평하며 무독하고 맛은 시다.
- 효능 : 강장, 강정, 활혈작용

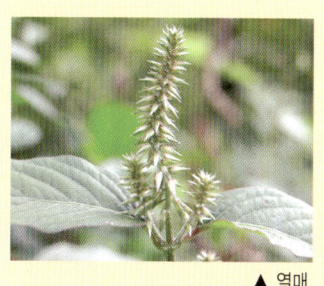
▲ 열매

## 생김새

쇠무릎은 중부 이남의 산기슭, 길섶, 들판의 물기 많은 곳에서 잘 자라며, 크기는 50~100cm이다. 비름과에 딸린 여러해살이풀로 우슬, 산현채, 접골초, 고장근 등의 여러 이름이 있다. 봄철에 채취하여 산나물로 먹어 왔다.

원줄기는 네모지고 곧게 서며 마디가 두드러진다. 잎은 쇠무릎처럼 부푼 마디마다 2개의 잎이 마주 자리하고 짧은 잎자루를 가진다. 잎에는 털이 없고 타원형으로 끝이 뾰족하고 8~9월경에 백중이 지나면 잎 겨드랑이에서 나온 꽃대에 녹색의 꽃이 이삭화서로 핀다. 꽃은 양성화이며 꽃이 진 후 밑으로 꽃이 굽는다.

열매는 포과로서 긴 타원형이 화피에 싸이고 가시가 있어 사람의 옷이나 짐승의 털에 붙어 전파된다.

뿌리는 막대기 모양이고 많은 잔뿌리를 가지고 있으며, 아주 크고 깊다. 부드럽고 윤택한 것이 죽으면 속에서 하얀 즙이 나온다.

속명은 그리스어로 왕겨를 뜻하는 Achyron과 꽃을 말하는 Anthos를 합해서 만든 말이다. 꽃의 모양이 단단한 왕겨 모양이다.

## 효능

**월경이상을 정상화** 우슬의 약성은 하행성이며 월경을 통하게 하고 통증을 막고 어혈을 흩어뜨리는 효능이 있다. 자궁에 대한 이완작용이 있으며 월경을 정상으로 회복시키고 그 후엔 자궁수축 작용도 있다. 또한 우슬은 통경의 요약이다. 통경작용은 온화하며 홍화, 삼릉같이 강하지 않다. 월경이 조금 늦어진 경우에 익모초, 단삼을 같이 쓰면 곧 효과가 난다.

『신농본초경』에 "우슬의 맛은 쓰다. 한습으로 시리고 저리며 사지가 수축되고 경련이 일어나며 무릎이 아파 굴신하지 못하는 것을 치료한다. 혈기가 손상되거나 열화로 문드러진 상태를 치료한다. 태아를 떨어뜨린다."고 한다.

『명의별록』에 중초를 손상하여 기가 죽고 남서 음기 소모와 노인의 실뇨를 치료한다. 중초를 보하고 끊어진 곳을 잇고, 골수를 채우고 뇌와 척추 통증을 없앤다. 생리가 막히거나 응결한 피를 통하게 하고 정을 북돋고 음기를 이롭게 하며, 백발을 멈추게 한다."고 한다.

『본초비요』에 "우슬은 간, 신을 보하고 악혈을 흩어낸다. 성미는 쓰고 시며 평하다. 술로 찌면 달고 시며 따뜻해진다. 족궐음 소음경의 약이며 모든 약을 이끌고 아래로 내려간다. 술로 찌면 간, 신은 보익하고 근골을 강하게 한다. 생용하면 악혈을 흩어내고 맺힌 것을 깨뜨린다."고 한다.

### 우슬탕

🍶 생용으로 쓰는 우슬이 들어간 우슬탕은 당귀, 활석, 동규자를 배합하여 산후에 태반이 안 내려가는 증상에 쓴다. 술로 법제한 후에 쓰면 활혈하고 간신을 보하고, 요슬을 튼튼하게 하는 보익제인 좌귀환이 있다.

## 질병에 따라 먹는 방법

**식용법** 봄에 비름과 마찬가지로 어린순을 나물로 먹으며, 물에 데친 뒤에 찬물로 우린다. 그 맛은 담백하다.

**약용법** 줄기와 잎이 마른 후에 뿌리를 캐어 노두와 수염뿌리와 흙을 제거하고, 맑은 물에 1~2시간 담갔다 사용한다. 강장, 강정, 활혈을 위해 쓰려면 썰은 우슬을 용기에 넣고 막걸리를 고루 축여 (우슬 100kg에 막걸리 10kg), 1~2시간 밀폐한 후에 솥에 넣고 약한 물로 표면이 진하게 변색되도록 볶아 약간 축축할 때 꺼내 그늘에 말린다. 술에 축여 볶은 후에는 활혈작용과 아울러 간장과 신장을 보하고 허리와 무릎을 튼튼하게 하는 효능이 증가된다.

**신경통, 관절염에는** 뿌리는 '우슬'이라 하여 술에 오랫동안 담가 먹으면 신경통, 관절염에 좋다. 잎과 줄기를 찧어서 상처 난 자리에 붙이면 독을 없애 준다.

**월경통에는** 어혈이 막혀 있어 생기는 갑작스런 월경통에 거어, 통경, 지통효과가 있으며 현호색, 유향, 목향을 배합해 따뜻하게 복용하면 더욱 효과가 있다.

**월경불순에는** 조경의 기능도 있어 월경불순으로 늘 주기가 늦어지고 양이 적고 경혈이 자색으로 덩어리가 생기며 때때로 배가 아픈 증상에 당귀, 천궁, 하수오, 백작약, 익모초를 배합해서 사용한다.

**허리와 둔부의 통증에는** 우슬은 하부의 통증과 연약무력한 경우에 특효가 있다. 두충, 속단, 구척, 상기생, 황기 등을 배합하면 거습, 근골강장 효능이 있다.

**마비와 신경통에 의한 근육 경련에는** 굳어짐을 풀어주는 작용이 있어 신근초, 백작약, 전갈, 방기 등을 배합해 사용한다.

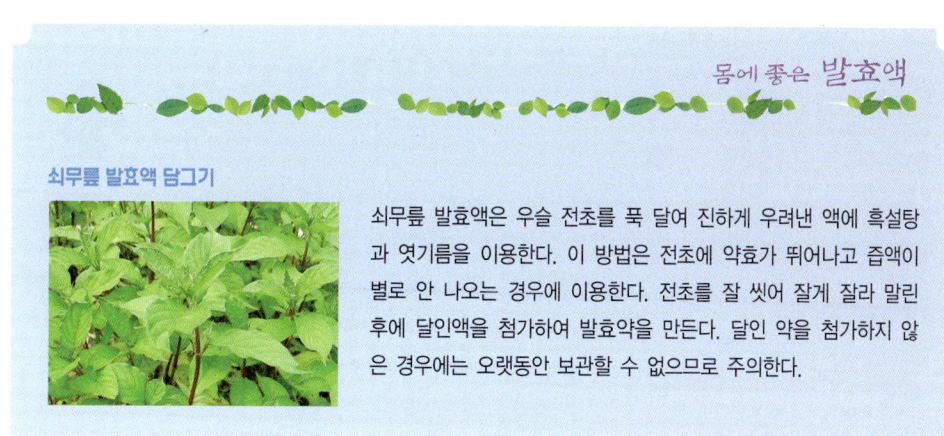

몸에 좋은 **발효액**

**쇠무릎 발효액 담그기**

쇠무릎 발효액은 우슬 전초를 푹 달여 진하게 우려낸 액에 흑설탕과 엿기름을 이용한다. 이 방법은 전초에 약효가 뛰어나고 즙액이 별로 안 나오는 경우에 이용한다. 전초를 잘 씻어 잘게 잘라 말린 후에 달인액을 첨가하여 발효약을 만든다. 달인 약을 첨가하지 않은 경우에는 오랫동안 보관할 수 없으므로 주의한다.

# 모과나무

*Chaeniomeles sinensis Koehne*

- 분포 : 재배 / 개화 : 4~5월
- 결실 : 9~10월 / 채취 : 열매
- 특징 : 성질은 따뜻하고 맛은 시다.
- 효능 : 지통, 진경, 진해작용

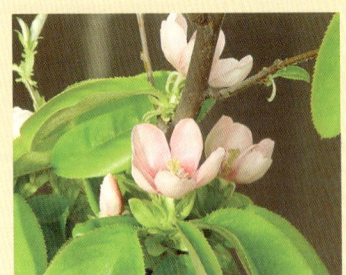

▲ 모과나무의 연분홍색 꽃은 가지 끝에 한 개씩 달린다.

### 🌸 명자꽃과 풀명자꽃

비슷한 종류로 명자꽃(C. lagenaria Koidz)과 풀명자(C. japonica Lindl)가 있다. 명자꽃은 명자나무라고도 하며 원산지가 중국으로 중부이남에서 주로 심으며 꽃이 분홍색, 흰색이며 열매는 길이 10cm이다. 풀명자는 주홍색 한가지이고 열매의 크기가 좀 작다. 한방에서는 모과와 비교하여 '일모과' 라 한다.

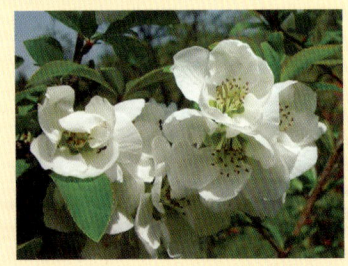

▲ 명자나무 꽃

## 생김새

모과나무는 원산지가 중국으로 오래전부터 과일 나무로 또는 관상용으로 재배하였다. 장미과에 속하는 낙엽이 지는 큰키 나무이다. 높이가 10여m에 달하며 어린 가지는 윤기가 흐르고 털이 있으며 가시는 없다. 오래된 줄기는 봄이 오면 껍질이 비늘조각으로 벗겨지며 매끄럽다.

잎은 어긋나 달리고 타원형이다. 가장자리에 뾰족한 톱니가 있다. 턱잎은 피침형인데, 가장자리에 선모가 있으며 일찍 떨어진다. 꽃은 5월에 연분홍색으로 가지 끝에 한 개씩 달려 핀다. 열매는 긴 타원형으로 울퉁불퉁하고 자루도 없이 바싹 달리고 9~10월에 황색으로 익는다.

## 효능

**소화촉진, 구갈제거** 소화가 잘 되게 하며, 이질 뒤에 나는 갈증을 멎게 한다. 곽란으로 몹시 토하고 설사하는 데에 쓴다.

**간, 신장의 원기 회복** 장기의 활동을 원활하게 하고 주독을 풀어준다. 피곤하고 식욕이 부진할 때도 효과적이다.

**경련을 진정시킴** 위장 평활근과 사지 근육에 대한 진경작용이 있으며 항이뇨작용도 있다.

**가래와 기침해소**

## 질병에 따라 먹는 방법

**좌골신경통에는** 단순한 풍습성으로 또는 척추병변으로 일어난 좌골신경통에 모과 20~25g을 단삼, 천궁, 적작약을 더해 쓴다.

**다발성 신경염에는** 사지가 마비되는 초기에 황기, 우슬, 진교, 백출을 배합해 쓴다. 오랫동안 하지가 마비되면 당삼, 황기, 부

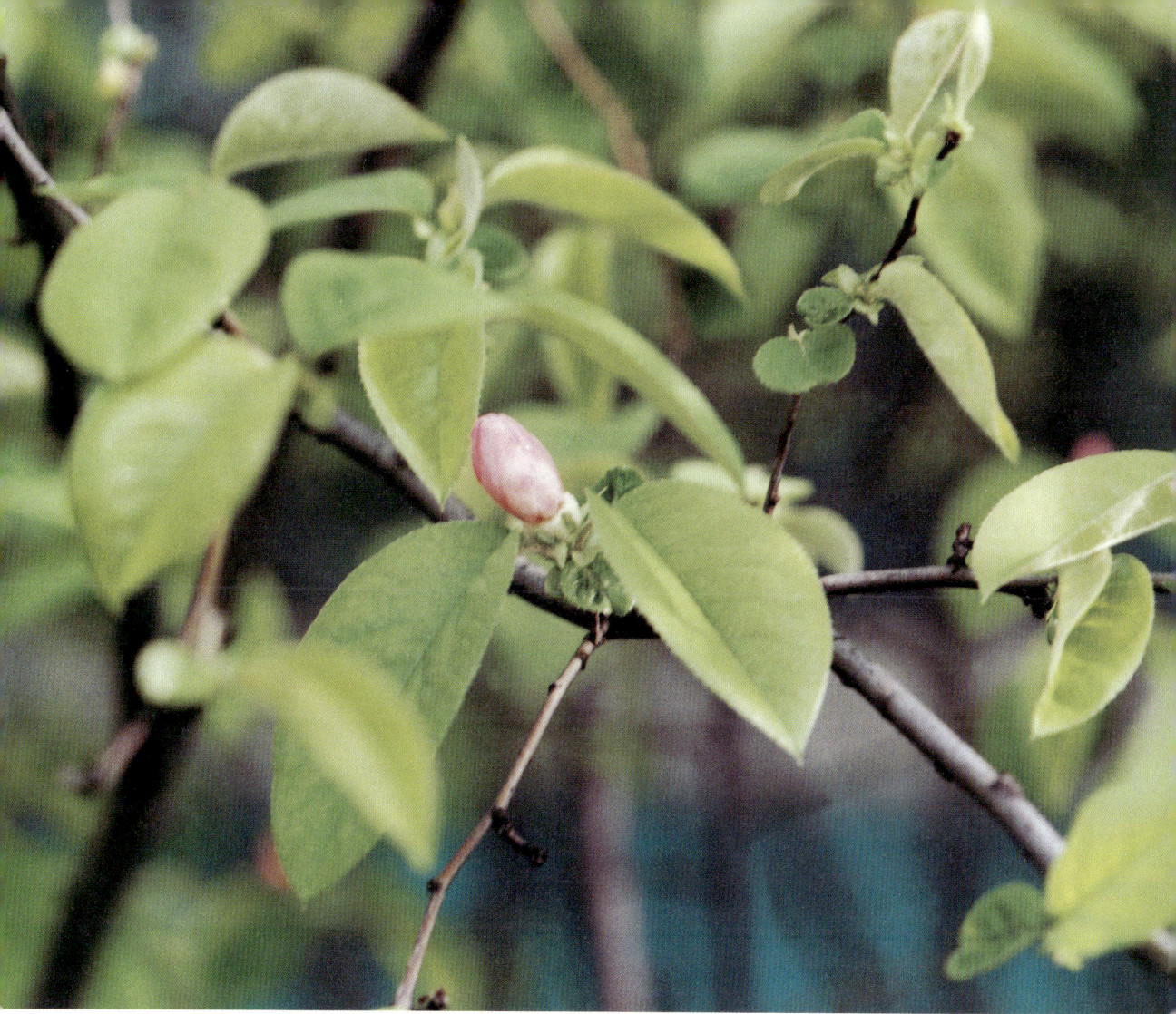

자, 육계를 배합해 장기간 써도 좋다.

**여름철에 더위나 습기로 인한 경련에는** 갑자기 구토, 설사, 복통이 일어나면 의이인, 잠사, 황련, 오수유와 함께 쓴다. 급성 장염으로 인한 탈수 증상에도 쓴다.

**육류의 과다 섭취로 가슴과 배가 그득하고 아플 경우에는** 모과 16g, 산사 12g, 지실 8g을 끓여 농축해서 1일 3회 3일간 복용한다.

**복통에는** 충수염이 아니면서 복통, 장교통이 나타나는 증상에 모과를 쓰는데, 이때 목향과 함께 사용하면 지통효과를 빨리 얻을 수 있다.

## 몸에 좋은 약차 약술

### 모과

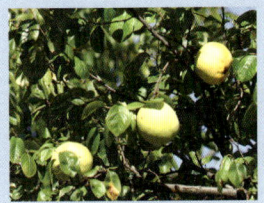

모과는 향기가 진하고 산뜻하기 때문에 방에 몇 개 놓아두면 좋은 방향제 구실을 한다. 자동차 안에 두어도 항상 상쾌한 기분을 즐길 수 있다. 4월경 새 잎과 함께 꽃이 피고 10월경 타원형의 큼직한 노란색의 열매가 익는데, 이때 채취하여 모과주, 모과청을 담그면 천하일미의 건강 약차, 약술을 맛볼 수 있다.

### 모과차

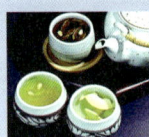

[효능] 여름에 더위를 먹어 식욕이 부진할 때, 원기 부족으로 쉬 피로하고 체력 보충을 요할 때, 기침과 변비를 해소한다.

[재료] 모과 3개, 설탕 500g

[모과청 만드는 법]
① 모과를 깨끗이 씻는다.
② 물기를 뺀 후 여섯 토막으로 썬다음 씨를 제거한 후 약 2mm 정도의 두께로 썬다.
③ 용기에 모과를 한 겹 깔고 설탕을 뿌린 후 다시 모과를 한 겹 깔고 설탕을 뿌려준다.
④ 이같은 방법으로 냉장고에 보관해 두면 며칠 후에 맛있는 모과청이 된다.

[끓이는 법]
① 10일 이상 숙성시킨 모과청 1작은술을 찻잔에 담는다.
② 물을 끓여 찻잔에 부어 마신다.

### 명자주

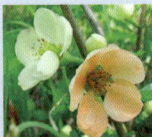

[재료] 명자의 열매나 꽃 600~700g, 소주 1.8ℓ, 설탕 5~20g

[담그는 법]
① 열매는 썰지 않고 통째로 담가 자연스럽게 유효성분이 빠져 나오게 하는 것이 좋다.
② 명자를 깨끗이 씻은 후 물기를 완전히 제거하여 용기에 담는다.
③ 설탕과 소주를 넣고 밀봉하여 시원한 곳에 보관한다.
④ 1년 이상 숙성시키는 것이 좋고 완전히 익은 후에도 재료는 꺼내지 않는 것이 보기에 좋다.

[마시는 법]
취침 전, 1일 1회, 1회 20㎖

### 모과주

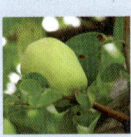

[효능] 피로회복, 기침해소
[재료] 모과 600~700g, 소주 1.8ℓ, 설탕 5~20g

[담그는 법]
① 모과는 표면이 끈적끈적하므로 정성껏 씻고 물기를 완전히 제거해야 한다.
② 모과를 3~4 토막으로 자른다.
③ 재료를 용기에 넣고 설탕과 소주를 넣는다.
④ 밀봉하여 시원한 곳에서 6개월 이상 숙성시킨다. 오래 익힐수록 맛이 순해진다.
⑤ 숙성시킨 다음 천이나 여과지를 걸러 보관한다.

[마시는 법]
식사 사이마다, 1일 2회, 1회 20㎖,

# 자양강장을 위한 산야초

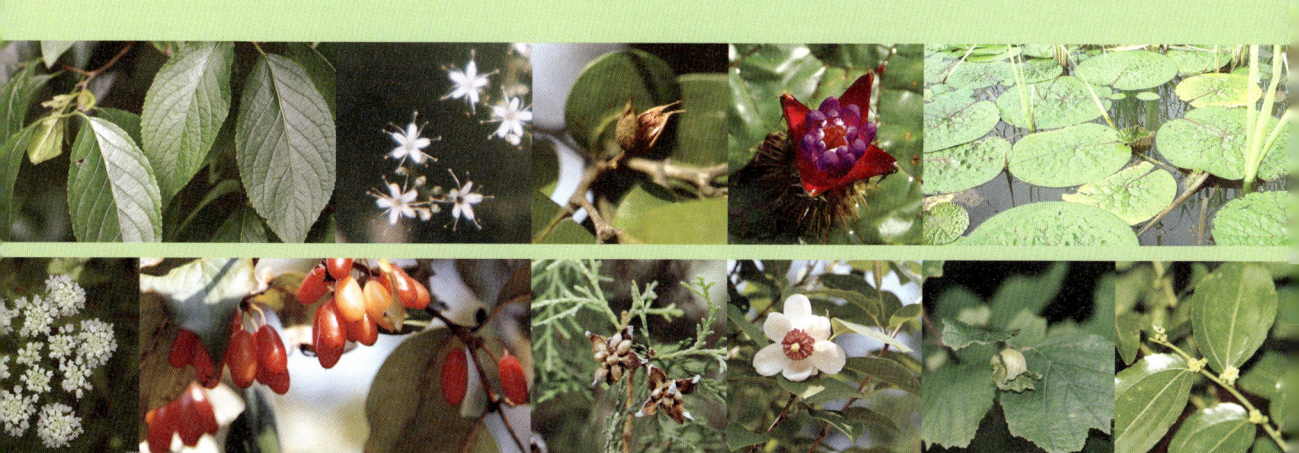

# 까치콩  *Dolichos lablab L.* 편두(扁豆)

- 분포 : 재배 / 개화 : 7~9월
- 결실 : 9~10월 / 채취 : 잎, 꽃, 열매
- 특징 : 성질은 평하고 맛은 달다.
- 효능 : 건비위, 지사, 해독작용

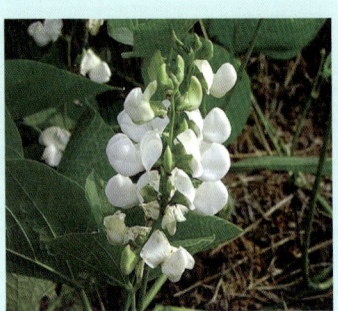

▲ 이삭 모양으로 달린 흰색 꽃

### ♣ 황토와 볶는법
약재 용량의 1/5 정도의 황토를 솥에 넣고 약한 불로 볶아 약간 부드러워지면 편두를 넣고 다시 볶아 겉이 노랗게 되면서 향기가 나면 체로 쳐서 편두만 꺼내 그늘에 말려 쓴다. 보비(補脾), 지사(止瀉)의 효능이 있다.

## 생김새
까치콩은 열대지방이 원산지인 콩과의 덩굴성 식물이다. 여러해살이풀이지만 우리나라에서는 한해살이가 되며 재배한다. 잎은 3개의 소엽으로 구성되며 잎자루가 길고 소엽은 넓은 계란꼴이다.

꽃은 7~9월에 백색 또는 자주색으로 피는데 잎겨드랑이에서 이삭모양으로 달린다. 열매는 9~10월에 열리는데 종자 성숙기인 10~11월에 종자를 채취하여 햇볕에 말린다. 그대로 가루 내어 사용하기도 하며, 때로는 끓는 물에 넣어 껍질이 부풀 때 냉수에 껍질을 벗긴 후 건조시켜 사용하기도 한다.

## 효능
**건비위·지사·해독작용** 비장의 기능이 쇠약해져 소화 흡수력이 떨어지고 수분을 운반하는 기능에 장해가 생겨서 당뇨, 설사, 복명, 구토, 부종 등의 증상에 편두를 쓴다.

**부종 치료제** 편두는 영양 불량성의 부종을 치료하는데 효과가 있다. 부종이 하지에 생겨 없어졌다 나오고, 누르면 쑥 들어가 있다가 한참 후에 나오거나 안색이 창백하고 혈색이 안 좋을 때 건비, 이뇨의 작용을 위해 사용한다.

## 질병에 따라 먹는 방법
어린 꼬투리는 식용으로 하고 흰 꽃이 피는 종자는 약용으로 쓴다. 잎을 편두엽, 껍질을 편두의, 꽃을 편두화라 하여 약용한다.

**만성적인 설사에는** 좀처럼 낫질 않는 만성 과민성 장염에 편두, 당삼, 복령, 백출, 의이인을 배합한 약물을 복용한다.

**지속되는 설사에는** 물 같은 대변이 하루에도 여러 번 나오고 배

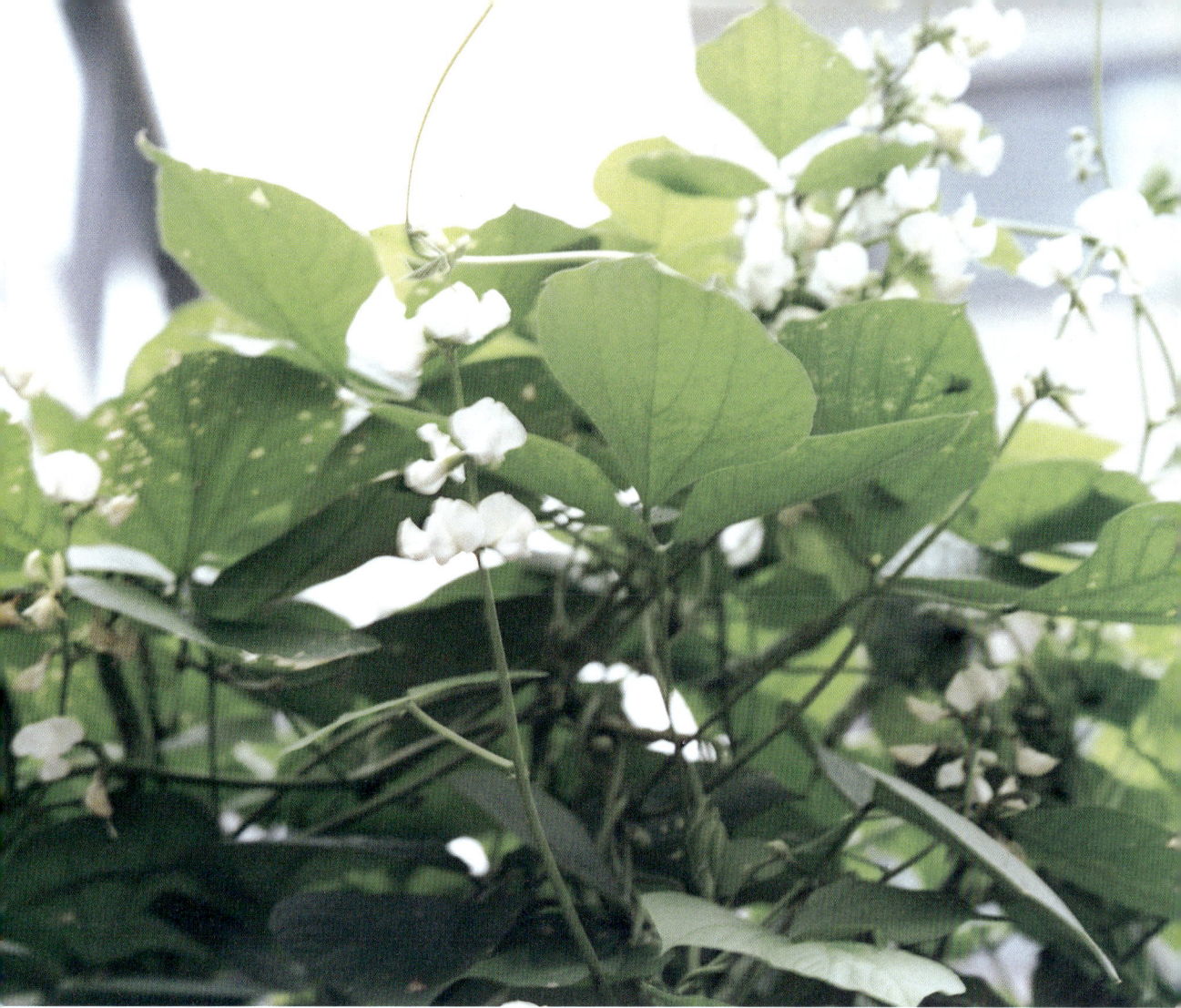

에서 소리가 나고 아플 때 편두를 복용하여 곽향, 후박, 복령, 진피를 가미한다.

**위장 질환으로 자주 설사하는 경우에는** 편두에 반하, 사인, 백출을 가미해 사용한다.

**여성 질환에는** 부인의 신체 허약에 의한 빈혈로 항상 백대하가 있고 월경불순으로 안색이 창백하며 하지에 부기가 나타나는 증상에도 황기, 백출, 당삼 등을 가미해 복용한다.

**만성 위염, 위궤양에는** 오적골, 백금, 백작약과 같이 쓰면서 편두를 계내금, 감초와 같이 가루 내어 자주 복용한다. 설사와 소화불량에는 살짝 볶아 쓰고 서습(暑濕), 해독에는 날 것으로 쓴다. 씨눈 부위에 어린 싹이 나온 것을 사용하면 좋다.

**기타** 여름철 약을 지을 때 속이 답답한 경우라면 향유와 백편두를 (볶아서) 무조건 넣는다.

# 애기풀

*Polygala tennifolia Willd.* 원지(遠志)
*Polygala japonica Houtt* 과자금(瓜子金)

- 분포 : 산지 중부이북 / 개화 : 4~5월
- 결실 : 9월 / 채취 : 뿌리
- 특징 : 성질은 따뜻하고 맛은 쓰고 맵다.
- 효능 : 거담, 진정, 소종작용

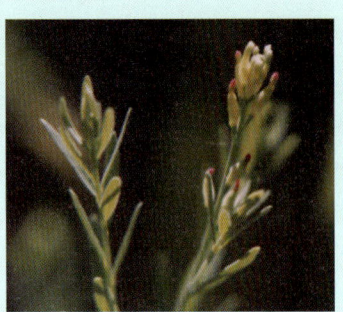

▲ 꽃은 줄기상부에 느슨하게 달린다.

## 생김새

애기풀은 산야에서 자라는 초본성의 반관목으로 줄기가 가늘고 나무처럼 단단하며 기부는 땅을 기고 상부는 곧게 또는 비스듬히 뻗어 높이가 10~20㎝이다.

잎은 어긋나고 어느 정도 빤질빤질하고 가장자리가 밋밋하고 끝이 둔하다. 줄기 상부에 길이가 1㎝ 정도인 나비 모양의 연한 홍색 꽃이 4~5월에 여러 개 느슨하게 달린다. 꽃받침은 5개로서 꽃잎처럼 생긴 양쪽 2개의 꽃받침이 날개 모양으로 된다. 꽃잎은 밑 부분이 합쳐져서 한 쪽만 터지고 앞면에 해당하는 꽃잎 뒷면에 갈라진 파열이 있으며 수술은 8개로서 밑 부분이 합쳐진다. 열매는 편평한 삭과로 둘레에 날개가 있고 2개로 갈라진다. 효용과 사용방법은 원지와 같이 쓴다.

한방에서는 애기풀의 전초를 '과자금(瓜子金)'이라 부른다. 과자금은 여름에서 가을철 사이에 채취하여 햇볕에 말린 후 썰어서 사용한다. 어린순은 나물로 먹으며 쓴맛이 매우 강하므로 데쳐서 하루 정도 우려내서 먹는다.

원지는 중부 이북지역에서 자라고 뿌리가 굵고 길며 능선이 있고 줄기는 30㎝에 달한다. 꽃은 7~8월에 피며 자주색이다.

### ♣ 원지를 법제하는 법

원지를 법제해서 쓰는 방법은 감초를 찧어서 솥에 넣어 6배의 물을 붓고 재탕한 후 찌꺼기를 제거한 감초탕에 목심을 뺀 원지를 넣고 (감초탕 7, 원지 10) 골고루 섞은 다음 다시 약한 불로 삶아서 감초물이 다 흡수되면 꺼내 그늘에 말린다. 감초 달인 물로 법제한 후에는 보익기능이 증가된다.

## 효능

**자양강장제** 원지는 몸을 기르고 튼튼히 하는 자양성 강장약으로 양심, 안신, 보익, 익지의 효능이 있으며 약성이 온화하고 따뜻해서 장기간 복용해도 전혀 해롭지 않다. 아울러 건망증을 치료한다. 체격이 쇠퇴하고 신경이 쇠약해지면 당삼, 복신, 백출을 배합해서 사용한다.

**어린 아이의 지능 저하 치료개선** 특히 병리적 원인에 의해 우둔해진 아이에게는 알맞다.

**남녀의 생식기능 치료회복**

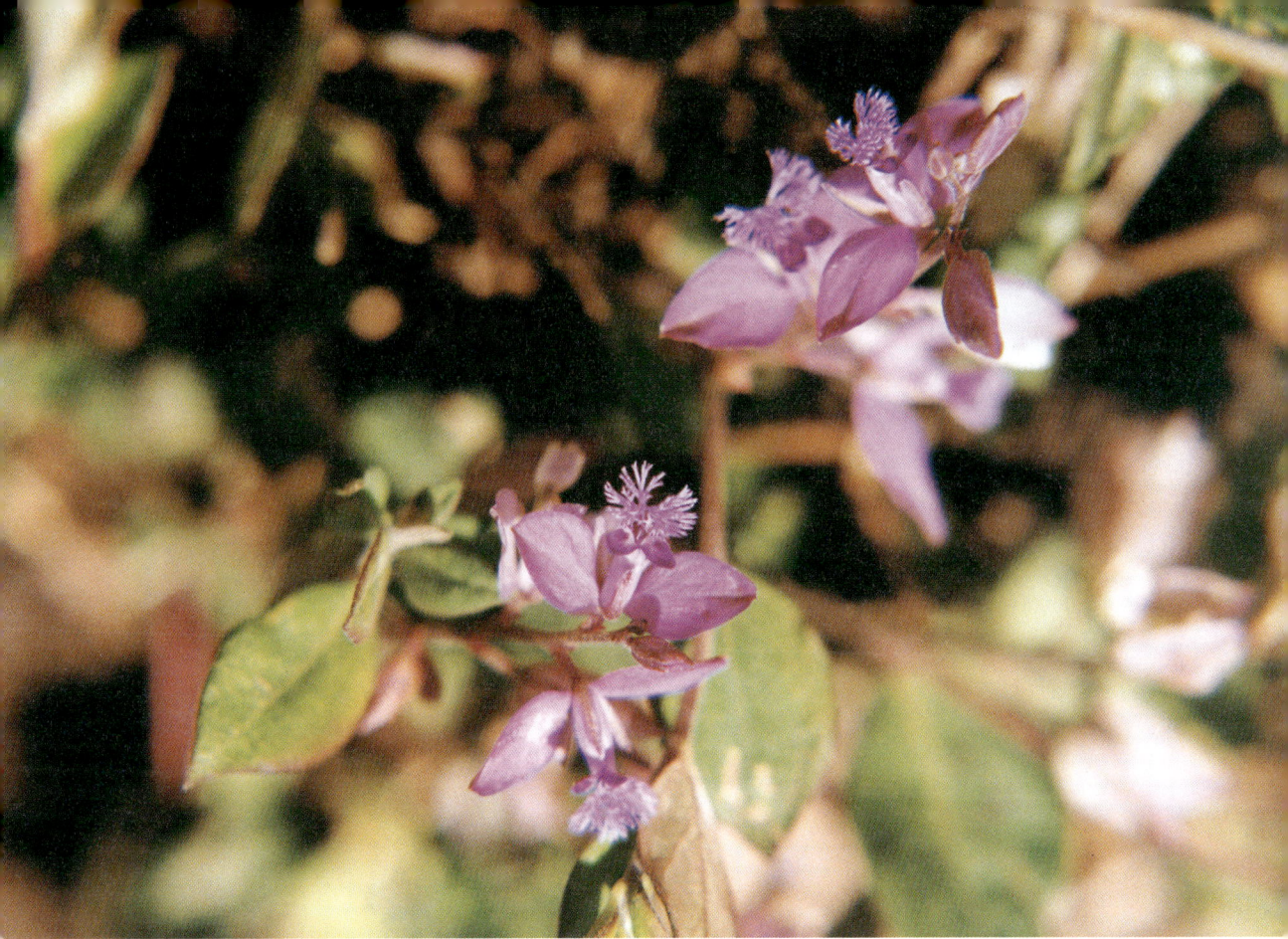

## 🏵 질병에 따라 먹는 방법

원지는 뿌리를 사용하는데 가을에서 다음 해 봄 사이에 채취하여 목심을 제거하고 햇볕에 말려 쓰거나 꿀 또는 감초 달인 물에 담근 후 사용한다.

**간이 혈허(血虛)할 때는** 백작약, 당귀, 천궁을 배합한다. 또 사삼, 맥문동을 배합하면 폐기를 보하는 작용이 있다. 이처럼 원지는 보익을 하는 기능이 매우 넓다.

**잠이 안 오고 꿈이 많으며 가슴이 자주 뛰면** 원지에 산조인, 백자인을 배합해 쓴다. 다량으로 사용하면 만성적인 불면을 치료하는 효과가 뛰어나다. 또한 복신을 가미해 사용하면 가슴이 뛰는 동계를 진정시킨다.

**불면증에는** 원지 40g을 술에 넣고 달여서 2회로 나눠 복용한다.

**골수염, 관절염, 결핵, 다발성 종기에는** 원지 300g을 일주일 이상 술에 담갔다가 하루 2회 복용한다.

**중장년의 심신 허약에는** 나이가 들어 신경쇠약으로 잠을 잘 못자고 건망증이 있고 주의력이 산만해져 정액이 자신도 모르게 흐르는 증상 등이 있을 경우에는 당삼, 백자인, 황기, 복분자를 더해 쓴다.

**생식기능 저하에는** 발기가 안 되고 조루, 유정, 정자 감소, 또는 여자의 성감대가 활발하지 못할 때 원지를 사용하면 효과가 있어 파극천, 보골지, 부자, 복분자 등과 함께 사용하며 다른 자양강장제와 배합해서 많이 쓴다.

# 남가새

*Tribulus terrestris L.* 백질려(白蒺藜)

- 분포 : 남부 해안 / 개화 : 7월
- 결실 : 8~9월 / 채취 : 뿌리, 종자
- 특징 : 성질은 따뜻하고 맛은 쓰거나 맵다.
- 효능 : 산풍, 행혈, 이뇨, 소종, 명목작용

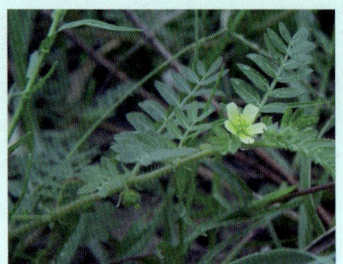

▲ 바닷가의 모래밭에서 주로 볼 수 있으며 전체에 털이 있고 줄기는 밑동에서부터 가지를 치며 기거나 눕는다.

### ♣ 보신, 소간, 명목작용을 증가시키려면

남가새를 용기에 넣어 식염수(남가새 100kg, 식염 2.5kg, 물 1 : 소금 4)를 고루 뿌려 축인 다음 솥에 넣고 약한 불로 볶되 표면이 약간 누렇게 되면 꺼내 그늘에 말린다. 약성이 하행하는 성질이 증가된다.

## 생김새

남가새는 남쪽 해안의 모래땅에서 자라는 남가새과의 한해살이풀이다. 밑에서 가지가 많이 갈라져 옆으로 1m 정도 자라고 원줄기, 잎자루, 꽃자루에 털이 나며 잎은 깃꼴겹잎이다. 잎자루는 짧고 소엽은 크기가 다른 타원형이다. 뒷면에 흰색 털이 깔리고 턱잎은 서로 떨어져 있고 길고 뾰족하며 삼각형이다.

7월에 황색꽃이 잎겨드랑이에서 1개씩 핀다. 열매는 8~9월에 달리는데 삭과로 껍질이 딱딱하며 줄기와 잎, 뿌리를 약용으로 쓰며 특히 씨앗을 '질려자'라 하고 햇볕에 말려 가시를 제거하여 사용하며 또는 소금물에 담근 후 사용한다. 생약의 '백질려'는 흰색 꽃을 말린 것이다.

## 효능

**강압효과, 혈액순환 원활** 백질려는 지구성이 있어 상복해도 좋다. 본태성 고혈압에 좋고 부작용도 없다. 또한 혈관을 부드럽게 하고 콜레스테롤을 감소시켜 혈액의 순환장애를 예방한다.

**우울한 감정해소** 의기소침, 긴장, 걱정 등을 없애는 효과가 있다.

**두통 치료** 각종 머리 아픈 증상을 치료한다.

**진경작용** 백질려는 약한 경련 증상에 대해 경련을 멈추게 하는 작용이 있다. 신경계통의 질환으로 경련증상이 나면 백질려를 사용하여 경련을 완화시킨다.

**습독증 치료** 외과의 각종 피부습진을 치료하는데 상용된다.

**소종·명목작용** 염증으로 인한 안피종통을 없앤다.

## 질병에 따라 먹는 방법

**동맥경화로 인한 고혈압에는** 두통, 이명, 증상이 있으며 혀가 붉고 맥이 위로 뜨고 빠른 경우에 백질려를 군약으로 하여 결명자,

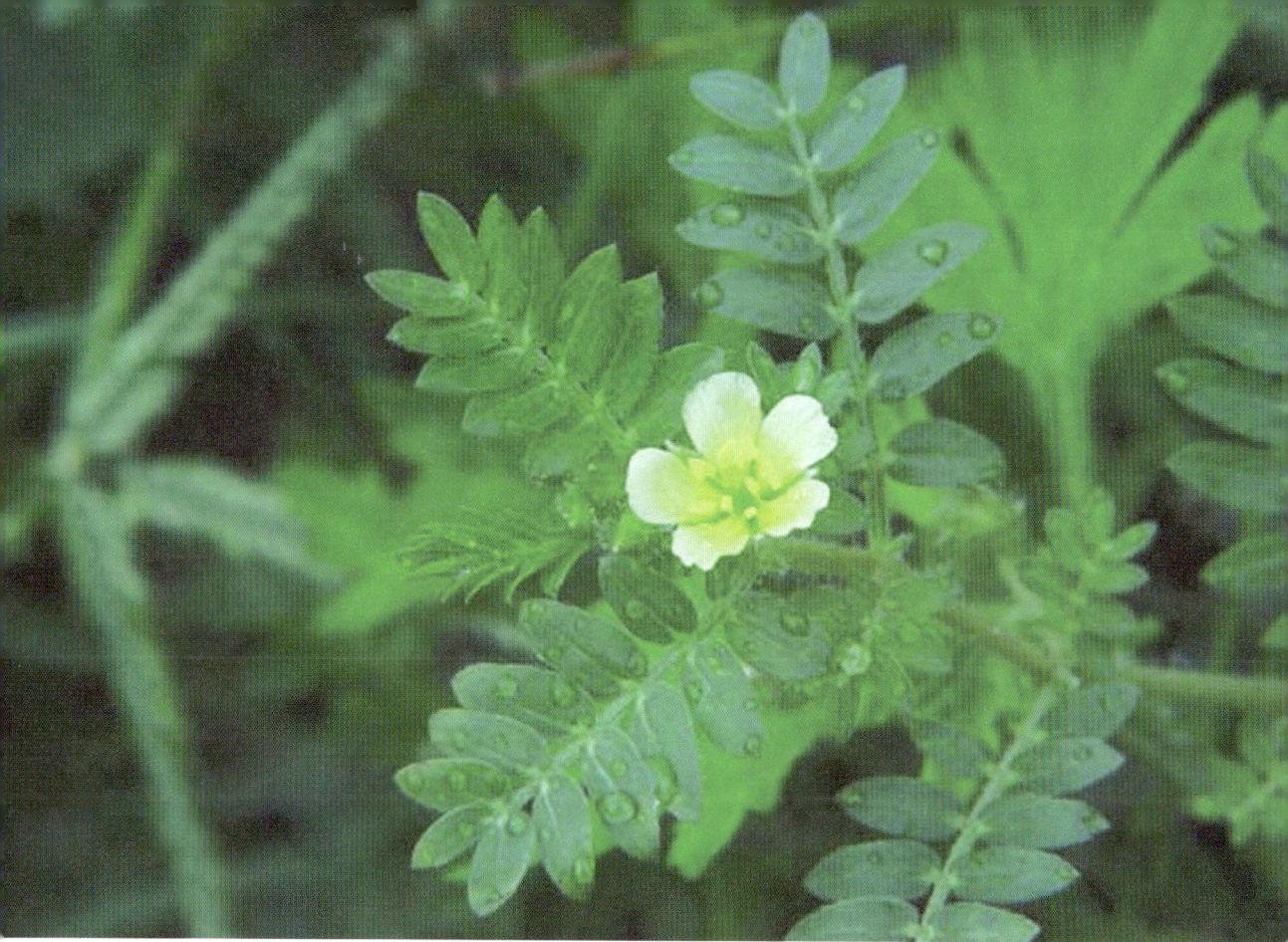

조구등, 하고초, 국화를 더한 것을 기본방제로 해서 사용한다.

**갱년기 우울증, 심인성 우울증에는** 시호, 울금, 지실, 백작약 등을 더해 사용한다.

**각종 피부습진에는** 백질려, 사상자, 백반을 끓여 세정, 좌욕에 쓴다.

**음낭습진, 항문습진, 외음습진의 경우에는** 백질려, 사상자, 백반을 끓인 액으로 매일 밤 닦아준다.

**각종 경련에는** 사지가 뒤틀리고 정신이 오락가락하면 조구등, 천마, 석창포를 배합하며, 근육경련에는 백작약, 천궁을, 경련성 마비에는 백질려 40g에 신근초, 백작약, 전갈, 조구등, 서장경 등을 배합해 쓴다.

**두통에는** 혈관성 두통에는 적작약, 도인, 천궁, 만형자를 더하고, 신경성 두통에는 백지, 천궁, 승마를 가미해 사용한다.

**유방의 양성 종양에는** 종양이 조기 발견되었고 국부에 종양 크기가 일정치 않고 통증이 뚜렷하지 않다면 백질려를 시호, 백작약, 삼릉, 원삼과 함께 사용한다.

**만성 고환염으로 종창, 동통이 있을 때는** 소회향, 귤핵과 배합해 쓴다.

**결막염, 각막염, 맥립종에는** 종기가 붉고 아프면서 붓거나, 바람을 쐬면 눈물이 나는 증상이 있게 되는데 이때 백질려와 국화, 곡정주, 목적을 가미해 사용하면 소염, 진통 효과가 뛰어나다.

# 개별꽃 *Pseudostellaria heterophylla (Miq) Pax.* 태자삼

- 분포 : 숲, 들 / 개화 : 4~5월
- 결실 : 7월 / 채취 : 뿌리
- 특징 : 성질은 평하고 맛은 달고 약간 쓰다.
- 효능 : 심경, 비경, 폐경

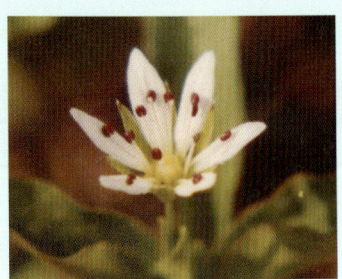

▲ 꽃이 피면 그늘진 숲 속에서 작은 별 모양으로 한꺼번에 피어 밤하늘에 은색가 루를 뿌린 듯 수줍음을 머금고 핀다.

### ♣ 개별꽃의 종류

개별꽃과 같은 속에 있는 것으로 참개 별꽃, 덩굴개별꽃, 홀개별꽃, 털개별 꽃, 긴개별꽃 등이 있다.

## 생김새

개별꽃은 숲 속 그늘에서 흔히 자라는 석죽과의 여러해살이 풀이다. 태자삼, 동삼, 들별꽃 등으로 불린다. 별명을 '해아삼(孩兒蔘)'이라 하는데 중국의 강소성 남경교구에서 대규모로 재배한다.

높이는 10~15cm 정도로 자라고 인삼 모양의 작은 덩이뿌리가 한 두 개씩 달리고 원줄기는 털이 있고 한 두 개씩 나온다.

잎은 마주 나고 위쪽은 피침형이고 아래쪽은 좁아져서 잎자루 모양이다. 4~5월에 흰 꽃이 피며 잎겨드랑이에 한 송이씩 붙고 대개 한 군데에 여러 포기가 모여 자란다.

7월에 삭과가 여물고 둥근 계란형으로 세 개로 갈라지면서 회 갈색 씨앗이 나온다. 꽃받침은 다섯 개이며 꽃잎도 다섯 개로 거꾸로 놓은 계란형이다.

한방에서는 '태자삼'으로 부른다. '개'라는 의미는 들판을 뜻하는 의미다. 속명은 가짜라는 뜻의 Pseudos와 별꽃이란 Stellaria의 합성어인 Pseudostellaria이다.

## 효능

기가 허한 증세, 앓고 난 뒤 폐기가 허해서 하는 기침, 비기가 허하여 입맛이 없을 때, 가슴 두근거림, 정신적으로 피곤하며, 건망증, 불면증 등에 쓴다. 개별꽃의 뿌리는 인삼의 효능에 버금가고 인삼에서 나타날 수 있는 부작용이 전혀 없다. 잎과 줄기는 위장병, 치질 등에 쓰인다.

## 질병에 따라 먹는 방법

꽃 피고난 뒤 늦은 여름부터 가을 사이에 뿌리줄기를 캐서 물에 씻어 그대로 끓는 물에 3~5분간 담갔다가 햇볕에 말린다. 맛이

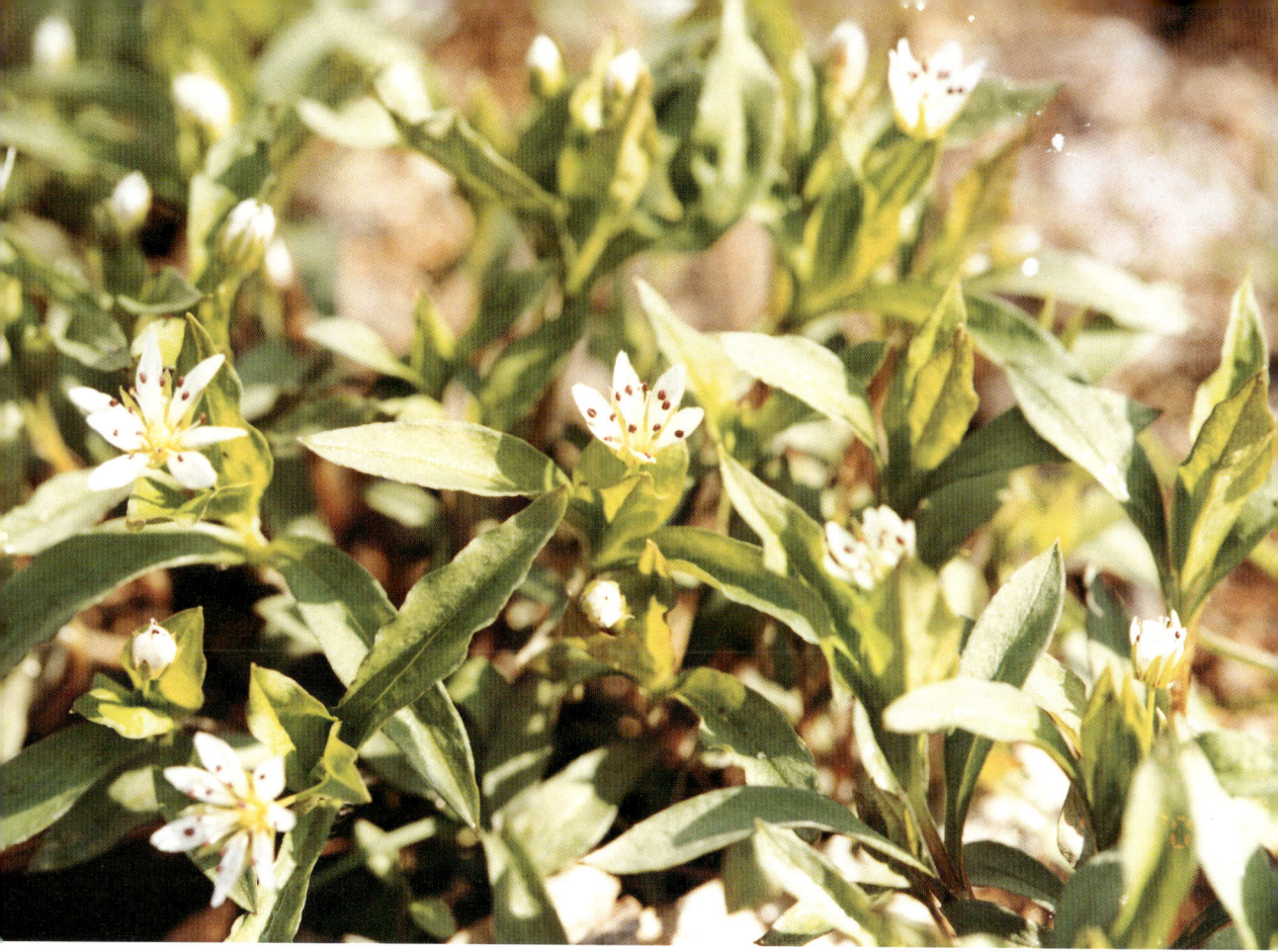

순하고 부드러워 어린순은 나물로 먹고 풀 전체를 약용으로 쓴다. 이른 봄에 어린 순을 캐어 나물로 하여 국에 넣어 먹는다. 가볍게 데쳐 찬물에 두어 번 헹구어 조리한다.

『본초비요』에 의하면 "태자삼은 기미와 쓰임새가 인삼과 같으며 형태는 가늘고 작지만 보익하는 성질은 인삼에 못지않다."라고 한다. 그늘진 산 숲 속 나무 아래 우거진 땅에서 자라고 성분으론 녹말 35%, 사포닌, 과당이 있다. 뿌리는 기를 보하고 위를 튼튼히 하며 열을 내리고 음기를 보충하는 효과가 있다.

### 몸에 좋은 발효액

#### 개별꽃 발효액 담그기

초봄에 꽃이 피기 전 전초를 뿌리째 채취한다. 뿌리 흙을 잘 털고 물기를 뺀 뒤 잘게 잘라서 같은 전량의 1/2 정도되는 흑설탕으로 골고루 뿌리고 윗부분을 채워둔다. 1~2개월 지나서 그릇 밑 부분에 액즙이 고이면 잘 섞어 주면서 눌러둔다. 이때 흑설탕을 조금 윗부분만 뿌려둔다. 2~3개월 뒤에 즙액을 짜내 음용한다. 봄에 나오는 재료로서 다른 산야초와 섞어 발효액을 만들기도 한다. 허약한 체질도 별 무리없이 마실 수 있다.

# 대추나무

*Ziziphus jujuba Mill. var. inermis(Bge)*

- 분포 : 전국(재배) / 개화 : 6~7월
- 결실 : 9~10월 / 채취 : 열매
- 특징 : 성질은 따뜻하고 맛은 달다.
- 효능 : 활혈, 진해, 생진, 자양작용

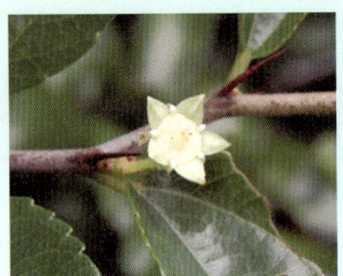

▲ 꽃받침 조각, 꽃잎, 수술은 각각 5개이고 암술은 1개이다.

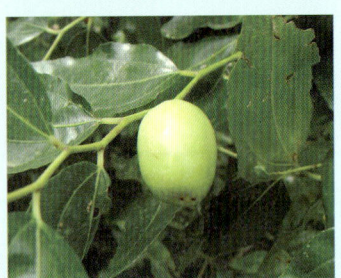

▲ 열매

🍀 대추나무 속을 나타내는 학명 지지푸스(Ziziphus)는 아랍어 '지존프'가 그리스어 '지지폰'으로 바뀌고 다시 바뀐 것이다. 한자로는 조(棗) 또는 대조(大棗)라 쓴다. '조(棗)'자는 '극(棘)'자가 가시를 뜻하듯 나무에 가시가 돋은 것을 상징한 글자이다.

## 생김새

대추나무는 갈매나무과에 속하는 낙엽성 관목으로 키가 5m 정도 자란다. 잎 아랫부분에 있는 탁엽이 변해서 생긴 가시가 있다.

4월에 작은 잎이 나오고 6~7월에 연한 녹색의 꽃이 핀다. 9~10월에 열매가 암갈색으로 익으며 타원형이다. 외과피는 얇은 가죽 같은 겉감이고 점착성이 있으며 갯솜같다. 내과피는 딱딱하고 속에 종자가 들어있다.

옛날부터 각지에서 재배되어 왔으며 원예종이 많다. 모든 약물을 조화시키는 것으로 사용되어 왔다. 열매가 많이 열리는 대추는 풍요와 다산의 의미가 내포되어 있다. 또한 혼례의 필수적인 과일로 다산을 기원하는 상징물로서 폐백에 쓰인다.

## 효능

**임산부의 자양강장제** 임부가 대추를 구워먹으면 태아가 튼튼하게 자라고 대추는 오장을 보하고 12경맥을 돕는다고 하였다.

**활혈·진해작용** 심장을 도와 혈액을 잘 돌도록 하고 신경을 안정시키며 기침을 멎게 하고 변비를 없앤다.

**피부미용에 효과적** 얼굴에 습기와 윤기를 더하는 미용식이기도 하다.

**생진·자양작용** 대추는 허약한 몸을 보하는 보약재이기도 하고 자양강장의 효능이 있어 응용범위가 매우 넓다. 복방에 배합하는 것은 물론, 식용으로 이용해도 보신, 건위, 생진, 소화의 효과를 돕는다. 독성이 없으며 건강한 경우에도 신체를 자양해서 식욕증진, 안면 촉진, 약성 조화의 효능을 발휘한다.

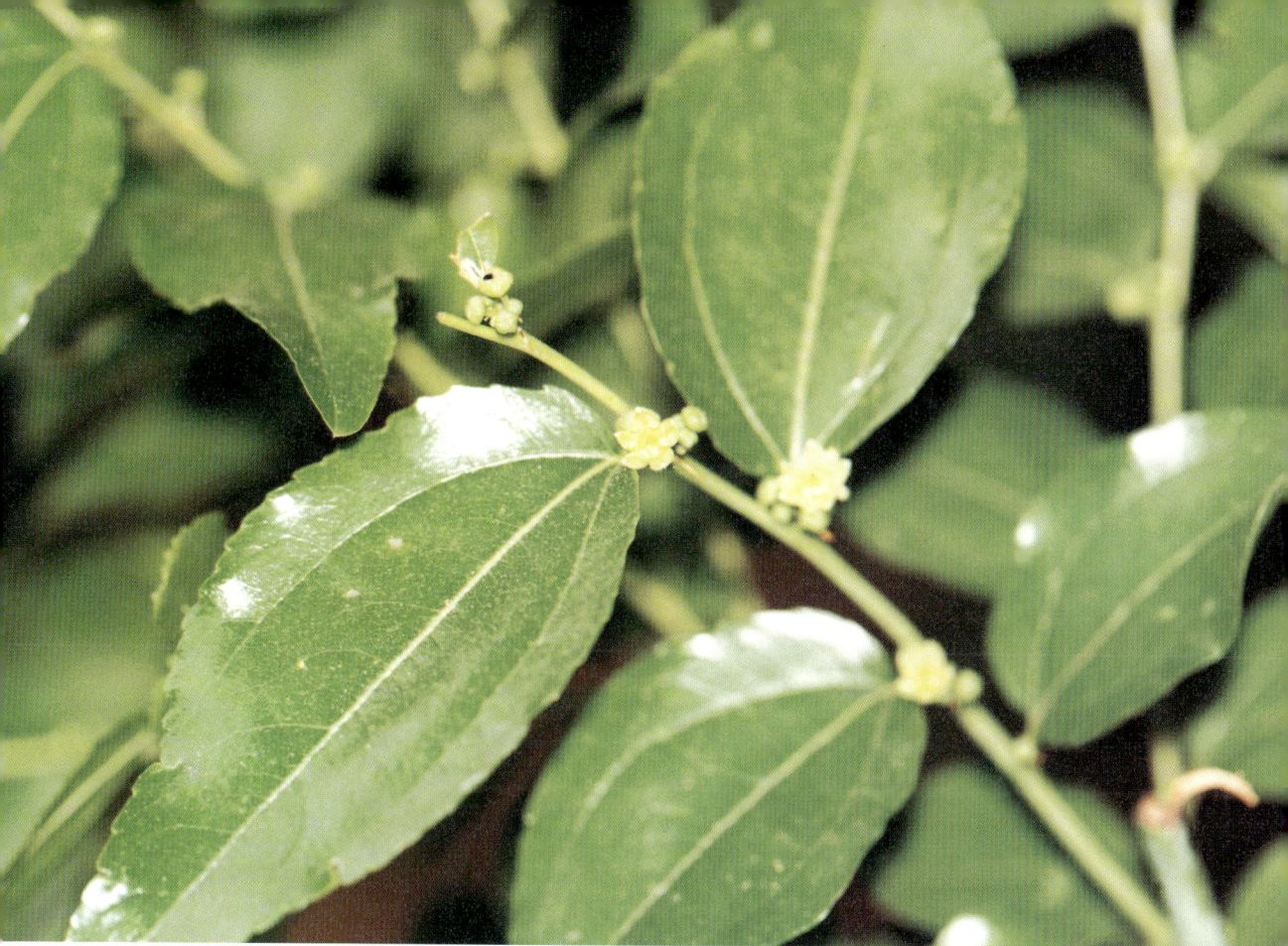

### 질병에 따라 먹는 방법

**각종 위장 질환에는** 위가 차고 허약해 통증, 식욕감퇴, 권태, 무력감이 반복적으로 일어나고 위산이나 청수를 토하는 증상을 치료하는데 하루에 대추 6개를 식사 후에 2개씩 먹으면 건위, 소식의 효과를 얻는다. 복방으로는 당삼, 백출, 부자, 사인과 함께 환제로 만들어 상복한다.

**위의 허한에 의한 구토가 수시로 일어나면** 위의 포창 증상이 있을 경우에는 대추 10개, 생강 12g 반하(강) 12g을 끓여 복용한다.

**여름에 더위로 인해 땀이 많이 나고 식욕이 없고 오심, 구토가 날 경우** 대추 6개, 곽향 12g, 생강 4g을 사용한다. 위내의 진액이 결핍되어 일어나는 오심, 위비창이 있으면 대추 6개, 맥문동 12g, 감초 4g, (강)반하 12g을 복용하면 진액이 생기고 오심이 멎는다. 지사 효과가 있어 평소에 위장이 약한 사람이 음식을 잘 못 먹어 설사를 할 경우에 백훈과 같이 환으로 만들어 복용하면 좋다.

**진액 부족으로 마른 기침이 나오고 기침 소리가 클 때에는** 사삼, 현삼, 맥문동을 넣으면 좋다.

# 두충나무

*Eucommia Ulmoides Oliber*
두중, 사면목

- 분포 : 재배 / 개화 : 4~5월
- 결실 : 9~10월 / 채취 : 나무 껍질
- 특징 : 성질은 따뜻하고 맛은 약간 맵고 달다.
- 효능 : 보양, 자양강장, 지혈작용

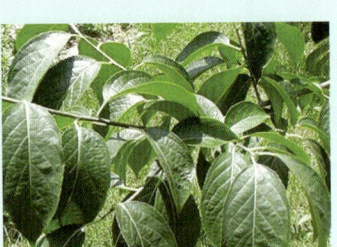

▲ 잎은 어긋나 달리고 달걀 모양의 타원형으로 끝이 뾰족하며, 가장자리엔 잔 톱니가 있다.

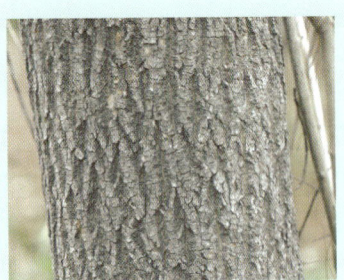

▲ 수피(나무 껍질)

 두충을 시중에서는 특효약으로 선전하나 더운 체질은 조심해서 써야 한다.

## 생김새

두충(杜仲)은 느릅나무과의 낙엽 지는 큰키 나무로서 높이가 10㎝ 정도 자라며, 껍질은 회색이다.

꽃은 잎보다 먼저 나오며 그 해에 나오는 가지의 끝에 모여 달리고 화피가 없다. 열매는 두껍고 반질반질한 날개가 있는 소견과로 길이가 3~4㎝이며 9~10월에 성숙한다.

재배를 하는 약재로서 두충나무의 껍질을 '두충' 이라하고, 얇은 나무 껍질을 손으로 잡아당기면 하얀 실이 당겨진다. 이것은 고운 섬유질이기 때문에 두충을 '사면피(絲棉皮)' 라고 한다. 수피에는 gutta-percha를 함유하고 있으며, 두꺼우며 꺾으면 흰 실이 많은 것이 품질이 좋은 것이다. 이 약은 대재 판상(板狀)이며 두께는 3~7㎜이다. 바깥 면은 회색 또는 어두운 회색이며, 안쪽 면은 평활하고 어두운 갈색을 띤다.

## 효능

**보양강장제** 두충은 보익의 범위가 아주 넓다. 비뇨기계의 가벼운 만성 질환에 좋으며, 풍습 제거와 허리의 근력을 증강시킨다.

**강하고 지속적인 강압작용** 동맥경화성 고혈압, 빈혈성 고혈압, 신장성 고혈압 등에 쓰면 좋다.

## 질병에 따라 먹는 방법

두충은 4~6월 사이에 15년 정도 되는 나무의 껍질을 벗겨 겉껍질을 벗겨내고 깨끗이 씻어 네모나게 썰어 말려서 쓴다. 약재로 쓸 때는 섬유질을 끊어주기 위해 두충 껍질을 소금물에 담근 후 약한 불에 살짝 볶아 끓여서 그늘에서 말려 쓴다.

**성기능 감퇴가 시작되면** 보골지, 토사자, 육종용, 육계 등을 같이 쓴다.

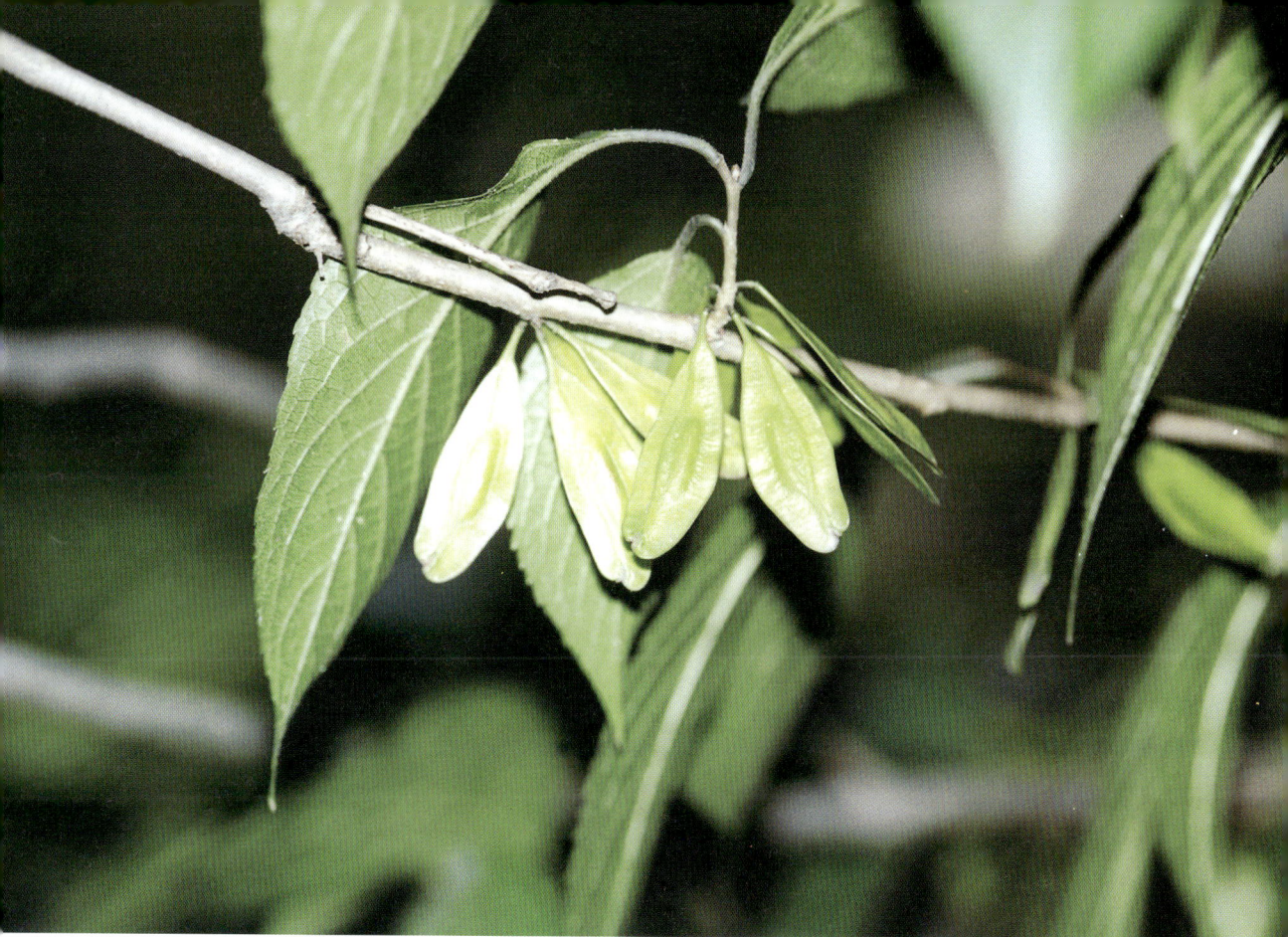

**몽정에는** 복분자, 익지인, 모려와 같이 쓴다.

**허리 아픈 데에는** 허리에 산통(疝痛)이 있고 항상 무력감을 느끼며 가벼운 근육 위축에는 구척, 상기생, 천속단, 황기, 단삼, 당귀, 현호색 등과 같이 쓴다.

**만성 관절 류머티즘에는** 오랫동안 낫지 않고 근육 위축과 마비가 발생하면 두충을 군약(君藥)으로 토사자, 배해 등을 쓴다.

**중풍에는** 뇌혈관 파열로 반신불수가 되어 고혈압을 수반하는 경우에 황기, 조구등, 단삼, 천마, 계혈 등과 같이 쓴다.

**월경이상에는** 월경과다나 자궁 기능성 출혈로 허약해지면 황기, 산마, 백출, 비해를 배합한다.

### 몸에 좋은 약차

**두충차**

**[끓이는 법 1]**
[재료] 〈이틀 분〉 두충 10g, 감초 10g, 물 1ℓ, 꿀이나 설탕 약간
❶ 두충은 잘게 찢어 물에 씻고 감초도 물에 씻어 물기를 뺀다.
❷ 차관에 두충과 감초를 넣고 물을 부어 끓인다. 끓기 시작하면 불을 줄인 후 은근히 오랫동안 달인다.
❸ 건더기는 체로 걸러 내고 국물만 찻잔에 따라 낸 다음 꿀이나 설탕을 타서 마신다.

**[끓이는 법 2]**
[재료] 두충 20g(두충 잎은 50g), 물 500㎖
❶ 두충이나 두충 잎을 깨끗이 씻어 물기를 뺀다.
❷ 차관에 재료를 넣고 약한 불로 은근히 달인다.
❸ 체로 건더기를 건져 내고 국물은 식힌 후 냉장고에 보관한다.
♣ 꿀을 약간 타서 마시면 더욱 좋다.

# 개암나무

*Corylus heterophlla Fisher var. thumbergii Blume*
진수(榛樹)

- 분포 : 산 / 개화 : 3~4월
- 결실 : 9~10월 / 채취 : 열매
- 특징 : 성질은 평이하고 맛은 달다.
- 효능 : 자양강장

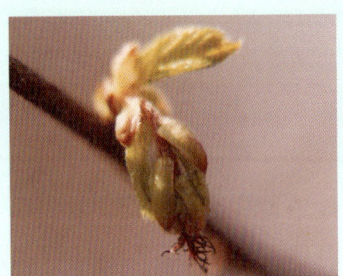

▲ 암꽃

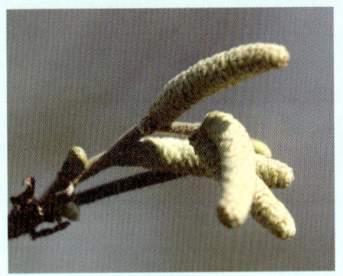

▲ 수꽃

### ♣ 헤이즐넛

개암나무 열매는 '헤이즐넛(Hazel Nut ; 향커피)'이라 하며 유럽에서 농경민들에게 매우 중요한 생명의 양식이었을 뿐만 아니라 인간과 동물의 다산성(多産性)을 상징하는 나무로서 오래전부터 신성시되었다. 최근에는 개량종인 헤이즐넛이 도입되어 이용된다. 우리나라에서도 예부터 귀중한 구황식물로 여겨졌다.

## 생김새

개암나무는 자작나무과의 잎이 지는 넓은 잎의 작은키 나무로 높이가 5m까지 자란다.

껍질은 회색빛이 도는 갈색이고 줄기는 여러 개가 올라와 포기처럼 된다. 작은 가지에 털이 있고 잎은 넓은 타원형으로 끝이 약간 무디고 몇 개로 갈라지며 가장자리에 불규칙한 잔 톱니가 있다. 윗부분은 들쭉날쭉하며 끝은 뾰족하다. 밑 부분은 심장 모양이다.

암꽃과 수꽃이 한 몸에 같이 있는데 수꽃은 지난 가을에 2~3개씩 나와 자루 없이 가지에 붙어 있던 것이 잎보다 먼저 이삭 모양으로 늘어지며 암꽃차례로 뾰족하며 붉은 암꽃은 겨울 눈 같으며 가지 끝에 위를 향해 3~4월쯤 새순처럼 핀다.

암술대는 2갈래지고 암술머리가 밖으로 나오며 잎처럼 생긴 꽃받침으로 둘러싸여 있다. 열매는 2~6개가 모여 달리거나 1개씩도 달리며, 열매의 껍질은 종 모양이며 잎처럼 둘러싼다.

비슷한 종류로 난티잎개암나무, 참개암나무, 물개암나무 등이 있다.

참개암나무는 개암나무의 잎의 크기와 비슷하다. 대체로 갸름한 달걀꼴이고 잎 위쪽에는 큰 겹톱니가 있고 끝이 급하게 꼬리처럼 뾰족해진다. 열매를 둘러싸고 있는 총포는 통 모양으로 1~3개가 모여 나며 길이가 3~5cm로 끝부분이 좁아지고 갈라져 있다. 난티잎개암나무는 잎 끝부분이 거의 일직선으로 자른 모양을 한다. 열매의 폭이 1.5~2cm로서 개암나무보다 약간 작다.

## 효능

한방에서는 개암나무를 신체허약, 식욕부진, 눈의 피로, 현기증에 쓴다.

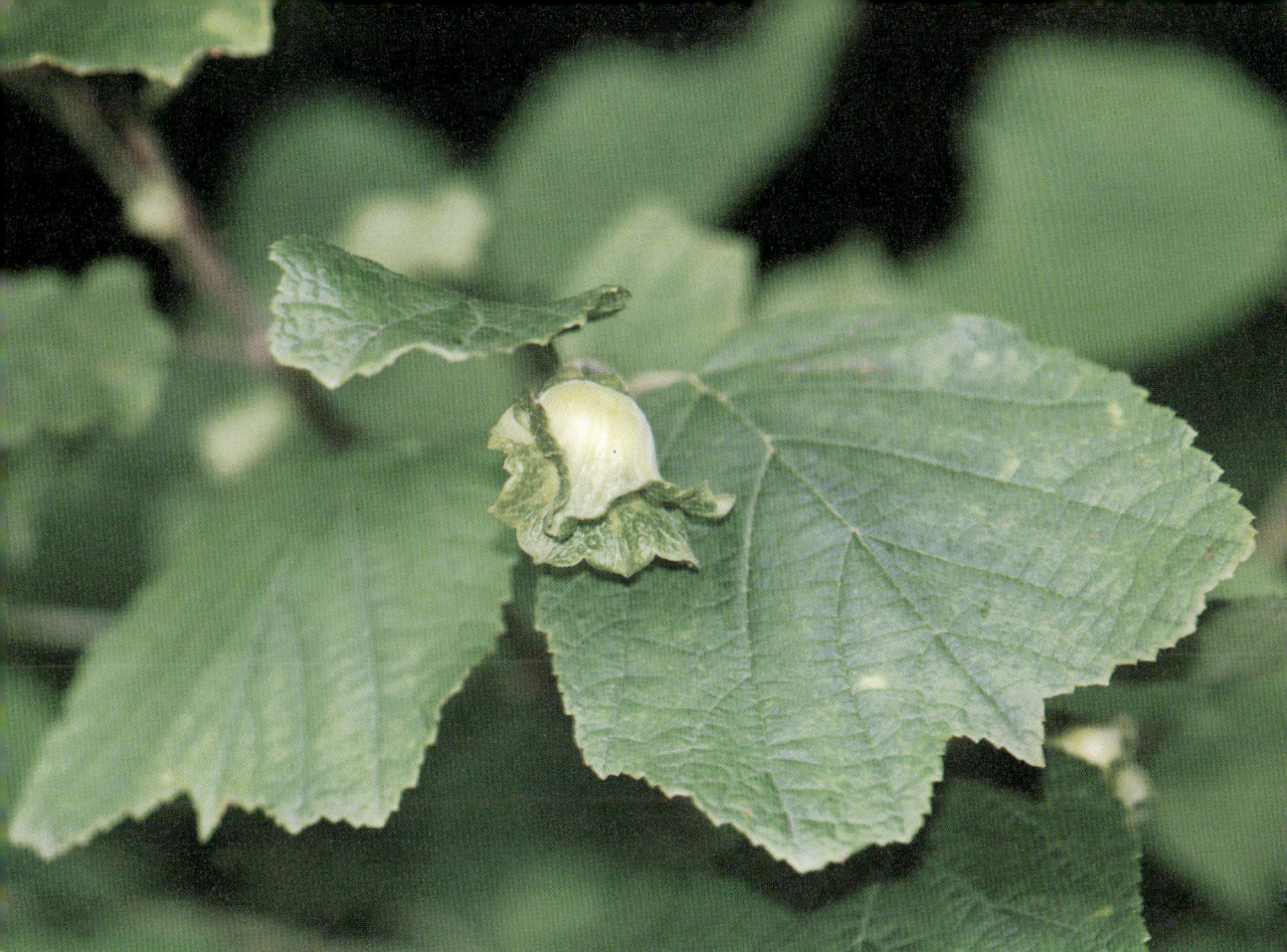

▲ 열매

## 🎲 질병에 따라 먹는 방법

**식용법** 개암나무는 이용방법도 다양하여 가루로 저장하며 찹쌀가루와 배를 섞어 떡을 만들기도 하고 밤의 대용으로 썼다. 또 기름을 따서 식용유로 쓰고 자양제로도 이용되어 왔다.

예전에는 개암의 겉껍질과 속껍질을 벗겨 알맹이에 밀가루와 설탕을 발라서 개암사탕을 만들었으며, 개암 알맹이를 넣은 장을 담가 오래 묵혀 먹는 간장인 개암장도 만들었다.

**환자에게는** 개암즙에 쌀을 갈아 넣고 죽을 쑤어서 먹이는 개암죽도 있었다.

> 『동의학사전』에 개암나무는 위를 든든하게 하고 입맛을 돋우며 눈을 밝게 하고 기(氣)를 보한다. 앓고 난 뒤나 입맛이 없을 때 쓴다. 수꽃이삭은 구충약으로 쓴다."고 한다.

# 가시연꽃

*Euryale ferox Salisb.*
검실(芡實)

- 분포 : 강원이남 물가 / 개화 : 7~8월
- 결실 : 10월 / 채취 : 열매
- 특징 : 성질은 따뜻하고 맛은 달다.
- 효능 : 자양, 보신, 건비작용

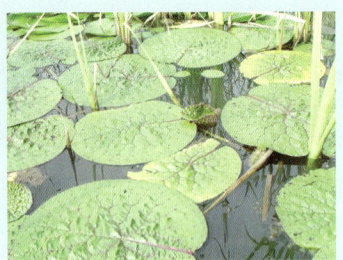

▲ 속명은 그리스어의 '넓다' 라는 뜻을 가진 말에서 유래되었으며 종명은 '가시가 많다' 라는 뜻이다.

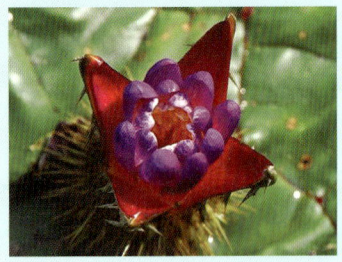

▲ 봄이 지나가면서 여름에 물밑에서 돌돌 말려 있다가 한꺼번에 전체에 가시가 퍼져 나오고 빨리 자란다.

### ♣ 법제하는 법

중불로 솥을 가열한 후 정량의 밀기울을 골고루 집어넣고 밀기울이 타고 진한 연기가 날 때를 기다렸다가 검실을 집어넣고 빨리 저으면서 볶는다. 겉에 조금 누런색이 돌면 꺼내 체로 쳐서 탄 밀기울을 제거하고 시원한 그늘에 넣어 쓴다. 건비지사(健脾止瀉)의 작용이 증가된다.

## 생김새

가시연꽃은 전 세계에서 오직 1속 1종만 있는 귀한 식물이다. 경기도와 강원도 이남의 못에서 드물게 자라는 수련과의 한해살이 수초로서 대형이다.

근경은 짧고 수염뿌리가 많이 나온다. 잎은 뿌리에서 나오며 수상엽은 둥근 방패형으로 지름이 20~120㎝이며 표면은 주름지고 광택이 나며 뒷면은 흑자색이고 맥이 두드러진다. 양면의 맥 위에 가시가 나고 잎자루가 길다.

7~8월에 가시가 돋은 긴 꽃대가 자라서 끝에 지름 4㎝의 보랏빛 꽃이 1개 달리고 낮에는 벌어지고 밤에는 닫힌다. 꽃받침은 4장이고 녹색이며 밑 부분은 통형이다. 꽃잎은 많으며 꽃받침보다 작고 밝은 자주색이다. 열매는 길이가 5~7㎝로서 꽃이 달리는 모양 그대로 익어 주먹만큼 커진다. 타원형 또는 구형이며 겉에 가시가 있고 끝에 꽃받침이 뾰족하게 남아 있다. 가시투성이의 열매가 조금씩 열리면서 종자가 나온다. 종자는 거의 둥글며 육질의 종의로 싸이고 과피는 흑색이며 딱딱하고 배유(배젖)는 백색이다. 1년생 수초이므로 개체수의 변화가 심하다.

## 효능

**자양과 보신식물** 단백질, 탄수화물, 칼슘, 철 등을 함유하고 있어 영양 가치가 매우 높다.

**식용법** 검실에 대추, 땅콩, 연자 및 설탕을 가미해 찌면 되는데, 이들 식품들은 허약한 체질을 가진 사람에게 적합하다. 죽을 쑤어 먹을 때는 멥쌀과 검실 가루를 2 : 1로 섞어 끓여 죽을 쑨다. 공복에 먹으면 좋다. 그밖에도 찹쌀과 연자를 섞어 죽을 쑤거나 떡을 만들어 먹으며 검실을 가루 내어 꿀에 반죽하여 다식을 만들어 먹으면 기력을 증진시키고 눈과 귀를 밝게 한다고 한다.

**남성의 유정치료** 검실은 유정을 막는 작용도 한다.

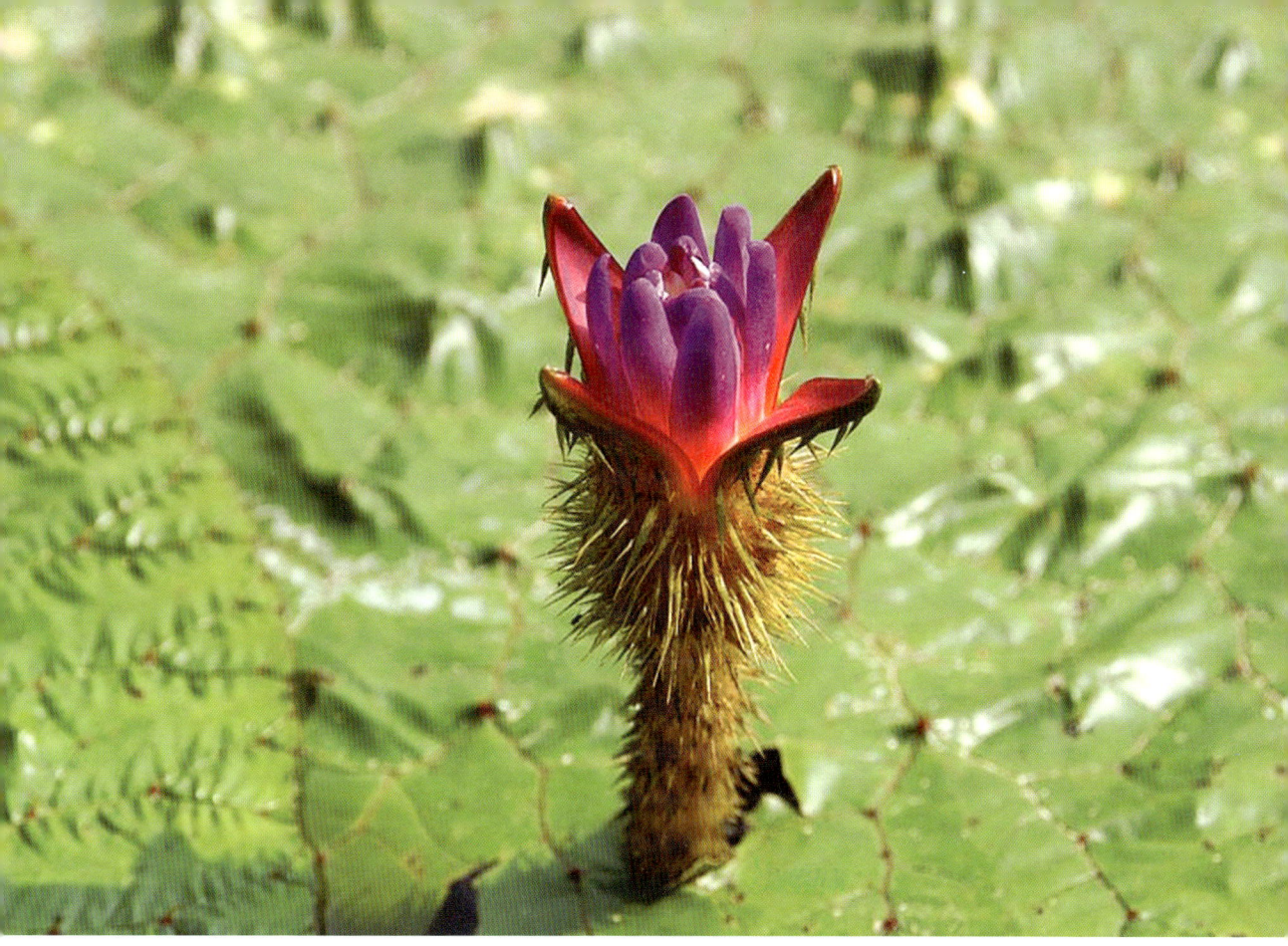

**축뇨·지사·지리작용** 마려운 소변을 참을 수 있도록 배뇨 이상을 치료하며 설사, 이질 등을 치료한다.

## 질병에 따라 먹는 방법

**유정에는** 유정초기에 습열이 원인일 경우에는 모려, 택사, 차전자, 금앵자 등을 가미해 사용하면 좋다. 유정이 3개월 이상 지속되어 체력이 약화되고 허열이 뜨면 금앵자와 육미지황환을 가미해 사용한다.

**요실금, 빈뇨, 소아의 야뇨증에는** 빈뇨 및 단백뇨가 없어지지 않는 것은 만성 신염의 주요 증상인데 이때에 산약, 황기, 백출 등을 배합한다.

**백대하에는** 체력이 허약해 생긴 백대하가 자주 나오면 검실은 식이요법으로 사용한다. 백대하가 빈번하고 색이 흰색이면서 냄새가 없으며 기력이 없고 하지에 부종이 나타나는 것은 빈혈환자 또는 만성 염증에 의해 일어나기도 한다. 이 경우에 검실을 대량으로 사용하며 여기에 산약, 당삼, 백출, 복령을 가미한다.

**설사에는** 장기간 설사가 멎지 않고 기름진 것을 먹으면 설사가 심해지고 영양 흡수가 나빠지므로 신체가 허약한 경우에는 검실에 편두와 연자를 가미해 쪄서 먹는다.

# 광나무

*Ligustrum japonicum Thunberg*
여정목(女貞木), 여정자(女貞子)

- 분포 : 남부지방 / 개화 : 5~7월
- 결실 : 10월 / 채취 : 열매나 잎 부위
- 특징 : 성질은 서늘하고 맛은 달고 쓰다.
- 효능 : 자양강장

## 생김새

광나무는 전남, 경남의 해안 지역에서 주로 자라며 물푸레나무과에 속한다.

높이는 2~5m 정도 곧게 자라고 가지는 많이 치며 회색 또는 회갈색이 나며 잎은 마주나며 잎의 모양은 넓은 계란꼴로 두껍고 광택이 난다. 꽃은 6~7월에 흰빛으로 피고 향기가 있다. 열매는 10월에 까맣게 익어 오랫동안 달린다. 길이가 약 1cm되며 쥐똥나무열매와 비슷하다. 열매를 '여정자', '여정실'이라 부른다.

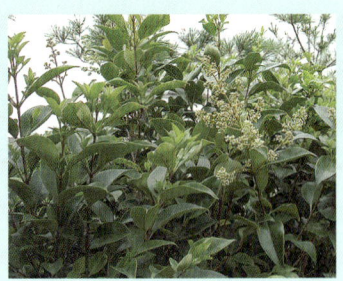
▲잎 끝은 뾰족하고 잎 뒷면에 희미한 잔 점이 있다. 잎자루는 붉은 빛을 띤 갈색이다.

## 효능

과피의 성분에는 올레아놀산 등의 트리테리펜, 크실리톨, 만니톨, 등이 들어있고 종자에는 지방유가 있는데 그 중에는 팔미틴산, 스테아린산, 리놀렌산이 있다. 잎은 말려서 목욕제로 쓰는데, 풀독, 옻독 등의 가려움증이나 습진에 좋다.

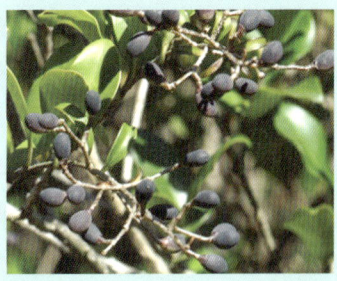
▲ 열매

**여정자는 자양강장약** 성질이 온화하여 완만하게 작용한다. 자음을 보충하는 작용이 광범히 해서 머리 아프고, 어지럽고, 귀가 울리거나, 잘 들리지 않을 때, 사지가 마비될 때 등에 쓴다. 술로 법제를 하면 보음하는 기능이 더욱 증강된다.

**수면을 돕는다** 신경쇠약을 치료하고 뇌를 건강하게 하여 편안히 잠을 자게 한다.

**혈압강하, 동맥경화 예방** 혈압을 비교적 천천히 내리며, 콜레스테롤을 감소시킨다. 안과에서도 사용된다.

**유정 및 백대하 치료의 보조약**

**만성 기관지염 치료**

### ♣ 제주광나무

제주광나무는 당광나무로 알려져 있고, 광나무 보다 높이 자라고 피목도 더욱 뚜렷하다. 꽃피는 시기는 광나무가 제주광나무 보다 한달 정도 빠르다. 열매는 제주광나무가 더 둥글다. 크기는 비슷하다. 제주광나무의 잎줄은 뚜렷하게 보인다. 제주광나무는 한자로는 '당여정(唐女貞)'이라 부른다.

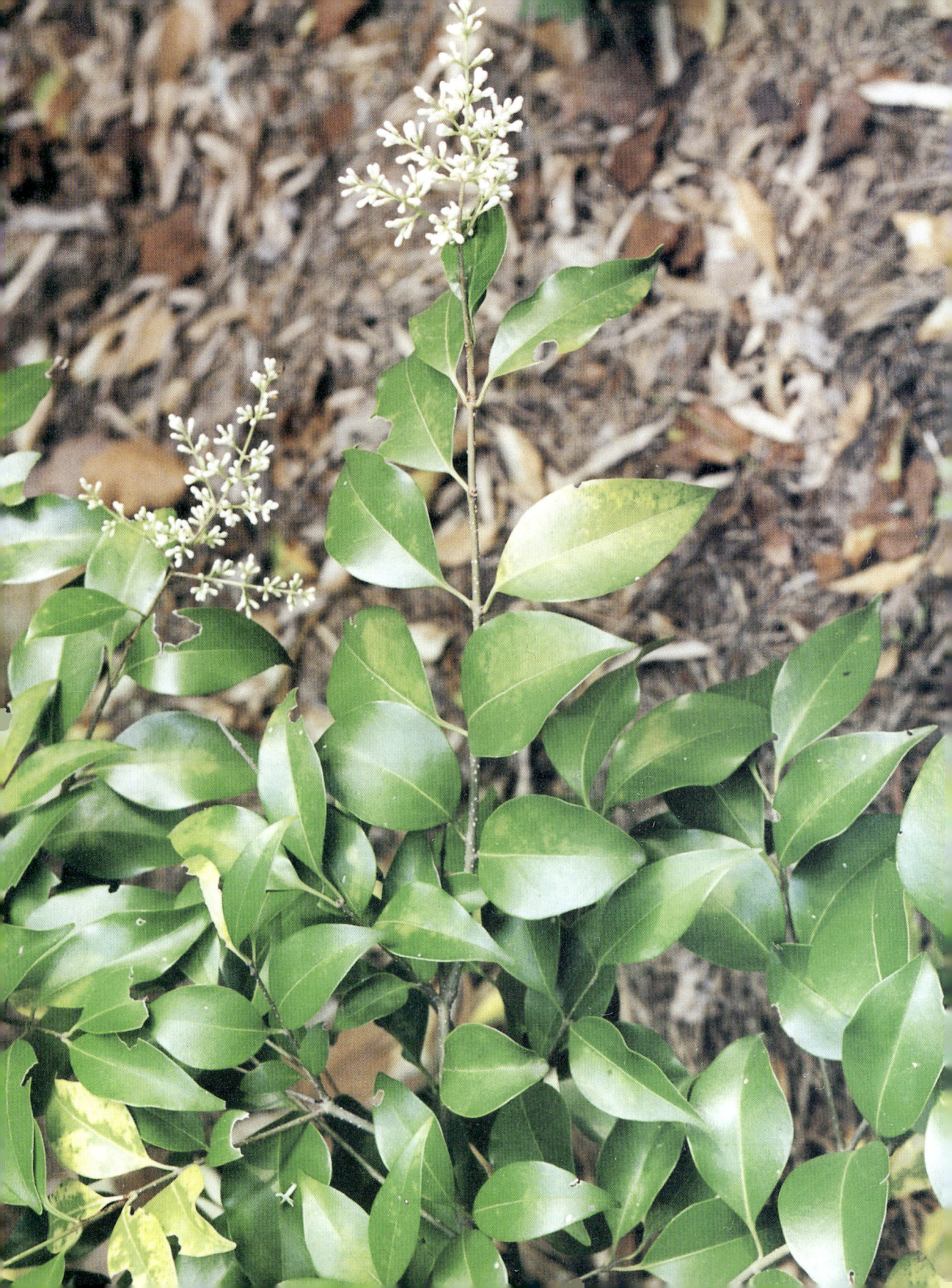

### 🌸 질병에 따라 먹는 방법

**입안이 헐거나 종기에는** 잎을 달여서 그 물로 씻는다. 각종 부스럼에 잎을 삶아 그 물로 환부를 씻거나 잎을 찧어서 물과 반죽하여 바르면 치료된다.

**불면증에는** 꿈이 많고 기억력이 감퇴된다면 여정자에 오미자, 산조인, 백자인, 복신 등을 같이 쓰면 좋다.

**탈모, 백발, 점점 야위어 가면** 하수오, 산조인, 당삼 등을 넣어 쓴다.

**만성 간염에는** 간 기능이 악화되고 황달 증상이 장기화하여 식욕이 감퇴하며 간장부위에 은근히 통증이 있는 경우에는 여정자에 백작약, 당삼, 산약 등을 배합하여 사용한다.

**여정자주 담그기**

까맣게 익은 열매를 동지 무렵에 따서 물에 깨끗이 씻어 물기를 빼고 그릇에 담아 재료의 3~4배 정도의 술을 붓고 밀봉하여 냉암시켜 6개월 정도 두었다 걸러 아침저녁으로 마신다.

---

### ★ 분말 만드는 법 ★

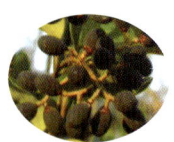

**열매**는 12~1월 경에, 잎은 1년 중에 어느 때도 채취가 가능하다. 열매는 쪄서 건조시킨 후 냄비에 넣어 약한 불로 잘 섞어가며 볶는다. 향기로운 냄새가 나기 시작하면 불에서 내려 분쇄기로 간다. 가루는 뜨거운 물에 타서 마신다.

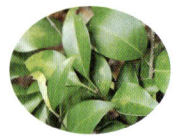

**잎**은 물로 깨끗이 씻은 다음 바람이 잘 통하는 그늘에 펼쳐놓고 밀면 분쇄기에 넣고 갈게 되면 녹색의 고운 분말이 나오는데 이는 용기에 보관한다. 1일 3회 작은 스푼 삼분의 일씩을 따뜻한 물에 타서 마신다. 따뜻한 밥에 섞어 먹어도 된다.

### ★ 막걸리로 법제하는 법 ★

**막걸리를** 용기에 담긴 열매에 부어 고루 축인 다음, 막걸리가 스며들도록 2~4시간 밀폐해 두었다가(5 : 1) 그릇에 담아 밀봉하여 솥에 넣고 센 불로 약 12~24시간 정도 중탕하여 술이 다 흡수되고 흑색으로 윤이 나면 꺼내어 햇볕에 말린다. 신장을 자음하는 작용이 증가된다.

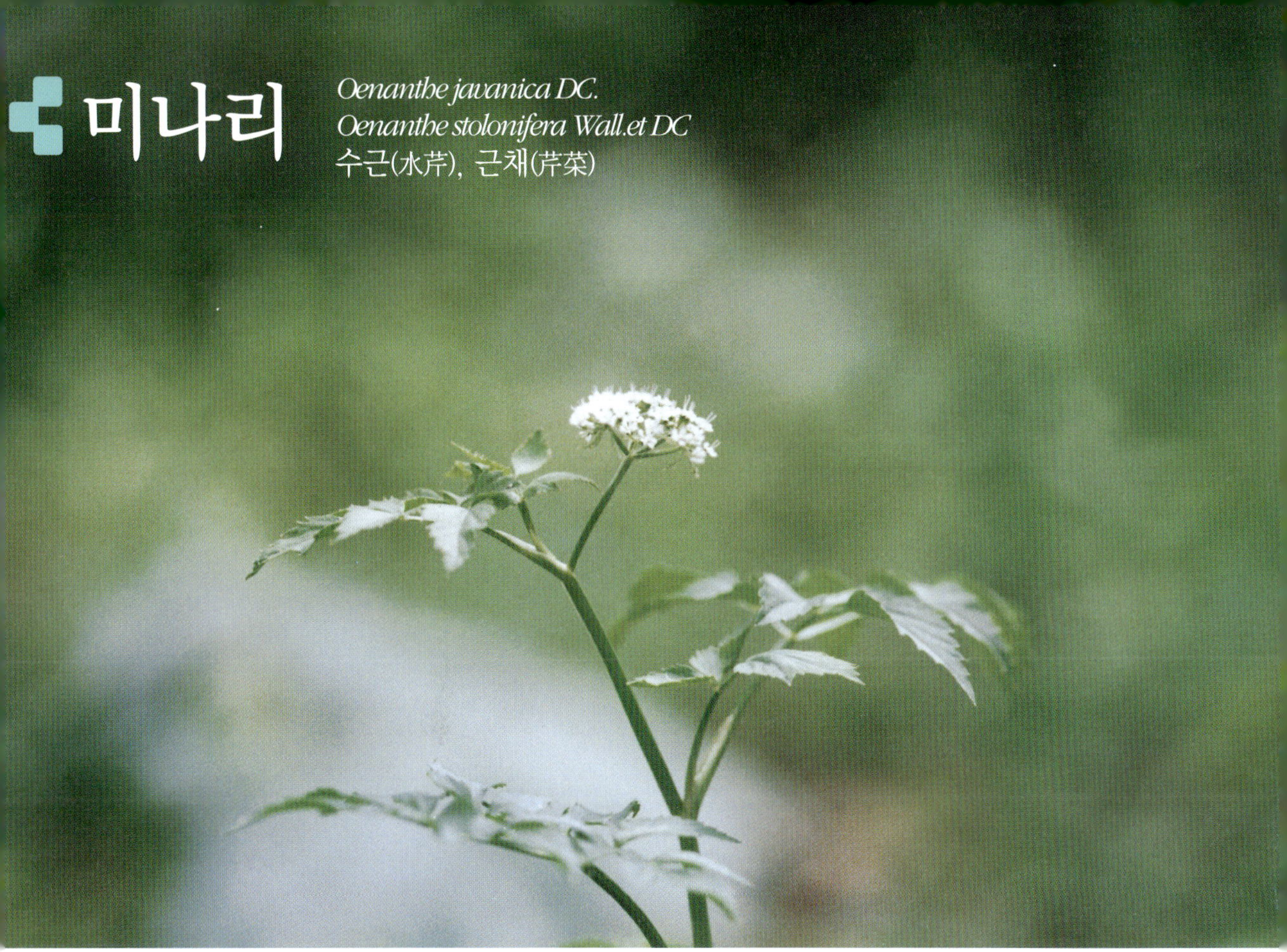

# 미나리

*Oenanthe javanica DC.*
*Oenanthe stolonifera Wall.et DC*
수근(水芹), 근채(芹菜)

- 분포 : 산(재배) / 개화 : 7~9월
- 결실 : 10월 / 채취 : 전초

- 특징 : 성질은 평이하고 맛은 달다.
- 효능 : 자양강장, 해독, 진해작용

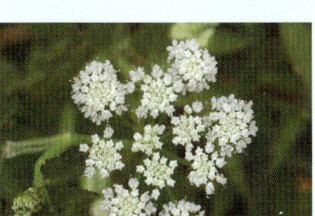

 생김새

미나리는 습지나 물가에서 자라는 산형과(미나리과)의 여러해살이풀이다. 전국 각지에 널리 분포하고 있으며 오래 전부터 재배를 많이 한다. 줄기는 속이 비었고 높이가 50~80cm며 털이 없이 매끈하다. 땅을 기는 가지 줄기가 있고 향내를 풍긴다. 뿌리가 하얀 수염뿌리다. 잎은 1~2회 깃 모양으로 갈라지고 소엽은 달걀꼴이고 길이가 1~3cm 며 가장자리에 톱니가 있다.

줄기의 윗부분에서 갈라진 5~15개의 가지 끝마다 10~25개로 꽃자루가 갈라지고 흰 꽃이 우산처럼 7~8월에 달린다. 미나리의 학명 Oenanthe는 그리스어로 '술'이란 의미를 가지고 있는 oinos와 꽃의 의미를 가지는 anthos의 합성어로 미나리가 향기가 있기에 붙여진 이름이다.

예전에는 담수(논) 재배하였으나 최근에는 신생번식에 의한 밭 미나리 재배를 주로 한다. 비슷한 식물로 독미나리가 있는데 역시 습지에서 잘 자라고 땅속줄기가 녹색으로 굵고 마디가 있다. 마디 사이가 죽순 모양으로 비어 있고 밑 부분에 달린 잎은 삼각형의 달걀 모양이고 잎자루의 길이가 30~50cm다. 미나리는 '물에서 자라는 나리'란 뜻이다. 봄을 상징하는 식물로서 잎과 줄기에서는 독특한 향기를 지닌다.

### ♣ 독(毒)미나리

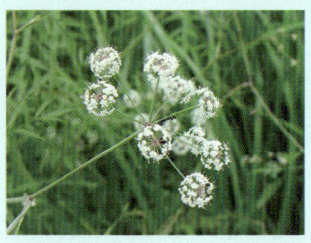

독미나리는 '시쿠톡신(cicutoxin)'이라는 성분이 있어 먹으면 경직성 경련이 일어나므로 조심해야 한다. 반드시 바르는 약으로만 쓴다. 주로 피부암에 쓴다. 뿌리가 특히 유독하다. 굵고 녹색이며 뚜렷한 마디가 있다. 뿌리를 자르면 누런빛을 띠는 유액이 나오는데 공기 중에서는 까맣게 된다.

## 효능

미나리 속에는 단백질, 탄수화물, 지방, 비타민 A, 비타민 B류 및 비타민 C, P등이 들어 있어 중년 이상의 고혈압, 혈관 경화증, 노이로제, 신경쇠약증에 좋다.

**몸의 열을 식힌다** 미나리는 간장의 열을 없애고 혈압을 낮춘다. 그래서 고혈압 환자들이 즐겨 찾는 식품이다.

**머리를 맑게 한다** 정신과 마음을 안정시켜 식욕을 증진시킨다.

**해독·진해작용** 폐를 윤택하게 하여 기침을 멈추게 한다.

### ♣ 미나리가 오염된 곳에서 잘 자라는 이유는?

미나리는 해독 및 중금속 정화작용이 있어 가래를 삭히며 기관지와 폐를 보호하는 효능이 있다. 그렇기 때문에 하수처리장, 축산 폐수장 오·폐수 수질정화물질로 미나리를 많이 보급하고 있다. 최근 수년간 미나리의 중금속 해독 및 수질정화기능이 속속 밝혀지고 있다. 매연이나 먼지가 많이 발생하는 곳에서 일하는 사람은 미나리를 자주 먹는 것이 좋다고 한다. 또한 복어탕에 미나리를 넣는 이유도 복어의 독을 미나리가 중화시키는 작용을 하기 때문이다. 복어탕과 미나리는 궁합이 맞는 식품이다.

## 질병에 따라 먹는 방법

**월경불순에는** 미나리를 짓찧어 즙을 내어 하루에 1컵씩 마신다.

**목이 쉬고 아프면** 미나리즙에 꿀을 타서 먹는다.

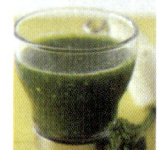
▲ 미나리즙액

**땀띠, 동상에 걸리면** 잎을 주물러 생즙으로 마사지 하면서 환부에 바른다. 차가운 물과 뜨거운 물에 환부를 교대로 담그고 나서 생즙을 바르고 문지르면 한층 좋다.

**열병을 앓고 난 뒤 빠른 회복을 원하면** 미나리를 달여서 마시면 회복이 빠르다.

**잇몸에서 피가 나거나 코피, 피를 토하면** 미나리로 생즙을 내서 마시면 효과가 있다.

**구토와 설사를 하면** 미나리 삶은 물을 자주 마시면 속이 가라앉고 설사도 맺는다. 미나리 줄기를 뿌리째 다듬어 씻은 뒤 2~3cm가량 잘라 물을 붓고 달이다가 물을 반으로 졸아들면 체에 걸러 천천히 조금씩 복용한다. 잎과 줄기를 모두 약재로 쓴다. 가을에 채취하여 햇볕에 말려 쓰는데 쓰기에 앞서 잘게 썬다. 생것을 쓰기도 한다.

> 『동의보감』에 "미나리는 갈증을 풀어주고 머리를 맑게 해주며 술 마신 뒤의 열독을 다스리며, 대·소장을 편안하게 해주는 등 신진대사를 촉진시켜 주는데다가 여성의 월경과다증, 냉증 등에도 좋다."고 기록되어 있다.

# 산수유

*Cornus officinalis S. et Z.*

- 분포 : 중부지방 / 개화 : 3~4월
- 결실 : 8~10월 / 채취 : 열매
- 특징 : 성질은 약간 따뜻하고 맛은 시고 떫다.
- 효능 : 자양강장, 보신작용

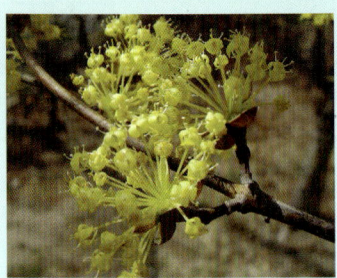

▲ 산수유나무는 생강나무와 곧잘 혼동되기도 한다. 둘 다 잎이 돋기 전에 노란색 꽃이 피며 꽃이 피는 시기도 비슷하기 때문이다.

### ❀ 말린 열매 산수유

말린 산수유 열매의 모습은 불규칙한 주름이 많은 조각으로 주머니 모양이거나 납작한 통 모양이다. 햇것일수록 자홍색에 광택과 윤기가 있고 씨를 빼낸 터진 자리가 보이며 속은 비어 있다. 약간 단 맛이 있으면서 신 것이 품질이 좋다. 위품으로 갈매나무과의 전자조(滇刺棗)의 과피를 말린 것과 포도의 과피를 말린 것이 있으나 효능이 전혀 다르다.

## 생김새

산수유(山茱萸)는 중부지방의 산지에서 자생하던 식물로서 오늘날 전국에서 관상용으로 흔하게 심고 약용식물로 재배하는 산수유과의 낙엽지는 작은 교목이다.

연한 갈색의 나무 껍질은 잘 벗겨지며 연한 녹색의 작은 가지에는 짧은 털이 나 있으며 역시 껍질이 잘 벗겨진다. 잎은 마주나며 주로 타원형이다. 잎의 표면은 녹색이며 밑으로 깔린 털이 있으며 뒷면은 연한 녹색이나 흰빛을 띠고 있다.

꽃은 3~4월경에 피며, 양성으로서 잎보다 먼저 피며 노란색이다. 꽃받침은 네 개이며 꽃잎은 피침형의 삼각형으로서 길이가 1.5cm쯤 된다. 열매는 7~8개월에 익으며 긴 타원형이다. 씨를 발라낸 과육을 '산수육'이라 하며, 예로부터 한방에서 귀중한 약재로 이용해왔다.

'수유(茱萸)'라는 말은 산수유 말고도 식수유, 약수유 등에도 들어간다. 식수유와 약수유는 오수유를 말하는 것이다. 산수유나무는 잎이 단엽이며 오수유나무는 잎이 기수우상복엽이다. 산수유는 꽃이 산형화서인데 반해 오수유는 산방화서이다.

## 효능

과육에는 코르닌 모로니사이드, 로가닌, 탄닌, 사포닌 등의 배당체와 포도주산, 사과산 등의 유기산이 함유되어 있고 그밖에 비타민 A와 다량의 당이 포함되어 있다.

**음기보양제** 음을 도우는 약물과 배합하여 간, 신, 음허의 증세에 사용하면 탁월한 효과가 있다. 〈육미환〉 등의 처방에 산수유가 주약이 된다.

**보신과 장양의 효능** 유정, 다한, 유뇨, 월경과다 등에 대해 고삽 효과를 갖는다. 또 혈압의 고저를 조정하며 간염을 치료하고 저

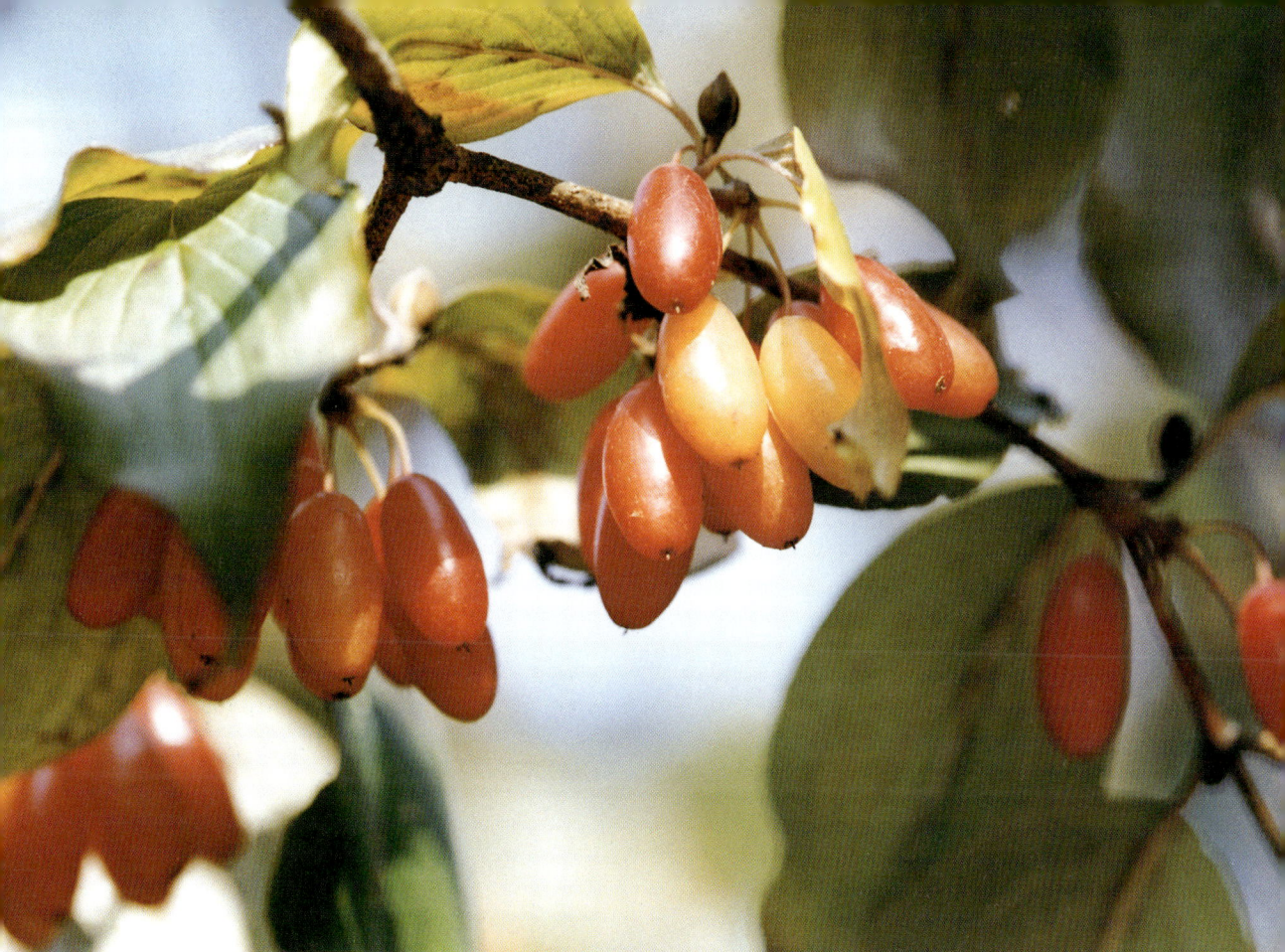

항력을 증강하는 작용도 있어 병후의 요양약으로 쓰면 좋다.

### 질병에 따라 먹는 방법

**각종 허약 증세에는** 두혼, 이명, 불면, 건망, 무릎과 허리가 시리고 아픈 증상과 유정이 있고 입속이 마르고 혀가 붉고 설태가 없는 경우에 숙지황, 구기자, 토사자, 산약을 넣어 쓴다.

**신경쇠약에는** 불면, 다몽, 기억력 감퇴, 두혼 등의 증상에 산조인, 백자인, 원지, 당삼을 넣어 환으로 장기 복용하면 좋다. 결명자를 넣어 쓰면 혈압과 혈중 지질의 저하에 효과가 있다. 구기자, 곡정주를 넣고 달여 자주 복용하면 시력에 좋다.

**피로에 따른 만성 용통, 류머티즘성 용통에는** 장기간 낫지 않고 근육이 위축되거나 무력한 경우에 두충, 당귀, 파극, 속단, 강활과 같이 쓰면 좋다.

**몸이 허약하여 도한이 있는 경우** 황기, 백자인, 산약을 넣어 쓰면 좋다.

**어린 아이가 땀을 많이 흘리는 경우**  체력이 허약하여 땀을 흘린다면 부소맥, 마황근을 넣어 쓴다.
**산후 쇠약에 따른 다한에는**  황기, 당귀를 닭에 넣고 고아 먹으면 좋다.

『약초의 성분과 이용』에서 산수유에 대해서 말하길 "익은 열매를 따서 불에 쪼이거나 뜨거운 물에 담갔다가 굳은 씨를 빼버리고 말린다. 열매에는 결정성유기산, 몰식자산, 사과산, 포도산 등이 있다. 열매껍질에는 이리도이드 배당체인 모르로니시드, 로가닌 등이 있다. 동의 치료에서 자양강장약, 수렴약으로 콩팥을 보하며 땀을 자주 흘리고 오줌이 조금씩 자주 나올 때 허리 아프거나 달거리가 고르지 않을 때 쓴다. 육미탕, 팔미탕 등의 보약 처방에 들어간다."로 한다.

『동의학 사전』에는 "맛은 시고 성질은 약간 따뜻하다. 간 신경에 작용한다. 간, 신을 보하고 유정을 낫게 하며 땀을 멈춘다. 약리 실험에서 뚜렷한 이뇨작용 혈압을 잠시 낮추는 작용, 단백질의 소화를 돕는 작용, 항암작용, 억균작용, 줄어든 백혈구 수를 늘리는 작용 등이 밝혀졌다. 신허로 허리와 무릎이 시큰거리며 아픈데 유정, 오줌을 자주 누는데, 음위증, 어지럼증, 귀울음, 귀머거리, 저절로 땀이 나는 데 등에 쓴다."고 한다.

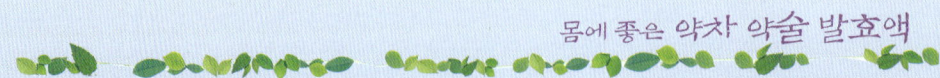

몸에 좋은 약차 약술 발효액

### 산수유차

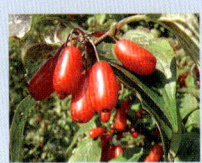

잘 익은 열매를 채취하여 깨끗이 씻어 햇볕에 약 일주일 말린 다음 산수유씨를 제거하고 다시 햇볕에 완전히 말린다. 산수유 150g을 생수 10ℓ에 넣고 강한 불에 1시간, 약한 불에 2시간 정도 달인다. 약이 1/3 정도로 남았을 때 걸러낸 후 감미해서 마신다.

### 산수유주

열매 100g을 소주 1.8ℓ와 함께 용기에 넣고 밀봉한다. 3개월 정도 두면 건더기는 걸러내고 하루 30~50g을 복용하면 몸의 신진대사를 촉진한다.

### 산수유 발효액 담그기

산수유 열매로 발효액을 만드는 방법은 아주 간단하며 효능 또한 어느 방법보다도 우수하다. 가을에 잘 익은 열매를 채취해서 우선 물에 잘 씻고 난 뒤 물기를 빼면서 살짝 말린 다음 용기에 산수유와 같은 양의 흑설탕과 함께 담고 밀봉하여 응달에 5~6개월 동안 두고 발효시켜 음용한다.

산수유의 효과를 높이자면 산수유의 씨를 제거해서 햇볕에 말려 둔 뒤 용기에 넣고 막걸리를 부어(5 : 1) 고루 축여 2~4시간 밀폐해 두어 술이 다 흡수되면 그릇에 담아 밀봉하여 솥에 넣고 센 불로 12~24시간 중탕하여 까맣게 윤이 나면 꺼내 햇볕에 말려 쓴다. 산성이 없어지고 간신을 보익하는 작용이 증가한다.

# 측백나무

*Thuja orientalis* L.
*Biota orientales* Endl.
측백엽, 백자인(柏子仁)

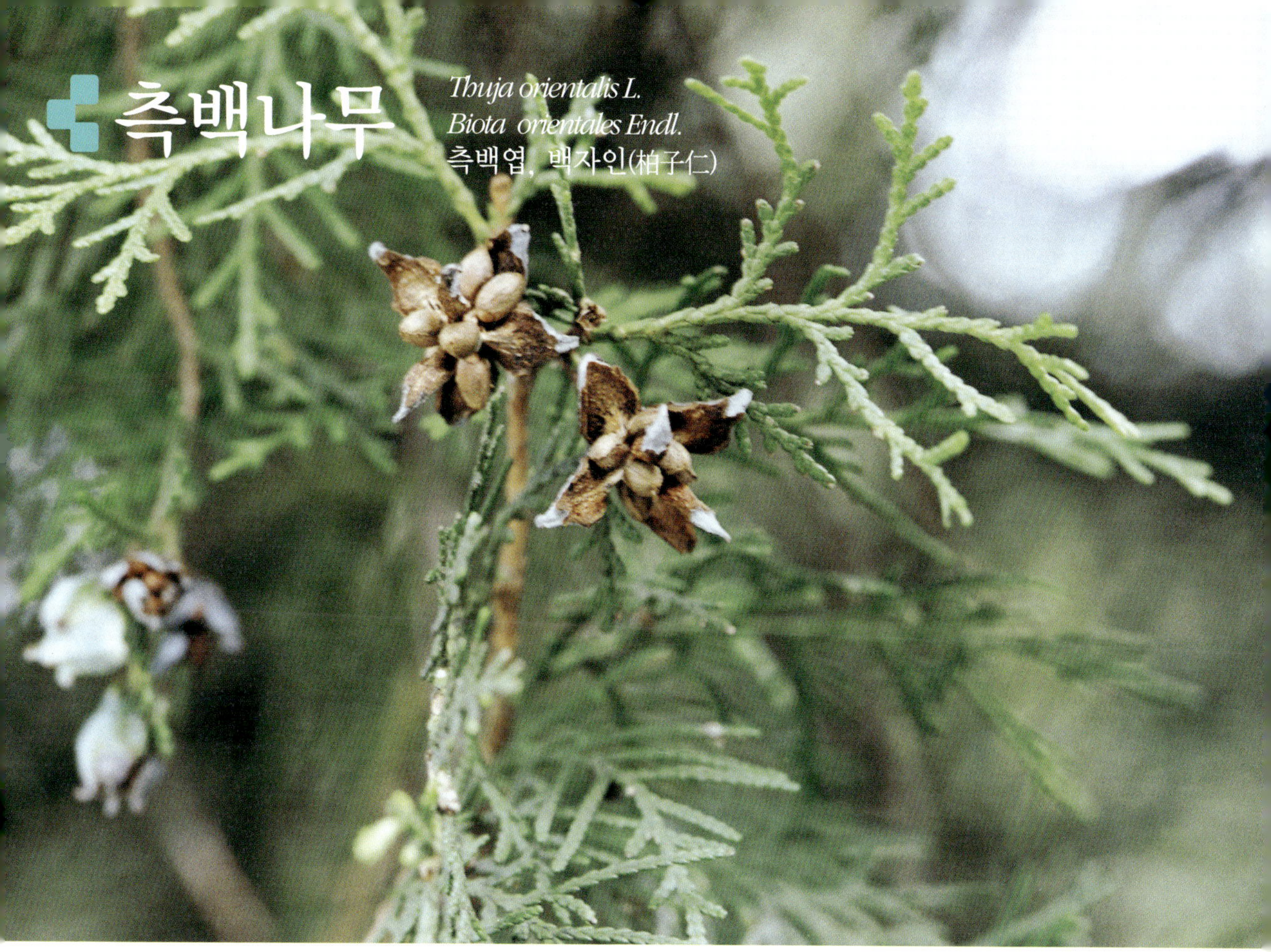

- 분포 : 관상 / 개화 : 4월
- 결실 : 9~10월 / 채취 : 열매
- 특징 : 성질은 약간 차며 맛은 쓰고 떫다.
- 효능 : 자양강장, 지혈

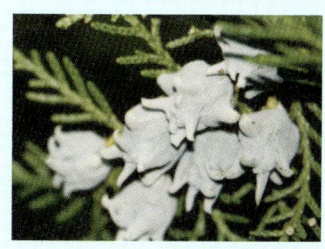
▲ 열매

## 생김새

측백나무는 측백나무과의 늘 푸른 바늘잎의 큰키 나무이다. 높이는 5~10m 정도 자란다. 나무 껍질은 세로로 굵게 갈라지며 회갈색이다. 어린가지는 가늘고 납작하며 잎도 작고 납작한데 나란히 포개져 달리고 손바닥을 펼친 것처럼 모두 한 방향으로 향한다. 암수가 같이 있고 4월에 꽃이 핀다.

열매는 구과로 타원형이며, 씨앗은 갈색으로 9~10월에 익는다. 측백나무는 예부터 귀한 약재로 널리 알려져 있다. 잎은 여름이나 가을에 종자는 충분히 익었을 때 거두어 햇볕에 말려 쓴다.

어린 잎과 가지는 '측백엽', '백자엽'이라 하고 종자(씨)는 '백자인'이라 한다.

## 효능

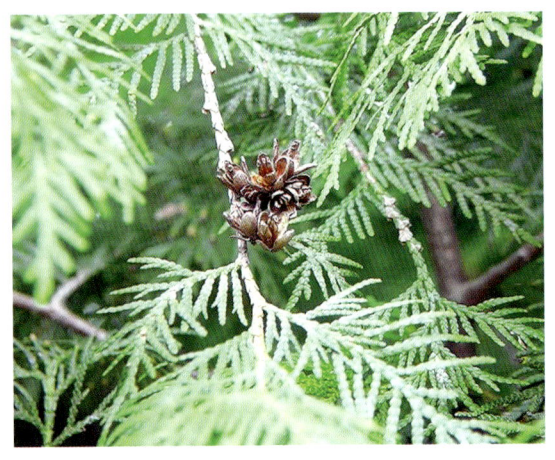

주로 봄·가을에 잎이 붙은 어린가지를 잘라 그늘에서 말린다. 폐, 간, 대장경에 작용한다.

**뛰어난 자양효과** 백자인은 자양성이 풍부하고 안정 작용을 하므로 가슴이 두근두근 뛸 때나, 불면증에 좋을 뿐만 아니라 각종 쇠약성 질환에서도 뛰어난 자양효과를 나타낸다. 월경이상도 치료하며 노인이 하체가 연약하고 도한이 있을 때도 쓰인다.

**지혈작용** 혈분의 열을 없애고 피나는 것을 멈춘다. 잎을 쪄서 말리기를 아홉 번 거듭하여 가루로 만들어 상복하면 온갖 병을 예방할 수 있다고 한다. 측백엽은 피를 차게 하며 출혈을 멈추게 한다. 열성 출혈 증상에 좋다. 출혈량이 많으면 잎을 태워서 쓴다.

**청열화습(淸熱化濕)의 효능** 풍습, 습열에 의한 관절통에도 쓴다.

**소염·해독의 효능** 단독(丹毒)의 치료에도 쓴다.

## 질병에 따라 먹는 방법

**위궤양으로 인한 출혈에는** 측백엽에 선학초, 포황을 넣어 쓰면 빠른 지혈효과가 있다. 출혈량이 많고 어혈이 섞인 경우 측백탄에 천초근, 삼칠근을 넣어 쓰면 효과가 좋다.

**갑작스런 객혈로 선홍색의 피가 많이 나오면** 천초근, 지유, 패모를 넣어 쓴다. 자색에 덩어리가 있으며 흉통이 있으면 지유, 백급을 같이 넣어 쓴다.

**월경과다, 자궁출혈, 유산 출혈 등에** 측백엽을 스는데 출혈이 심하고 선홍색이며 얼굴이 창백해지면 아교, 당귀, 지유를 넣어 쓰면 좋다. 대량으로 쓰는 것은 피하고 출혈이 멎은 후엔 사물탕으로 조리한다. 갑작스러운 자궁출혈로 복통이 있을 때는 대황, 목단피, 천궁을 넣어 쓴다.

**심혈부족으로 인한 불면증에는** 백자인은 심장을 잘 기르는 바, 정신이 혼미하고 놀라서 가슴이 뛰고 마음이 번거롭고 잠이 오지 않으면 산조인, 오미자, 당귀를 넣어 쓴다.

**산후의 출혈과다에는** 잠이 오지 않으며 불안하고 미열이 생기는데 사삼, 현삼, 산조인, 생지황, 석곡을 넣어 쓴다.

**노화 방지에는** 구기자, 하수오, 석곡, 당삼을 넣고 환으로 만들어 상비약으로 쓴다.

**산후변비에는** 음이 허한 노인에게 잣, 욱리인, 마자인 등과 같이 쓰면 양심안신(養心安神)의 효과도 있으면서 대변을 쉽게 볼 수 있게 한다.

**허혈성 뇌혈관 장애로 반신마비를 일으키면** 변비가 있고 잠이 잘 안 올 수도 있는데 이때 마자인, 산사를 넣어 쓰면 대변을 부드럽게 하고 소화가 잘 되게 한다.

**피 게우기, 코피, 위장출혈, 피오줌, 부정자궁출혈, 산후출혈, 혈리 등에는** 꺼멓게 볶아서 하루 6~12g을 달임약, 가루약, 알약 형태로 먹는다.

**머리카락이 빠질 때는** 가루 내어 역삼씨 기름에 개어 바른다.

**잠을 이루지 못하고 꿈이 많을 때는** 씨를 불로강장약으로 쓰는데 오미자, 원지 뿌리와 같이 쓰며 몸이 약하고 변이 굳을 때 역삼씨와 같이 갈아서 알약(각 10g)을 만들어 먹는다.

**부인병과 토혈, 장출혈에는** 민속약으로는 생잎을 솥에 넣고 타도록 불을 때어 가루로 만들어 식후에 장복한다.

♣ **백자주**

측백나무의 씨는 '백자인(柏子仁)'이라 하여 예부터 자양강장제로서 중히 여겼다. 백자인으로는 술을 빚었는데 '백자주'라해서 약술로 마시기도 한다. 씨는 식은땀이 나거나 신경쇠약, 산후허약증, 불면증에 쓴다. 민간에선 각혈, 백일해, 소아거풍, 심장병, 방광열 등에 이용하였다.

# 오미자 *Schisandra chinensis Lturcz Baillon*

- 분포 : 산 / 개화 : 6~7월
- 결실 : 8~9월 / 채취 : 열매
- 특징 : 성질은 따뜻하고 맛은 시다.
- 효능 : 자양강장, 생진지갈, 건뇌작용

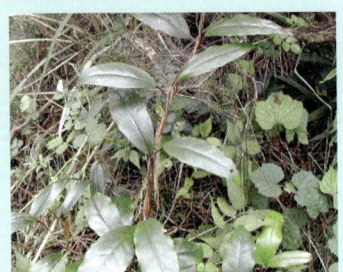
▲ 남오미자

### ❀ 다섯가지 맛을 지닌 오미자
오미자 열매의 '오미(五味)'란 단맛, 신맛, 매운맛, 쓴맛, 짠맛 등을 말한다. 신맛만이 가장 강해 다른 맛은 구별하기 힘들지만 여하간 이러한 맛이 어우러져 오미자의 독특한 맛이 난다.

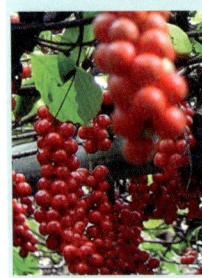 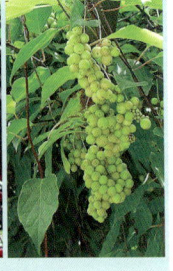

## 생김새

오미자(五味子)는 목련과에 속하는 덩굴식물로 겨울에 낙엽이 지는 활엽수이다.

남오미자는 따뜻한 남쪽지방에서 자라고 열매는 알알이 뭉쳐 있어 전체가 방울처럼 보인다. 흑오미자는 열매가 까맣게 익은 것으로 제주도에서만 자란다. 작은 가지는 홍갈색이며 오래된 가지는 회갈색이다.

오미자는 암꽃과 수꽃이 서로 다른 나무에 달린다. 6~7개월이면 황백색 또는 연분홍색인 꽃들이 피어나고 꽃잎이 6~9개로 마치 작은 종과 같다. 여름이 지나면 열매가 익기 시작한다. 장과로서 길이는 1cm 정도로 구형이며 붉은 색으로 8~9월에 축 늘어지듯 열린다.

속명은 그리스어의 '갈라지다'와 '수술'의 합성이며, 오미자의 꽃 밥이 갈라져 있다.

## 효능

**오랫동안 애용된 자양강장제** 오미자의 약효는 매우 많다. 허한 곳을 보하여 주고 눈을 밝게 하며 장을 따뜻하게 하고 음을 강하게 하여 약용으로 널리 이용되었다.

**승압작용** 저혈압 환자에게 유익하다.

**건뇌효과** 머리를 맑게 하며 정신력을 집중시킨다. 신경쇠약으로 뇌의 활동력이 둔화되어 사고력이 떨어지고 기억력 감퇴 시 효과적이다.

**생진지갈의 효능** 사과산과 주석산이 들어 있어 신맛이 강하다. 이러한 신맛은 입이 마르는 갈증을 해소시킨다. 또한 진액을 생성시키며 혈당을 내려준다.

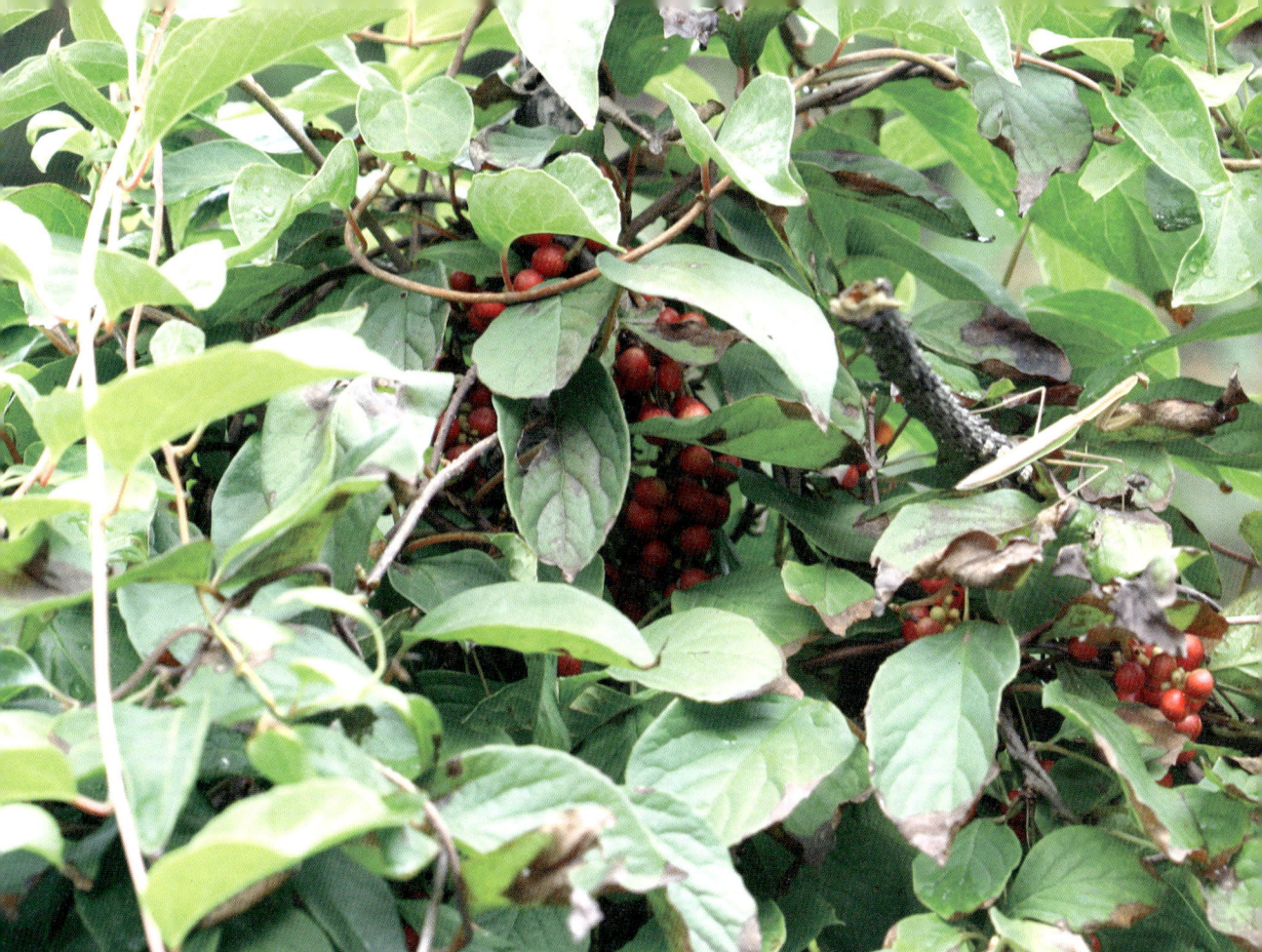

**수렴고삽의 효능** 맛이 시어 수렴성이 강하며 피부의 땀샘을 조절한다.
**폐기능의 보호** 기침, 가래, 만성 기관지염, 인후염, 편도선염 등에 좋다.

### 질병에 따라 먹는 방법

**각종 수술 후에 나타나는 허약 증상에는** 주로 당삼, 맥문동, 사삼 등과 같이 쓴다. 오미자에는 강심 작용이 있어 심력쇠약에 좋고 수축을 강화하고 이완을 안전하게 한다.

**약한 심장에는** 동계, 흉민, 기단, 자한, 부정맥 등을 보일 때 오미자를 쓰면 효과를 얻을 수 있다. 심음이 부족한 심계 정충, 허번불면, 다몽에는 생지황 단삼, 산조인 등을 넣어 쓰면 좋다.

**저혈압에는** 육계, 구감초, 당삼과 같이 달여서 복용하거나 환으로 만들어 먹으면 좋다.

『본초정』에 "오미자의 껍질은 달고 살은 시고 성질은 평하고 수렴시키며 핵과 인은 맛이 맵고 쓰며 성질은 온난하고 모두 다 짠맛을 겸하고 있으므로 오미(五味)라 이름한 것인데 폐신경에 들어간다. 남오미자는 풍한해수를 치료하고 북오미자는 허손노상을 치료한다." 하였다.

『본초비요』에 "오미자의 성질은 따뜻하고 오미가 전부 갖추어져 있는데 시고 짠맛이 많다. 오로지 폐기를 수렴하면서 신수를 자보(資補)한다. 기를 보익하고 진액을 만든다. 허를 보해 주고 눈을 밝게 한다. 음을 강화시켜 주고 정이 새나가지 않게 한다. 열을 내리고 땀이 나지 않게 하며 구토와 설사를 그치게 한다. 기침을 멎게 하고 천식을 가라앉힌다."고 하였다.

『약초의 성분과 이용』을 보면 "오미자 열매의 알코올엑스는 45~47%, 물엑스는 39~41%이며 많은 양의 유기산이 있다. 씨까지 포함한 열매의 유기산 함량은 레몬산 10.9~12.8%, 사과산 7.6~10%, 포도주산 약 0.8%이다. 열매의 우림약과 팅크는 중추신경에 대하여 오래 지속되는 흥분작용이 있으며 반사흥분성을 뚜렷이 높인다. 또한 근육 신경의 흥분성을 높이고 말초신경계통의 기능을 좋게 한다. 전신쇠약, 정신·육체적 피로, 신경쇠약, 저혈압, 심장기능저하, 영양실조성 궤양과 상처 등에 쓴다. 그리고 시력증진과 심장핏줄의 기능을 높여주며 심장수축을 세게 하고 동맥압을 약간 높인다. 호흡 흥분작용이 있으며 호흡 빈도와 진폭을 뚜렷이 늘인다."고 한다.

**주의력이 산만하고 불면증이 있으면** 산조인, 당삼, 육계, 복신을 넣어 쓰면 좋다.

**구갈다음, 구설건조, 빈뇨 등을 보이면** 천화분, 사삼, 생지황, 석곡을 넣어 쓰면 좋다.

**만성해수에는** 백색다담, 기급, 구인건조 등을 보이면 산삼, 행인, 원지, 반하를 넣어 쓰면 좋다.

**유정, 다한, 다뇨, 구사, 백대하에는** 금앵자, 연자, 용골, 모려를 넣어 쓴다.

**신부전에는** 숙지황, 토사자, 육종용, 보골지와 같이 쓰면 좋다.

**허한, 도한에는** 황기, 부소맥을 넣어 쓴다.

★막걸리에 법제하는 법★

❶ 오미자를 용기에 넣고 막걸리를 부어(오미자 5, 막걸리 1) 고루 축여 2~4시간 밀폐해 둔다.

❷ 다시 그릇에 담아 물솥에 넣고 센 불로 12~24시간 중탕한다.

❸ 술이 모두 흡수되고 표면이 자흑색이 되면 꺼내어 그늘에 넣어 말린다.

 몸에 좋은 약차 약술 발효액

### 오미자차

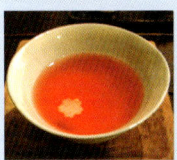

오미자차를 자주 마시면 피로회복뿐만 아니라 기침 천식에도 효과를 볼 수 있다. 특히 여름에 더위로 인해 심한 갈증을 느낄 때 마시면 좋다.

[재료] 오미자 30g, 물 600㎖, 꿀 약간
[만드는 법]
❶ 오미자는 잘 마른 것을 한약 상가에서 구입한다.
❷ 마른 오미자를 물에 깨끗이 씻어 물기를 뺀다.
❸ 오미자에 물을 부어 하루 정도 담가 둔다.
❹ 체로 걸러 낸 국물을 냉장고에 보관하였다가 마실 때 약간의 꿀을 타서 마신다.
♣ 이 약차는 다른 약차와는 달리 끓이지 않는다.

### 오미자주

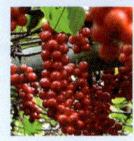

[재료] 오미자 300g, 소주 1.8ℓ
[만드는 법]
❶ 오미자를 깨끗이 살짝 씻어 물기를 뺀다.
❷ 용기에 오미자를 넣고 소주를 부어 밀봉한 다음 서늘한 곳에 저장한다.
❸ 2개월이 지나면 숙성되어 잘 익으므로 알맹이는 꺼내고 꿀을 넣어 다시 서늘한 곳에 보관한다.

### 오미자 발효액 담그기

오미자를 가지고 발효액을 만드는 일은 아주 즐겁고 손쉬운 일이다. 10월경에 채취한 오미자를 알알이 잘 씻어내고 남은 물기를 털어낸 후에 훤히 비치는 유리병에 오미자를 집어넣고 같은 양의 황설탕이나 흑설탕을 넣어서 밀봉하여 5~6개월 동안 응달에 놓고 발효시킨다. 유리병을 사용하면 발효과정을 지켜볼 수 있어 발효액을 만드는 또 다른 재미를 느낄 수 있다. 단맛보다 신맛이 더 강한 경우는 설탕을 조금 더 넣어주면 좋다.

# 초오

*Aconitum carmichaeli Debx* 천오
*Aconitum triphyllum Nakai* 세잎돌쩌귀
*Aconitum jaluense Komarow* 투구꽃

- 분포 : 산 / 개화 : 7~9월
- 결실 : 9~10월 / 채취 : 뿌리
- 특징 : 성질은 아주 뜨겁고 맛은 매우 맵다.
- 효능 : 온난, 산한, 강장작용

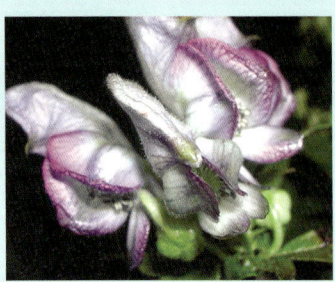
▲ 그늘돌쩌귀

### 🍀 그리스신화와 초오

초오의 속명은 여러 설이 있는데 그리스어의 '바퀴'에서 나왔다 하기도 하고 '창'에서 나왔다 하기도 하고 '아코네'란 곳에서 자란다 해서 유래되었다고도 한다. 그리스 신화에 나오는 실을 짜는 아라크네가 여신 아테네의 미움을 받아 초오즙을 맞고 거미가 되는 이야기에 나오는 초오즙을 사망(射罔)이라고 부른다.

### 🌸 생김새

초오(草烏), 부자, 오두, 천웅 등의 명칭은 예부터 상당히 혼란되어 사용해왔다. 현재 시판되고 있는 부자, 오두류는 대부분 재배품이지만, 야생품은 '초오두'라고 한다.

초오 속 식물은 종류가 많으며 세계적으로 특히 북반구에 200여종이 분포되어 있는데 뿌리 및 잎을 약용으로 사용한다. 이중에서 **지라바꽃**은 지리산 및 중부 이북의 산지에서 난다. 키는 1m 정도로 줄기는 곧게 선다. 잎이 손바닥 모양으로 갈라지며 갈래는 긴 타원형이다. 그늘돌쩌귀와 닮았으나 잎이 아주 가늘게 갈라진 것과 꽃자루에 털이 많은 점이 다르다.

투구꽃은 각처에서 나고 1개가량 자라고 깊은 잎자루를 가지고 톱니가 거칠다. 놋젓가락 나물은 각처에서 나며 덩굴성이다.

세잎돌쩌귀는 중부 이남에서 나며 잎자루가 길고 양쪽 갈래는 다시 두 갈래지며 표면 맨 위에 꼬부라진 털이 있다. 한국에서는 세잎돌쩌귀의 괴근을 '초오'라고 한다. 실제로 유통되고 있는 것에는 투구꽃, 자리바꽃, 놋젓가락나물의 괴근이 혼합되어 있다.

그늘돌쩌귀는 전국 각지의 산지에서 나고 전체에 털이 없고 옆으로 약간 누워 자란다. 잎이 4~5개로 갈라지며 가장자리가 깊게 갈라진다.

천오(*Acomitum carmichaeli Debx*)는 미나리아재비과의 여러해살이 식물로서 50~120cm 정도 자라며 괴근은 보통 2개씩 달리는 방추형이다. 껍질은 흑갈색이며 잎은 서로 어긋나고 3개로 갈라진다. 양쪽의 잎 갈래는 다시 2개로 갈라지며 가장 자리에 뾰족한 톱니가 있다. 7~9월에 보랏빛 꽃이 피며 총상원추화서이다.

일반적으로 중국에선 *Acontium carmichaelo Debx*의 괴근을 '천오'라 하고 그 자근(子根) 그대로 건조한 것을 '부자'라고 하며 일본에선 이를 '천오두'라고 한다. '천웅'은 곁뿌리가 붙지 않고 모근인 오두만 크게 자란 것을 말한다.

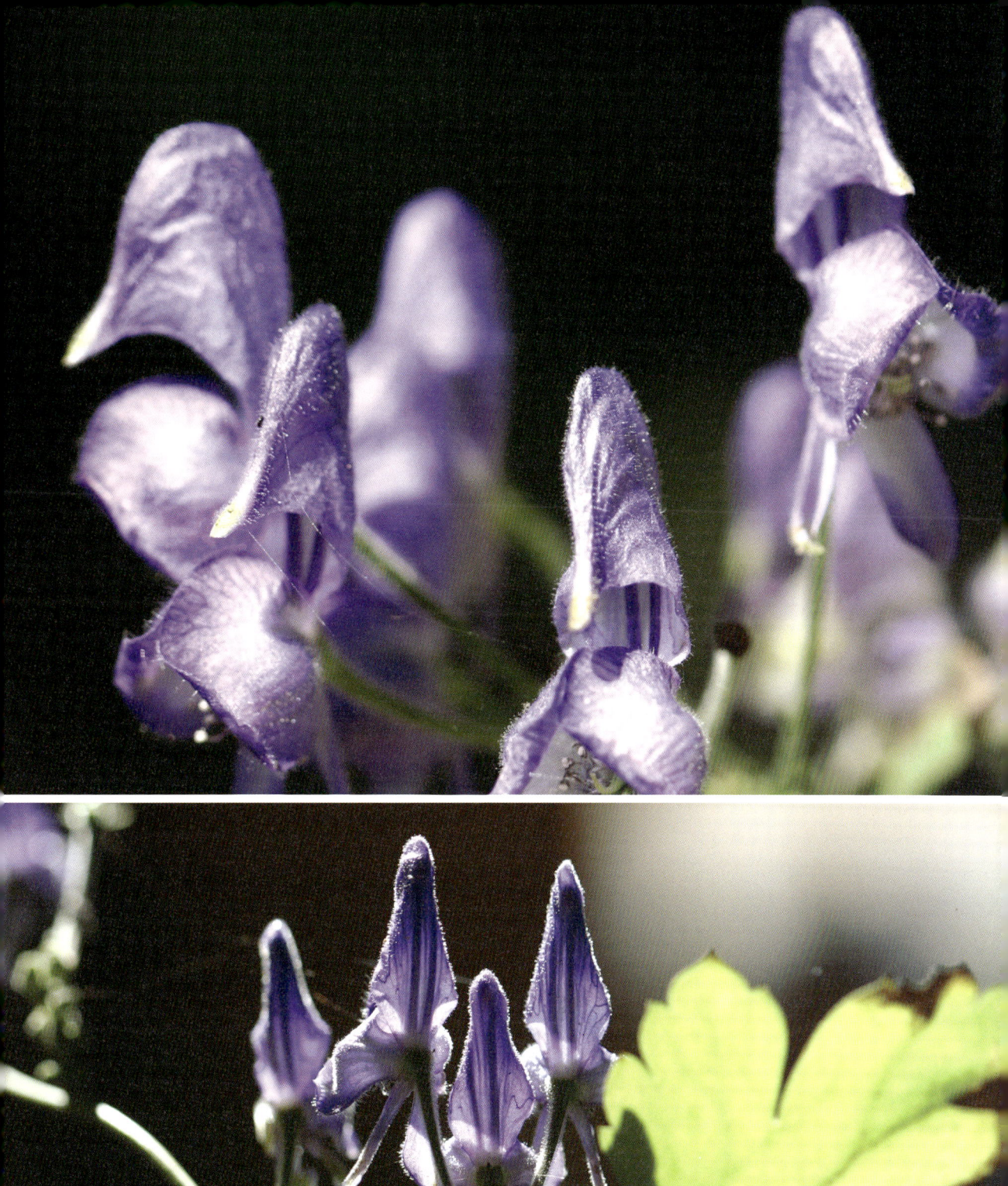

## 효능

가을에 뿌리를 채취하여 줄기, 잎, 흙을 제거하고 법제해서 쓰는데 여러 가지 방법이 있다. '염부자'는 감초와 콩 삶은 물에 담그고 나서 반 건조한 것을 말한다. '포부자'는 겉껍질을 벗겨서 세로로 둘로 쪼개 물에 적셔 건조한 것을 말하는데 법제하는 방식에 따라 여러 가지 이름이 붙는다.

**심신허약 치료제** 맥이 아주 가늘고 깊고 느리고 크면서도 허약하며, 혀가 부드럽고 담색이며 오한, 구토, 설사의 증세가 있을 때 쓴다.

**심장 기능의 강화** 부자에는 강심작용이 있어 쇠약한 심장을 치료한다.

**산한거습작용** 부자는 산한거습을 주로 하고 미한을 발한케 한다. 또한 한습을 제하고 위연구련, 슬통으로 보행시 불능한 것을 고치고 천오는 한습으로 인한 동통을 없애고 주로 위연, 동통을 고친다.

## 질병에 따라 먹는 방법

**심계, 기단, 호흡급촉, 발한, 지냉에는** 〈진무탕〉을 써서 강심·이뇨한다.

**노인의 빈뇨, 야뇨증에는** 보통 체질이 빈약해지면 생기는데, 소량의 부자에 백출, 산약, 육종용, 토사자를 더해 환제로 만들어 아침, 저녁으로 복용한다.

**성기능 강화에는** 유정과 조루가 있는 경우에 보골지, 육종용, 토사자와 함께 사용한다.

---

**진무탕(眞武湯)**

🫖 백복령, 백작약, 부자 각 12g, 백출 6g, 생강 5쪽을 넣어 달여 마신다. 특히 맥이 가라앉고 가늘고, 무력할 때는 인삼 10~20g을 가미한다.

# 기침에 좋은 산야초

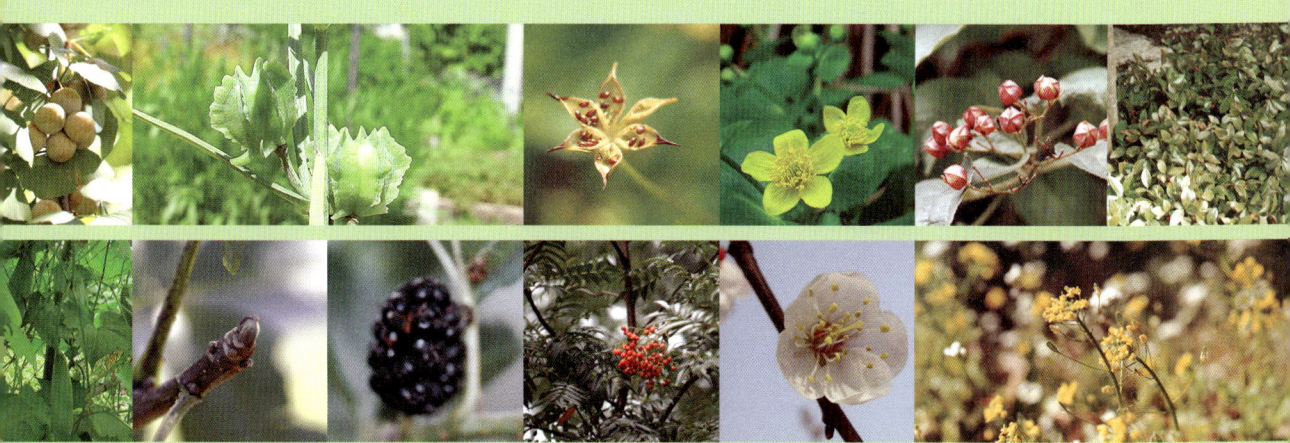

# 패모

*Fritillaria ussuriensis Maximowicz* 조선패모
*Frillaria verticillata Willd. var. thunbergii Baker* 중국패모

- 분포 : 북부지방 산지(재배)
- 개화 : 4~5월 / 결실 : 6월
- 채취 : 뿌리

- 특징 : 성질은 서늘하고 맛은 달고 쓰다.
- 효능 : 윤폐, 산결, 진해, 거담, 소종작용

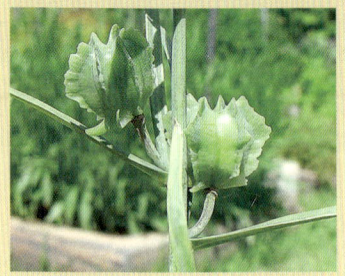

▲ 패모 열매
패모의 종류는 대단히 많으며 지금 중국에서 수입되는 대부분은 절강성 지역에서 재배하는 절패(浙貝)가 대부분이다.

## 생김새

패모(貝母)(조선)는 우리나라 북부의 산지에 나는 백합과의 여러해살이풀이다. 비늘줄기가 백색이고 5~6개의 인편으로 되고 밑 부분에 수염뿌리가 달린다. 도홍경은 뿌리의 인경 모양이 마치 조개가 모여 있는 것 같다하여 '패모'라 한다고 말했다.

패모의 원줄기는 25㎝ 정도 자란다. 잎은 서로 마주보고 또는 3개씩 돌아나고 선형이다. 잎자루가 없고 끝이 뾰족하며 위의 잎은 덩굴손처럼 말린다. 꽃은 5월에 피고 길이가 2~3㎝로서 자주색이며 윗부분의 잎겨드랑이에 1개씩 밑을 향해 달린다.

패모(중국)는 2개의 비늘조각이 모여 둥글게 된다. 꽃은 4~5월에 피고 1~4개가 밑을 향해 달리고 꽃잎은 연한 황색으로 희미한 그물무늬가 있다. 전국에서 약용으로 재배한다. 지상부가 누렇게 변하면 비늘줄기를 채취하여 수염뿌리를 제거하고 흰 재를 묻혀 햇볕에 말린 후 사용한다.

## 효능

**청열 · 거담 · 지해 · 평천작용 뛰어남** 단미로 사용하거나 복방으로 배합해도 좋은 효과가 있어 초기 기침이든 만성 해수든 담이 많고 열이 있는 경우든 어느 것에든 좋다.

**해독 · 산결 · 소옹작용** 악창, 등창 등을 치료하며 주로 외과에서 쓰이는 약물이다.

## 질병에 따라 먹는 방법

**급성 기관지염에는** 담열과 해수가 심하고 백색 담이 대량으로 나오는 증상일 경우에 전호, 행인, 비파엽을 섞어 사용하면 좋다. 약성이 약간 차기 때문에 해수가 빈번하고 백색의 담이 많고 인후가 건조한 증상이 있을 때에는 전호, 박하, 두시를 배합 사용한다.

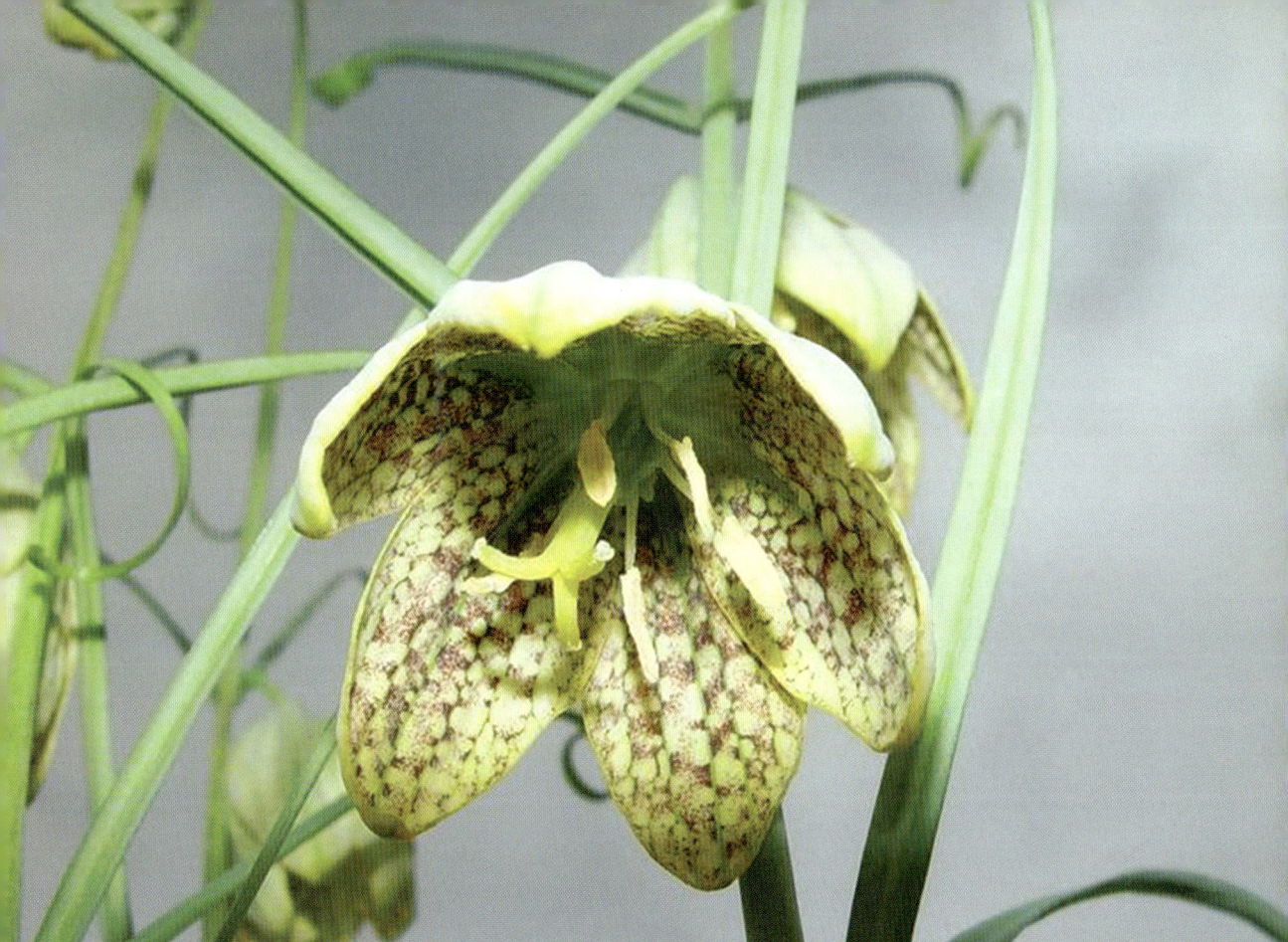

▲ 중국 패모

**만성 천식에는** 몸이 허약해지고 진액이 손상되어 담이 적고 목구멍이 건조할 경우에도 원삼, 생지황, 맥문동을 더해 사용하면 청열, 생진, 화담, 지해의 효과를 얻는다.

**기관지 확장증에는** 기관의 분비물이 늘어나 해수와 천식이 빈번할 경우 패모, 반하(강), 진피를 가루 내어 아침저녁 4g씩 복용하면 담을 맑게 하고 극렬한 발작을 막는다.

**폐결핵에는** 잦은 기침과 담은 적지만 끈적이고 흰색일 경우 황련, 천문동을 같이 쓰면 효과가 뛰어나다.

**임파절 결핵에는** 초기에 경결을 치료하기 위해 패모를 사용하며 원삼, 하고초, 모려를 가미한다. 중기에 화농이 되어 터지면 패모를 내복과 외용에 모두 쓰인다.

**각종 종기가 화농되었을 경우** 패모에 금은화, 연교, 천산갑을 배합하여 사용하면 해독 및 배농의 효과가 있다. 급성 유선염에는 포공영을 함께 사용한다.

**만성 기관지염에는** 패모죽을 따뜻하게 하여 간식으로 먹는다. 패모 뿌리 분말 5~10g을 쌀 60g과 쓴다. 쌀로 끓인 죽에 패모를 넣고, 두세 번 끓이면 된다. 꽃차는 봉오리째 그늘에서 말려 습기를 없앤 후 밀폐용기에 보관한다. 찻잔에 넣고 1~2분간 우려내어 마신다.

# 꽃다지

*Draba nemorosa L.*
정력자(葶藶子)

- 분포 : 들, 논, 밭 / 개화 : 4~6월
- 결실 : 7~8월 / 채취 : 전초
- 특징 : 성질은 차고 맛은 쓰고 맵다.
- 효능 : 진해, 소담, 화담작용

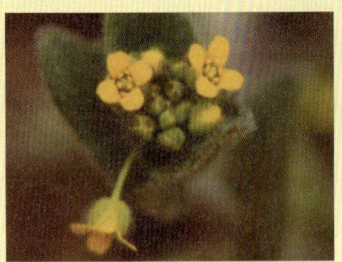

▲ 꽃다지는 무더기로 피어 자라며 집단 공생을 한다. 잔가지를 거의 뻗지 않고 거의 일직선으로 웃자란다.

### 냉이

냉이에는 여러 종류가 있다. 한방에서는 '제채'와 '정력자'로 구분된다. 정력자는 다닥냉이나 꽃다지를 말한다. 중국에선 주로 다닥냉이를 말하고 우리나라에서는 꽃다지를 주로 쓴다.

### 흉강적액을 물리치는 요약

정력자에는 흉강적액을 없애는 작용이 있어 삼출성 흉막염의 경우 발열과 흉통, 심호흡을 하면 더 심한 흉융이 생기는데 이것을 『상한론』에서는 '결흉증'이라 부른다. 처방으로는 〈대함흉탕〉을 사용하는데 가슴에 쌓인 물을 제거한다고 한다. 『금궤요략』에서 쓰인 처방으로 〈정력대조사폐탕〉도 정력자를 이용해 흉강적액을 치료하는 뛰어난 방제이다.

## 생김새

꽃다지는 길가나 논, 밭, 둑, 빈터 등 햇볕이 잘 쬐는 곳에서 자라는 두해살이풀로서 초가을에 어린 싹이 트고 겨울을 지낸 다음 꽃피고 씨를 맺으면 죽는다.

줄기는 곧게 서서 약간의 가지를 치면서 20㎝ 정도의 높이로 자라고 온 몸에 잔털이 많다. 근생엽은 많이 나와 주걱꼴로서 둥글게 방석처럼 땅을 덮는다. 톱니가 약간 있고 밑 부분이 좁아져서 잎자루처럼 된다. 줄기에 생겨나는 잎은 길쭉한 타원꼴로 서로 어긋나게 자리 잡고 있으며 가장자리에 약간의 잔 톱니가 있으며 잎은 약간 두텁고 잔털이 덮인다.

꽃은 4~6월에 피고 황색이며 많은 꽃이 달리는데 줄기와 가지 끝에 이삭 모양으로 뭉친 꽃망울이 아래로부터 차례로 피어 올라간다. 열매는 편평하고 긴 타원형으로 7~8월에 맺히는데 각과이다. 열매에 털이 없는 것은 민꽃다지라고 한다.

## 효능

**소담·지웅해·이뇨작용** 담이 많이 나오고 색깔이 흰색이고 끈적거리며 목구멍에 막혀 기침이 나오고 숨이 다급한 경우에 사용된다. 담이 끈적거리고 양이 많이 나오는 경우엔 호흡이 급하고 해수가 있으며 가슴, 옆구리가 답답하다. 이런 경우는 담을 먼저 없애면서 호흡을 진정시키며 해수는 자연히 멎는다. 화담작용을 보다 분명하게 내리려면 정력자에 〈삼자양친탕〉을 배합해 사용한다.

약용으로는 폐실증으로 인한 해수, 천식에 가래가 많고 가슴이 가득 막혀 자리에 눕지 못하는 증상 및 폐결핵, 폐농양이 심한 경우에 썼다. 그리고 몸이 붓고 소변을 잘 보지 못하는 증상에 썼다.

> **삼자양친탕(三子養親湯)**
> 차조기씨, 무씨, 겨자씨를 각각 8g을 준비하여 약한 불에서 살짝 볶아서 거칠게 가루 내어 물에 달여 하루 3번 나누어 식후에 복용한다.

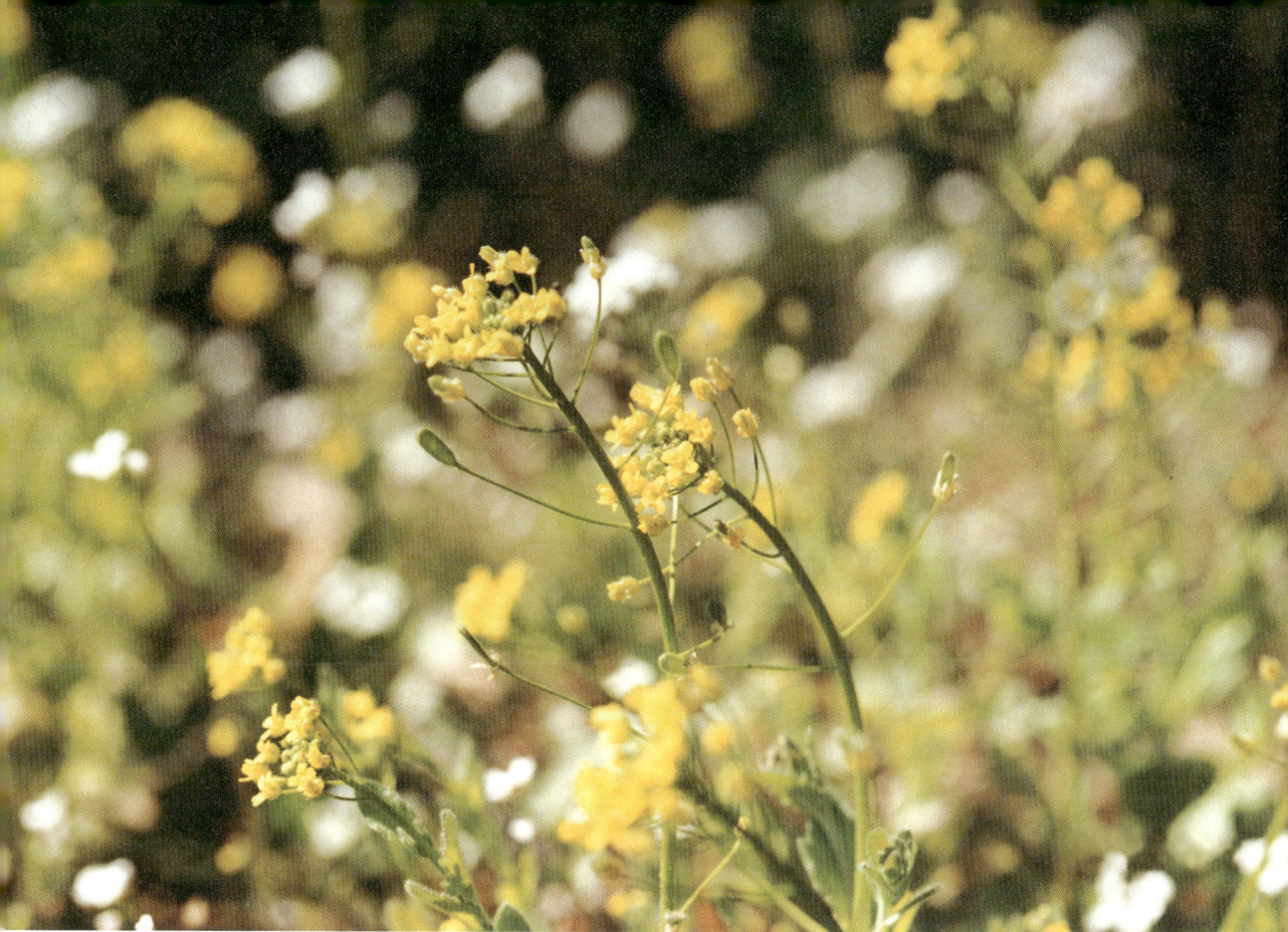

## 질병에 따라 먹는 방법

**만성 기관지염의 발작에는** 누렇고 끈적한 담을 대량으로 뱉고 가슴이 저미는 증상이 있어 평소에 똑바로 드러눕지 못할 때 정력자에 마황, 상백피, 소자, 반하를 배합하여 사용한다.

**폐수종(肺水腫)에는** 정력자에 상백피, 마두령, 마황, 천남성을 배합해 쓴다. 담이 어느 정도 없어지면 다른 화담약인 반하, 행인, 패모 등을 쓴다. 정력자의 약성이 차므로 너무 많이 쓰거나 장기복용은 안 좋다.

**소아의 백일해에는** 누렇고 끈적거리는 담을 뱉기가 어려워 호흡이 거칠어지면 정력자, 마황, 자소자, 내복자, 패모 등을 5일간 계속 복용한다. 체내 수분이 막혀 오줌이 잘 안나오고 부종이 생겼을 때도 좋다.

**노인의 만성 심폐 질환에는** 노인에게 많이 생기는 폐원성 심장병은 수종과 해수가 주요 증상이다. 실증(實症)의 경우에는 소자, 백개자, 계피, 복경을 넣고 허증(虛症)에는 백출, 부자, 육계, 복령을 배합한다.

**소변불능과 몸이 부으면** 가루를 3~6g을 3회로 나눠 식후에 복용한다.

♣ 한의학에서 허(虛)·실(實)·음(陰)·양(陽) 가운데 허와 실을 의미한다.
실증 : 주로 급성 열병이나 기혈의 울결, 담음, 식적 등이 있다.
허증 : 정기가 부족하여 몸의 저항력과 생리적 기능이 약해진 증상. 폐결핵, 신경쇠약 등이 있다.

# 두릅나무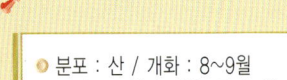

*Aralia elata*
총목(楤木), 요두채(搖頭菜), 문두채(吻頭采)

- 분포 : 산 / 개화 : 8~9월
- 결실 : 10월 / 채취 : 줄기, 뿌리
- 특징 : 성질은 평하고 맛은 맵다.
- 효능 : 거담, 해열, 익기작용

## 생김새

두릅나무는 오갈피과에 들어가는 낙엽이 지는 관목으로 3~4m까지 자라며 주로 산지에서 난다. 어긋나는 잎의 길이는 40~100cm에 이르고 가시가 있다. 8~9월이면 하얀 꽃이 피고 10월이 되면 핵과가 검은색으로 여문다.

벌목을 하고 난 자리나 산지 길 옆의 햇볕이 잘 드는 곳에서 자란다. 이른 봄 가시가 많고 꼿꼿이 자란 줄기의 꼭대기에서 나오는 순은 봄이 왔음을 알리는 식물이다. 가지 끝에 나온 순이 아직 열리지 않은 길이 7~8cm의 것이 좋다. 한번 뜯어도 다시 나오는데 다음 해를 위해 다 뜯지 않는 것이 좋다.

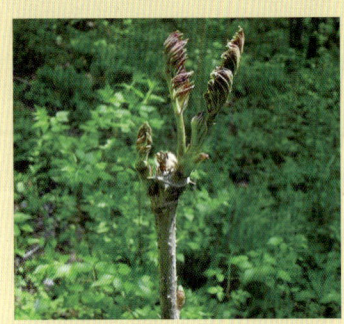

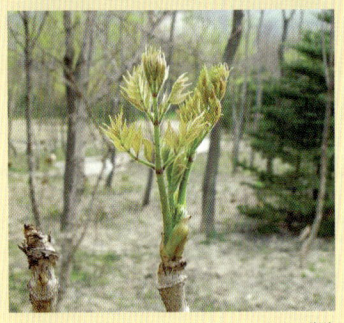

▲ 새싹

## 효능

고혈압, 당뇨병, 신경통 등의 치료제로 쓰며, 열성, 냉성 체질 가질 것 없이 두루 쓴다. 해열, 익기, 거담작용이 있어 열을 내리고 기운을 돋우며 가래를 없애는 약으로 많이 이용한다.

## 질병에 따라 먹는 방법

**식용법** 튀김으로 먹기도 하며 순을 무칠 때는 지나치게 데치지 말고 살짝 데쳐 적당한 크기로 썰어서 먹는다.

**약용법** 줄기껍질이나 뿌리의 껍질을 쓴다. 한방에선 '총목피'라 하는데 5~6월에 채취하여 햇볕에 잘 말려 잘게 잘라 쓴다.

**위궤양에는** 뿌리껍질 12g에 감초 6g을 넣고 물 800cc에 넣은 다음 물이 반으로 졸 때까지 달여 하루에 3번씩 만들어 마신다.

**당뇨병이나 신경통에는** 껍질은 그늘에 말린 다음 하루에 20g씩 강한 불에 달여 식후에 마신다. 싹이 나기 전 뿌리껍질은 50g을 800cc의 물에 붓고 끓여 하루에 3번 나눠 복용한다.

몸에 좋은 약술

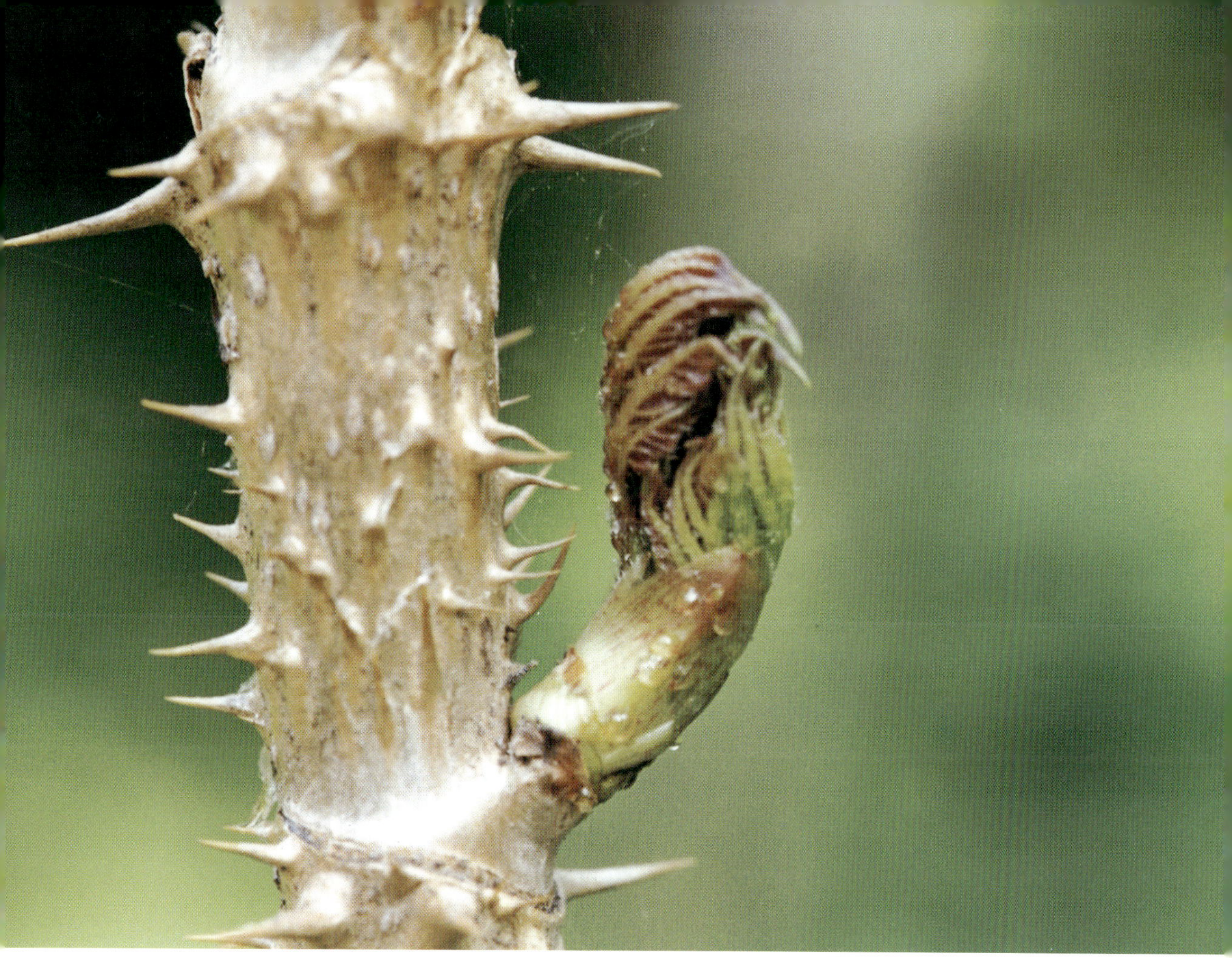

**두릅주**

[재료] 두릅의 잔가지와 껍질 또는 열매 200~250g, 소주 1ℓ

[담그는 법]

❶ 두릅의 가시를 잘 제거한 다음 잔가지는 1cm 정도로 잘게 썰고 굵은 가지는 껍질을 벗겨 놓는다.

❷ 소주를 붓고 밀봉한다.

❸ 당뇨의 예방과 치료를 위해 설탕은 넣지 않는다.

❹ 시원한 곳에서 6개월 이상 숙성시킨다.

[마시는 법]

취침 전, 1일 1회, 1회 30㎖

# 누리장나무

*Clerodendeon trichotomum Thumb.*
취오동(臭梧桐)

- 분포 : 산, 계곡 / 개화 : 8~9월
- 결실 : 10월 / 채취 : 잎, 가지, 뿌리
- 특징 : 성질은 평하고 맛은 쓰고 달다.
- 효능 : 진해, 지경, 소종, 항암작용

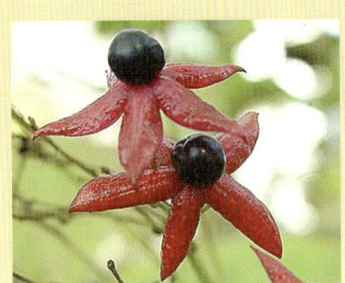

▲ 열매

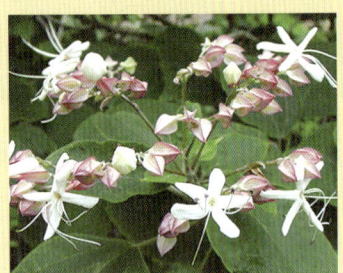

▲ 꽃은 취산화서로 새가지 끝에 달리며 강한 냄새가 난다.

### ❀ 유사한 누리장나무
누리장나무와 유사종으로 가지와 잎에 갈색털이 빽빽히 나는 것을 털누리장나무(var. ferrungineum), 잎밑이 심장밑꼴이고 끝이 뾰족하며 꽃받침 조각이 좁고 긴 것을 거문누리장나무(var. esculentum)라고 한다.

## 생김새

누리장나무는 낙엽이 지는 활엽 작은키 나무로 산기슭이나 하천변 등에서 잘 자라며 공해도 잘 견디고 추위에도 강하다. 누리장나무는 전 세계에 약 100여종이 있으며 양지쪽의 비탈이나 해안가에서 잘 자라며 높이는 3m에 달한다.

줄기에는 누린내가 나며, 나무 껍질은 잿빛이다. 잎은 마주나고 달걀 모양이며 끝이 뾰족하다. 잎밑은 둥글고 가장자리에 톱니가 없으며 양면에 털이 난다. 잎의 길이는 8~20cm, 나비는 5~10cm로 겉에는 털이 없으나 뒷면에는 털이 나며 잎자루는 길이가 3~10cm이다.

꽃은 양성화로 8~9월에 엷은 붉은색으로 핀다. 꽃받침은 붉은색을 띠고 5개로 깊게 갈라지며 그 조각은 달걀 모양 또는 긴 달걀 모양이다. 화관의 지름은 약 3cm로 5개로 갈라진다. 열매는 핵과로 둥글고 10월에 짙은 파란빛으로 익는다.

## 효능

**전초는 진해 · 지경작용** 기관평활근의 경련을 해제하는 효과를 나타낸다. 또한 풍습을 물리치는 효능도 있다. 취오동을 끓여 쓰면 강한 강압작용과 동시에 혈관을 부드럽게 하고 모세혈관의 경련을 이완시킨다.

**종자는 항암작용** 보조약으로 폐암, 비인강암(鼻咽腔癌)의 치료에 유효하다. 여기에 백화사설초, 권백, 사매, 작상(爵床), 요가왕(了哥王, 산닥나무), 희수(喜樹), 청미래덩굴 등과 혼합하여 쓴다. 줄기와 잎을 함께 찧어 사용하면 초기 유옹을 치료할 수 있다. 유부주위에 바르면 소염퇴종, 화농방지의 효과를 얻을 수 있다. 줄기, 잎, 열매, 뿌리를 말려 환제를 만든다. 또한 양발의 산연무력증(痠軟無力症)과 보행이 힘든 통증을 치료한다.

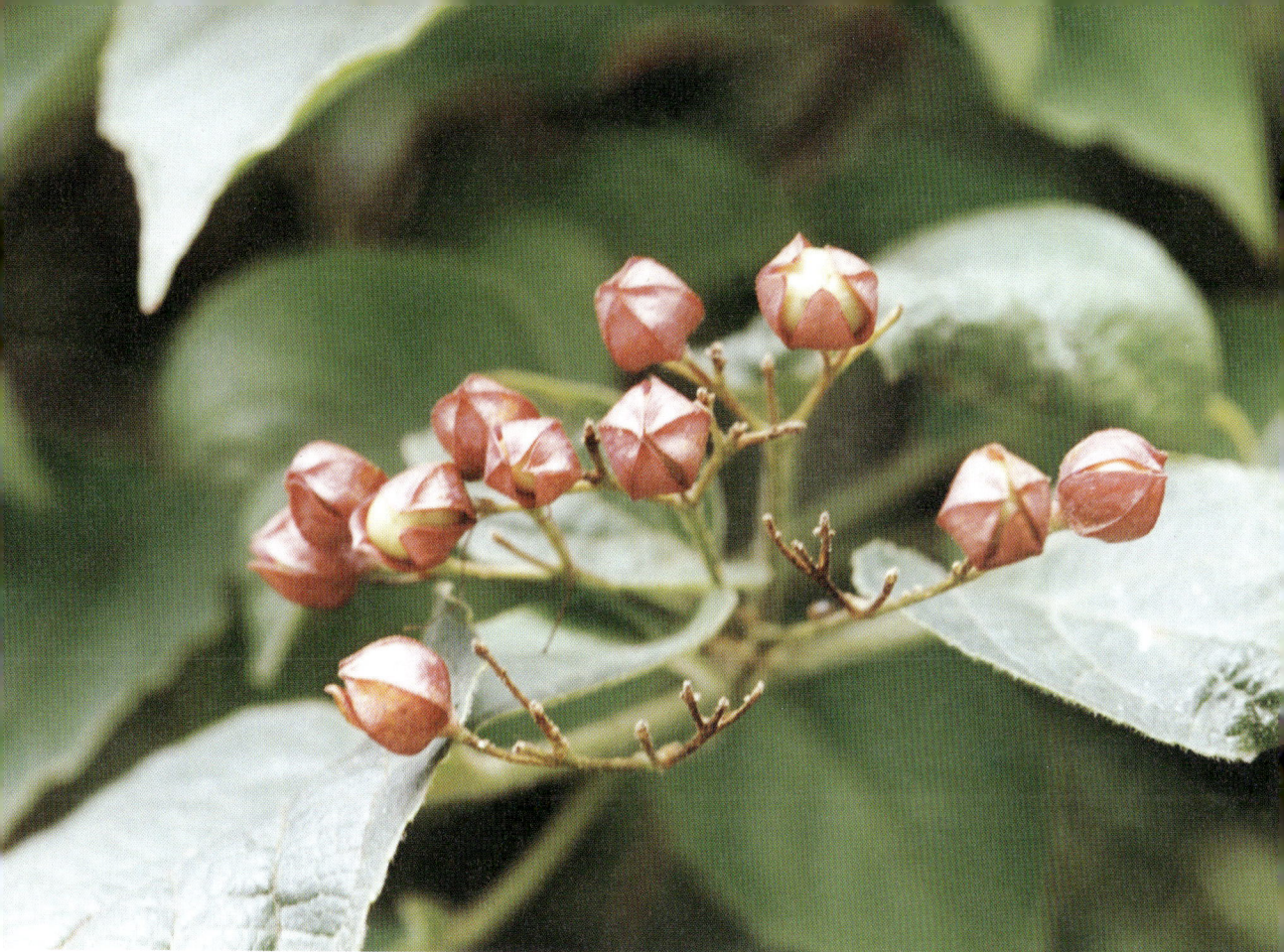

## 질병에 따라 먹는 방법

**풍습성 관절통에는** 취오동 40g, 서장경 20g, 계혈등 20g, 해풍등 20g을 술에 담가 우려내 마시거나 환제로 만들어 늘 복용한다.

**강압작용을 위해 전제로 사용할 때는** 취오동 20g, 희첨 20g, 하고초 20g, 구등 30g, 두충 20g을 끓여 복용한다. 하루에 1첩씩 7일간 복용한다.

**만성 기관지염으로 마른 해수가 심한 경우** 취오동 20g, 남사삼 20g, 원삼 12g, 행인 12g, 패모 8g, 자원 8g, 관동 8g, 구등 20g을 끓여 하루에 1첩씩 10일간 복용한다.

**개선의(옴) 치료에는** 끓인 물로 환부를 세정하면 좋다.

**편두통에는** 열매와 잎은 찧어서 산초를 가미하고 기름으로 혼합하여 떡처럼 만들어 편두통 부위에 붙이면 땀을 내고 통증을 멈추게 하는 효과가 있다.

**머리가 어지럽고 정상적인 판단을 못하는 경우** 꽃을 그늘에서 말린 후 가루 내어 매일 80g씩 술과 함께 복용하면 멎게 할 수 있다.

# 자금우

*Ardisia Japonica Blume*

통선목(通仙木), 꿩탈낭

- 분포 : 남부지역 / 개화 : 6~7월
- 결실 : 9월 / 채취 : 잎, 줄기, 뿌리
- 특징 : 성질은 평하고 맛은 쓰다.
- 효능 : 지해, 이습, 활혈작용

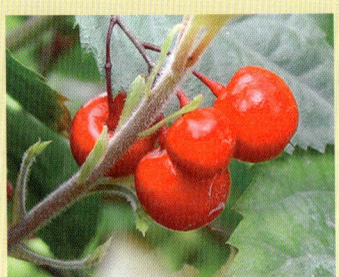

▲ 열매는 익으면서 아래로 쳐진다.

### ✿ 겨울철에 매혹적인 자금우나무

남부지방에서는 자금우나무를 흔히 볼 수 있다. 그늘의 풍부한 부식질을 좋아해 습기가 많은 장소라든가 정원의 돌틈, 나무의 밑동 언저리에 지표를 덮는 지피식물이다. 초록의 잎은 약간의 빛에너지만으로도 생육이 가능하여 겨울철 실내 관상식물로 제격이다. 추운 겨울에도 아랑곳하지 않고 푸른잎과 선명한 붉은 열매는 보는 이들로 하여금 매혹감을 느끼게 한다.

## 생김새

자금우나무(紫金牛)는 높이가 10~30cm되는 상록수로 남부지방에서 자라는 활엽수 관목이다.

땅속줄기는 보랏빛의 뿌리를 내고 옆으로 뻗다가 위로 올라와 땅위줄기가 된다. 나무 껍질은 흑갈색이며 대체로 평활하다.

잎은 어긋나기 하지만 모여달리기 때문에 돌려나기나 마주나기 한 것처럼 보인다. 잎은 길고 둥글며 잎 가장자리는 얕은 톱니가 있다. 잎 앞면은 짙은 녹색이며 광택을 띠고 어릴 때에 털이 조금 있다 모두 없어진다. 꽃은 양성화이며 6~7월에 흰빛 또는 연한 홍색으로 핀다. 잎겨드랑이에서 아래를 향해 핀다. 화관은 깊게 5개로 갈라지고 잔점이 있으며 5개의 수술과 1개의 암술이 있다.

열매는 9월에 짙은 붉은 빛으로 익는다. 한방에서는 말린 뿌리를 '자금우'라 하며, 그 이름은 "뿌리가 보랏빛을 띠면서 금처럼 가치가 있어 소와 바꿀 만큼 귀한 나무"라는 뜻에서 나온 것이다.

속명 *Ardisia*는 '창끝'이라는 의미이며 종소명 *Japonica*는 일본이 원산지라는 의미이지만 우리나라 제주도, 남부해안, 울릉도에 분포한다.

## 효능

자금우에는 지해, 이습, 활혈, 해독의 작용이 있어서 급·만성 기관지염 치료에 좋은 효과가 있다. 폐결핵의 객혈을 멎게 하는 데에도 효과가 있다. 위궤양 출혈을 멎게 한다.

## 질병에 따라 먹는 방법

**해수 초기에 담이 희고 촉박한 경우** 자금우 20g에 사삼, 맥문동, 천문동을 각 12g을 끓여 복용한다.

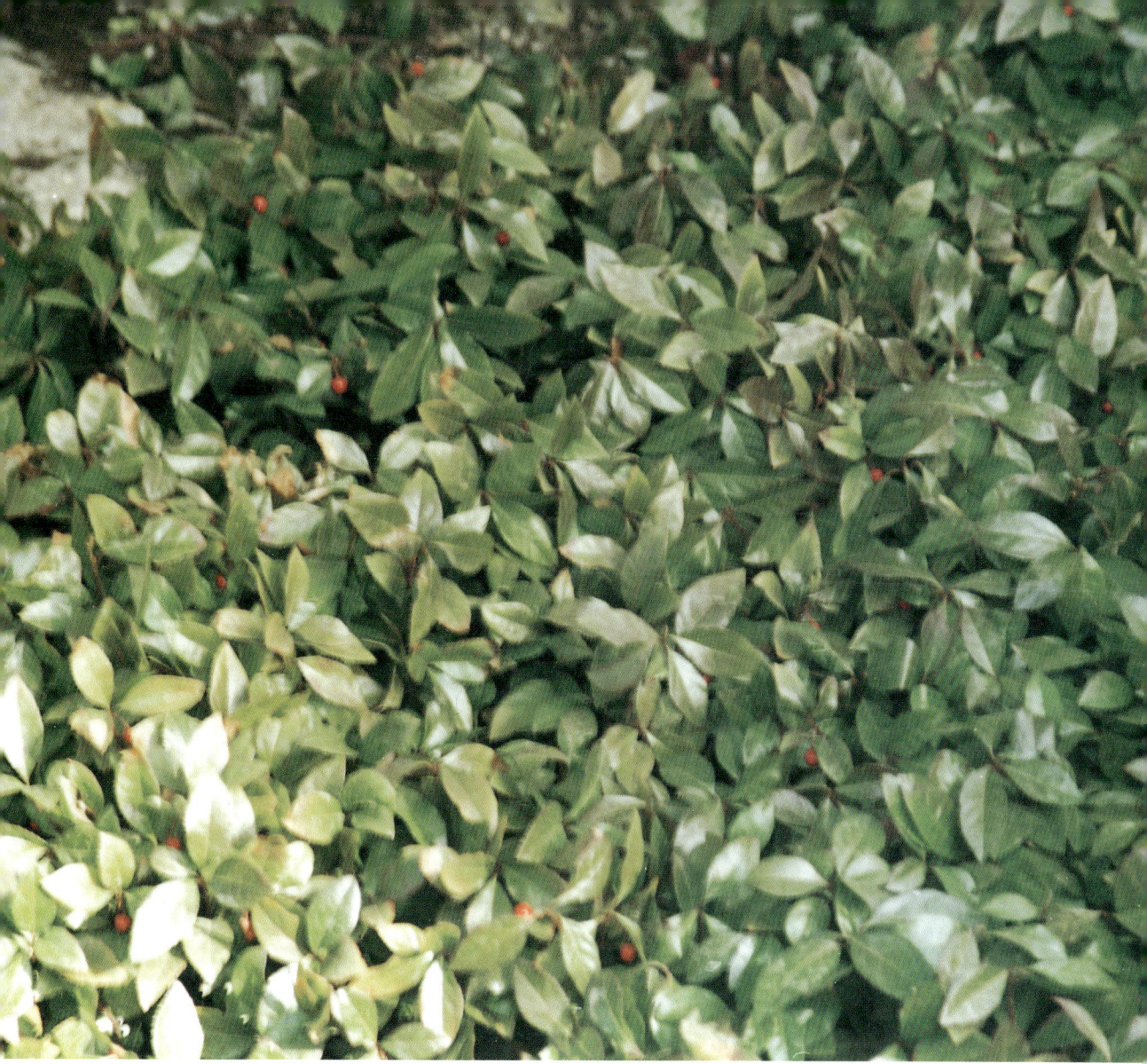

**담증에 소량의 피가 나오면** 자금우 20g, 측백(탄) 20g을 토할 때는 천초(탄)12g을 끓여 복용한다.
**대변 출혈에는** 자금우 20g, 지유(탄) 20g, 괴화(탄)20g, 측백(탄) 20g, 포황(탄) 20g을 끓여 복용한다.

# 수세미오이

*Lufa cylindrica Roemer*
사과락(絲瓜絡)

- 분포 : 재배 / 개화 : 8~9월
- 결실 : 10월 / 채취 : 열매
- 특징 : 성질은 평하고 맛은 달다.
- 효능 : 지해, 화담, 청열, 해독작용

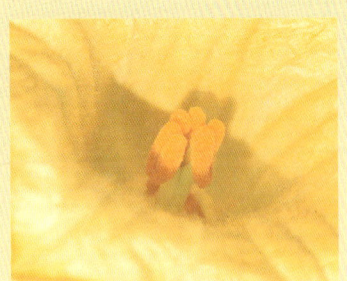

▲ 꽃은 5개로 갈라지는 합판화관이다.

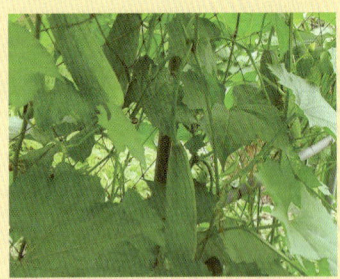

▲ 열매는 긴자루가 있어서 밑으로 늘어져 매달린다.

### ✿ 성숙한 섬유의 용도

어린열매는 식용하며 성숙한 섬유는 신발 바닥의 깔개, 모자의 속, 슬리퍼, 바구니 등의 재료로 사용된다. 또한 대형선박의 세척용제로도 이용된다.

## 생김새

수세미오이는 박과에 속하는 한해살이풀로 열대 아시아가 원산이다.

우리나라 각처에 자라며 담장이나 울타리에 올리는 덩굴성으로 길이가 10여m까지 나아간다. 줄기는 오이와 거의 비슷하고 잘 발달된 덩굴손이 있어서 다른 물체를 감고 올라간다. 줄기의 단면은 오각형이고 덩굴손은 잎과 마주보고 난다.

잎은 어긋나 달리고 잎자루가 길다. 잎은 질이 거칠고 손바닥 모양으로 갈라진다. 갈래는 끝이 뾰족하고 가장자리에 톱니가 있다. 꽃은 8~9월에 잎겨드랑이에서 노랗게 피는데 수꽃은 총상화서로 달리고 암꽃은 한 송이씩 달린다. 암술대는 2~3갈래 진다.

열매는 녹색이며 원통꼴로 겉에 얕은 골이 파져 있다. 약용으로 쓰는 과육은 세로방향의 섬유와 함께 두껍고 조밀한 그물 무늬로 된다. 안에는 종자가 들어 있고 검은색으로 익는다.

## 효능

**화담·지해작용** 기관지염에 효과적이다.

**청열·해독작용** 피부 습진에 줄기를 달여 환부를 씻어주며 가려움증을 없앤다.

**거습·지통의 효과** 그리 심하지 않은 풍습성 관절염에 보조 약물로 쓴다. 또한 활혈화어의 기능도 있다.

**종자는 이뇨작용** 채유용 또는 사료용으로 이용되었고 이뇨제로 쓴다. 강한 화담작용도 있고 기생충을 없앤다. 이외에 배뇨곤란, 비뇨기 염증, 결석, 만성 신염 등에 민간요법으로 쓴다.

**줄기는 피부미용 재료** 생덩굴을 자르면 수액이 나오는데 그 추출액을 화장품용으로 쓴다. 그 즙으로 피부를 씻으면 피부가 매우 부드러워진다.

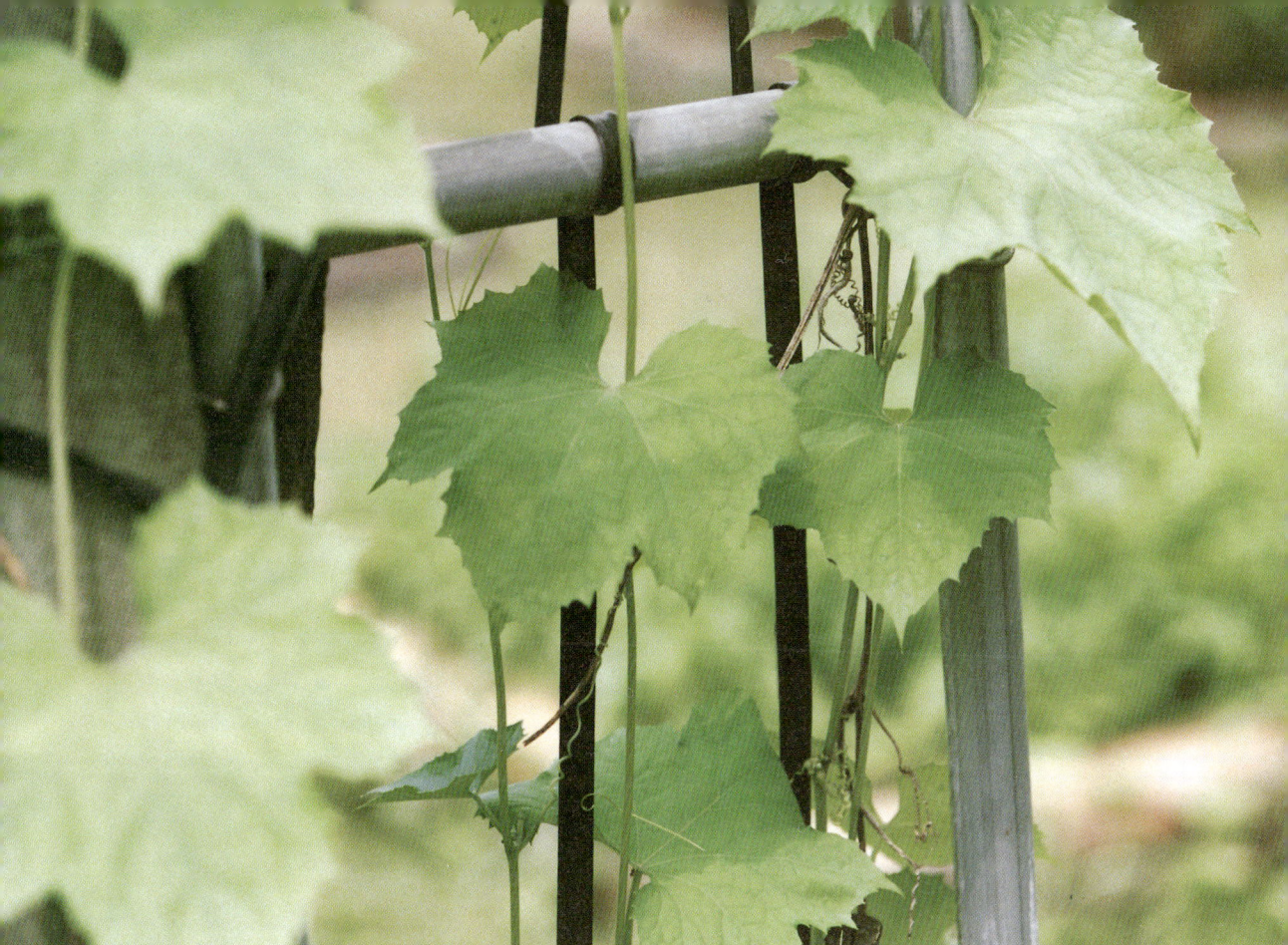

## 🌼 질병에 따라 먹는 방법

**만성 기관지염에는** 행인, 패모, 사삼과 같이 쓰며, 장기간 계속되는 류머티즘에도 활용한다. 껍질을 벗긴 하얀 속을 '사과(絲瓜)'라 하여 말린 후 가루 내어 쓴다.

**신경통에는** 방산통(放散痛)이나 근육경련이 있을 때는 지룡, 상지, 진교, 위령선을 더해 쓴다.

**신경성 두통에는** 승마, 천궁, 만형자, 백지를 더해 쓴다.

**좌골 신경통에는** 우슬, 천궁, 지룡, 천오를 넣어 쓰면 좋다.

**급·만성 기관지염에는** 행인, 박하, 패모 등과 같이 쓰면 좋다.

**가래가 많은 기침에는** 말린 수세미오이를 불로 태워서 가루 낸 다음 대추살로 환을 지어 따뜻한 술로 복용한다.

**월경이상에는** 월경이 빨라지고 선홍색 혈이 많고 번열과 복통이 있으면 수세미오이 20g, 황금(초), 백작약(초) 각 12g과 같이 쓴다.

# 동의나물

*Caltha palustris L. var.* 여제초, 입금화(立金花)
*Caltha membranacea Thurcz.*

- 분포 : 산의 습지 / 개화 : 4~6월
- 결실 : 7~8월 / 채취 : 전초
- 특징 : 성질은 따뜻하고 맛은 쓰고 맵다.
- 효능 : 진통, 최토, 거풍작용

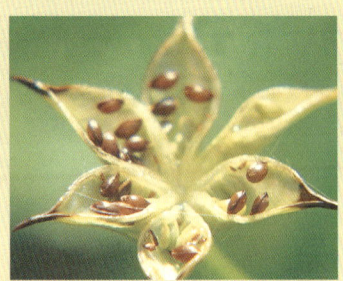

▲ 씨

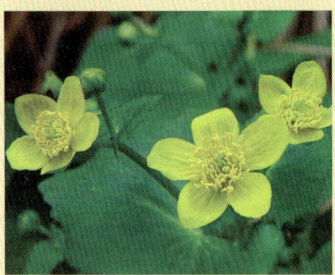

▲ 꽃줄기 끝에서 꽃이 피며 작은 꽃가지가 있다.

### 동의나물

지방에 따라서는 '동이나물' 이라고도 하는데 맑은 냇가에서 자라는 동의나물의 둥근 잎사귀를 깔때기처럼 겹쳐 접으면 마른 입술을 축일 수 있게 한 모금 정도 물을 담을 수 있는 작은 동이가 만들어지므로 붙여진 이름이다. 강원도 일부 지역에서는 '얼개지' 또는 '얼갱이' 라고도 한다.

### 생김새

동의나물은 산중의 습지나 물가에서 자라는 미나리아재비과의 여러해살이풀로서 대표적인 습지식물이다.

근경은 짧고 흰색의 굵은 뿌리와 흰 수염뿌리를 많이 가진다. 줄기는 연하고 속이 비고 꺾어지기 쉬우며 곧게 서서 자라는데 때로는 가지가 분지하며 높이가 50~60cm내외이다. 옆으로 비스듬히 자라며 마디에서 뿌리가 내린다. 생명력이 강하여 눈과 얼음이 녹을 즈음이면 곧 새순이 나오고 꽃대가 올라오기 시작한다.

뿌리에서 나는 잎은 모여서 나고 모양은 둥근 심장형이며 길이와 넓이가 각각 5~10cm쯤 되는데 둔한 톱니가 있거나 밋밋하고 털이 없으며 줄기에서 나는 잎은 잎자루가 없다. 대부분의 잎이 뿌리로부터 자라나오며 줄기에는 2~3장의 잎이 붙어 있다. 경생엽은 소가 먹고 어린순은 식용한다.

4~6월에 줄기 끝에서 한 두 대의 긴 꽃대가 자라나 각기 한 송이의 꽃이 핀다. 둥근 꽃받침의 빛깔은 선명한 노란 빛이다. 열매는 7~8월에 열리며 길이 1cm 정도인 골돌이며 4~16개이고 끝에 암술대가 남아있다. 우리나라에는 한 변종이 자생한다. 속명은 라틴어의 'calathos(잔)'에서 유래하며, 아름다운 노란 꽃이 황금 잔을 닮았음을 의미한다.

6월경에 종자를 채취하여 반그늘의 습한 곳에 심는다. 습지가 없는 경우에는 일반 노지에 파종하고 차광 망을 반드시 설치하여 준다. 이듬해 봄에 발아한 묘를 가을철에 적당하게 이식하여 재배하면 다음해 봄에는 개화한다. 가을철 분주도 가능하다.

### 효능과 식용법

여름에 채취하여 햇볕에 말리며, 뿌리를 포함한 모든 부분을 약재로 쓴다.

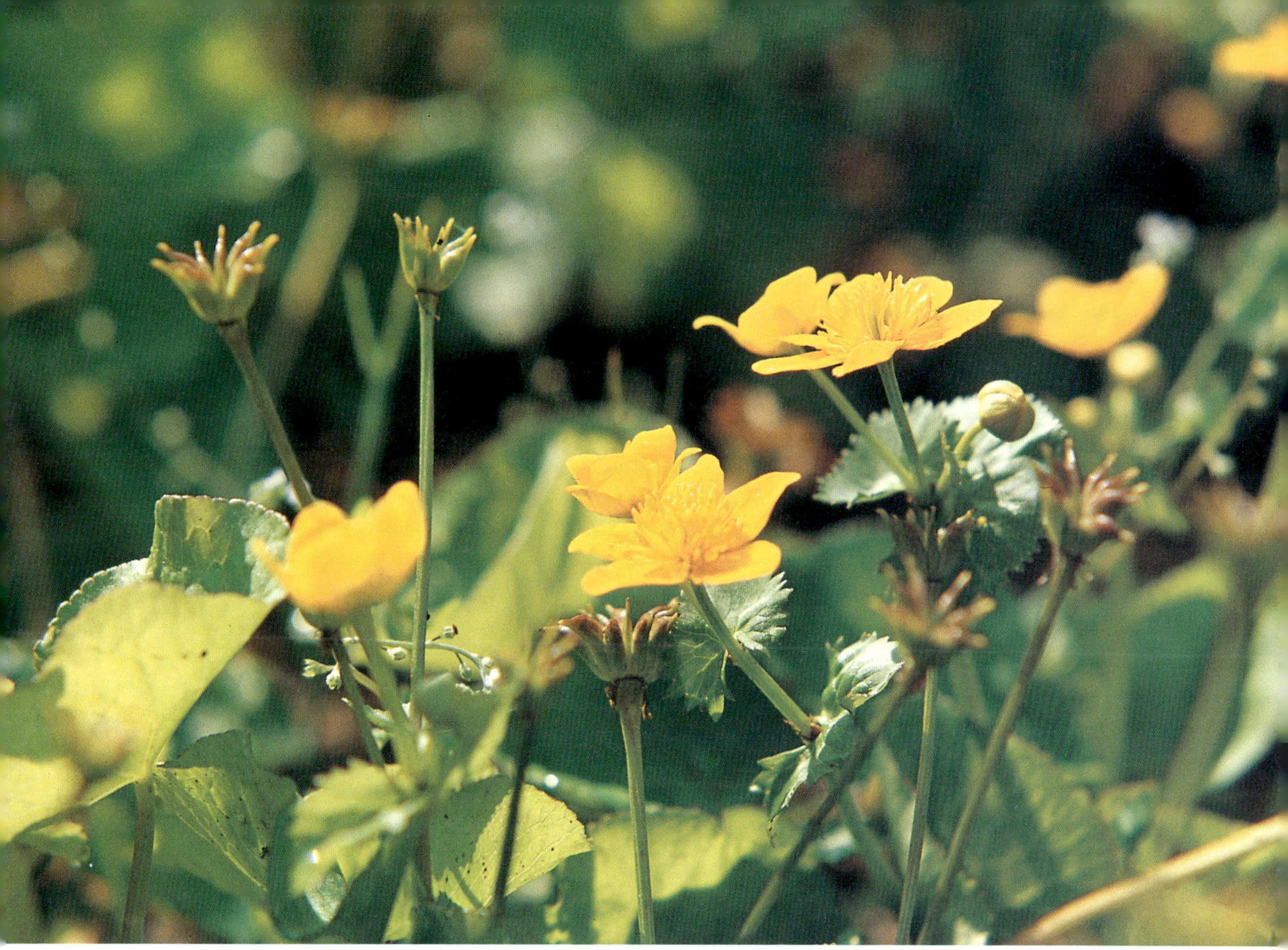

**간, 폐, 신경에 작용** 가래가 많이 끓는 증세, 사지가 쑤시고 아픈 증세, 머리가 혼미하고 어지러운 증세, 식중독 등에 쓴다.

 말린 약재를 1일 한도 9~15g 내에서 1회에 3~5g씩 200cc의 물로 삶아 복용하며 생즙으로 복용한다. 유독성이므로 유의해야 한다.

『약초의 성분과 이용』에 의하면 동의나물은 "전초에 사포닌, 알칼로이드, 콜린이 있다. 신선한 잎에는 많은 양의 프로토 아네모닌이 있다. 민간에서는 전초를 진경약으로 월경장애와 자궁암 치료약으로 쓰며 류머티즘에는 국소 자극약으로, 기침과 기관지염, 천식에 기침 멎이 약으로 화상, 피부병, 눈염증에 쓴다."라 한다.

# 호두나무

*Juglans regia L.*
호도인(胡桃仁)

- 분포 : 중부 이남 / 개화 : 4~5월
- 결실 : 10월 / 채취 : 열매
- 특징 : 성질은 따뜻하고 맛은 달다.
- 효능 : 자양, 강정작용

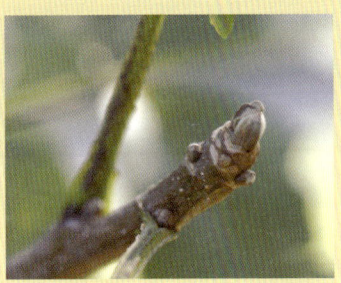
▲ 겨울눈

### 🌿 호도(胡桃)

호두나무는 중국명으로 '호도'라고 쓴다. 호도는 이란, 유럽 동남부에서 자생하는 것으로서 열매 모양이 복숭아 같아서 붙여진 이름이다.

### 호두탕

[재료]
호두 30개, 설탕 90g, 물 적당량
[끓이는 법]
❶ 호두의 껍질과 속껍질을 벗긴다.(살짝 데치면 속껍질이 잘 벗겨진다.)
❷ 믹서에 넣고 곱게 갈아 차관에 넣고 설탕과 물을 부어 끓인다. 이때 주걱으로 잘 저어 주고 식으면 마신다.

## 생김새

호두나무는 우리나라 중부 이남의 마을에서 주로 심는다. 키는 20cm까지 자라고 껍질은 회백색인데 햇가지는 반짝반짝 광택이 나고 녹갈색을 띤다. 잎은 깃꼴처럼 생긴 겹잎으로 나오며 작은 잎은 3~7장 달린다.

꽃은 4~5월에 피며 암수한그루이다. 수꽃의 꽃차례는 밑으로 쳐지며 암꽃의 꽃차례는 1~3 송이 달린다. 호두나무는 낙엽이 지는 교목이고, 종자는 둥글어 10월에 익는다. 그래서 '추자(楸子)'라고도 한다. 열매의 껍질을 벗긴 핵과를 깨뜨리면 안에 씨가 있는데 이것은 '호도인'이라 하며 식용과 약용으로 쓴다.

## 효능

호도의 씨앗은 자양성 안신효과가 대단히 뛰어난 약물로 식이요법에도 사용된다. 생식하면 끓인 것보다도 효과가 크며 환제로 하여도 좋다. 양심(養心) 안신(安神)용으로도 보통 하루에 3~5개씩 먹는다.

**생식기능을 강화**  양위, 조루, 유정 등 성기능 쇠퇴에는 다른 강장약과 함께 쓴다.

**노화방지**  50세가 넘으면 조로(早老)를 방지하기 위해 호도인을 사용하는 것이 좋다. 영양가가 좋아 유익한 간식도 되며 노화도 방지된다. 그러나 코레스테롤이 높은 사람에게는 적합하지 않다.

**열성병을 앓고 난 후에 가끔씩 빙빙 도는 듯한 현기증**  이러한 현기증은 걸을 때 둥둥 떠다니는 듯 하고, 입이 마르고 진액이 없을 때, 식욕이 없을 때 호도인을 매일 2개씩 생식한다.

**아이의 성장발육 증진**  호도인은 건뇌에 뛰어난 식품으로 학령기의 아동이 생식하면 좋다. 태아의 발육에 유익하며, 배변을 순조롭게 하고 식욕과 수면을 증진시키는 효과도 있어 일부의 자양 보양식이 된다.

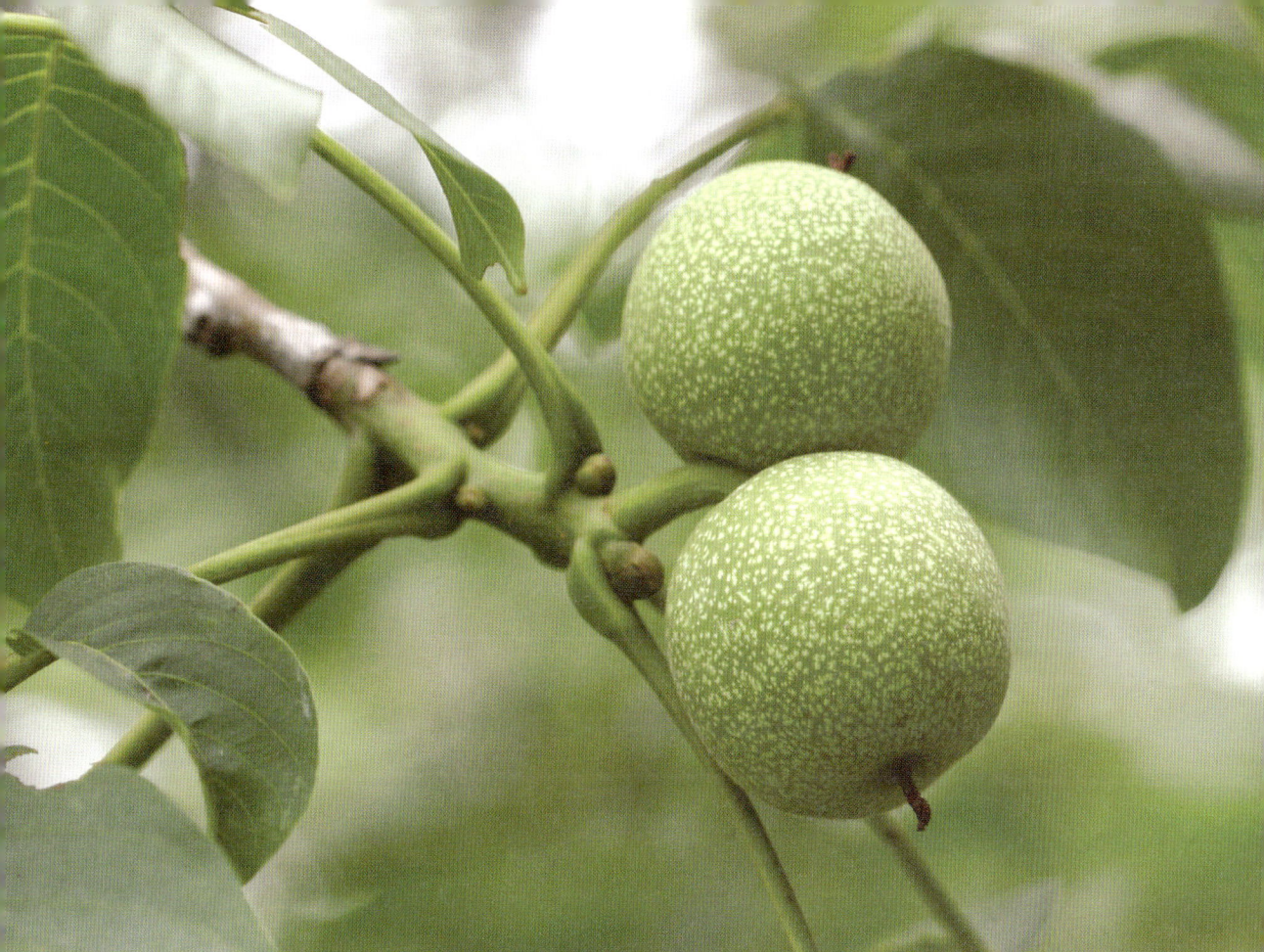

### 🌸 질병에 따라 먹는 방법

**만성 기관지염, 기관지 천식이 오랫동안 낫지 않고 매년 겨울에 재발하는 경우** 온보약과 함께 호도인을 쓴다. 호도인은 허약성인 만성 천식을 치료하는 보조약으로 보골지(補骨脂), 토사자, 파극천, 자하거(紫河車) 등의 온보약에 배합하여 사용한다.

**허약체질의 변비에는** 나이가 들어 신체가 쇠약해지고 진액이 부족해서 생기는 변비에는 찬 약성을 가진 사하약을 함께 사용한다. 급작스럽고 강하게 배설해서는 안 되므로 자보약을 사용해 진액을 점차 증가시켜 장을 윤활하게 함으로서 배설을 촉진시킨다. 대변이 통한 후 평상시 상복하면 변비를 예방할 수 있다.

**산후 변비에는** 산모의 혈허에 의한 변비는 당귀, 육종용을 배합하므로써 허약증을 치료하면서 장을 원활하게 한다. 호도 기름을 함유한 음식을 먹으면 체중이 증가되고 혈액의 알부민 성분이 늘어나지만 혈중 콜레스테롤의 상승은 완만하다. 급성 천식 환자는 사용하지 말고 고지혈증을 가진 노인은 먹지 않는다.

**심한 불면증에는** 호도 씨앗은 약성이 따뜻하여 잘 씹으면 단맛이 나고 향기도 좋고 뒷맛도 좋다. 장기간 복용하면 수면을 증진시킬 뿐 아니라 다몽, 현기증을 해소시킬 수 있다.

# 마가목

*Sobus commiuta Hedl.*
정공등(丁公藤), 마아목(馬牙木)

- 분포 : 산 / 개화 : 5~6월
- 결실 : 10월 / 채취 : 열매, 줄기
- 특징 : 열매의 성질은 평하고 맛은 달고 쓰다. 줄기나 줄기의 껍질의 성질은 차고 맛은 쓰다.
- 효능 : 진해, 거담, 이뇨, 지갈작용

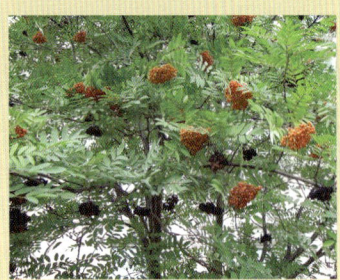

▲ 처음에는 한 두 송이의 열매가 달리지만 해가 지날수록 점점 많이 달리기 시작하여 10년만 지나면 온통 붉은 꽃나무처럼 어우러진다.

### 🌼 정원용 조경나무로 재배

요새는 유럽, 미국, 중국에서 들여오는 마가목이 많다. 열매의 색깔이 특히 붉고 고와서 고급 정원수로 재배하기도 하며 공원이나 학교, 정원용 조경수로 이용된다. 가을에는 단풍도 볼거리로서의 한 몫을 한다.

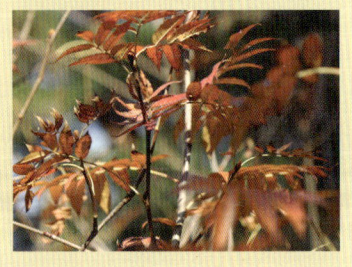

## 생김새

마가목은 장미과에 속하는 낙엽이지는 활엽수이다. 마가목은 고산지대를 좋아한다. 백두산에선 해발 1000m 이상의 활엽수림에서 볼 수 있으며 설악산이나 태백산 같은 곳에서는 1500m 정도에서 자란다.

높이는 5~8m 정도 자라며 잎은 서로 어긋나고 길쭉한 모습에 가장자리는 톱니가 나란히 있다. 작은 잎들은 9~13개로 깃털처럼 모여 복엽을 이룬다. 잎의 앞면은 녹색으로 광택이 나며 뒷면은 연녹색이다. 봄철에 돋는 새싹이 말의 이빨처럼 힘차게 돋아난다 해서 '마아목'이라 부르기도 한다.

꽃은 5~6월에 피어나는데 지름이 1cm 정도 되며 흰 색이다. 작은 꽃들이 모여서 다발을 만들고 다시 또 다발을 만드는 복산방화서의 형태를 이룬다. 나무 껍질은 회색이며 어린가지에 가는 털이 있다. 10월에 익는 열매는 둥글고 붉은 색으로 지름이 5~8mm 된다. 겨울눈에는 점성이 있다.

당마가목은 주로 중부 이상의 지역에서 자라는데 작은 잎의 숫자가 13개를 넘고 잎의 뒷면이 흰 빛이 된다.

## 효능

마가목의 성분은 정유물질과 함께 스테로이드, 쿠마린, 플라보노이드 글리코사이드, 강심 배당체, 약간의 사포닌이 함유되어 있다. 주로 기침과 가래를 멎게하며 만성 기관지염과 폐결핵, 신장기능이 떨어져 몸이 붓는데 쓴다.

**열매는 기침과 가래 치료제** 열매는 '마가자'라하여 약으로 쓴다. 열매가 익으면 채취하여 볕에 말렸다가 물에 달여 복용한다. 이뇨, 진해, 거담, 강장, 지갈 등의 효능이 있어 신체가 허약한 것을 비롯하여 기침, 기관지염, 폐결핵, 위염 등에 쓴다. 체내의 간지질

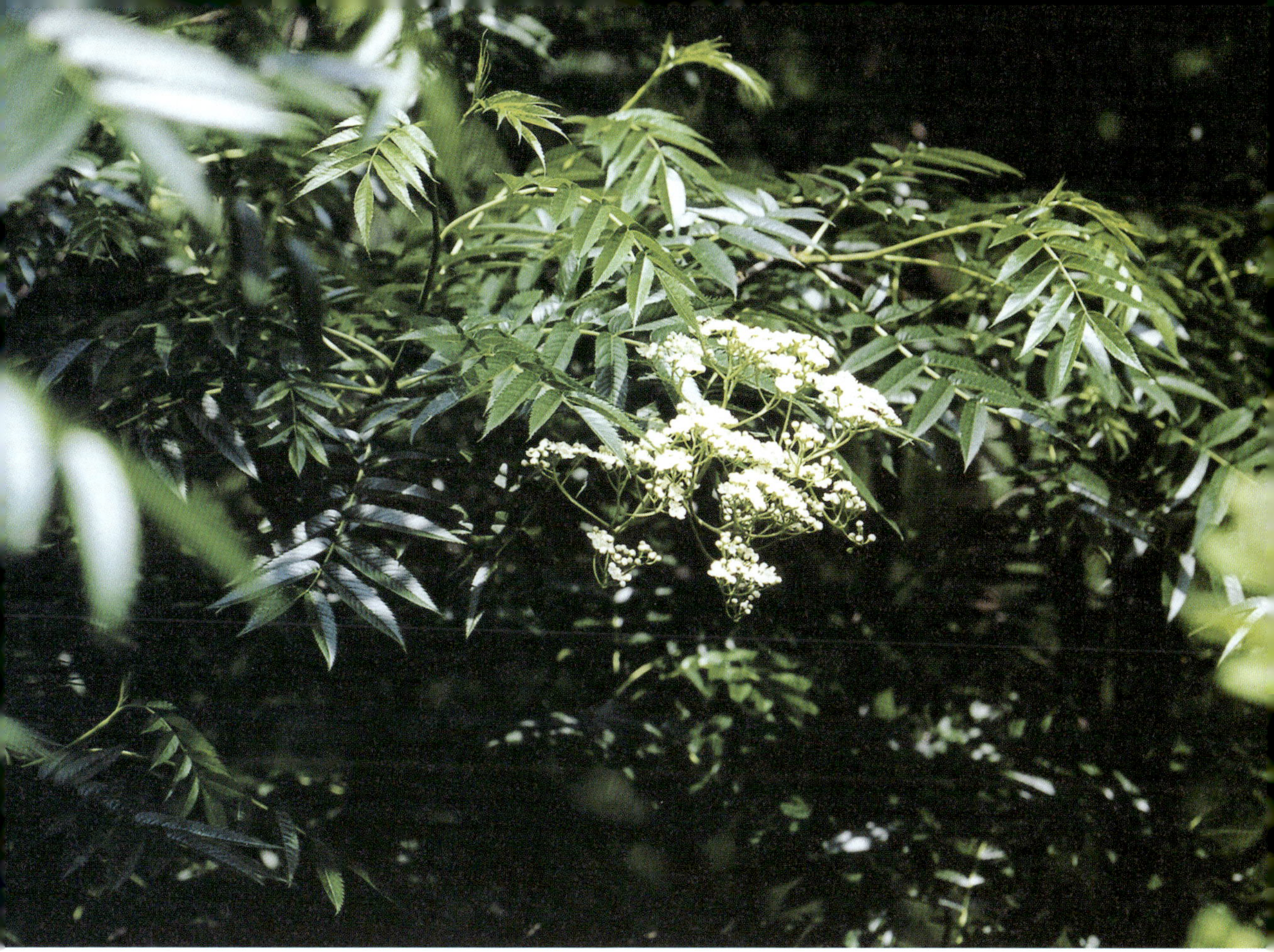

▲ 초여름 덩치 큰 나무 전체를 흰꽃이 뒤덮으면 수림 속에 안개가 어린듯하다.

을 낮춰주며 혈청 콜레스테롤 수치도 낮춰준다.

**줄기는 신장기능 강화**  줄기나 줄기의 껍질은 가을에 채취하여 약으로 쓴다. 줄기를 꺾으면 특이한 향이 난다. 잔가지를 잘게 쳐서 차처럼 달여 마신다. 콩팥의 기능을 튼튼하게 하여 허리와 다리를 강화하며 기혈 순환을 원활히 하여 종기와 염증에도 좋다.

**풍기나 습기에 의해서 생기는 마비증세 치료**  중풍에 의한 반신불수나 타박상에 의한 부종과 동통을 치료한다. 쇠약한 노인을 보령, 보양하고 성기능을 높인다.

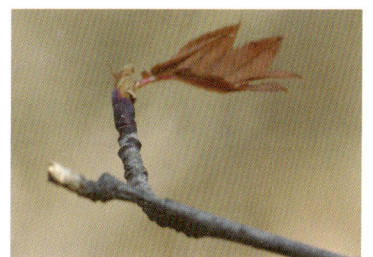
▲ 새싹

## 질병에 따라 먹는 방법

**기침과 가래에는**  말린 열매 30~60g, 줄기나 껍질은 10~20g을 넣고 물에 달여 한번에 마신다.

**만성 기관지염에는**  마가목 껍질 당의정을 만들어 복용한다. 껍질을 잘 말려 절구에 곱게 빻아 가루를 만든다. 거기에 찹쌀가루와 꿀을 가미하여 환을 만든다. 한번에 6~7알씩 하루에 세번 먹는다. 열흘 단위로 증세가 호전되면 수를 줄인다.

**폐결핵에는** 줄기나 껍질 10g을 물 500cc에 끓여 반으로 줄여 하루 동안 나누어 복용한다.

**풍습에 의한 수족이 저림증에는** 줄기나 껍질 8g을 물 300cc나 달여 마신다.

**소변 장애에는** 소변을 눌 때 따끔하며 소변이 시원치 않거나 요도에 고름이 흐르거나 붓는 경우에 줄기나 껍질 15g을 물 600cc로 끓여 반으로 줄여서 하루 동안 나눠 마신다.

**류머티즘 관절염에는** 가을철에 나무를 채취하여 기름을 내어 먹으면 치료에 효과가 있다.

**정신분열증에는** 열매를 채취해 진하게 농축하여 하루에 3번 500g씩 6개월 동안 먹으면 좋다. 열매20g에 물 500cc를 붓고 끓여 그 양이 반으로 줄면 1일 2회 나눠 따뜻하게 복용한다.

위산과다, 위궤양이 있는 사람은 메스꺼움, 식욕부진 등의 위장의 부담이 있으므로 양이 지나치면 안 된다. 적은 양에서부터 점차 양을 늘려가야 한다. 가루 내어 알약을 만들어 한 알에 3g의 껍질이 함유하도록 해서 1회에 6~7알씩 1일 3회 복용한다.

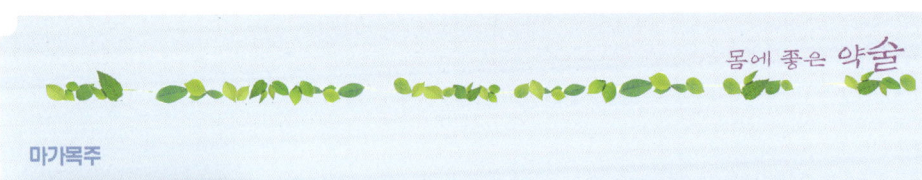

몸에 좋은 약술

**마가목주**

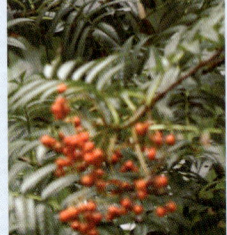

[재료] 마가목의 열매 200~250g, 소주 1ℓ, 설탕 5~10g

[담그는 법]
❶ 잘 익은 열매로 골라 3~5개 잔가지에 열매가 붙은 채로 잘라 잘 씻는다.
❷ 물기를 완전히 제거한 다음 용기에 넣고 소주를 붓는다.
  (보통 1 : 3, 마른 경우 1 : 5)
❸ 설탕을 넣고 밀봉한 다음 그늘진 시원한 곳에서 6개월 이상 숙성시킨다.
❹ 6개월이면 마실 수 있으나 오래 익힐수록 맛이 더 좋아진다.
❺ 향기가 좋은 황금색 약술이 완성된다.

[마시는 법]
용량은 제한이 없으나 지나치지 않도록 하고, 술이 센 사람은 스트레이트로 마셔도 좋으나 약한 사람은 꿀을 조금 타서 마시는 것이 좋다.

# 비파나무

*Eriobotrya Japonica Cindl.*

비파(枇杷), 무우선(無憂扇)

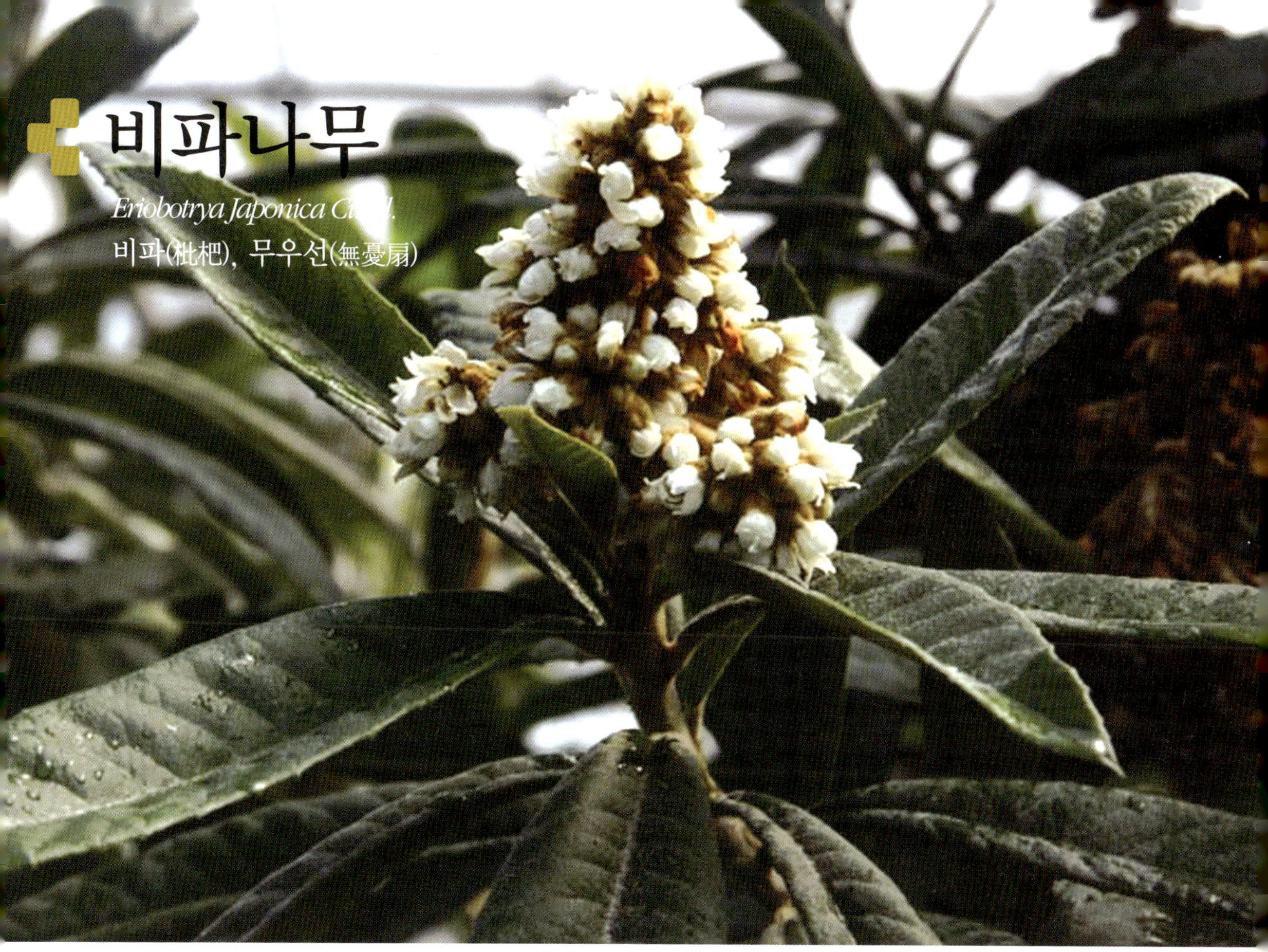

- 분포 : 남부지방 / 개화 : 10~11월
- 결실 : 6월 / 채취 : 잎, 열매
- 특징 : 성질은 약간 차고 맛은 쓰다.
- 효능 : 청열, 화담, 지해작용

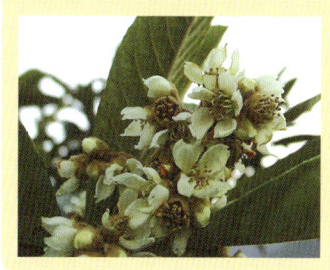

## 생김새

비파나무(枇杷)는 장미과의 늘 푸른 작은키 나무로 남부지방에서 관상수나 과수로 심고 있다. 원산지는 중국이다.

가지는 굵으며 연한 갈색의 털이 빽빽이 나 있다. 잎은 가죽질로서 긴 달걀꼴이고 끝이 뾰족하다. 길이가 15~25cm이고 잎 표면에는 윤기가 나고 뒷면은 연한 갈색털이 밀생한다.

잎자루는 짧고 가장자리에 거치가 드문드문 있다. 흰색의 꽃이 10~11월에 핀다. 지름이 1cm 정도이고 꽃잎, 꽃받침이 각각 5개이다. 다음해 6월에 열매가 여문다. 노란색으로 익으며 속에 1~5개의 씨가 들어 있다.

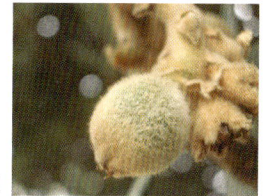

▶ 열매

## 효능

**기침과 구토를 멈춘다** 잎을 약용으로 사용할 때는 뒷면의 털을 제거한다. 신선한 잎으로서 녹색인 것이 품질이 좋다. 비파엽은 열을 식히며 폐기를 깨끗이 하고 기침을 멈추게 하며, 구토를 멈추게 한다. 진해거담에는 털을 없애고 구워서 쓰며, 위의 조화와 구토를 멈추게 하는데는 생엽을 쓴다.

**열매는 구갈작용** 열매도 갈증을 없애고, 진액을 보충하며, 구토를 멈추게 하는 효과가 있다. 생것으로 먹어도 되고 끓여 먹어도 된다.

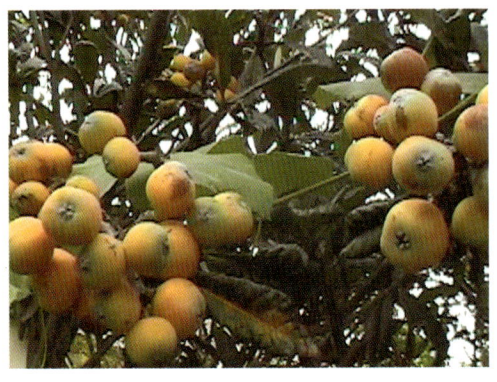

**비파엽은 청열·화담·지해작용** 담이 많은 급·만성 해수, 위의 열을 끄고 진액을 보하며 구토를 멎게 하는 작용을 한다. 비파잎에는 포도당, 자당, 과당 등 여러 성분이 들어 있는데 그 중에 아미그다린이 있는 것이 $B_{17}$이 된다. 이것이 체온과 함께 따뜻해지면, 침투해서 세포 속까지 들어가 염증이나 암세포도 치료할 정도의 힘을 발휘한다. 300여 년 전부터 인도의 오래된 불교경전 속에 비파는 만병을 고치는 식물로 등장한다.

마른 비파잎을 달여서 차처럼 마시면 고치기 어려운 천식, 만성 기관지염에 좋다. 감기에 걸려 열이 나거나 목이 아프거나 할 때에 비파잎 차에 소금을 넣어 입을 헹구어내면 좋다. 또한 비파잎 삶은 즙이 눈약이나 화장수로도 사용하다. 모든 피부병에도 잘 듣는다.

## 질병에 따라 먹는 방법

**심한 해수와 많은 객담이 나오면** 담도 누렇고 진득거리며 비린내가 나는데, 이때 입속이 마를 때는 비파엽 20g에 황련, 황백을 넣어 쓴다.

**기관지염에는** 목이 가렵고 마른기침, 담은 적은데 코가 막히고 갈증이 모이면 행인, 사삼, 전호, 길경 등에 넣어 쓴다.

**기관지염 초기에는** 열매 5개에 행인 12g, 패모 4g, 진피 8g을 더해 끓여 술을 타서 먹는다. 심하면 (강)반하를 추가한다. 만성 기관지염으로 찬 공기를 만나면 담이 끈적거리고 뱉기가 곤란할 때 마황, 행인, 패모를 넣고 달여 꿀을 넣어 복용한다.

**급성 위염에는** 갑자기 구토가 나고 가슴이 답답하고 입이 마르면 비파엽에 곽향, 죽여, (강)반하를 더해 쓰면 토하게 된다. 그래도 입이 건조하고 식욕이 안 나면 비파엽 12g에 맥문동 12g, 맥아 12g을 끓여 마신다.

---

**★꿀에 법제하는 법★**

잎 뒤에 있는 부드럽고 가는 털을 씻어내고 맑은 물을 뿌려 2~8시간 정도 밀폐시켜 약 1cm 넓이로 썰어 햇볕에 말린다. 꿀에 끓는 물을 부어 희석한 것을 (비파 4 : 꿀 1) 비파잎에 골고루 축여 약 2~4시간 밀폐한 다음 솥에 넣고 약한 불로 볶아, 겉이 약간 노래지고 윤이 나면서 손으로 만져 붙지 않을 정도가 되면 꺼내서 식힌다. 윤폐·지해작용이 증가된다.

**각종 열성병 후에는** 열이 없어져도 갈증이 없어지지 않을 경우에 비파엽에 지모, 맥문동, 현삼 등을 같이 쓴다. 딸꾹질이 심한 경우에 비파엽 20g, 지각 3g 정향 3g을 끓여 마신다.

### 비파잎차

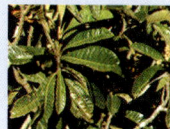

예전에는 비파잎을 땀띠를 예방해 준다하여 이불의 재료로 사용하기도 했으며, 지금도 류머티즘, 신경통 약으로 쓰이고 있다. 치질에는 4~5장의 잎을 끓인 물로 좌욕(坐浴)을 하면 효과적이다.

[효능]
비파의 잎에는 아밍다린이라는 성분이 들어 있어 이뇨, 진해, 여름철 더위, 피로회복, 식욕증진에 좋은 효과를 발휘한다. 또 신경통이나 종기 등에 비파의 엑기스를 환부에 바르고 습포하면 효과적이라고 한다.

[만드는 법]
[재료] 비파 잎 100g, 물 1컵
❶ 비파의 신선한 잎을 따서 깨끗이 씻은 후 물기를 뺀다.
❷ 3일 정도 그늘에서 완전히 말린다. 다 마르면 잘 비벼 부드럽게 만든 후 방습제와 함께 통에 보관한다.
❸ 말린 비파 잎 한 개를 거즈에 싸서 찻잔에 넣고 끓는 물을 붓는다.
❹ 1~2분 정도 엑기스를 우려낸 후 마신다.

[참고]
벌꿀을 약간 넣고 냉장고에 넣어 차게 식힌 후 마시면 여름철 청량음료로 매우 좋다.
♣ 비파 잎의 뒷면에는 작은 가시털이 있으므로 반드시 거즈로 잘 걸러낸다.

### 비파주

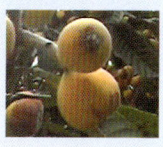

[재료] 비파나무의 열매(꽃, 잎 가운데 한 가지만) 200~300g, 소주 1ℓ, 설탕 5~15g
[담그는 법]
❶ 재료를 깨끗이 손질하여 용기에 넣는다. 소주를 붓고 설탕을 넣는다.
❷ 밀봉하여 시원한 곳에 6개월 이상 보관한다.
❸ 1년 이상 숙성시킨 후 마시는 것이 좋다. 마실 때 설탕을 더 넣거나 매실 주스를 타서 마셔도 좋다.
[마시는 법]
취침 전 1일 1회, 1회 30㎖

# 살구나무

*Prunus armeniaca var. ansu Max.*
행인(杏仁), 행목(杏木)

- 분포 : 전국 / 개화 : 4월
- 결실 : 7월 / 채취 : 열매
- 특징 : 성질은 따뜻하고 맛은 시고 맵고 달다.
- 효능 : 진해, 거담, 윤장, 소종작용

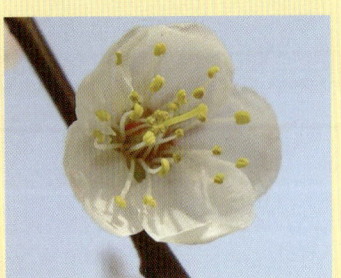

▲ 꽃잎의 모양은 둥글며 수술은 여러개고 암술은 하나이다. 향기는 거의 없다.

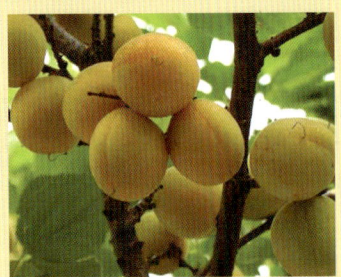

▲ 열매에는 융모가 있으며 과육과 핵은 쉽게 분리된다.

## 생김새

살구나무는 장미과의 벚나무 속의 잎이 지는 넓은 잎의 중간키 나무이다. 중부 이남지역에서 야생하며 중국이 원산지이다.

크기는 6m 정도에 이르며 나뭇가지는 우산 모양이다. 껍질은 붉고 햇가지는 적갈색이다. 잎은 넓은 타원형이며 끝이 뾰족하다. 가장자리에 불규칙한 겹톱니가 있고 잎 양면에는 털이 없다.

꽃은 4월에 잎보다 먼저 1개씩 피고 연분홍색이다. 꽃자루는 거의 없고 꽃잎은 5장이며 꽃받침은 뒤로 젖혀진다. 꽃잎의 모양은 둥글며 수술은 여러 개이고 암술은 하나이다. 6~7월에 열매가 익는데 핵과로 거의 둥글고 노랗게 익는다.

산야에서 자라는 변종 살구나무로 털개살구, 털북산살구나무 등이 있는데, 이 나무들은 중부와 북부지방의 산에서 자라며 낮은 지역에서 잘 자란다.

개살구나무는 중부와 북부지방에서 자라는데 살구나무와 닮았으나 열매에 털이 없고 껍질에 코르크질이 발달한다. 4~5월에 연분홍색 꽃이 피는데 흰색에 가까운 편이다. 암술과 수술의 길이가 같으며 암술의 머리 모양이 술잔처럼 생겼다. 익으면 과육이 벌어져 잘 떨어지며 약간 떫다.

시베리아 살구는 중북부 지방의 산간에 자라고 가지에 털이 없고 어린가지는 회색이며 아랫부분은 자줏빛이 도는 갈색이다.

살구나무는 야생하는 것과 재배하는 것의 차이는 별로 없고 다만 맛이 더 달거나 떫은데 차이가 있을 뿐이다.

## 효능

**폐를 위한 전문요약** '행인'은 살구나무나 개살구나무의 종자(속씨, 흰 알맹이)를 건조한 것이다. 행인은 폐의 전문약으로서 기를

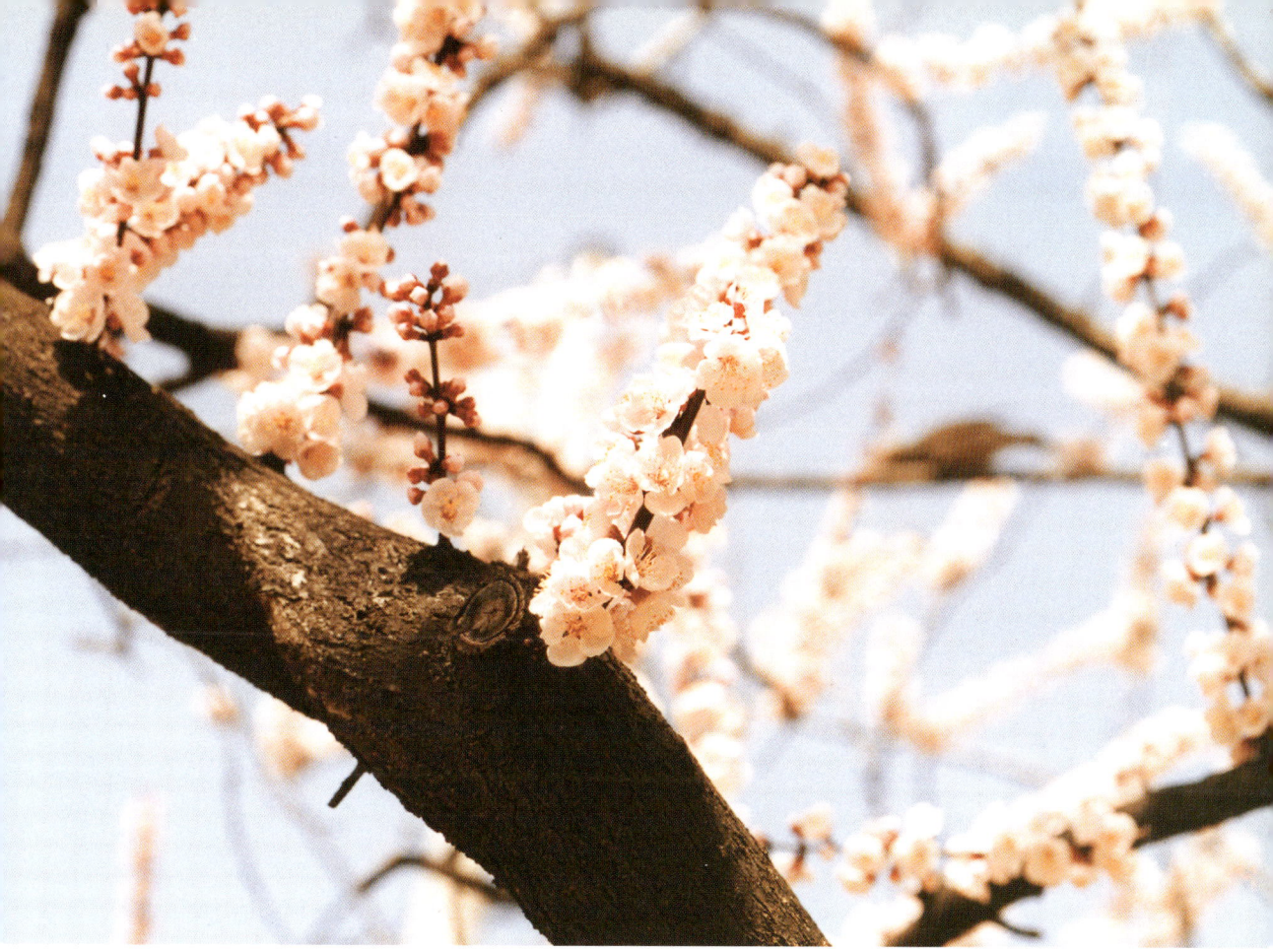

내리게 하는 작용이 있으며, 열이 있는 사람은 청열약으로, 몸이 찬 사람은 온열약으로, 표사가 있는 사람은 발표약으로 각각 배합하여 사용한다.

행인은 첨행인(甛杏仁)과 고행인(苦杏仁)의 구별이 있지만 종자에 아미그달린의 함량이 차이가 있을 뿐 식물 형태학적 차이는 크게 없다. 고행인은 납작하며 폐를 식히고, 첨행인은 통통하며 폐허의 증상에 사용한다. 또한 열매에는 비타민 A와 천연 당류가 풍부하며, 말린 열매에서는 철분을 섭취할 수 있다.

**진해·거담작용** 기침을 그치고 담을 없애는 효능이 있다.
**윤장작용** 행인은 기름기가 풍부하여 장을 윤택하게 하므로 변이 잘 통한다.
**소종작용** 목구멍의 상태를 정상화시켜 각종 염증을 치료한다.

### 질병에 따라 먹는 방법

**감기 초기 발열, 해수, 인후통에는** 소염, 반하, 전호 등을 넣어 쓴다. 풍한증에는 형개, 방풍과 같이 쓰며 풍열증에는 전호, 갈근, 시호를 넣어 쓴다.

**소아 감기에는** 기침으로 호흡이 거칠고 흰 담이 많으며 열이 나면 두시, 전호, 비파엽을 넣어 쓰면 좋다.

**보익을 위해서는** 행인에 패모, 반하, 사삼을 넣어 쓰면 체내의 허한 상태를 개선하여 저항력을 증강시키고 담을 제거하여 기관지의 경련의 방지하는 효과가 있다.

**목구멍에 급성 염증이 생기면** 붓고 음식을 삼키기 곤란해지는데 이때 두시, 사간 등을 넣어 쓴다. 성대가 충혈되고 수종이 있어 목소리가 쉬고 목이 건조하여 가렵고 통증이 있으면 박하, 길경, 현삼, 맥문동을 넣어 쓰면 좋다.

**노인이나 산후 변비로 사하약을 사용할 수 없다면** 마자인, 도인, 당귀, 생지황, 지각 등을 넣어 써도 좋다.

**피부 미용에는** 행인으로 기름을 짜서 얼굴에 바르면 모공을 깨끗하게 하여 피부를 생생하게 할 수 있다. 살구씨 5g을 곱게 가루 내어 달걀 흰자 한 개에 개어 팩을 만든다. 20~30분 후에 깨끗이 닦아내고 스킨로션, 영양크림으로 마무리 한다.

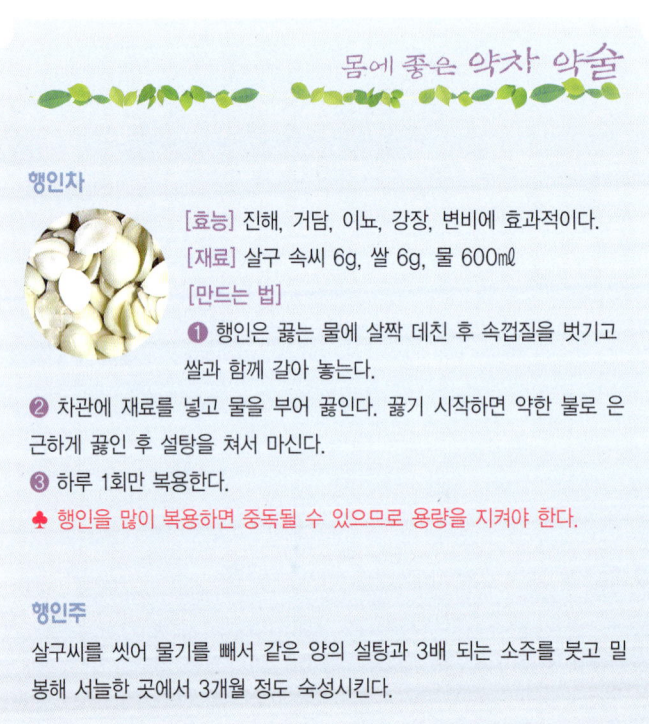

몸에 좋은 **약차 약술**

### 행인차

[효능] 진해, 거담, 이뇨, 강장, 변비에 효과적이다.
[재료] 살구 속씨 6g, 쌀 6g, 물 600㎖
[만드는 법]
❶ 행인은 끓는 물에 살짝 데친 후 속껍질을 벗기고 쌀과 함께 갈아 놓는다.
❷ 차관에 재료를 넣고 물을 부어 끓인다. 끓기 시작하면 약한 불로 은근하게 끓인 후 설탕을 쳐서 마신다.
❸ 하루 1회만 복용한다.
♣ 행인을 많이 복용하면 중독될 수 있으므로 용량을 지켜야 한다.

### 행인주

살구씨를 씻어 물기를 빼서 같은 양의 설탕과 3배 되는 소주를 붓고 밀봉해 서늘한 곳에서 3개월 정도 숙성시킨다.

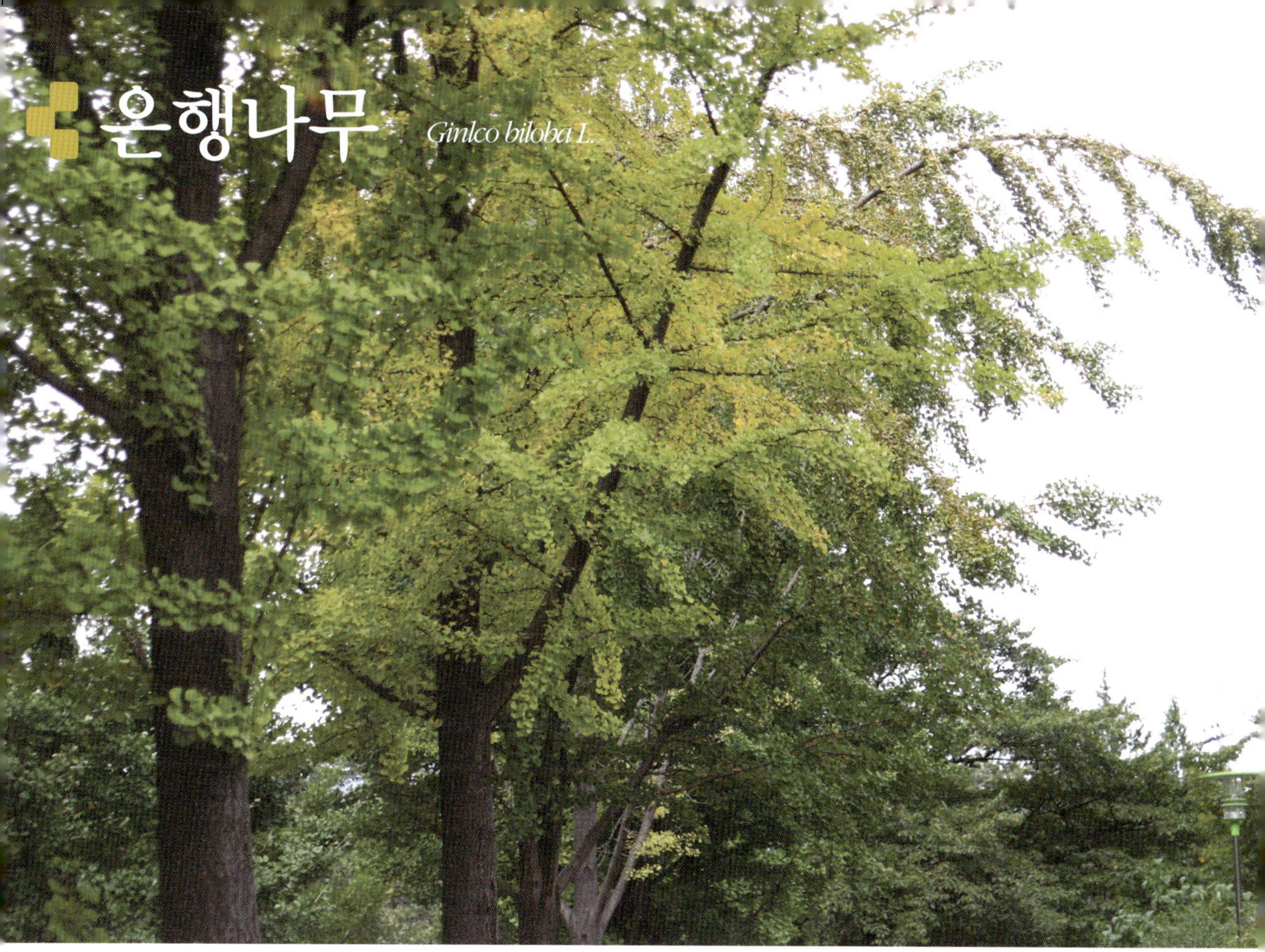

# 은행나무 *Ginkco biloba L.*

-  분포 : 재배 / 개화 : 5월
- 결실 : 10월 / 채취 : 종자
- 특징 : 성질은 평하고 맛은 달고 쓰고 떫다.
- 효능 : 진해, 거담, 살충, 살균작용

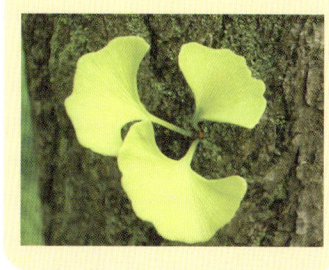

## 생김새

은행나무는 은행나무과에 속하는 낙엽이 지는 교목이다. 전 세계에 은행나무과에는 오직 은행나무 1속 1종만이 있다. 겉씨식물이며 아주 오래 되었고 잎이 넓다.

열매가 살구나무의 열매를 닮고 은빛이 난다 해서 '은행(銀杏)'이라 한다. 또 다른 이름으로 압각수, 공손수, 백과목이라 부른다. 영어로도 Silver apricot라 해서 같은 뜻으로 불린다. 우리나라엔 언제 들어 왔는지 정확히는 알 수 없다. 제주도에서 함경도 압록강변까지 잘 자란다.

은행나무는 잎새가 독특하다. 오리발을 닮아 '압각수(鴨脚樹)'라고 하며 짧은 가지에 모여 나는 이 잎엔 맥이 가지런하게 나 있으며, 주맥이 없어 전부 두 갈래로 갈라져서 수분과 양분의 통로 역할을 한다. 은행나무는 암수가 따로 있다.

수꽃은 대개 황록색으로 짧으며 꽃자루가 발달하지 않아 짧은 단성화로 구성된다.

암꽃은 피는 시기가 매우 짧고 꽃잎도 없는 배주 모양이다. 은행나무의 수분 과정은 특이하다. 원래 물 속에서 살아온 식물은 수컷의 정자가 암컷의 난자한테 가자면 물 속을 헤엄칠 수밖에 없었다. 땅 위에 살고 있는 식물의 꽃가루에 해당하는 것이 바로 정자이다. 은행나무는 소철도 그렇지만 유별나게 꽃가루 속의 정자가 꼬리를 달고 있다. 이들은 원시의 나무인데 그때는 아직 물 속에서 올라온 지 오래되지 못했다. 그 모양이 그대로 남아서 꽃가루에 정자의 형태를 남긴 것이다.

열매의 외종피에선 독한 냄새가 나는데, 외종피가 다육질로서 빌로볼과 은행산을 함유하기 때문이다. 이 외종피를 벗겨내면 하얗고 딱딱한 중간 껍질이 나온다. 이것을 '백과' 라 부르는데 색깔이 희기 때문이다. 종종 피마져 제거하면 얇은 막 같은 것이 나오는데 이것이 내종피고 담황록색 부분이 식용하는 배유이다.

 열매의 껍질이나 나무의 껍질을 만지면 독이 오르기도 하고 배유 부분은 익히지 않고 생으로 먹으면 탈이 날 수 있다. 그리고 한번에 많이 먹으면 오히려 해가 된다.

## 효능

**살균 · 살충작용** 은행나무의 몸속에는 플라보노이드라는 성분이 들어있다. 이 성분은 갖가지 벌레의 유충, 식물에 기생하는 곰팡이 바이러스 등을 죽이거나 억제하는 작용이 있다.

**진해 · 거담작용** 은행에는 간놀, 펙틴, 히스티딘, 전분, 단백질, 지방, 당분이 많이 들어 있어서 폐결핵 환자가 오래 먹으면 기침이 없어지고 가래가 적게 나온다. 이 같은 효과는 은행이 호흡기 능을 왕성하게 하고 염증을 소멸시키며 결핵균의 발육을 억제하는 작용을 하기 때문이다.

**허약체질, 피로감 개선** 은행에는 또한 레시틴과 비타민 B의 모체가 되는 엘고스테린이란 성분이 들어 있어 성욕감퇴, 뇌빈혈, 신경쇠약, 전신 피로 등에 뇌혈관을 개선해 준다. 은행에는 글로

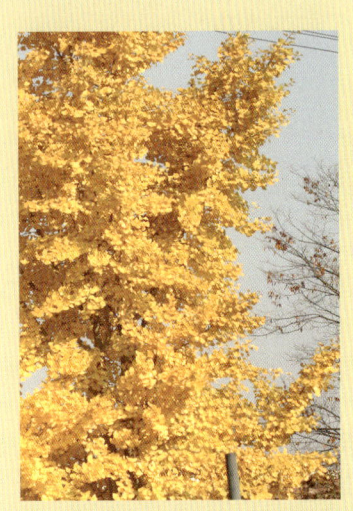

### 🍀 현재의 은행나무가 되기까지
은행나무는 고생대부터 자라고 있었으며 중생대에 가장 번성하였으며 백악기 이후부터 현대의 은행나무 잎과 같아졌다. 빙하 시대가 도래하면서 지구상의 대부분의 식물들이 사라졌지만 은행나무는 중국에서만 살아남았다. 지구상의 자생지가 중국 절강성의 양자강 하류 천목산맥의 해발 2000m 지점에서 발견되었다.

### 🍀 은행나무의 다양한 활용도
은행나무는 우리의 일상생활에서 아주 유용하게 쓰인다. 약, 식, 관상용, 공업용으로 사용되는데 열매는 저장이 쉽고 맛이 좋아 고급 요리에 필수적으로 첨가된다. 목재는 단단하고 질이 좋아 각종 가구 및 조각용으로 활용하고 바둑판이나 밥상을 만드는데도 이용된다.

불긴을 비롯해 질 좋은 단백질과 지발, 칼슘, 마그네슘, 인, 칼륨, 철분, 비타민 A, $B_1$, $B_2$ 등이 들어 있어 영양학적인 가치도 높다. 레시틴, 아스파라인산, 에르고스테롤 등이 있다.

**유정을 멎게 하며 축뇨작용, 백대하의 수렴효과 증상이 완고하다.**

**은행잎은 강심·활혈·혈압강하작용** 은행잎은 예부터 민간에서 심장을 돕고 혈액 순환을 원활히 하고 폐를 튼튼하게 하고 설사를 멈추는 등의 효용이 있다고 하여 가슴앓이, 가래 및 천식, 설사, 백태, 상피증 등을 치료하는 약으로 널리 써 왔다. 또한 혈액순환 촉진 및 혈관확장작용, 항균작용, 항알레르기 등에 효과적이며 관상 동맥을 확장하여 혈압과 콜레스테롤 수치를 내린다. 9~10월에 채취한 것을 말려 쓴다.

은행잎의 성분은 징코라이드 A, B, C 와 진놀, 프라보솜 등인데 이는 말초 혈관 장애, 노인성 치매 등을 치료 예방한다. 은행나무의 잎과 열매는 모두 발효시켜 음용할 수 있다.

 은행 껍질에는 '징코톡신'이라는 독성이 함유되어 있어 피부에 닿으면 피부염을 일으킨다.

## 질병에 따라 먹는 방법

**기침과 담을 없애려면** 익지 않은 은행을 꼭지가 달린 채로 딴 뒤, 그냥 항아리에 넣고 대두유를 반가량 부은 다음 공기가 통하지 않도록 마개를 꼭 닫고 3달 이상 보관한다. 식사 전에 하루 한 알씩 따뜻한 물로 먹는다. 은행의 효능은 폐를 다스려 기침을 멈추고 담을 없앤다. 몸이 허약해서 생긴 만성 해수가 희끄무레한 담을 포함한 증상을 치료한다. 기후가 한랭하면 일어나기 쉽고, 호흡이 곤란하며 드러눕기도 괴로운 경우엔 은행에 마황, 세신, 오미자, 반하(강)을 배합해 사용하면 좋다.

**기침이 심하고 호흡이 짧으며 담이 누렇고 끈적거리면** 은행과 같이 마황, 행인, 관동화, 상백피를 배합해 사용한다.

**유정, 두혼, 얼굴색이 푸른색과 흰색을 띠면서 사지가 냉할 경우** 은행에 모려, 용골, 토사자, 금앵자를 배합해 사용한다.

**몽정이 있다가 없다가 하는 경우** 금앵자, 복분자, 백연수, 걸실을 배합한다. 각종 만성병으로 체질이 허약해지면 빈뇨, 다뇨, 청백뇨, 요산, 퇴연 등의 증상이 나타나는데, 이럴 경우 은행에 육계, 육종용, 보골지를 배합해 사용한다.

**아동의 야뇨증에는** 은행 10알, 걸실 12g을 끓여 여기에 소량의 설탕을 가미한 것을 열흘 동안 매일 오후에 복용한다.

**부인이 체허로 백대하가 많아져 두혼, 요산, 피핍 증상에는** 은행에 황기, 당삼, 하수오를 배합해 사용하면 체력을 강화하고 백대하를 멎게 한다.

**소아의 만성 설사, 복창, 자꾸만 몸이 마르는 경우** 연자, 편두, 백출, 계내금, 산사. 석류피, 감실 들을 배합해 쓴다.

몸에 좋은 약차 약술 발효액

### 은행잎차

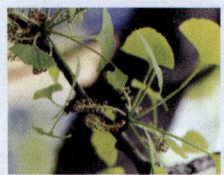

은행잎에서 추출한 성분이 심장과 혈전에 좋다고 해서 옛 선인들은 이미 오래 전부터 은행잎의 효능을 알아내어 약차로 사용해 왔다. 은행잎은 반드시 푸른 잎의 싱싱한 것을 골라 사용해야 한다.
[효능] 동맥경화, 심장병, 고콜레스테롤 혈증, 이질, 복통, 설사에 좋다.
[재료] 푸른 은행잎 말린 것 5장, 물 300㎖

[끓이는 법]
① 싱싱하고 푸른 은행잎을 그늘에 말려 깨끗이 씻은 후 물기를 뺀다.
② 얇게 썰어 차관에 넣고 끓는 물을 부어 30분 정도 엑기스를 우려낸다.
③ 국물만 찻잔에 따라 내고 꿀을 타서 하루 한 번 마신다.

### 은행주(銀杏酒)

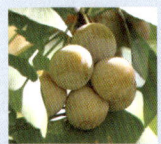

[재료] 은행(껍질 포함) 500g, 소주 1.8ℓ, 설탕 5~20g
[담그는 법]
① 은행은 볶아 껍질을 벗긴다. 뜨거울 때 벗기면 얇은 속껍질이 잘 벗겨진다.
② 용기에 은행을 넣고 소주를 붓는다.
③ 설탕을 넣고 밀봉한 다음 시원한 곳에서 1년 이상 보관한다.
④ 독특한 향기와 맛을 지닌 담황색의 약술이 완성된다. 숙성된 후에도 재료를 건져 낼 필요가 없다.

### 은행잎 발효액 담그기

은행나무 잎은 봄에 피어나는 물기가 많고 부드러운 성숙한 것이면 좋다. 깨끗이 씻어 물기를 뺀 후 2~3번 잘라 용기에 같은 양의 흑설탕과 함께 넣어서 밀봉하여 응달에 놓고 4~5개월간 발효시킨다. 필요에 따라 감초, 생강, 대추를 진하게 달인 물을 사용한다.

# 지혈에 좋은 산야초

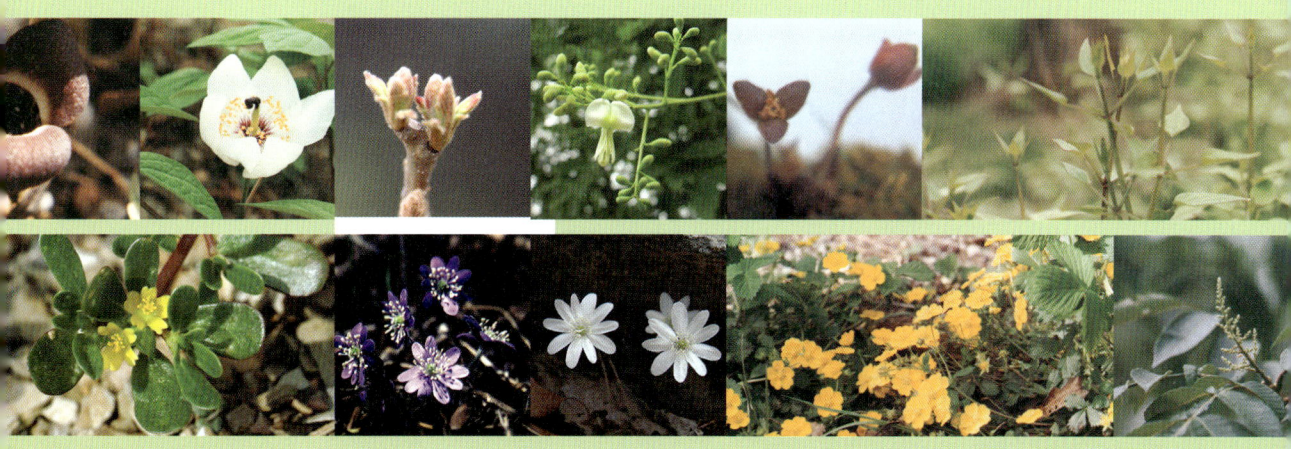

# 모시풀

*Boehmeria nivea (L.) Gaudich* 저마근(苧麻根)
*Boehmeria frutescens Thunberg*

- 분포 : 중부 이남(재배) / 개화 : 7~8월
- 결실 : 9~10월 / 채취 : 뿌리
- 특징 : 성질은 차고 맛은 달다.
- 효능 : 지혈, 억균작용, 혈액응고

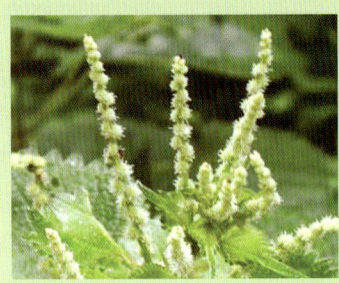
▲ 꽃

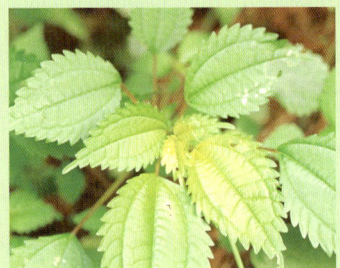
▲ 잎은 서로 어긋나며 잎자루는 길고 규칙적인 톱니가 난다.

🍀 저마근의 전초에는 클로로겐산, 휘발유, 라본유, 시안화수소산이 함유된다. 뿌리에는 휘발유, 플라본류, 페놀류, 테르펜류과 시안화수소산이 들어있다. 잎에는 글루타민산 1.74%, 종자에는 지방유 36%와 시안화 수소산이 있다.

## 생김새

모시풀은 우리나라 중부 이남의 밭에서 섬유자원으로 재배하는 쐐기풀과의 여러해살이풀이다. 키는 1~2cm로 크고 뿌리는 목질로서 땅속에서 옆으로 뻗고 줄기는 둥근 모양이다.

불규칙한 원주형이고 조금 구부러져 있다. 바깥 면은 회갈색이고 매우 거칠며 세포로 된 주름과 가로로 긴 피목이 있다. 질은 단단하지만 부서지기 쉽고 가볍다. 바깥 면이 회갈색이고 질이 단단하며 속이 차 있는 것이 좋다. 줄기의 껍질 섬유는 길고 질기며 물에 잘 안 젖는다.

잎의 표면은 짙은 녹색으로서 털이 약간 있고 뒷면에 솜털이 밀생한다. 꽃은 암수한그루로 7~8월에 잎겨드랑이에 원추화서로 달리며 수꽃은 밑에서 황백색으로 암꽃은 위에서 연녹색으로 핀다. 열매는 9~10월에 열리는데 타원형의 수과이다. 종명은 '눈처럼 하얀' 이란 뜻이다.

## 효능

가을에서 이듬해 봄 사이에 뿌리를 채취해 햇볕에 말린 후 썰어서 사용한다. 한방에서는 모시풀을 '저마근' 이라 한다. 해열, 이뇨, 해독, 안태약으로 소변 불리, 임병, 혈뇨, 태동불안 등에 쓴다.

**임부의 태동불안, 하혈을 다스림** 태아를 안정시키는 약으로 임신 때의 태동불안과 함께 각종 원인으로 일어나는 하혈에 대해 쓴다.

**지혈작용 우수** 저마근은 지혈작용이 매우 강해 각종 출혈증에 사용하면 뛰어난 효과가 난다.

**이뇨 · 소염작용** 혈뇨와 소변불능을 치료한다.

**지담 · 지해작용** 만성 기관지염의 치료에 사용된다.

**억균 · 혈액응고 작용** 혈액 응고를 빠른 시간 안에 촉진한다.

**항방사선 작용** 작은 쥐를 가지고 실험한 결과에 의하면 카페인

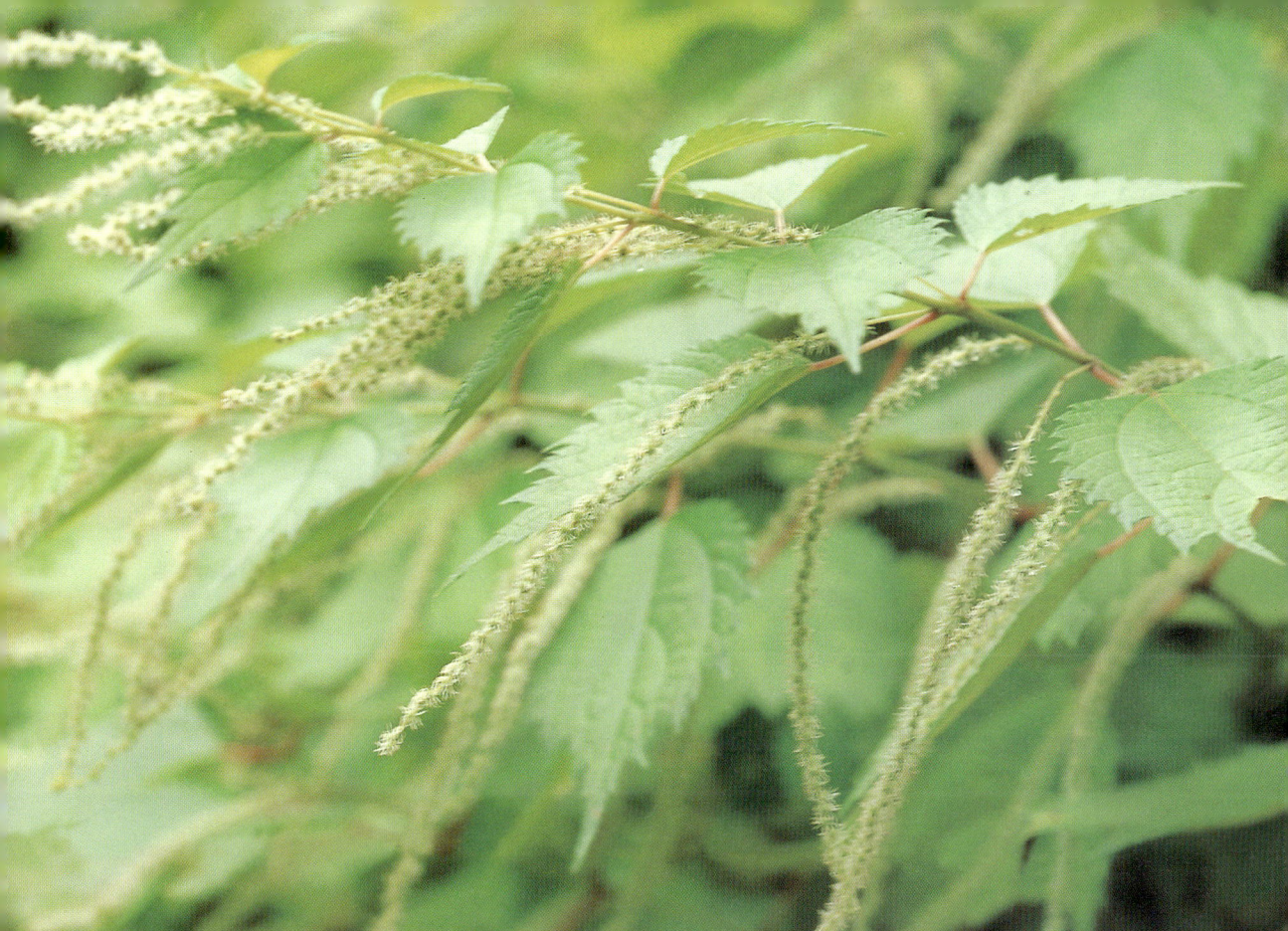

▲ 왜모시풀

산 유로테를 매일 복강 주사하고 코발트 60을 쐬었지만 백혈구, 혈소판이 증가되었다.

### 🍀 질병에 따라 먹는 방법

**임산부의 하열에는** 지유탄, 금은화를 가미한다.
**열성 출혈에는** 혈색이 진한 홍색이고 많이 피가 나면 목단피, 적작약, 측백탄을 배합하여 쓰면 매우 좋다.
**위궤양의 급성 출혈에는** 포황, 측백탄을 사용한다.
**만성 위궤양의 출혈로 대변에 흑색의 피가 나오면** 해표초, 천초근, 감초를 배합해 복용한다.
**월경과다나 자궁 출혈에는** 지유(탄), 흑백(탄)과 함께 사용하며 증상에 따라 보혈·지혈약이나 청혈제를 배합하여 쓴다.
**혈뇨에는** 금은화, 대계를 사용하면 뛰어난 효과가 있다.
**만성 기관지염에는** 사삼, 원삼, 맥문동과 같은 각종 기침을 멈추게 하고 폐를 윤택하게 하는 약물을 교대로 사용하면 완만한 효과를 볼 수 있다. 치료기간은 장기간 소요되나 효과적이다.

# 쇠비름

*Portulala oleracea L.*
마치현(馬齒莧)

- 분포 : 들, 밭 / 개화 : 6~10월
- 결실 : 8월 / 채취 : 전초
- 특징 : 성질은 차고 맛은 시다.
- 효능 : 지혈, 살균, 양혈, 해독작용

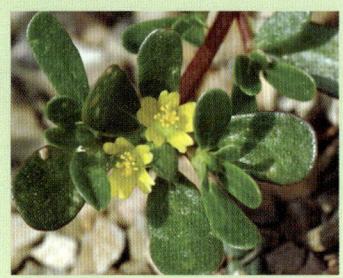
▲ 노란색 꽃은 가을까지 핀다.

🌸 **오행채초**

쇠비름은 『본초강목』에선 '오행초(五行草)'라고 부르는데 잎, 줄기, 꽃, 뿌리, 씨앗이 오(오행의 성질)의 목, 화, 토, 금, 수를 다 지니고 있다는 것이다.

## 생김새

쇠비름은 길가에 흔한 쇠비름과의 한해살이풀로써 전국 각지에서 난다. 높이는 30cm 내외로 줄기와 잎은 다육질(多肉質)이고 털은 없다. 잎의 모양은 긴 타원형으로 서로 어긋나기도 하고 마주보고 나기도 하며 끝의 것은 돌려난 것 같기도 하다.

이 풀은 일종의 비름나물(현채, 莧菜)이며, 작은 잎의 모양이 마치 말의 이빨과 같아 '마치현'이라고 불렸다. 영어로는 'pig-weeds'라고 하며 '돼지가 먹는 잡초'라는 뜻이다. 잎이 많이 붙어 있고 녹갈색이고 질이 부드럽고 연하며 산미가 강한 것이 양질이다. 줄기와 잎을 누르면 점액이 나와 끈적거린다.

붉은 줄기는 밑동에서 갈라져 땅을 기면서 자란다. 꽃은 양성화인데 6~10월까지 노랗게 피며 가지 끝에 달리고 꽃받침은 2개이며 타원형이다. 꽃잎은 5개이며 오그라든다.

뿌리는 흰색이지만 손으로 훑어보면 붉은색으로 변한다. 이것은 효소작용에 의해 물감이 생기기 때문이다. 씨앗은 8월부터 여물어 가는데 깃대가 달린 많은 종자가 나온다. 종자는 둥글납작하며 검은색이 나면서 가장자리가 붉거져 나온다.

## 효능

**나물** 부드러운 잎, 줄기를 소금물로 데쳐서 햇볕에 바싹 말려 묵나물로 양념해서 먹으면 겨울의 요긴한 찬거리가 된다. 쇠비름 나물을 많이 먹으면 장수한다 하여 '장명채(長命菜)'라고도 한다.

**생즙** 저혈압, 대장염, 관절염, 변비, 대하, 임질, 설사에 효과가 좋다.

**우수한 살균작용** 급성 세균성 이질 치료에 유효율이 높고 안전성도 대단히 높다. 만성 이질에도 양호한 효과가 있다. 또한 급성 위장염에 대해서도 아주 좋은 치료 효과를 가지고 있다.

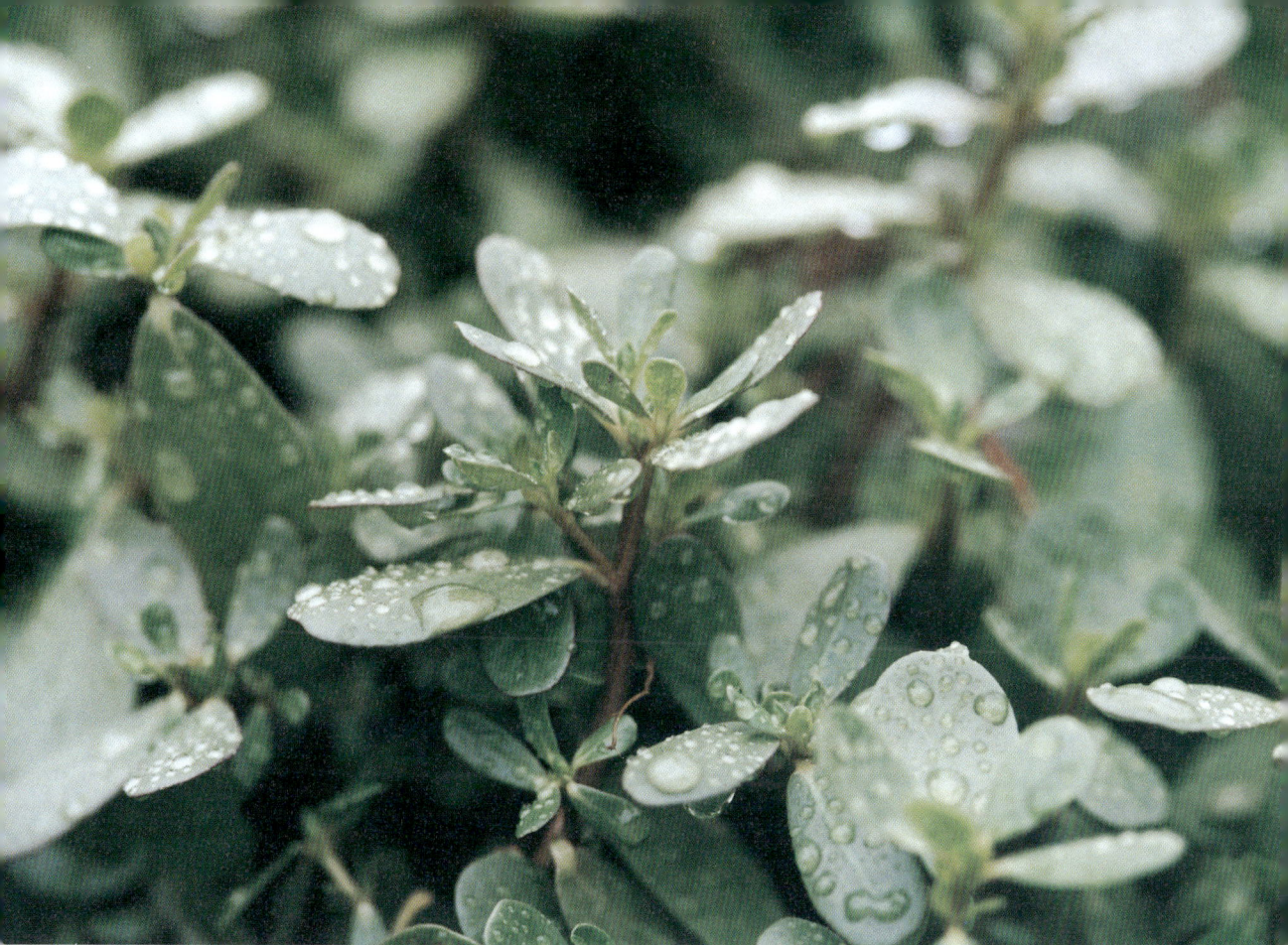

**양혈·지혈작용** 대장 염증에 의해 일어난 혈변, 항문의 열상에 의한 출혈, 치질로 인한 출열 등에 증상의 차이에 따라 가감해서 쓴다. 급·만성염증에 의해 일어나는 혈뇨에도 쓴다. 또한 전초의 알콜 추출액은 대장균, 적리균, 티푸스균에 대한 억균작용, 칼륨염에 의한 이뇨작용이 있다.

**항균소염 작용** 외과 질환에 대해 해독소종, 행어배농(行瘀排膿)의 효과가 있다.

### 질병에 따라 먹는 방법

**독충에 물려서 가려울 때는** 반드시 생잎을 찧어 붙인다. 말리거나 알코올에 담그면 콜로이드 상태가 파괴돼서 효력이 없다.

**급성 신우염으로 혈뇨가 보이고 오줌이 자주 나올 경우** 익모초, 차전자를 배합해 복용한다.

**열성의 설사와 혈변에는** 쇠비름 죽을 먹는다. 신선한 잎 60g(말린 것은 30g)을 잘 씻어서 썰고 쌀과 함께 끓여 죽을 쑨다. 아침저녁으로 두 번씩 따뜻하게 먹는다. 그러나 비장의 기능이 약해 설사가 자주 날 때는 먹지 않는다.

# 꼭두서니

*Rubia akane Nakai* 천초(茜草)
*Rubia cordfolia var. pratensis Max.* 갈퀴 꼭두서니

- 분포 : 들, 밭 / 개화 : 6~10월
- 결실 : 8월 / 채취 : 전초
- 특징 : 성질은 차고 맛은 쓰다.
- 효능 : 청열, 지혈, 항암작용

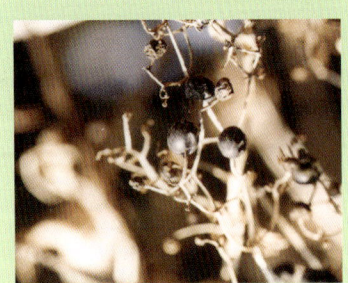
▲ 열매

★ 법제하는 법 ★

천초근을 솥에 넣고 센 불로 볶되 표면을 까맣게 태우면 내부가 갈색이 되는데 그때 물을 뿌려 불꽃을 없앤다. 다시 약간 볶아 그늘에서 말린다. 생품은 활혈, 통경의 작용이 있고 탄을 만들면 지혈 작용이 증가한다.

## 생김새

꼭두서니는 전국 산지에 숲 가장자리에서 흔하게 자라는 꼭두서니과의 덩굴성 여러해살이풀이다.

예부터 뿌리에서 붉은색 염료를 얻는 식물로 자초, 잇꽃과 함께 아주 중요한 물감 원료로 사용되어 왔다.

길이가 1m에 달하고 줄기가 네모지고 길게 자라 얽히며 모서리를 따라 끝으로 향한 가시가 있다. 줄기 속은 비어있으며, 잎은 4개씩 돌려나지만 두 개는 정상잎이고 두 개는 턱잎이다. 잎의 길이가 3~7cm이며 5맥이 뚜렷하고 긴 자루가 있다.

꽃은 7~8월에 피고 화관이 4~5개로 갈라지고 연한 황색이며 잎겨드랑이와 원줄기 끝의 원추화서에 달리고 작은 꽃대가 짧으며 수술은 4~5개이며 암술은 2개의 암술대가 있다. 열매는 둥글며 2개씩 달리고 흑색으로 익는다.

갈퀴꼭두서니는 잎이 원줄기에서는 6~10개씩 돌려나고 가지에선 4~6개씩 돌려난다. 꽃은 6~7월에 피며 열매는 8~9월에 열린다.

## 효능

한방에서는 꼭두서니를 '천초자'라 하며 약용으로는 뿌리를 쓴다. 가을에서 다음해 봄 사이에 뿌리를 채취해 햇볕에 말려서 또는 생것으로 사용한다. 뿌리는 붉은색이며 통통하다.

**청열 · 지혈작용** 천초근은 범위가 넓어서 허약성 출혈, 열증 출혈, 외상성 출혈에 모두 적합하다. 자궁 출혈로서 질에서 갑작스럽게 대량 출혈이 나고 번조, 불안, 두훈 증세가 있고 맥은 크고 빨리 뛰면 청열, 지혈약을 사용해야 한다. 천초근의 약성은 한량하고 측백, 포황, 생지황을 가미해 사용하면 지혈효과가 빠르다. 천초근은 보통 태워서 사용한다.

**풍습성 관절통, 신경통 치료** 지룡, 당귀, 위령선을 배합해 쓴다.

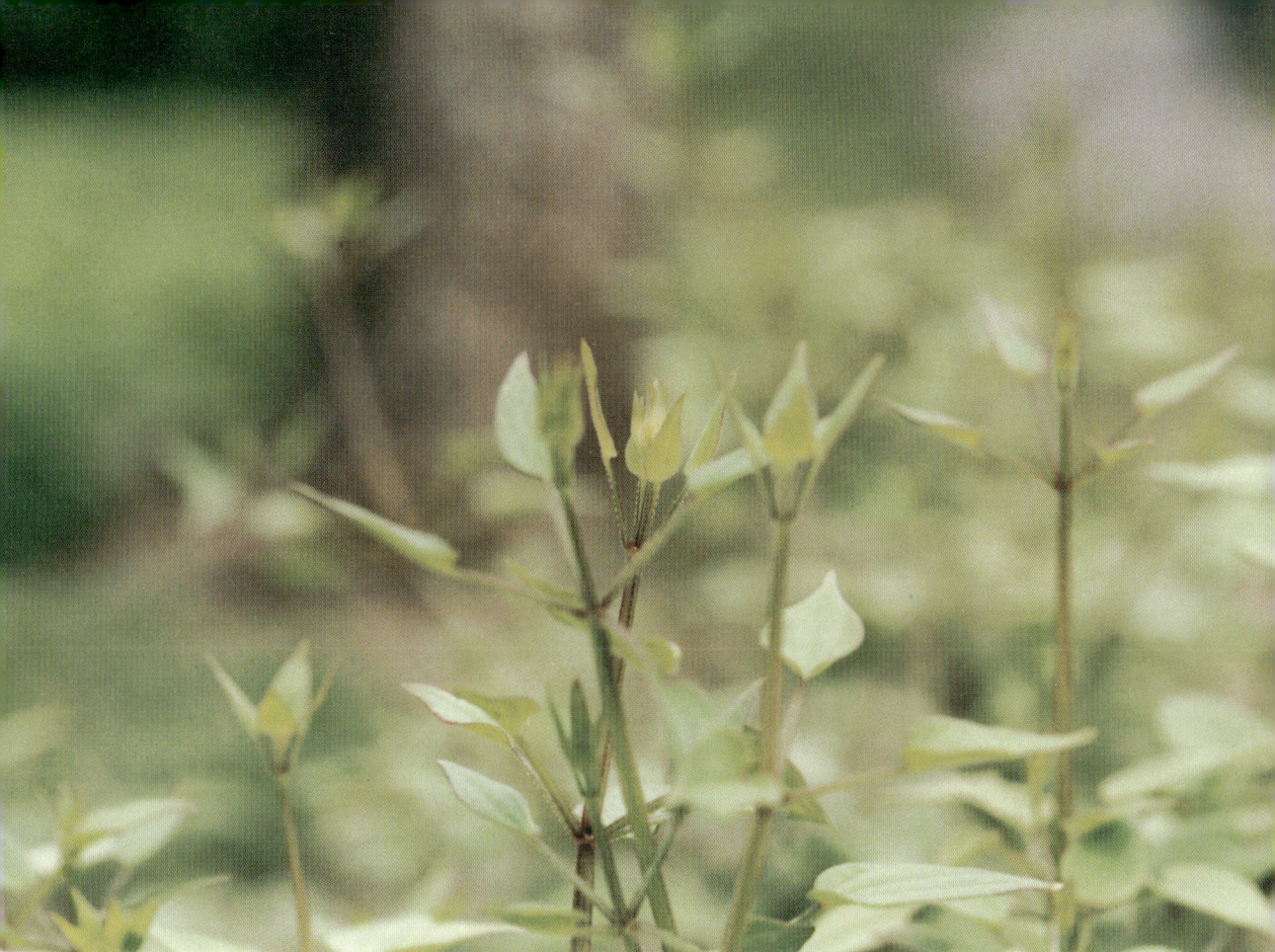

**신장과 방광의 결석을 녹이는데 탁월** 루베이트린산이라는 성분이 소변을 산성화하여 인산칼슘으로 된 결석을 녹인다.

**각종 암 치료** 식도암, 자궁암, 백혈병, 임파선암, 위암에도 쓴다.

### 🌸 질병에 따라 먹는 방법

**월경과다에는** 천초근은 월경과다를 멎게 하는 작용이 있다. 월경통의 원인은 대부분 어혈이 쌓이기 때문인데 월경 전 또는 월경기간 중에 복통이 심하고 핏덩이가 섞여 있으면 생천초를 20g에 익모초, 적작약, 도인을 더해 행혈·산어작용을 강화시켜 통경·지통의 효과를 얻는다. 천초근을 볶거나 태우면 산어작용이 사라진다. 또한 생리가 잘 안나올 때 말린 열매를 20~30개 달여서 하루 2~3번 나누어 복용한다.

**관절통이 오래도록 낫지 않는 관절 종창이나 척추염에는** 적작약, 도인, 천궁을 배합해서 사용한다.

**신장, 방광결석에는** 천초근을 5~10g씩 달여서 하루 2~3번 마신다. 약을 먹고 3~4시간이 지나면 소변이 붉게 나온다.

# 붉나무

*Rhus chinensis Miller*
염부목(塩膚木), 오배자(五倍子)

- 분포 : 산 / 개화 : 7~8월
- 결실 : 10월
- 채취 : 종자, 줄기, 뿌리, 벌레집
- 특징 : 성질은 따뜻하고 맛은 짜다.
- 효능 : 지혈, 해독작용

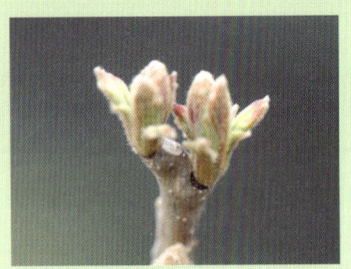
▲ 새싹

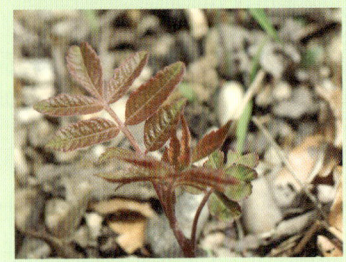
▲ 잎

### 오배자면충

오배자 진딧물이라고 하는 작은 벌레가 붉나무의 어린 잎에 알을 낳는데 진딧물의 애벌레가 자라면서 분비하는 물질의 자극으로 혹처럼 생긴 모습을 띤다. 진딧물이 다 자라 성충이 되면 오배자를 뚫고 나와 흩어지는 모습이 하얀 솜털 같다하여 '오배자면충' 이라 하고 이들은 오배자 이끼에 알을 낳고 겨울을 난 다음 부화하며 붉나무의 어린 순을 찾아가 알을 낳는다.

### 생김새

붉나무는 전국 산과 들의 바위틈이나 돌밭에서 흔히 볼 수 있는 옻나무과의 낙엽이 지는 활엽관목이다. 건조하고 비탈진 산기슭에서 자라며 높이가 7m에 달한다. 가을에 단풍나무보다 더 붉게 물이 들어 서북 지방에서는 '불나무', '뿔나무'라고도 한다.

굵은 가지는 엉성하게 갈라지고 위쪽으로 가서는 원줄기와 가지 구별 없이 잎은 깃털겹잎으로 나며 홀수이다. 길이는 40cm 정도 되며 어긋난다.

잎줄기에는 좁은 날개가 있다. 소엽은 7~15개가 달리는데 달걀 모양으로 주름이 지고 가장자리에 톱니가 있다. 꽃은 암수딴그루로서 7~8월에 황백색으로 띠고 원추상으로 모여 달린다. 꽃받침, 꽃잎, 수술은 각각 5개씩이고 암꽃에는 퇴화한 수술이 5개 있다. 10월에 열매가 익는데 씨는 한 개씩 들어있으며 원반형으로 황갈색 털로 덮여 있고 소금이 돋아 있다. 이것을 '염부자'라 하며 '목염'이란 이름을 비롯해 여러 이름이 있다. 두부를 만들 때 간수 대신 사용하기도 한다.

### 효능과 성분

붉나무 잎이나 껍질에서 나오는 흰 진은 화상, 피부병, 곪은 상처에 좋다. 줄기와 잎은 급·만성 장염에 진하게 달여 농축해서 먹으면 특효이다. 약용으로는 나무의 껍질과 더불어 뿌리의 껍질도 쓴다.

**오배자** 붉나무에 기생하는 진딧물에 의해 만들어지는 벌레집을 '오배자(五倍子)'라 한다.

오배자는 성분의 50~60%가 탄닌으로 탄닌산을 제조하여 좋

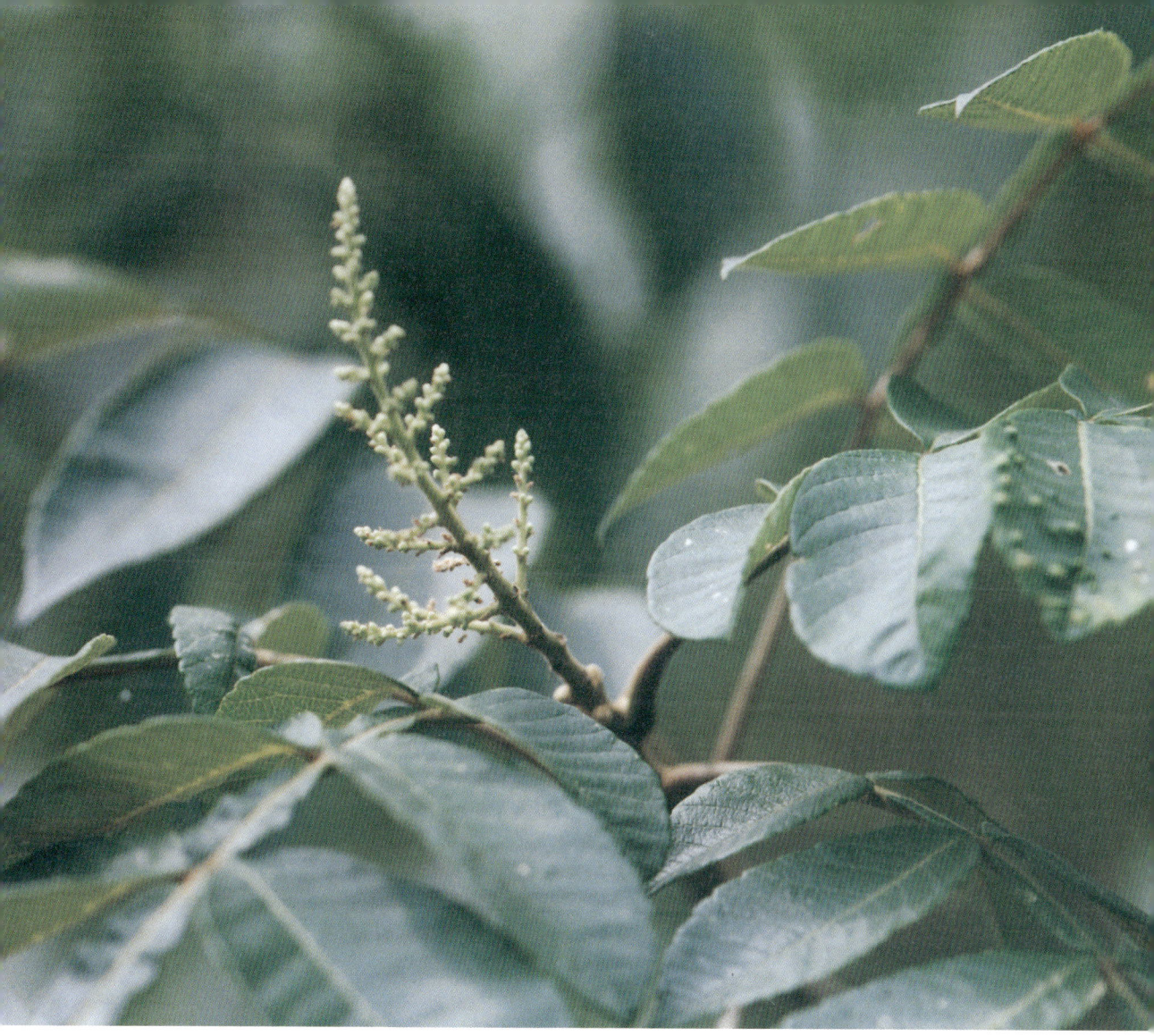

은 원료일 뿐 아니라 약용으로 사용된다. 주로 설사, 수렴제, 출혈, 해독 등에 쓰인다. 외국에서는 인공 증식법이 개발되었다고도 한다.

『동의학 사전』에 의하면 "9~10월에 붉나무 벌레집을 따서 증기에 쪄서 말린다. 헌데를 잘 아물게 하고 기침을 멈춘다. 외용약으로 쓸 때는 달인 물로 씻거나 가루내어 뿌린다."고 한다.

# 노루귀

*Hepatica asiatica Nakai*

- 분포 : 산 / 개화 : 3월
- 결실 : 8월 / 채취 : 전초
- 특징 : 성질은 차고 맛은 쓰다.
- 효능 : 지혈, 진통, 진해, 소종작용

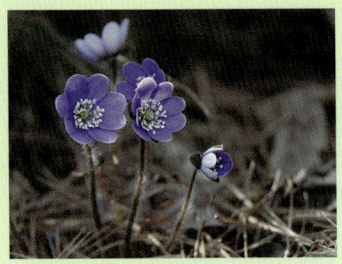

▲ 꽃이 필 때면 줄기에 긴 흰색 털이 많이 난다. 그 모양이 노루귀와 비슷하다 하여 '노루귀'란 이름이 붙여졌다.

### 섬노루귀

노루귀와 비슷한 식물인 섬노루귀는 울릉도에 자생하며 일반적으로 많이 재배된다. 꽃은 크고 꽃을 둘러싸고 있는 포(苞)가 초록색이어서 잎처럼 보이기도 하고 꽃보다 더 커서 꽃받침처럼 보이기도 한다. 꽃 색은 흰색 또는 연한 분홍색이다. 속명 헤파티카 Hepatica는 '간장(肝腸)'이란 뜻을 가진 hepaticus에서 유래되었는데, 3개로 나눠진 잎 모양이 간장을 닮아 생겨난 명칭이다.

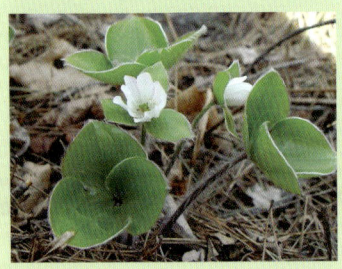

## 생김새

노루귀는 우리나라 각 지방의 산지 습기 많은 숲 속에서 흔히 자라며 꽃이 먼저 피는 미나리아재비과의 여러해살이풀이다.

원래 노루귀는 '장이세신(獐耳細辛)', '파설초(破雪草)' 등으로 불렸다. 장이세신이란 노루귀 같은 '족도리풀'이란 뜻이며, 봄소식을 알리듯 눈을 헤치고 나와 작은 꽃을 내민다 하여 '파설초'라고도 한다.

이 풀은 대개 햇볕이 없는 그늘진 숲 속 근처에 많이 자라며 뿌리와 줄기가 옆으로 비스듬히 누워 자란다. 뿌리에는 마디가 많으며 이 마디마다 잔뿌리가 사방으로 뻗어 있다. 풀잎은 모두 뿌리에서 모여 나며 긴 잎자루는 심장 모양으로 가장자리가 깊게 세 개로 갈라진다. 갈라진 잎은 달걀 모양이며 끝이 뭉뚝하고 뒷면에 솜털이 많이 나 있다.

3~4월에 꽃이 피며 풀잎이 나오기 전에 꽃대가 먼저 나오고 꽃의 지름은 1.5cm 정도로 흰색이나 연한 분홍색이다. 꽃대의 길이는 6~12cm 정도이며 긴 털이 있으며 그 끝에 한 개의 꽃이 하늘을 향하여 핀다. 꽃받침 잎은 6~8개인데 긴 타원형으로 꽃잎같이 보이지만 꽃잎이 아니다. 수술과 암술이 많고 씨방에는 털이 나 있다. 8월에 종자가 여물며 여러 개이고 털이 있다.

뿌리를 포함한 모든 부분을 약재로 쓰며, 새끼노루귀(Hepatica insularis NAKAI)도 함께 쓰인다.

## 효능과 성분

여름에 채취하여 햇볕에 말리며, 쓰기에 앞서서 잘게 썬다. 말린 약재를 1회에 2~6g씩 200cc의 물로 달여서 복용한다. 외용으로는 짓찧어서 상처 난 곳에 붙인다.

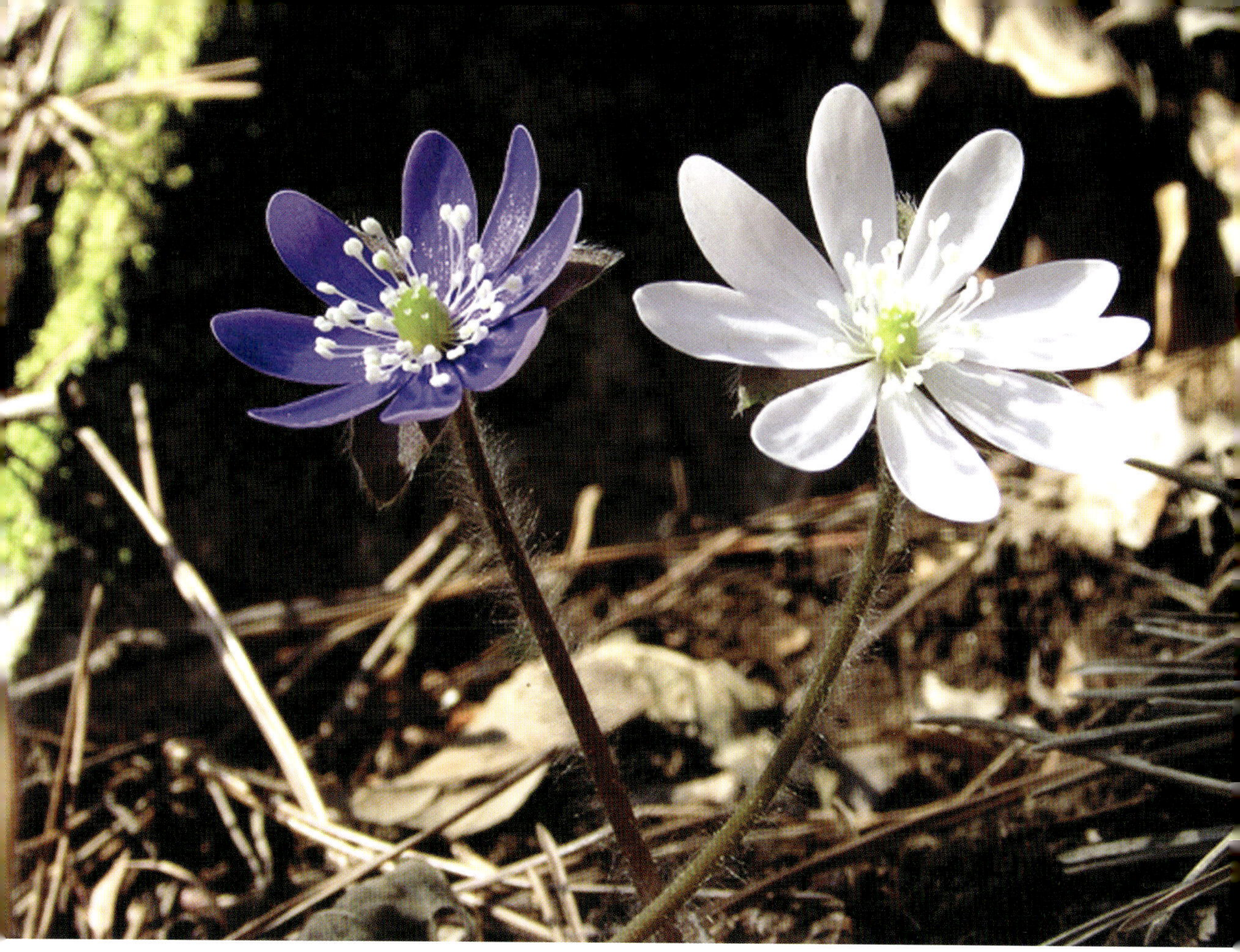

잎에는 배당체인 헤파트릴로빈(Hepatrilobin)과 삿카로즈(Saecharose), 인베르틴(Invertin)을 함유하고 사포닌(Saponin)이 함유되어 있다. 적용 질환은 두통, 치통, 복통, 기침, 장염, 설사 등이다.

**식용법** 봄철에 자라나는 잎을 캐어다가 가벼운 양념과 함께 나물로 무쳐 먹는다.

뿌리에는 독성이 있는 사포닌이 함유되어 있으므로 이 뿌리 부분을 제거한 후 나물로 먹어야 안전하다. 또한 약간 쓴맛이 있으므로 살짝 데쳐서 잠시 우려내었다가 간을 맞추는 것을 잊지 말아야 한다.

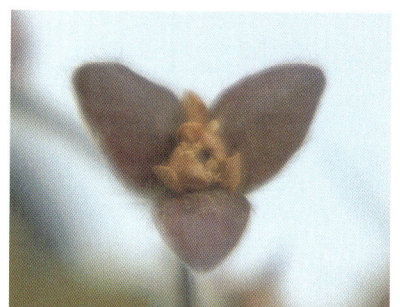

▲ 꽃이 지고 열매가 생기기 전 모습

# 양지꽃 *Potentilla frarioides L. var. major Max*

- 분포 : 들 / 개화 : 3~6월
- 결실 : 6~7월 / 채취 : 전초
- 특징 : 성질은 평하고 맛은 달다.
- 효능 : 지혈, 보익작용

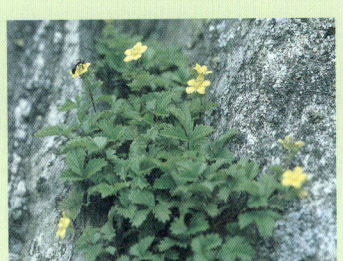
▲ 돌양지꽃

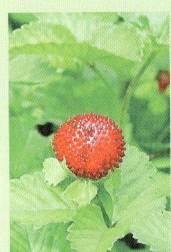 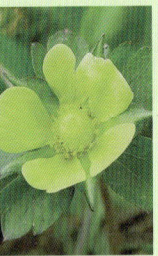
▲ 뱀딸기

### ❀ 양지꽃의 여러 이름

한방명으로는 '번백초(飜白草)', '설백(雪白)', '계퇴근(鷄腿根)'이라고 불린다. '번백초'란 이름은 잎 안쪽에 털이 빽빽이 나 있어 흰눈을 뒤집어쓴 것 같다고 하여 그렇게 부르고, '설백'이란 이름은 잎이 줄기가 말라죽을 무렵부터 생기는 하얀 털 때문에 붙여진 것이다. 그리고 덩이뿌리의 잔뿌리와 껍질을 없애면 닭다리 같은 흰 부분이 나오므로 '계퇴근'이라고도 불렀다.

### 🌿 생김새

양지꽃은 이른 봄 산과 들의 양지 녘에서 많이 자라는 장미과의 여러해살이풀이다. 낮은 지대의 산이나 밭둑 등에서 자란다.

속명의 포텐틸라(Potentilla)는 라틴어의 강력하다는 의미를 갖고 있으며, 종명 프라자리오이데스(fragarioides)는 딸기 속과 비슷하다는 의미이다.

양지꽃 잎은 뱀딸기 잎과 비슷하다. 그러나 자세히 살펴보면 뱀딸기꽃은 양지꽃에 비해서 큰 편이고 꽃이 피는 시기도 조금 다른데 양지꽃은 추위가 남아있는 이른 봄에 피고, 뱀딸기꽃은 초여름에 핀다. 그리고 뱀딸기꽃은 긴 꽃대가 하나씩 올라와서 꽃을 피우지만 양지꽃은 많은 꽃대가 올라온다. 뱀딸기 잎은 곱고 넓적하며 잔털이 없지만 양지꽃잎은 약간 연초록색이며 여러 갈래로 찢어져 있다.

양지꽃은 높이 15~30cm 정도로 자라고 몸 전체에 긴 털이 난다. 뿌리에서 여러 잎이 나와서 사방으로 비스듬히 퍼지며 잎자루는 길고 작은 잎이 3~15개 정도로 구성된 기수우상복엽이다. 끝부분에 3개의 잎은 크기가 비슷하지만 밑으로 내려올수록 점점 작아진다.

잎의 형태는 넓은 도란형으로 거꾸로 세운 계란 모양이나 또는 타원형이며 길이는 1.5~5cm, 넓이는 1~3cm 정도이다. 양끝이 좁고 양면에 털이 있으며 특히 맥 위에 털이 많다. 잎가에는 톱니가 있다. 개화기는 3~6월이며 꽃대가 길게 자라 그 끝에서 취산화서를 이루며 6월에 맺는 열매는 수과로써 달걀꽃이며 길이가 1mm 정도로 가는 주름살이 있다.

뿌리는 굵은 뿌리와 잔뿌리가 사방으로 내린다. 옛날엔 구황식물로 어린순을 나물로 먹었으며 껍질과 잔뿌리를 제거하여 굵은 뿌리를 밥솥에 넣고 쪄서 먹거나 날로 먹기도 하였다.

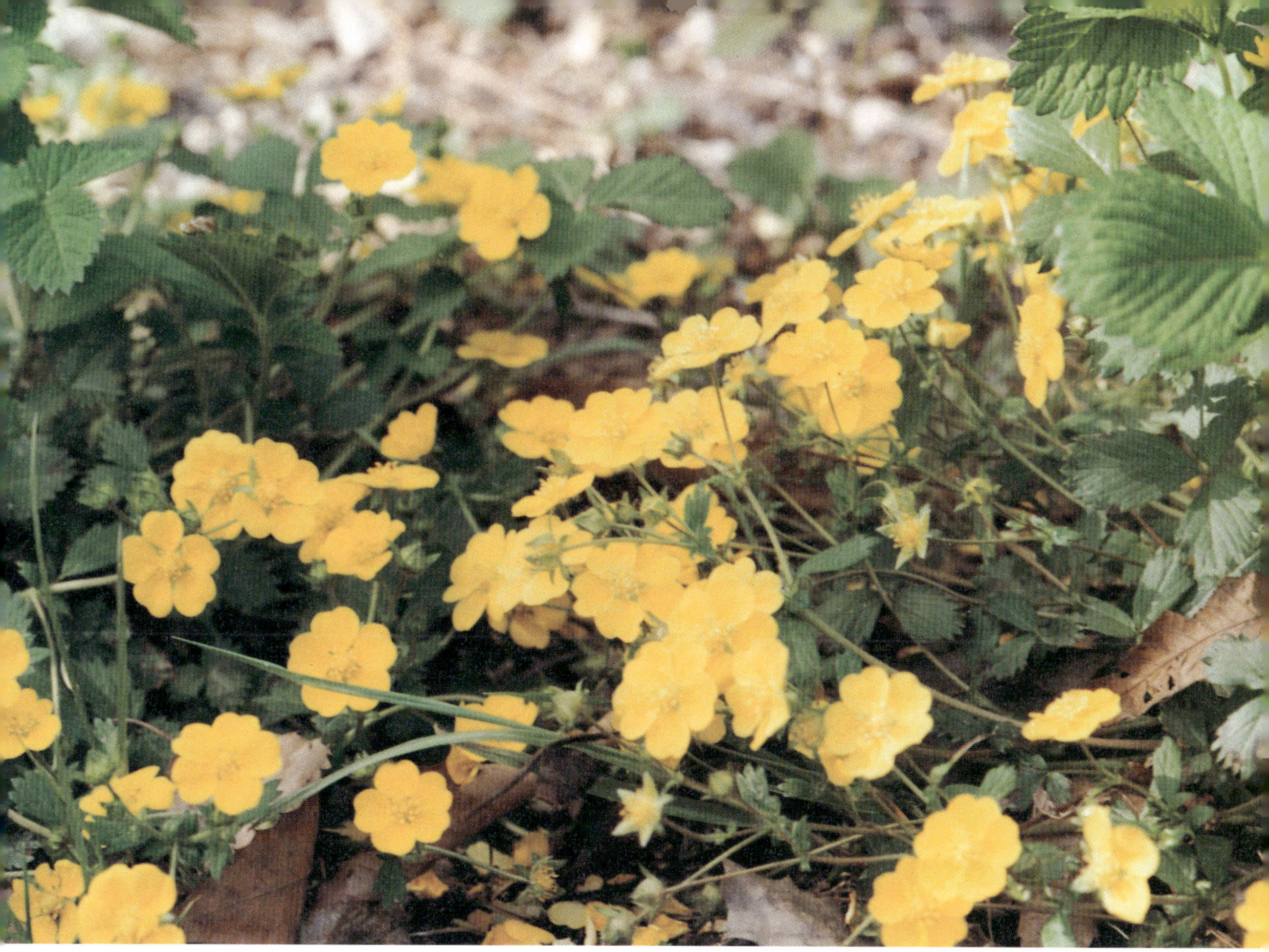

## 질병에 따라 먹는 방법

**보익 · 지혈작용** 뿌리를 포함한 모든 부분을 약재로 쓰며, 여름에 채취하여 햇볕에 말린다. 약효는 지혈작용이 있으며 신체허약토혈, 월경과다 등에 말린 약재를 1일 12~24g 한도 내에 1회 4~8g씩 200cc의 물에 절반이 되도록 달여 음용한다.

### 몸에 좋은 발효액

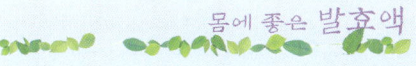

**양지꽃 발효액 담그기**

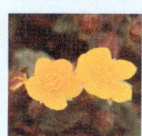

양지꽃을 발효액으로 사용하려면 이른 봄에 전초를 캐서 잘 다듬어서 쓴다. 굳이 단방으로 사용할 필요성은 없고 이른 봄에 나는 여러 식물과 함께 복합방으로 마시면 보익에 좋다.

# 회화나무

*Sophora japonica* L.
괴화(槐花), 괴각

- 분포 : 재배 / 개화 : 8월
- 결실 : 10~11월 / 채취 : 열매, 꽃
- 특징 : 성질은 서늘하고 맛은 쓰다.
- 효능 : 지혈, 청열작용

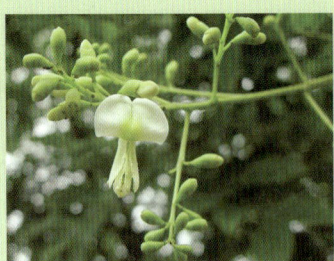

▲ 꼬투리의 길이는 5~8cm로 종자가 들어 있는 사이가 잘록하게 들어가며 아래로 쳐진다.

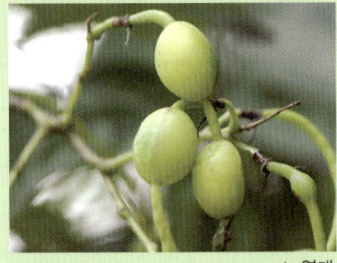

▲ 열매

### 🌿 회화나무의 힘

회화나무를 중국에서는 학자수, 출세수, 행복수라고도 부르는데, 이 나무를 심으면 집안에 학자가 나고 큰 인물이 나오며 집안에 행복을 부른다고 하여 붙인 이름이다. 실제로 이 나무는 그 수형에서 호탕한 영웅의 기개와 고결한 학자의 풍모가 함께 느껴진다. 한참 이 나무를 보고 있으면 그 엄숙한 위엄에 압도되어 존경하는 마음이 생기고 자신도 모르게 자세를 바로잡게 하는 힘이 있다.

## 생김새

회화나무는 회화목(懷花木), 회나무, 홰나무, 괴화나무, 괴목, 괴수 등으로도 부르는 큰키나무이다. 원산지는 중국이고 우리나라에선 중북부 지방에서 많이 자라며 콩과의 낙엽교목이다.

키가 45m, 지름 3m까지 자라는 이 나무는 우리나라에서는 은행나무 다음으로 몸집이 크게 자란다. 수형이 웅장하고 단정하여 품위가 있어 정자나무로도 인기가 있다.

회화나무의 껍질은 회갈색이다. 잎은 달걀처럼 끝이 뾰족한 겹잎이며 겉면은 녹색이나 뒷면은 회색이다. 꽃은 원뿔모양으로 가지 끝에 달리며 늦여름에 연한 회색으로 핀다.

열매는 염주를 꿰어놓은 모양이고 종자가 들어 있는 부분이 독특한 모습이다. 생명력이 강해 추위도 가뭄을 잘 견딘다.

새로 돋아난 어린 잎은 식용이 가능하며 차로도 달여 마실 수 있다. 활짝 핀 회화나무의 꽃은 '괴화' 라고 하고 꽃이 피지 않은 봉오리를 '괴화미' 라 하며, 열매를 '괴실', 성숙한 열매를 건조한 것을 '괴각' 이라 한다. 잎, 가지, 꽃, 열매는 모두 약으로 쓴다.

## 효능

### 1. 꽃(괴화)

주로 볶아서 쓰며, 괴화의 성분은 루틴 및 케르세틴으로 모세혈관의 정상적인 저항력을 보존하고 혈관의 투과성을 감소하는 작용을 한다. 대장이 취약해져서 출혈을 하는 모세혈관을 정상으로 만들 수 있다.

**지혈 · 청열작용** 토혈, 코피, 변혈, 붕루 등에 응용해서 쓴다. 대장 출혈, 월경과다 및 자궁출혈의 치료에도 효과가 있다. 생용하

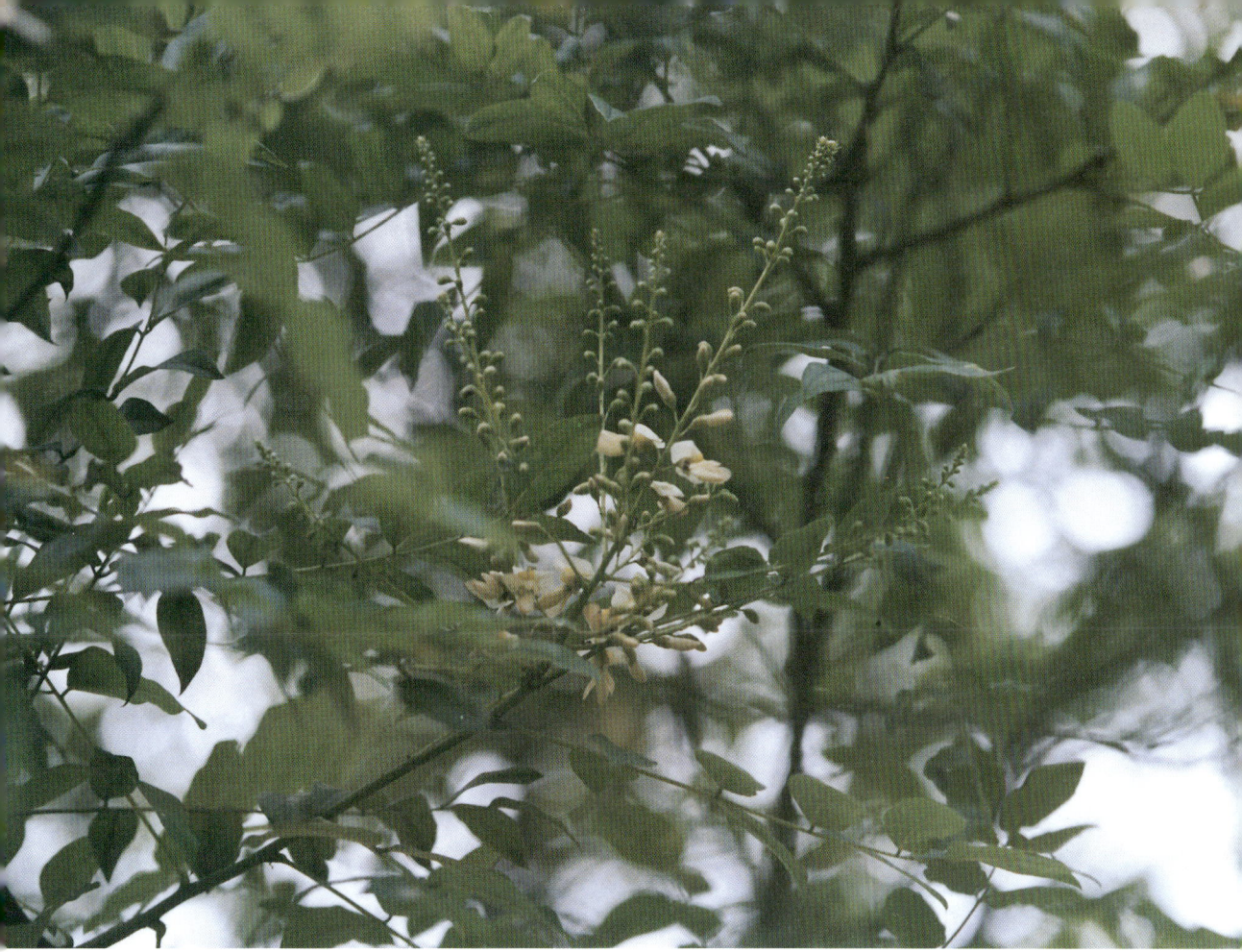

면 청열, 해독, 지혈의 효능이 있다. 태워서 쓰면 지혈효과가 더욱 뛰어나다. 주로 괴화에 (초)작약, 포황, 오배자를 배합해 사용한다.

**배변 출혈에 효과적** 괴화는 배변시에 먼저 출혈이 나고 그 다음 배변이 나오는 경우 아주 적합하다.

**직장암에 효과** 이때 다른 항암약과 함께 쓴다. 생괴화의 항암작용이 볶은 괴화보다 효과가 더 좋다.

**청열·해독·소염작용** 창양절종 치료에도 사용한다. 초기 증상으로 벌겋게 되고 붓고 아프면 금은화, 연교, 토복령, 생지황을 가미해 쓴다.

### 2. 열매(괴각)

짓찧은 다음 쌀뜨물이나 식초에 하루 정도 담갔다가 증기에 찐 다음 불에 말려 쓴다. 고혈압, 동맥경화증을 예방하는 약으로 쓴다. 출혈 증상이 수반될 경우에 적합하다.

**괴각은 하부 출혈에 작용** 성질이 하강하므로 하초의 혈분에 열이 있는 사람에 사용한다. 괴각은 성미가 괴화와 같다. 지혈작용은 괴화에 못 미치지만 청열작용은 좀 더 세고 혈압을 내리는 작용도 있다. 또한 대변 출혈 및 치질의 염증에 의한 출혈의 치료에 사용된다. 용량은 12~20g으로 생것을 끓여 복용한다.

## 질병에 따라 먹는 방법

**위궤양 출혈에는** 괴화에 목단피, 우절, 모근, 백작약을 더하면 청혈, 양혈의 효과가 있다.

**주의** 괴화는 아주 쓰고 약성이 차므로 위가 차고 산이 많이 나는 경우에는 다량으로 쓰지 않는다.

**변비, 복부팽만을 수반하면** 괴화 20g, 지실 12g, 대황 4g, 생지황 12g, 지유 12g을 가미해 사용한다.
**직장암에 의한 출혈에는** 괴화 80g, 웅황 12g을 끓여 항문을 씻으면 좋다.
**월경과다, 자궁출혈에는** 혈에 열이 있어 생긴 출혈은 혈색이 아주 붉고 출혈량이 많다. 이때에는 괴화(탄)에 측백(탄), 천초근을 배합해 사용한다.
**신체가 허약해서 생긴 출혈에는** 당귀, 아교, 백작약, 숙지황과 함께 쓴다.
**비강 염증으로 인한 코피는** 생괴화를 사용하며 선학초 12g, 우절 20g을 더해 끓여 하루에 2첩씩 마신다.

---

북한의 『동의학 사전』을 보면 회화나무 꽃은 맛은 쓰고 성질은 평하다. 간경, 대장경에 작용한다. 열을 내리고 혈분의 열을 없애며, 피나는 것을 멈춘다. 약리실험에서 꽃의 루틴 성분이 실핏줄의 투과성을 낮추고 염증을 없애며, 달임약은 혈압을 낮추고 핏속 콜레스테롤을 낮추는 것이 밝혀졌다. 루틴 함량은 꽃봉오리가 더 높다. 장출혈, 치루, 자궁출혈, 피를 토할 때, 코피, 혈리 등의 모세혈관 장애로 인한 여러 가지 출혈과 간열로 눈이 붉어진 데, 부스럼에 쓴다. 피가 나는 데는 거멓게 볶아서 쓰고 고혈압에는 약간 볶아서 하루 6~9g을 달임약, 가루약, 알약 형태로 먹는다. 외용약으로 쓸 때는 달인 물로 씻거나 가루 내어 뿌린다.

# 위 건강을 위한 산야초

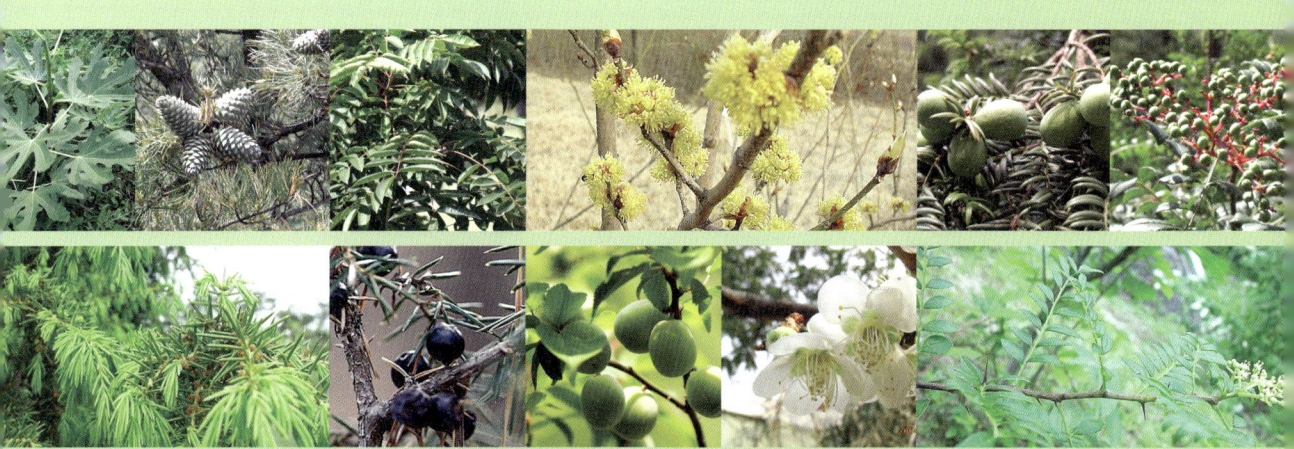

# 무화과 *Ficus carica L.*

- 분포 : 남부지방 재배 / 개화 : 봄
- 결실 : 6~7월 / 채취 :
- 특징 : 성질은 평하고 맛은 달다.
- 효능 : 건위, 소염, 지혈, 화담작용

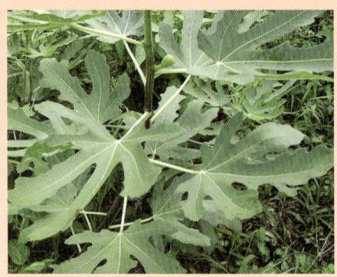

▲ 잎의 표면은 거칠고 뒷면에는 털이 있으며 상처를 내면 흰색 젖같은 유액이 나온다.

### ♣ 무화과는 꽃이 없는 식물?

꽃을 피우지 않고도 번식이 가능한 식물은 물론 있다. 그러나 무화과와 같이 열매를 맺는 식물들은 반드시 꽃을 피워야만 열매를 얻을 수 있다. 무화과의 경우 열매 안에 꽃이 핀다. 봄에서 여름에 가지에 붙은 푸른 열매같은 것이 무화과 꽃이다. 겉을 싸고 있는 것은 꽃받이가 되고 꽃은 그 안에 있다. 그것이 꽃으로 보이지 않기 때문이다.

## 생김새

무화과(無花果)의 원산지는 아라비아 반도의 남부지역으로 알려졌으며 오래전 지중해 연안에 퍼진 것으로 추측된다. 잎은 어긋나고 잎겨드랑이에 봄부터 여름에 걸쳐 열매 같은 꽃이삭이 달리는데, 마치 큰 항아리 모양의 꽃받침 같다. 그 안에 작은 꽃이 피는데 잘 안 보인다. 그래서 '무화과'라는 이름이 생겼다. 열매는 다양한 모양을 띠며 열매 껍질의 색은 다양하다. 가지 끝의 작은 열매는 겨울을 나고 6~7월에 커지며 이것을 '여름 무화과'라 한다. 봄에 새 가지에서 자라는 것은 '가을 무화과'라 한다. 식용 무화과는 인류가 최초로 재배한 과일들 중 하나에 속한다. 관개(灌漑)가 잘 안 되는 빈약하고 더운 토양에서 자란다.

## 효능

무화과는 소화효소를 가지고 있어 건위, 소식의 효능이 있는 온화한 자양 · 윤장약으로서 소염작용을 겸하고 있다. 또한 구충보조 작용과 모유 분비를 촉진하며 소염퇴종의 작용이 있다.

## 질병에 따라 먹는 방법

**위장병에는** 위장이 약해 소화불량을 일으키고 있는 경우에는 무화과를 잘게 잘라 반 정도가 타도록 볶아 적당한 차 잎을 더해 끓인 물에 타 마시면 위의 기능을 돕고 소화를 돕는다.

**인후통에는** 담이 없으면서 마른 해수가 있을 때, 만성 기관지염으로 인해 기침이 멈추지 않을 때 좋다. 무화과 5개, 나한과 1개를 잘라 끓여 농축시켜 수시로 음복하면 효과가 좋다.

**만성 해수, 허약증에는** 잔대 12g, 북사삼(더덕) 12g, 맥문동 12g, 행인 8g, 천문동 12g을 끓여 복용하면 자양, 보신, 윤페, 화

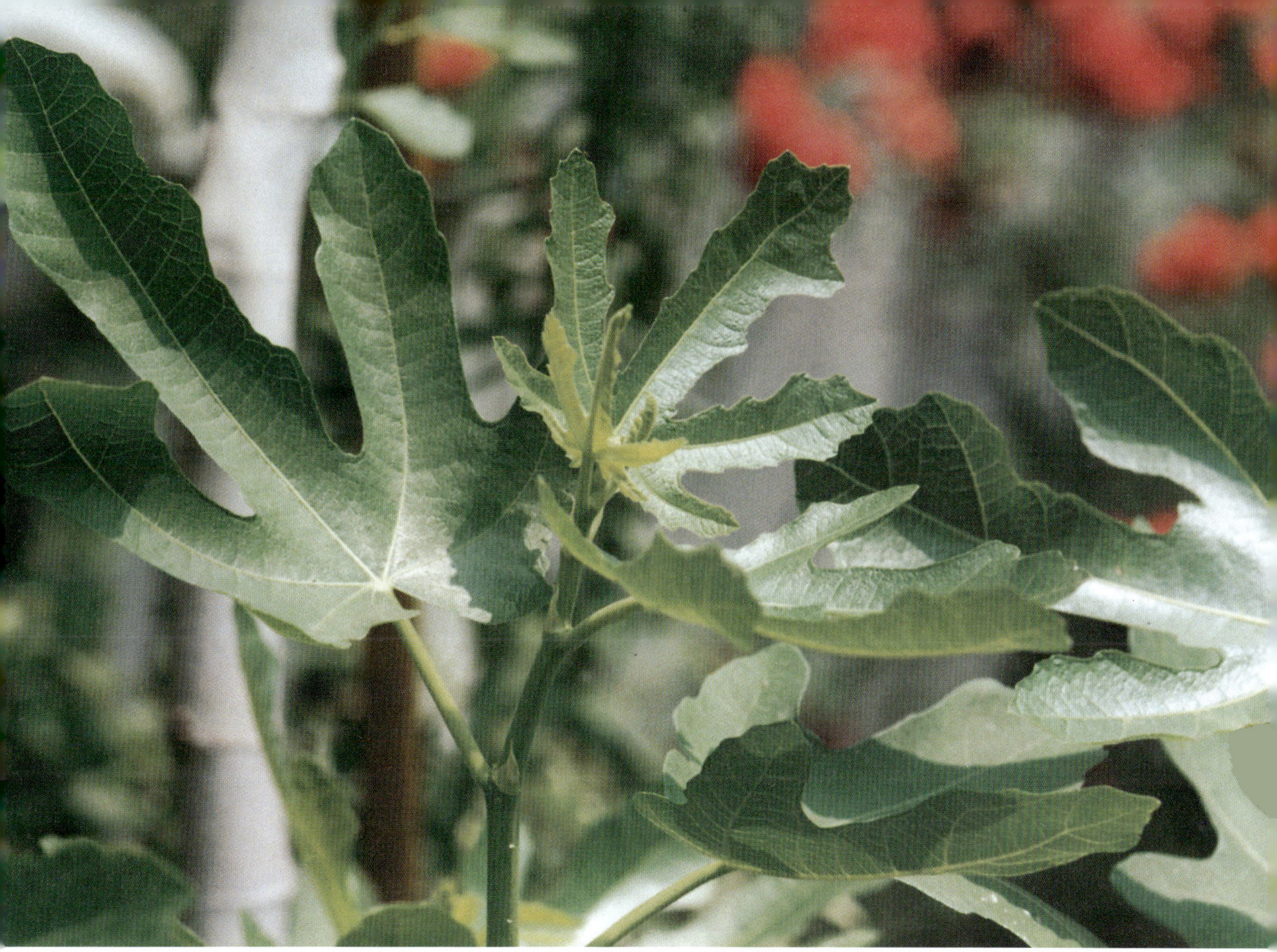

담의 효과를 얻을 수 있다.

**오랜 설사에는** 오랫동안 설사가 지속되면 무화과 5개, 백출 40g, 산사 20g을 더해 산제 또는 환제로 만들어 사용하면 좋은 효과가 있다.

**기생충에는** 무화과에 사군자, 빈랑(檳榔), 뇌환과 배합하여 사용하면 구제(驅除)의 효과가 있다.

**왕성한 수유(授乳)를 위해서는** 산후에 모유가 시원스럽게 나오지 않는다면 무화과 5개, 통초 4g, 도라지 4g을 더해 사용하면 좋다.

**변비, 탈장, 치질에는** 직장이나 항문의 염증으로 인한 출혈에는 모두 무화과 6~8개를 진하게 끓여 복용하면 소염, 지혈, 대변을 원활하게 하는 효과가 있다.

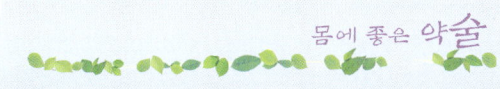
몸에 좋은 약술

**무화과주**

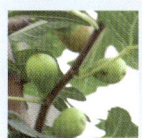

[재료] 무화과 3~4개, 소주 1ℓ, 설탕 5~10g
[담그는 법]
❶ 무화과를 잘 씻어 물기를 완전히 제거한다.
❷ 재료를 용기에 넣고 밀봉한다.
❸ 6개월 이상 시원한 곳에서 숙성시킨다.

♣ 무화과를 썰지 않고 통째로 넣어야 색깔이 탁해지지 않는다.
♣ 오래 익힐수록 맛이 부드러워진다.

[마시는 법]
취침 전, 1일 1회, 1회 30㎖

# 석창포 *Acorus gramineus Soland.*

- 분포 : 남부지방 / 개화 : 6~7월
- 결실 : 8~9월 / 채취 : 뿌리
- 특징 : 성질은 따뜻하고 맛은 맵다.
- 효능 : 건위, 이기, 활혈, 거습작용

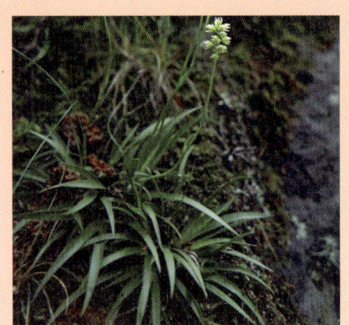

▲ 돌창포

🌸 석창포는 예부터 많은 문인들로부터 사랑받아 왔다. 원래 자라는 곳이 깨끗하고 차가운 물이 흐르는 곳이기 때문에 키우기가 어려웠지만 석창포를 기르는 것은 그 만큼 운치가 있는 취미였다.

### 생김새

석창포(石菖蒲)는 생명력이 몹시 강해, 물이 없어도 잘 자라고 번식력이 강인하여 여간해서는 잘 안 죽는다.

우리나라 중남부 지방의 산골짜기 냇가 바위틈에서 잘 자라는 천남성과의 여러해살이풀로서 뿌리줄기는 옆으로 뻗으며 마디가 많고 밑 부분에서 수염뿌리가 돋는다. 땅속에 들어간 근경은 마디 사이가 길며 흰색이지만 지상으로 나온 것은 마디사이가 짧고 녹색이 돈다. 상록이어서 겨울에도 잎이 푸르다.

잎은 뿌리줄기 끝에서 모여 나는데 전체가 선형으로 대검과 비슷하다. 잎을 떼어보면 창포보다는 향이 약하지만 독특한 향이 난다. 곧추서지 않고 가로로 누워서 자란다. 잎 끝이 날카롭고 윤이 나며 매우 질기다. 꽃대는 잎과 비슷하고 이삭 모양의 꽃차례가 6~7월경에 꽃대 옆에 달린다. 꽃은 노랗게 핀다. 열매는 8~9월에 열린다.

봄이나 가을철에 뿌리를 채취하여 줄기, 잎, 수염뿌리를 제거하고 깨끗이 씻은 뒤 그늘에 말린 후 뻗으며 마디가 많다. 마디가 짧은 것일수록 좋다. 뿌리를 처음에 캐면 부드럽지만 말리면 단단해진다. 자르면 색이 약간 붉다. 창포의 뿌리를 대신 쓰기도 하지만 무늬 석창포는 쓰지 않는다.

### 효능

**일본에서도 진정제·진통제·위장약** 석창포 뿌리줄기에서 정유 성분을 빼내어 쓴다. 뿐만 아니라 향료나 향수의 원료로도 쓴다. 석창포의 약효 성분에는 0.5~0.8%의 칼라메놀, 아사론, 팔미틴, 세키숀, 사프롤 등 여러 정유 성분이 있다.

**머리를 맑게 한다** 석창포는 향기가 나면서 매운 맛이 돈다. 정

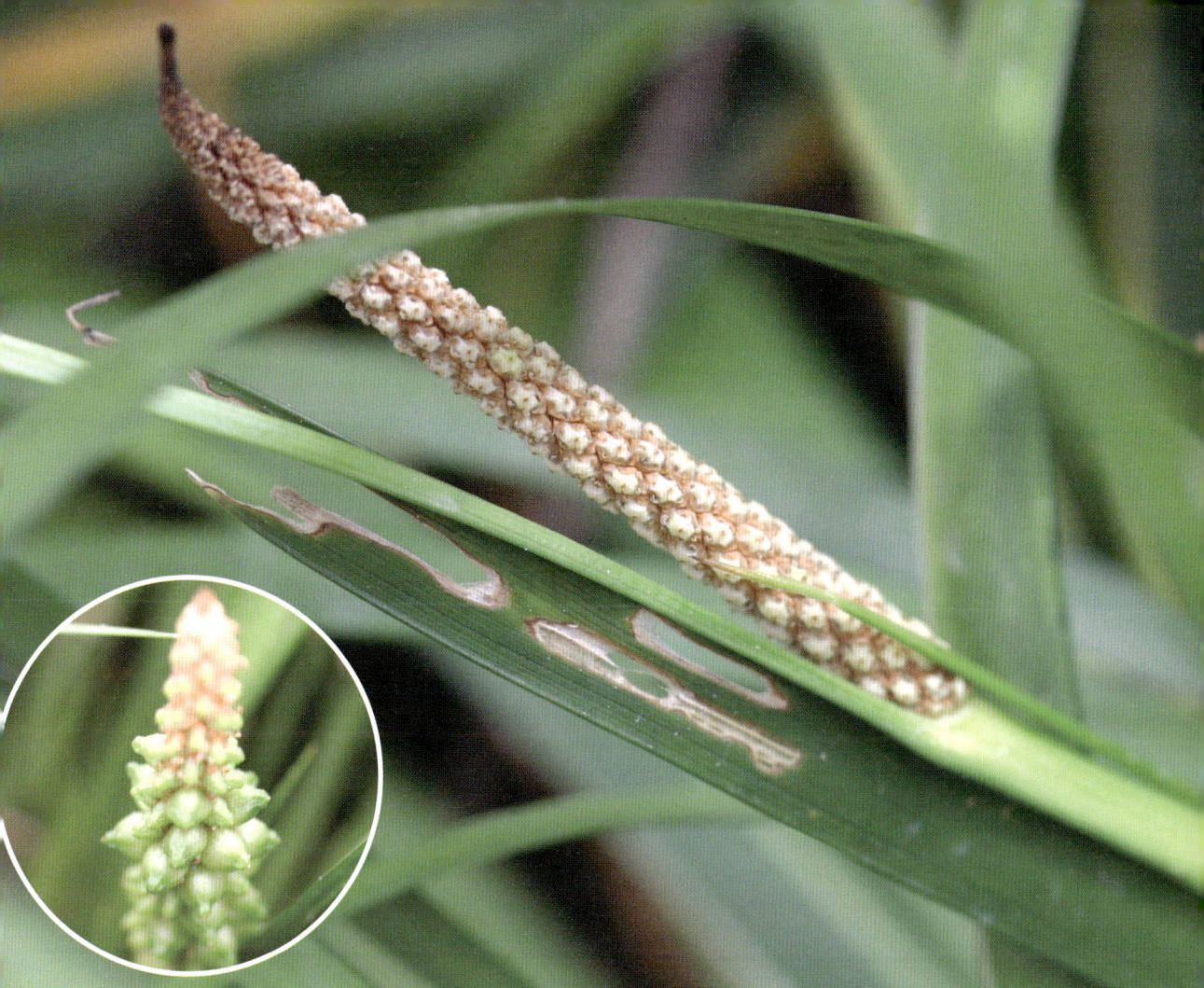

신이 나가 혼미한 경우의 의식 각성을 위해 사용하는데 단미로 다량을 사용하거나 소량을 복방에 배합해도 뚜렷한 효과를 낸다.

**주의** 석창포는 오래 달이지 않고 다른 약재와 함께 달일 때는 마지막에 넣는다.

### ♣ 석창포 재배

『양창포법(養菖蒲法)』을 보면 "석창포를 기를 때는 몇 년 동안 도랑에 담갔던 기와를 가루로 만들어 뿌려준다 하였으며, 석창포는 뿌리 씻어 주는 걸 좋아하고 향내를 싫어한다고 하였다. 또 물을 줄때는 바위틈에서 나오는 샘물이나 빗물을 사용하고 밤에는 밖에 내놓고 해가 뜨면 안에 들여놓아 기른다."고 한다.

### 🌸 질병에 따라 먹는 방법

**전간발작(간질병)에는** 단용으로 쓰기도 하는데 30일 동안 마시고 5일간 쉬며 장기 복용한다. 특히 20세 이하의 젊은 사람이 발병한지 5년 이내인 경우에 더욱 효과가 있다. 여기에 원지, 울금, 복신을 배합하기도 한다.

**여름철 풍습병에는** 관절과 사지가 쑤시고 아플 경우 초기에 석창포와 함께 방풍, 강활, 독활을 같이 쓰면 풍습을 없애고 통증을 멈추게 한다.

**습기가 많아 생기는 질병에는** 습기를 통해 감기나 기타 호흡기, 소화기 질환이 걸리기 쉽고 가슴과 배가 번거롭고, 대변이 상쾌하지 못하고 밥맛이 없는 등 습(濕)이 중한 증상이 나타날 때는 창출, 백두구, 신곡(神曲)을 넣어 쓰면 좋다.

**더위를 먹어 갑자기 심한 복통을 일으키고 오심(惡心), 구토가 나면** 신곡, 석창포, 곽향 각 12g을 달여 복용하면 좋고 심한 구토가 멎지 않을 때는 진피(陣皮)를 더 추가하면 좋다.

**급성 인후염에는** 석창포를 진하게 끓여 얼음을 넣어 마시면 통증과 화농을 억제시킨다. 가루 내어 상처가 문드러져서 곪는 곳에 뿌려 두면 해독과 배농작용을 하면서 새살을 나게 한다.

**냉증에는** 석창포 50~100g을 넣은 자루를 목욕물에 넣고 40~45도쯤 되게 하여 반신욕을 하면 더욱 효과가 좋다.

**피부 습진에는** 가려운 경우 특히 하체의 은밀한 곳에 습진이 생긴 경우라면, 석창포를 끓인 물로 잘 씻어주고 분말을 발라주면 좋다. 이외에 석창포를 타박상, 풍습 관절통에 쓰는데 술에 담가서 쓰기도 하고 분말로 쓰기도 하고 내복용으로도 쓸 수 있다.

# 잣나무 *Pinusi Koraiensis S. et Z.*

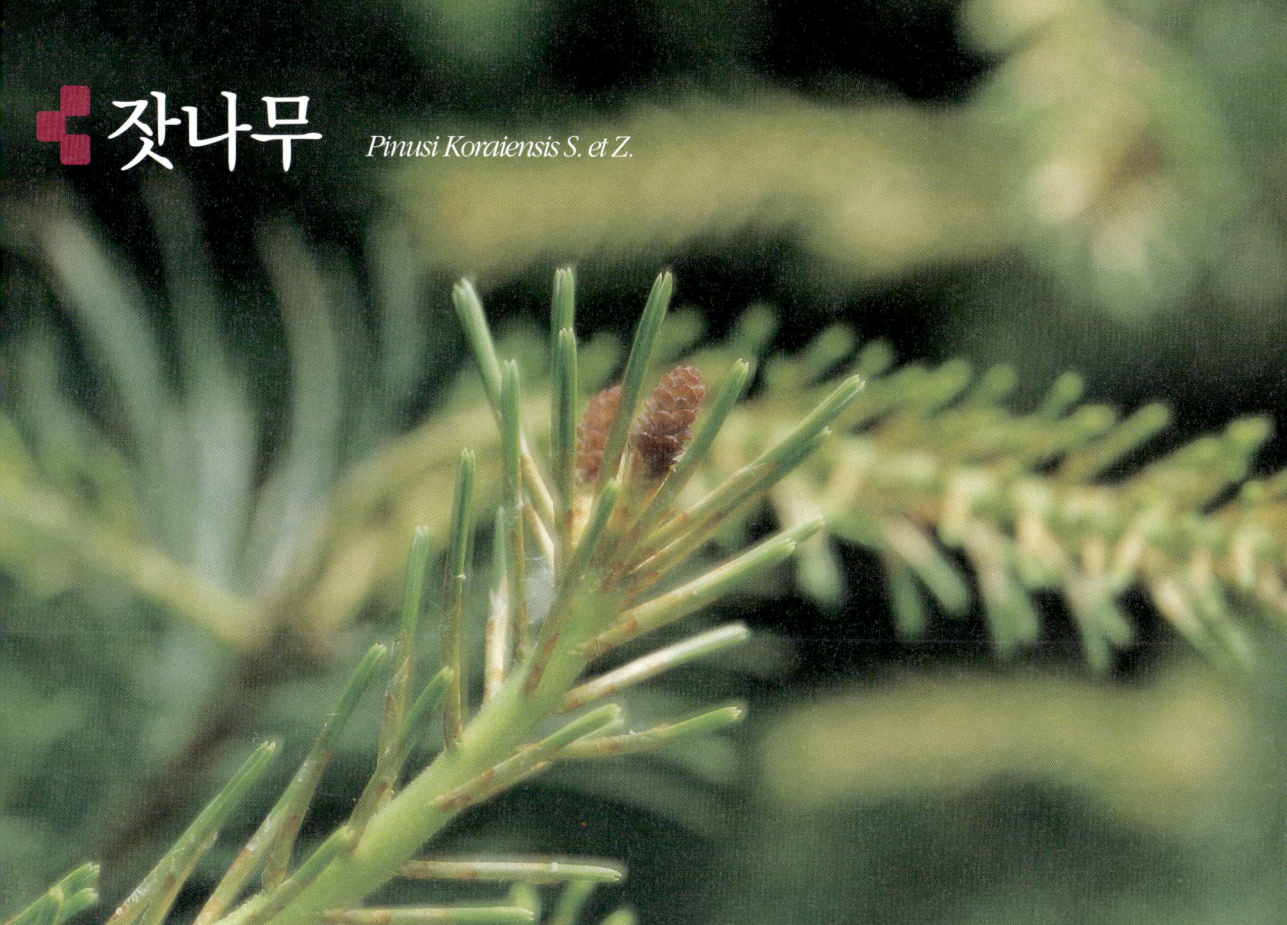

▲ 잎은 바늘 모양으로 5개씩 모여 자란다.

- 분포 : 중부 이북 / 개화 : 5월
- 결실 : 다음해 10월
- 채취 : 잎, 열매, 뿌리

- 특징 : 성질은 따뜻하며 맛은 달다.
- 효능 : 원기보강, 건위, 해수제거

잣나무는 소나무과 중에서 씨가 가장 크다. 우리나라의 어느 곳에서나 볼 수 있지만 한대성 나무이므로 중부 이북에서는 300m 이상 되는 지역이어야 한다.

## 생김새

잣나무는 우리나라의 중부지방에서 시작하여 만주의 동북쪽에 걸쳐서 자란다.

높이는 30m, 둘레는 1m 정도 되게 자라며 껍질은 검은 회갈색이며 불규칙한 조각의 껍질이 있다. 어린 가지에는 잔털이 있으며, 잎은 5개씩 모여 나고 끝이 뾰족하다. 잎 양면에 흰빛이 나는 숨구멍이 5~6줄 있어서 멀리서 보아도 희끗희끗하다. 잎의 길이는 7~12cm이다.

잘 자라 40m까지 크고 5월에 꽃이 피고 열매는 다음해 10월에 열려, 11월쯤에 떨어진다. 잣나무는 음수라 그늘에서도 잘 자라지만 자라면서 점차 햇볕을 좋아한다.

잣나무와 비슷한 여러 소나무를 구별하는 방법은 매우 다양한데, 소나무와 곰솔은 바늘 같은 잎이 두개씩 묶여 있고, 리기다 소나무나 백송은 세 개씩 묶여있는 반면, 잣나무는 다섯 개씩 한 묶음으로 달려 '오엽송'이라 부른다. 한자 이름은 백(柏)이다. 이외의 이름으로 목재가 옅은 홍색을 띠므로 '홍송', 열매인 잣을 중히 여겨 '과송(果松)', 잎이 흰 서리를 맞은 듯 하다하여 '상강송(霜降松)', 기름이 많아 '유송(油松)'이라고도 하며 중국에선 '해송자(海松子)'라고 불린다.

우리나라에 잣나무의 변종으로 설악산과 금강산 꼭대기에 자라는 눈잣나무와 울릉도에 자라는 잎의 길이가 짧은 섬잣나무가 있다.

**눈잣나무**의 잣송이는 5cm가 안 되며 잎의 길이가 짧다. **스트로브잣나무**는 수피가 얇고 녹청색을 띤다. 잎은 가늘고 길며 부드럽고 열매는 약 12cm로 길다. 미국 동북부 지방이 원산지이며 그 해 9월 중에 성숙한 종자가 날아 흩어진다.

잣나무와 비슷한 종류로 잎의 길이가 3~6cm 정도로 잣나무에 비해 훨씬 짧고 울릉도에서 자라는 섬잣나무가 있다. **섬잣나무**의 열매는 길이가 5~6cm 되며 달걀꼴로 끝이 둥글다. **누운잣나무**는 고산지대에서 누워서 자란다. 이외에 100년 전에 미국에서 들여와 목재용으로 심고 스트로브잣나무가 있으며 잣나무보다 잎이 가늘고 더 부드럽다. 열매는 긴 원통형이며 15cm 정도이며 밑으로 쳐진다. 잣나무의 겨울눈은 길고 둥글다. 끝이 뾰족하고 적갈색의 눈비늘과 송진으로 덮여 있다.

잣나무의 암꽃송이는 연한 붉은 색의 녹색을 띠며, 소나무의 암꽃 송이는 보랏빛을 띤다. 잣나무의 수꽃은 달걀꼴에 가깝고 5~6개 달리고 소나무의 수꽃은 15개 이상 달린다.

## 효능

한방에서는 잣을 '해송자(海松子)' 또는 '송자인'이라고도 부르며 대표적인 자양강장제로 쓴다. 폐와 장을 다스리므로 신체허약, 기침, 폐결핵, 어지럼증, 변비 등에 처방한다.

잣은 성질이 온화하고 변비를 다스리며 가래와 기침에 효과가 있고 폐의 기능을 돕는다. 또한 허약 체질을 보하고 피부에 윤기와 탄력을 준다. 열매의 속껍질은 화상에, 송진은 상처에, 솔잎은 원기촉진에, 잎을 태운 재는 임질, 매독에 사용했다고 한다.

잣나무의 목재는 아름답고 가벼우며 향기가 있다. 가공이 쉬워 고급 건축재와 가구재, 판재, 관재 등으로 사용된다.

> 『동의보감』에 "잣은 기혈을 보하고 폐 기능을 도와 기침을 멈추고 내장 기능을 원활하게 한다. 허한 것을 보하고 여윈 것을 살찌게 한다."고 하였다.

## 🌸 질병에 따라 먹는 방법

**노인성 변비에는** 잣과 측백나무씨를 같은 분량으로 가루 낸 다음 한번에 4~5g씩 공복에 따뜻한 물로 하루에 2~3번 복용한다.

**마른 기침이 잘 멎지 않을 때는** 잣 40g에 초두 80g을 섞어 곱게 갈아 꿀 20g과 함께 잘 개어 따뜻하게 물에 타서 먹는다.

**유정, 몽정이 심하고 몸이 허약해 숨이 급하고 식은땀이 많이 나면** 잣, 금앵자, 구기자, 잣 320g에 맥문동 600g을 넣고 끓이다가 다시 꿀을 넣고 졸인 것을 30g씩 하루에 2번 복용한다.

몸에 좋은 약차 약술 약죽

### 잣차

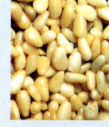

[효능] 혈액이 부족하여 가슴이 두근거릴 때, 식은 땀, 불면증, 변비 증상을 치료하는 효과가 있다.
[재료] 잣 15g, 물 300㎖, 꿀 약간
[끓이는 법]
① 잣은 물에 씻어 물기를 빼고 냄비에 향기가 나도록 볶는다.
② 절구에 넣고 살짝 찧은 후 찻잔에 1큰술을 담는다.
③ 끓는 물을 부어 5분 정도 엑기스를 우려낸 후 꿀이나 설탕을 넣어 마신다.

### 백엽차

잣나무의 잎을 한방에서는 '백엽(柏葉)'이라 하는데 소화기를 튼튼하게 해주는 효능이 있다. 잣나무의 열매인 잣은 잣죽을 끓이고 약차에 띄우는 잣채로 사용한다.
[효능] 어린이의 설사와 이질에 좋다.
[재료] 잣잎 50g, 물 300g

[끓이는 법]
① 싱싱한 잣잎을 골라 깨끗이 씻어 물기를 뺀다.
② 차관에 재료를 넣고 물을 부어 은근하게 끓인다. 물이 끓으면 불을 줄여 은근하게 달인 후 국물만 따라 내어 천천히 마신다.

### 잣술

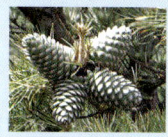

잣술은 '백주(柏酒)'라 하여 잎을 술에 담갔다가 정월 초하룻날 액운을 물리치는 뜻에서 마셨다. 솔방울을 넣어 만드는데 향기가 일품이다. 허약체질에 좋은 잣은 강정을 만들기도 하며 수정과, 식혜와 각종 전통차에 띄우기도 하고 많은 전통 음식에 고명으로 넣기도 한다.

### 잣죽

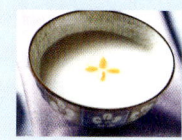

잣으로 만든 음식 중에 잣죽이 단연 유명하다. 잣죽을 장복하면 몸이 산뜻해지고 불로장수하며 조금만 먹어도 영양이 되므로 민간에선 충치, 태독, 코피, 해수 등에 썼다.

# 비자나무

*Torreya nucifera S.et Z.*
*Torreya grandis Fort.*

- 분포 : 남부지방 / 개화 : 4~5월
- 결실 : 9~10월 / 채취 : 열매
- 특징 : 성질은 평하고 맛은 달고 떫다.
- 효능 : 건위, 윤폐, 지해, 윤장작용

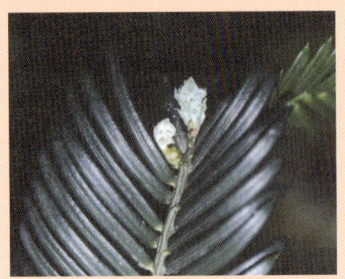

▲ 개비자

비자나무의 잎은 약간 비틀린 모양으로 꼬여 좌우로 어긋나 달리는 것을 볼 수 있다. 만져보면 약간 단단하며 찌르는 듯한 느낌이 든다.

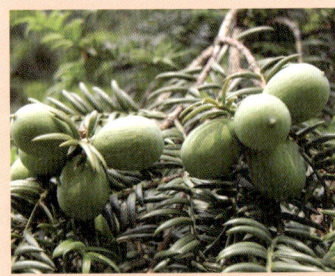

▲ 보통 다음해 가을까지 매달려있는 열매는 가을에 씨가 충분히 익었을 때 따서 껍질을 제거하고 씨를 깨끗이 씻은 다음 볕에 말린다.

## 생김새

비자나무(榧子)는 주목과에 들어가며 우리나라 남부지역에서 나는 늘 푸른 큰키 나무이다. 다 자라나면 25m까지 크고 둘레는 두 아름까지 자란다. 자라면서 사방으로 가지가 뻗고 나무 껍질은 회갈색으로 매끈하지만 늙어감에 따라 얇게 세로 줄을 그으며 하나씩 떨어진다.

잎은 길이가 손가락 두 마디쯤 되고 나비는 3mm쯤 되는 끝이 뾰족한 잎들이 줄기를 중심으로 깃털처럼 나 있다. 표면은 짙은 녹색으로 광택이 난다. 앞면의 중심 잎맥이 뚜렷하다. 잎의 뒷면을 보면 연두빛이며 중심 잎맥 양쪽에 누런빛을 띠는 공기구멍인 2개의 흰줄이 있다. 가운데 맥과 잎 가장 자리는 녹색이다. 잎은 6~7년에 몇 번씩 간다.

꽃은 4월쯤 피며 암꽃과 수꽃이 서로 다른 나무에서 따로 피는 암수딴그루 꽃이다. 수꽃은 수술만 10여개의 갈색 덮개에 싸여 마치 알 모양인데 크기는 1cm를 넘지 않는다. 줄기와 잎이 달리는 사이에 핀다. 계란 꼴의 둥근 형태로서 한 꽃가지에 10여개의 꽃이 달린다. 수술은 4개의 꽃밥이 있다. 암꽃은 꽃자루가 없으며 한군데에 2~3송이씩 달리고 5~6개의 녹색 덮개가 암술을 둘러싸고 크기는 수꽃보다 조금 작다.

열매는 다음 해 9~10월에 익으며 타원형이다. 두툼한 육질의 종의에 싸여 핵과 모양이다. 대추처럼 생겨 붉은 자주색으로 익으면 그 안에 종자가 있다.

종자는 아몬드와 같은 타원형 또는 길쭉한 달걀꼴로 연한 갈색이며 길이는 3cm이다. 한쪽 끝은 뾰족하고 다른 한 끝은 둥글다. 표면은 갈색에서 황갈색이고 광택이 나며 매끄러우며 세로 능선이 있다. 껍질은 굳고 딱딱하며 그 속에 속씨 한 개가 들어 있는데 주름져 있다. 표면에는 회갈색의 얇은 막이 덮여 있다. 속씨의 횡절면 바깥쪽에 파도무늬의 고리가 있다.

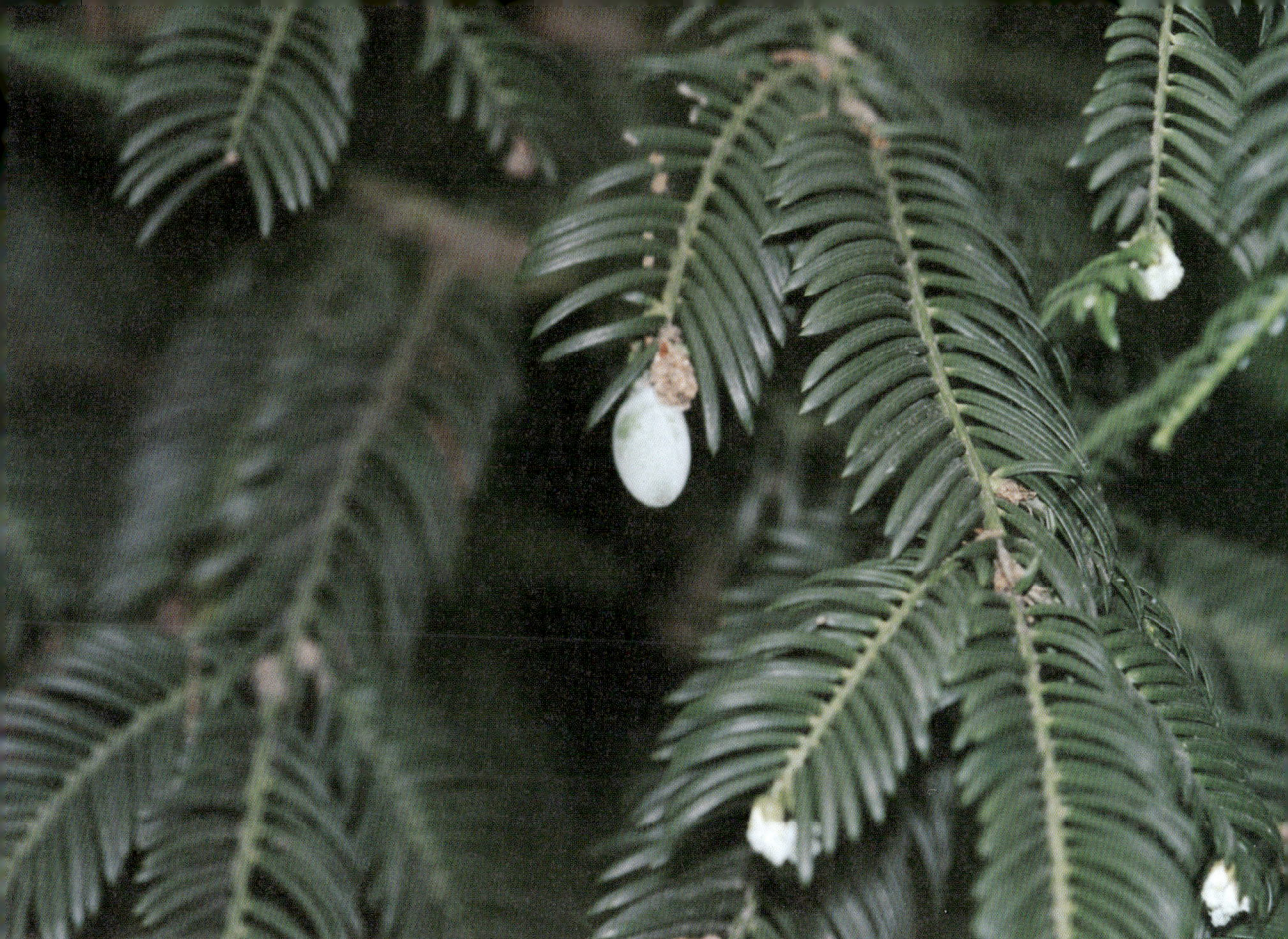

## 효능과 복용법

**구충제거** 비자는 회충을 없애는 좋은 약물이며 노인, 소아에게 좋은 간식이다. 하루에 40~80g을 껍질을 벗기고 소금을 약간 넣어 잘 볶아서 씹어 먹되 5~7일간 계속한다.

**소화 흡수 촉진** 소화기능이 둔화되어 식욕이 없고 대변이 시원치 않으면 항상 먹어도 좋다. 평소 식사 후에 20g씩 복용하면 주독도 없애고 식욕을 증진시킨다. 비자에는 풍부한 지방유가 있어 윤폐, 지해, 윤장, 통변하므로 기침, 해수, 변비 등에 쓴다.

### 몸에 좋은 약술

**비자주**

[재료] 열매 250~300g, 소주 1ℓ, 설탕 5~10g

[담그는 법]
1. 비자를 깨끗이 씻어 물기를 완전히 제거한다.
2. 용기에 재료를 넣고 소주와 설탕을 넣는다.
3. 밀봉하여 시원한 곳에서 6개월 이상 숙성시킨다.
4. 오래 숙성시킬수록 맛이 순해진다.

[마시는 법]
용량의 제한은 없으나 지나치지 않도록 할 것.

# 찔레나무 *Rosa Polyantha Sieb et Zucc* 영실

- 분포 : 산 / 개화 : 5월
- 결실 : 9월 / 채취 : 열매, 꽃, 순
- 특징 : 성질은 평하고 맛은 달고 시다.
- 효능 : 건비위, 건위, 이뇨, 조경작용

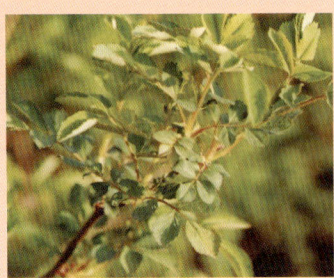

▲ 한방에서는 찔레나무를 '들장미' 또는 '야장미' 라고 하며, 가지와 줄기에 가시가 많아 '가시나무' 라고도 부른다.

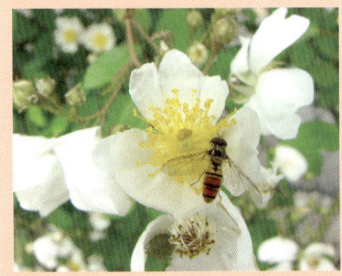

▲ 꽃잎은 도란형이고 끝이 퍼지며 향기가 있다.

## 생김새

찔레나무는 우리나라 각처의 산기슭과 하천 유역에 흔히 나는 낙엽지는 관목이다.

양지에서 덤불을 이루며 자란다. 가시가 많고 잎은 호생이다. 잎 가장자리에 톱니가 있고 잎 뒷면에는 잔털이 있으며 흰빛을 띤 연두색이다. 턱잎은 빗살 같은 톱니가 있고 밑 부분은 잎자루와 합해진다. 꽃은 이른 여름에 흰색 또는 연분홍색으로 피며 새로 나온 자기 끝에 원추화서로 달린다. 꽃받침 5갈래로 뒤로 젖혀지며 피침형이다. 열매는 9~10월에 붉게 익으며 둥글다.

## 효능

약리 기능은 비장을 튼튼히 하며 기순환을 돕는다. 그리고 피를 걸러주며 월경을 순조롭게 한다. 소화불량이나 몸이 쇠약한 증상에 사용한다. 또한 해독제로도 사용하며 이뇨, 변비, 신장염, 부종, 류머티즘에 좋다.

**찔레순** 나무에 한참 물이 오르는 봄이 오면 찔레 덩굴에서 나오기도 하고 바로 땅 속 뿌리에서 돋아나기도 하는데 이것을 '땅찔레' 라고 한다. 붉은 색이 약간 어려 있고 줄기도 굵으며 맛도 좋다. 이른 봄 새순을 작설차처럼 덖어서 산야초차로 우려먹는다.

**찔레꽃** 부침을 하는데 넣어서도 먹는다. 향기가 좋아 향수나 화장품을 만들 때 이용된다. 말려서 달여 먹으면 설사, 갈증에 좋다.

**열매** 비타민 C가 많이 들어 있어 신맛이 나고 날 것으로 먹기도 한다. 열매에 막걸리를 축여 찌고 말리기를 수차례 하면 부드러운 약성을 유지되므로 장기 복용해도 무리가 없다. 이뇨, 사하, 부종 및 변비에 좋다.

**뿌리** 관절염 산후 등에 좋다 하여 달여 먹기도 한다. 뿌리는 굵고 길며 갈색을 띤다.

**외용시** 열매를 진하게 삶아 그 물로 환부에 찜질을 한다.

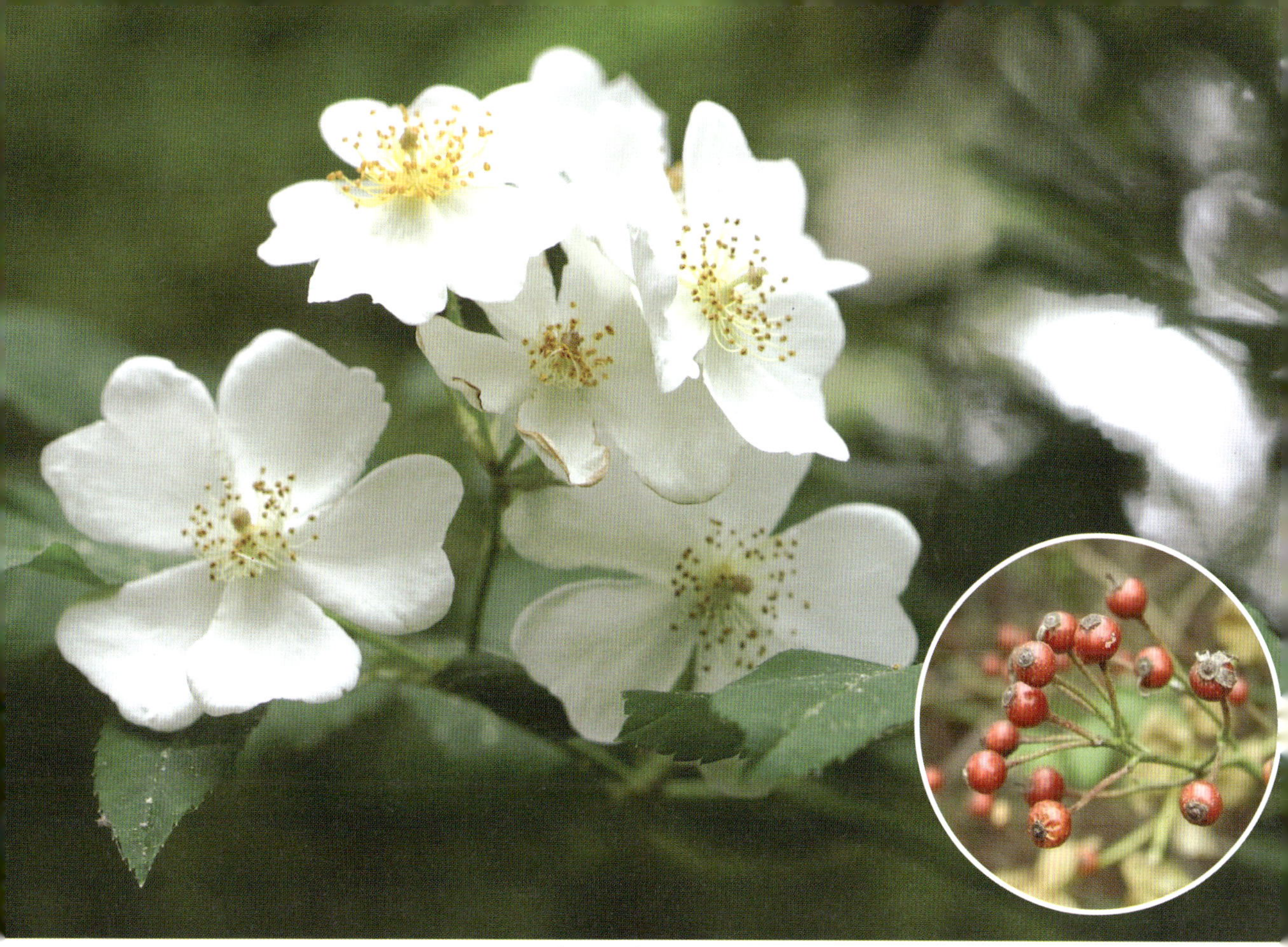

▲ 한방에서 '영실(營實)'이라 부르는 찔레나무의 열매는 완전히 익은것 보다 반쯤 익은 것이 약효가 더 크다.

## 몸에 좋은 약차 약술 발효액

### 찔레꽃차

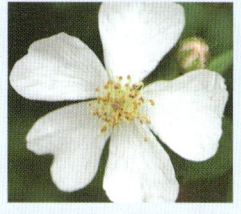

찔레꽃을 따서 깨끗이 손질한 후에 용기에 넣고 설탕으로 재운 후 한 달 뒤에 찻잔에 넣고 끓는 물을 부어 우려내어 마신다. 당뇨에 좋으며 이뇨작용을 돕는다.

### 찔레꽃주

반쯤 익은 찔레 열매에 3배의 소주를 부어 담근다. 2개월 후부터 마실 수 있으나 6개월 이상 걸려야 완전히 숙성된다. 찔레꽃으로도 술을 빚는데 5월경에 꽃을 채취하여 꽃 양의 3배의 술을 붓고 3개월간 숙성시킨다.

### 찔레꽃 발효액 담그기

**열매** 가을에 열매를 채취해 잘 씻어 말려 생강, 대추, 감초를 진하게 달인액에 흑설탕과 함께 열매를 용기에 넣고 8~10개월간 발효시켜 음용한다.

**뿌리** 생강, 대추 감초와 함께 뿌리를 진하게 달인 액을 엿기름 달인액과 흑설탕을 섞어 10개월 정도 발효시켜 음용한다.

# 산초나무

*Zanthoxylum Schinifolium S. et Z.* 산초, 화초(花椒)
*Zanthoxylum popetitum A. P. DC.* 초피

- 분포 : 산지 / 개화 : 5~6월
- 결실 : 9월 / 채취 : 열매
- 특징 : 종자의 성질은 차고 맛은 쓰다. 껍질의 성질은 따뜻하고 맛은 맵다.
- 효능 : 건위, 지사작용

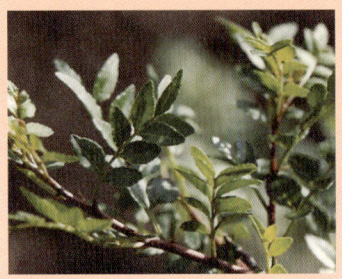
▲ 개산초
해발 600m 이하에서 자생하는 개산초는 늘푸른 나무이다. 잎줄기에 날개가 있고 소엽이 비교적 큰 편이다. 잎은 약간 광택을 띠며 조금 두껍다. 남부지방에서 자라고 가시가 마주 난다.

### ♣ 산초나무의 다른 이름

황해도에선 산초나무를 '분지나무'라 부르고, 남부지방에선 초피나무를 '제피', '젠피나무'로 부른다. 일본 사람들은 초피를 '산초'라 통용해서 쓰고 있다. 옛날에는 '초'라 불렀으며 촉나라에서 많이 난다하여 '촉초(蜀椒)'라 하고 사천성에서 나는 것을 '천초'라 하였다. 중국에서는 여러 종류가 혼용되고 있으며 열매껍질을 '화초', '청초'로 부르고 종자를 초목으로 나누어 사용하지만 현재 우리나라 시장에선 종자가 붙은 그대로 사용한다.

## 생김새

산초나무는 운향과에 속하는 낙엽성 나무이다. 함경도를 제외한 한반도 전역에서 그리 높지 않은 곳에서 자란다. 비슷한 종류의 식물로 초피나무, 개산초, 왕초피 등이 있으며 지역에 따라 여러 이름으로 불린다.

산초나무는 작은 잎이 13개 이상 되며 길쭉하고 잎 끝이 뾰족하다. 꽃은 늦여름에 작은 꽃을 피우며 열매는 9월에 갈색으로 익으며 겉에 기름점이 많다. 둥근 달걀꼴이다. 가시가 어긋나 달린다.

초피나무는 남쪽 지방에서 주로 자라고 해안을 따라서 중부지방까지 올라온다. 봄에 꽃을 피우며 잎 모양과 가장자리의 톱니가 좀 둥글고 작은 잎의 숫자가 10개 정도 된다. 줄기에 가시가 마주 본다. 소엽의 잎맥이나 가장자리에 노란 반점이 있다. 열매껍질이 붉은색이다.

왕초피나무는 가장 크게 자라고 초피나무와 같이 해발 300m 이하에서 자라고 가시가 크다. 가시의 밑 부분이 매우 넓고 굳세다.

## 효능

일반적으로 산초보다 초피가 향이 진하고 강해 약용으로 주로 쓴다. 산초를 살짝 볶아서 쓰면 기름 성분을 낮춰 자극성을 완화시킨다. 초피를 약으로 쓸 때는 종자는 추려내고 껍질만 쓴다.

산초는 중초를 따뜻하게 하며 한(寒)을 물리치고 살충, 진통의 효능이 있어 일반적으로 흉복 한통, 회충을 없애는 데 쓴다. 식욕을 돋구며 위액 분비를 촉진한다.

## 질병에 따라 먹는 방법

**위장병에는** 위가 약하거나 위산과다로 인해 신물을 토하고 식욕이 감퇴하여 체력이 허약해지면 당삼, 백출, 부자, 황기, 사인, 계

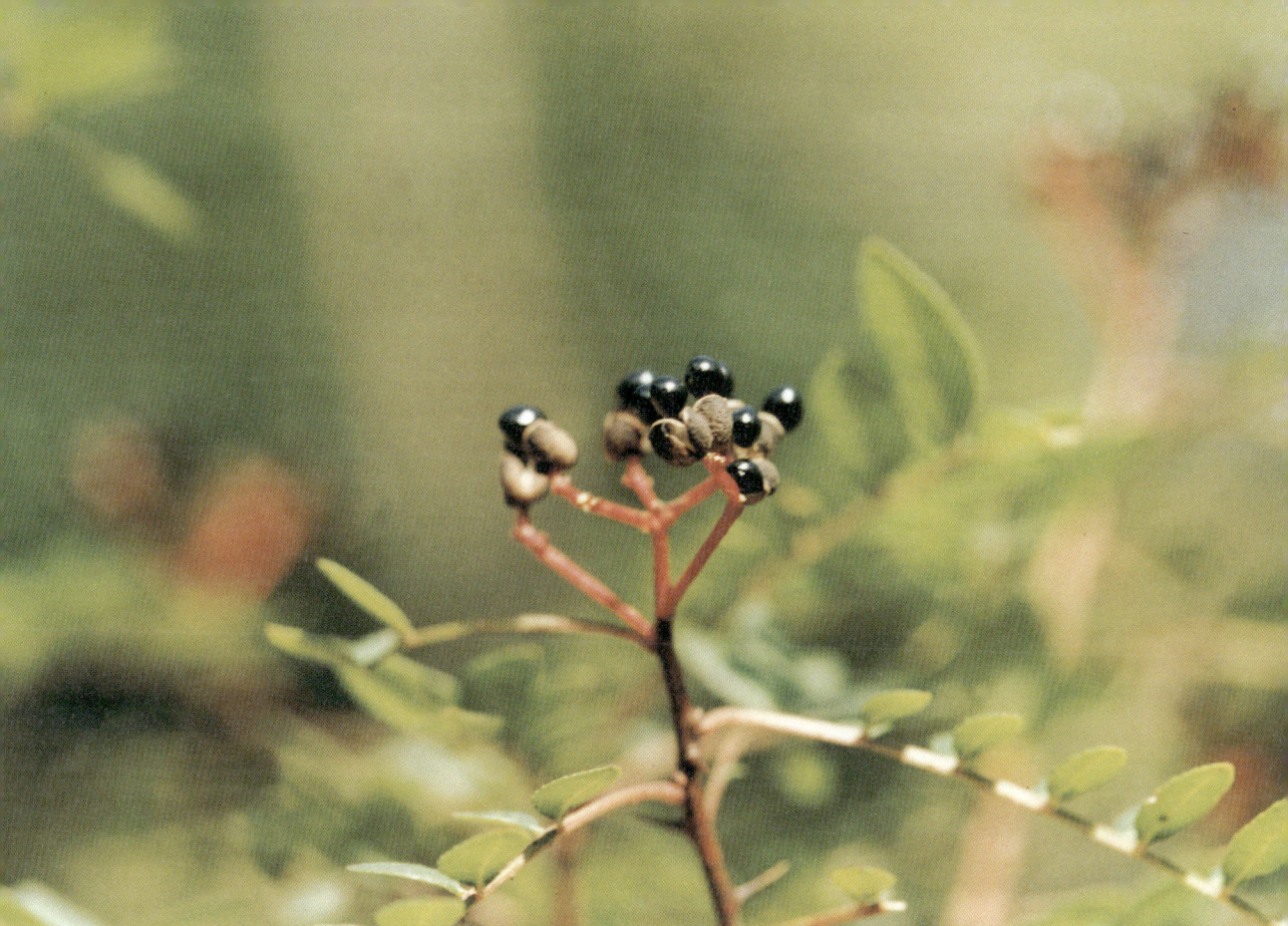

지 등과 같이 쓴다.

**위축성 위염, 위하수, 위 절제 수술 후에 때때로 토하면** 산초를 술에 볶아 따뜻하게 먹는다. 산초를 볶아 밀가루로 알약을 만들어 식후에 10개씩 먹는다.

**만성 장염에는** 설사가 오랫동안 멈추지 않으면 육두구, 부자, 건강, 백출과 같이 쓴다.

**트리코모나스 질염으로 질입구가 가렵고 소변이 자주 나오면** 산초, 사상자, 백반을 끓여 씻으면 좋다.

**치아 신경통에는** 산초와 세신을 같은 양으로 곱게 갈아 아픈 부위에 밀어 넣으면 좋다.

**식용법** 이른 봄 새싹이 돋아날 때 나물로 무쳐먹고 생선을 조릴 때 넣으면 비린내를 없앤다. 열매나 잎에는 방부효과가 있으므로 청국장에 넣어 두면 장이 오래간다.

### 몸에 좋은 약술 약차

**산초나무주**

싱싱한 산초 100g을 골라 열매와 줄기째 용기에 담고 소주 1.8ℓ를 부어 두면 3개월 후에 숙성된다. 숙성된 술은 담황색으로 산초향이 강하게 풍긴다. 그대로 마시면 맛이 시기 때문에 설탕이나 벌꿀로 감미를 한다.

**산초꽃차**

꽃이 핀 봉오리째 따서 그늘에 말리고 밀폐용기에 넣어둔다. 꽃을 잔에 넣고 끓는 물을 설탕, 꿀과 함께 부어 1~2분간 우려내어 마신다.

# 노간주나무 *Juniperus rigida S. et Z.* 두송목(杜松木)

- 분포 : 산 / 개화 : 5월
- 결실 : 10월 / 채취 : 열매
- 특징 : 성질은 평하고 맛은 쓰다.
- 효능 : 건위, 지사, 강장, 이뇨작용

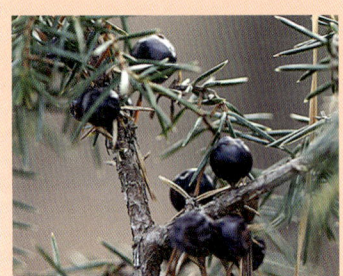

▲ 두송실

## 생김새

노간주나무는 측백나무과에 딸린 큰키 나무로 '두송목(杜松木)' 또는 '노송나무' 라고도 부른다.

척박한 땅에 특히 석회암 지대에서 잘 자라며 키는 10m, 직경은 20cm 까지 자라는데 빗자루처럼 곧게 자라는 것이 많다.(나무 껍질이 세로로 얕게 갈라진다.) 잎은 3개씩 돌려나며 3개의 능선이 있다. 잎은 가시처럼 날카로워 찔리면 아프고, 암수딴그루로 5월에 꽃이 피어 이듬해 10월에 지름이 7~8mm쯤 되는 열매가 검붉게 익는다. 이 열매를 '두송실' 이라고 한다. 서양에서는 양주의 원료로 쓴다. 속명은 켈트어의 '조밀하다' 라는 뜻으로 잎이 조밀하게 나온 데서 비롯되었다.

나무줄기가 몹시 질기고 탄력이 있으므로 소의 코뚜레 재료로 널리 썼고 대나무가 자라지 않는 지역에서는 잔가지를 다듬어 버리고 껍질을 깎아 내어 장대를 만들기도 했다.

## 효능

**노간주나무 열매** 열매에는 0.5~2%의 정유 성분이 들어 있고, 당분 40%, 송진 0.9%, 이 밖에 기름·색소·사과산·개미산·초산 등이 들어 있다. 정유 성분은 위장 점막을 자극하여 위 운동을 세게 하고 소화액을 촉진한다. 또 가래를 삭이고 염증을 치료하는 효과도 있다. 이외에도 강장, 이뇨, 정혈작용을 한다. 서양에서는 소화되기 어려운 요리의 조미료로 부엌에서 자주 사용되었다. 노송나무 열매로 술을 담그면 두송주(杜松酒)가 된다.

**노간주나무 열매 기름** 두송유(杜松油)는 통풍, 류머티즘 관절염, 근육통, 견비통, 신경통에 특효약이라 할 만하다. 중풍으로 인한 마비에는 마비된 부위에 두송유를 바르고 나서 마사지를 하면 효과가 있다. 온몸이 나른하고 피곤할 때도 두송유를 온몸에 바르고 마사지를 하면 몸이 개운해진다.

### ✤ 노간주나무와 비슷한 종

잎이 짧고 수꽃이 둥근 서울노간주(var. seoulensis), 잎의 끝쪽이 뭉툭한 평강노간주(var. modesta), 바닷가에서 자라는 해변노간주(var. koreana), 열매가 잎보다 짧은 두송(J.communis), 열매가 잎보다 긴 곱향나무(J. communis var. nipponica) 등이 있다.

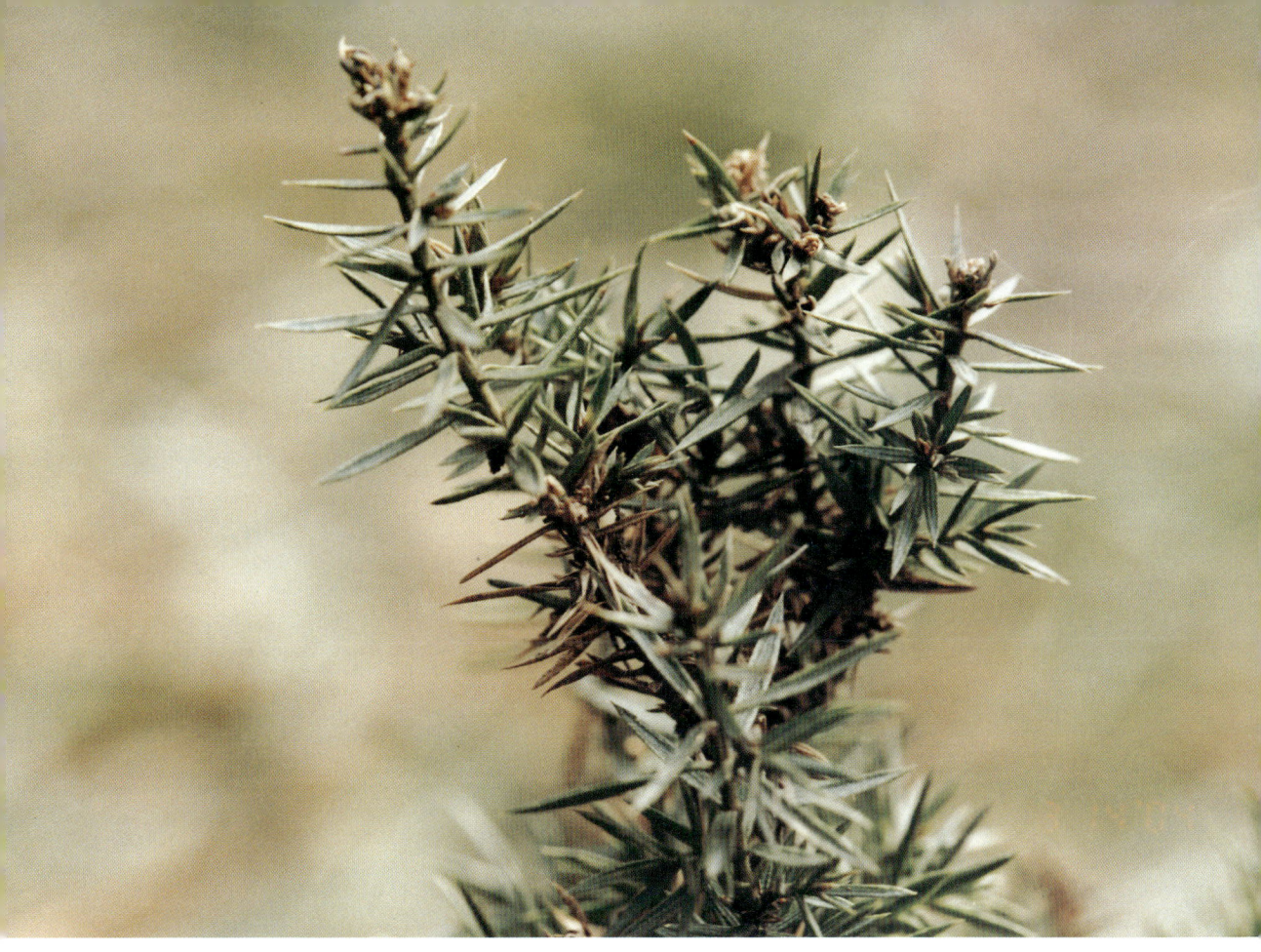

두송유를 창호지에 먹여 아픈 부위에 붙이면 통증이 멎고 점차 나아진다. 이때 창호지를 붙인 다음 드라이어로 뜨거운 바람을 쐬어 주면 치료 효과가 더욱 빠르다.

### 몸에 좋은 약술 발효액

#### 두송주

소주를 열매 양의 3~4배쯤 붓고 밀봉하여 6개월쯤 두었다가 열매는 건져 버리고 술만 따로 따라 두었다가 소주잔으로 한 잔씩 아침저녁으로 마신다. 이 두송주는 코막힘·소변불통·변비를 치료하고 혈액순환을 좋게 하는 작용이 있다.

#### 노간주나무 발효액 담그기

노간주 열매와 설탕을 같은 양으로 하여 항아리 속에 담고 잘 봉하여 땅속에 1년 동안 묻어 두면 향기가 뛰어난 발효액이 된다. 이것을 양껏 마시면 신경통, 관절염, 중풍으로 인한 사지마비 등을 치료한다. 노간주나무 열매의 독성이 없어지고 약성만 남게 하는 가장 좋은 방법이다.

# 옻나무

*Rhus verniciflua Stokes*
칠(漆), 건칠(乾漆)

- 분포 : 산(재배) / 개화 : 5~6월
- 결실 : 9~10월 / 채취 : 진액
- 특징 : 성질은 따뜻하고 무독하며 맛은 맵다.
- 효능 : 건위, 지사작용

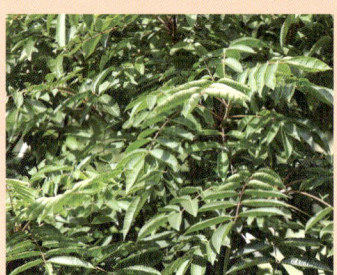

▲ 옻나무는 바람이 적고 땅이 깊고 비옥한 양지쪽에서 잘 자란다. 이른 봄 새순을 나물로 무쳐서 먹는다. 옻나무 새순을 먹는 노루, 사슴, 염소 같은 동물은 약효가 뛰어나다.

### ♣ 옻나무와 옻진(津)

옻나무에는 많은 옻진이 나오는데 옻나무의 줄기에 상처를 입혀서 흘러나온 수액이 자연 건조된 덩어리를 '건칠'이라 하는데 진한 갈색으로 광택이 나는 것이 좋다. 건칠은 능히 회충을 죽이며, 피를 잘 통하게 하며, 장과 위의 모든 적체를 제거한다. 또한 어혈을 제거하는데도 사용한다. 5월 중순에서 6월 하순 사이에 채집한 것을 '초칠'이라고 하며 채집량이 가장 많고 품질이 좋다. 그 뒤부터 9월 하순 사이에 채집한 것을 '말칠'이라 한다.

## 생김새

옻나무는 옻나무과의 우리나라 각처의 산에 야생하고 재배하는 낙엽 교목이다.

키는 20m 정도 되도록 자라고 잎은 마주보며 난다. 잎 끝은 뾰족하고 양면에 털이 퍼져 나고 가장 자리는 밋밋하다. 꽃은 암수딴그루로 황록색이다. 잎겨드랑이에서 밑으로 처지는 원추화서로 달린다. 열매는 핵과이며 납작 둥글고 털이 없고 광택이 나며 연한 황색이다. 비슷한 종류로 개옻나무, 붉나무가 있다.

이북에서 나는 옻나무는 비교적 키가 크고 이남에서 자라는 옻나무는 키가 작고 가지가 많다. 곧게 올라가 가지를 층층이 수평으로 뻗는다. 껍질은 회백색을 띠며 잎과 줄기는 전반적으로 붉은 색을 띤다. 옻나무는 한 개의 잎 대롱에 소엽이 서로 마주 달리며 끝 쪽에 한 개의 소엽이 달리니 소엽의 수는 홀수가 된다.

## 효능

옻나무는 여러 난치병 치료에 효과가 좋다. 옻은 우수한 방부제이며 살충제이다. 옻은 소화를 돕고 어혈과 염증을 풀어 주며 피를 맑게 하고 균을 죽인다. 소변을 잘 나오게 하고 소음인은 몸을 따뜻하게 하고 늑막염, 골수염, 신경통, 관절염 등에도 좋다. 몸이 약하거나 임산부는 쓰지 않는다. 환이나 산제로 쓰는 것이 좋다.

### ★건칠탄 만드는 법★

건칠을 솥 용량의 1/3 가량을 넣고 위에는 약간 작은 솥으로 덮고 두 솥의 결합처를 진흙으로 봉해 위를 무거운 물건으로 누른 다음 센 불로 5~6시간 굽고 불을 끈 뒤 불문을 막고 다음날 솥이 완전히 식은 후에 꺼내 작은 덩어리로 잘라 쓴다. 출혈과 응혈시간을 단축한다.

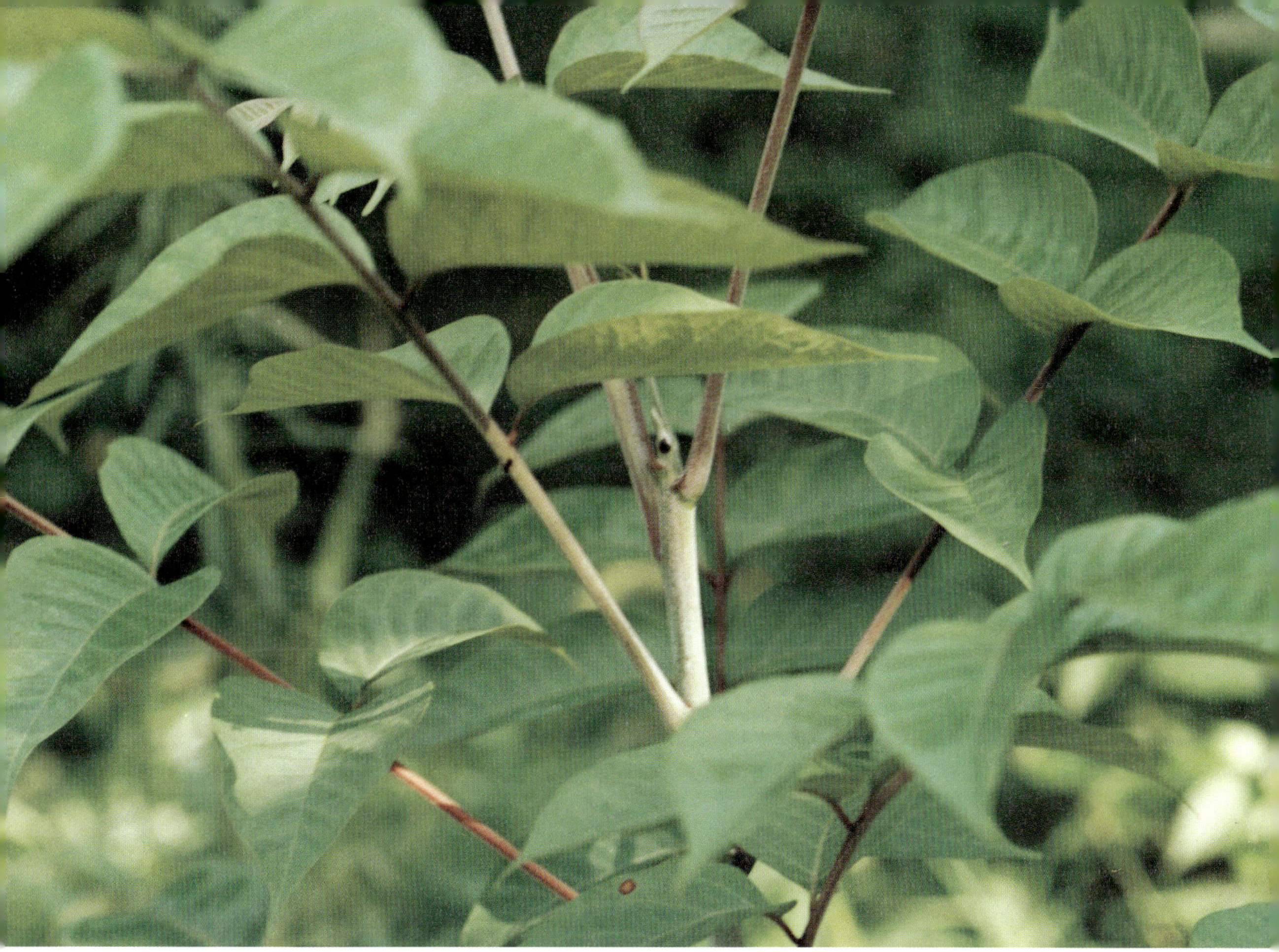

『신농본초경』"건칠은 끊어진 손상(損傷)을 치료하고 중초를 보하며 근골을 잇고 골수를 채우고 오장을 안정하고 다섯 가지 늘어진 증상과 여섯 가지 급한 증상을 치료한다.(五緩六急) 풍한 습으로 생긴 저림을 치료한다.(風寒濕痹)"고 했다.

『명의별록』에는 "건칠은 해수를 치료하고 어혈을 없앤다. 막히고 응결한 상태를 치료하고 요통, 여성 생식기 종양을 치료한다."고 한다.

『본초삼가합주』에서 장은암이 말하기를 "건칠은 기미가 맵고 따뜻하며 처음에는 백색이나 뒤에는 적색이 되며 생건은 흑색이며 양명의 금정(金鉦)한 질을 받아 심장에 상봉(上奉)하고 경맥을 자(資)해서 아래로 신장과 만나며 정골수(精骨髓)를 응집하는 약이다. 생용하면 절상을 치료하고 경맥을 자하고 보중하는데 양명이 머무르는 중도를 보한다."라고 하였다.

## 몸에 좋은 발효액

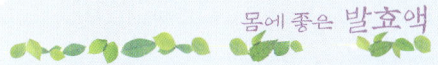

### 옻나무 발효액 담그기

발효시킬 때는 옻나무에서 딸 수 있는 옻순, 나무 껍질 그리고 옻나무 열매 등을 사용한다. 순이나 열매도 많이 쓰지만 대체로 껍질을 사용하는 편이 간편하다. 옻나무 껍질을 맥아, 신곡, 사인, 산사자, 백출 등을 넣고 증상에 따라 필요한 약재를 넣어 약한 불로 오래 달인 뒤에 걸러서 식힌 뒤에 엿기름을 달여 식힌 물에 넣어 발효하는 방법을 대체로 쓴다. 이 발효액은 몸이 차서 생긴 냉증이나 체중을 두루 쓸 수 있다. 체질상 안 받는 경우엔 조금씩 음용하여 점차 늘려가면서 적응시켜야 한다.

# 아가위나무

*Grataegus pinnatifida* Bunge
*Crataegus pinnatifida* Bunge 산사(山楂)

- 분포 : 중부이북산지 / 개화 : 4~5월
- 결실 : 9~10월 / 채취 : 잎, 꽃, 열매
- 특징 : 성질은 약간 따뜻하고 맛은 시고 달다.
- 효능 : 건위, 활혈작용, 원기보강

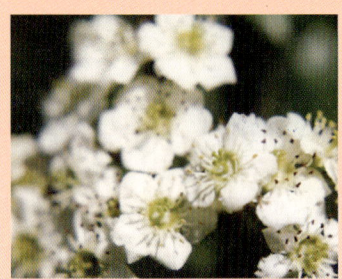
▲ 산사

### ♣ 귀신을 막는 산사나무?
산사나무는 귀신으로부터 집을 지킨다는 주술의 의미도 담겨 있어 동서양에 걸쳐 집 울타리에 심기도 하였다. 또 벼락을 막아 준다고 생각하여 그리스 로마 시대에는 결혼식에도 쓰였으며, 기독교 신앙에 있어도 거룩한 가시나무로서 중요한 의미가 담겨있다.

## 생김새

아가위나무는 장미과에 속하는 낙엽 지는 작은 교목으로 키가 5~6m 자라고 껍질은 회갈색이다.

잎모양은 호생하고 넓은 감각진 난형이면서 각꼴로 얕게 갈라져 있다. 단풍나무잎을 닮았다. 작은 가지에 길이 1~2cm의 가지가 있다. 4~5월에 하얀 꽃이 피고 꽃잎과 꽃받침은 5장이고 9~10월에 지름이 1.5cm 정도 되는 백색 반점이 있는 붉은색의 열매가 많이 달린다.

아가위나무는 '산리홍(山裏紅)'이라고도 한다. 산리홍이란 산속 호젓한 곳에서 붉은 열매를 단다는 뜻이다. 중국의 산사수에서 이름을 얻은 산사나무는 '사(查)'라는 이름 속에서 산(山)에서 해가 떠오르는 아침의 나무(木)로 풀이할 수도 있다.

우리나라에서는 지방에 따라 '야광나무', '동배이광나무', '뚱광나무' 등 여러 가지 이름으로 부른다.

## 효능

한방에서는 아가위나무를 '산사(山楂)'라 부른다. 약용으로 쓸 때는 서리가 내리면 열매를 따서 살짝 찐 후 씨를 빼고 말려 약간 볶아 쓰거나 태워서 쓴다. 알이 크고 껍질이 붉고 단단하고 살이 많은 것이 좋다. 삶아서 즙을 마시면 설사를 멎게 하고 삶은 물로 머리를 감고 몸을 씻으면 종기나 염증을 치료한다.

**뛰어난 소화 작용** 산사는 건위약이어서 소화 흡수기능을 증진시키고 특히 육류의 과식으로 인한 증상을 잘 제거한다.

**혈압강하, 어혈제거** 산사는 혈관을 확장시키고 혈류의 저항을 줄이는 작용이 있어 혈압을 서서히 내려준다. 꾸준히 복용하면 어혈을 없애고 활혈화어(活血化瘀) 작용이 있어 어혈이 막혀 생기는 여러 증상을 제거한다. 출산 후에 어혈로 말미암아 복통이 있는 경우에 효과적이다.

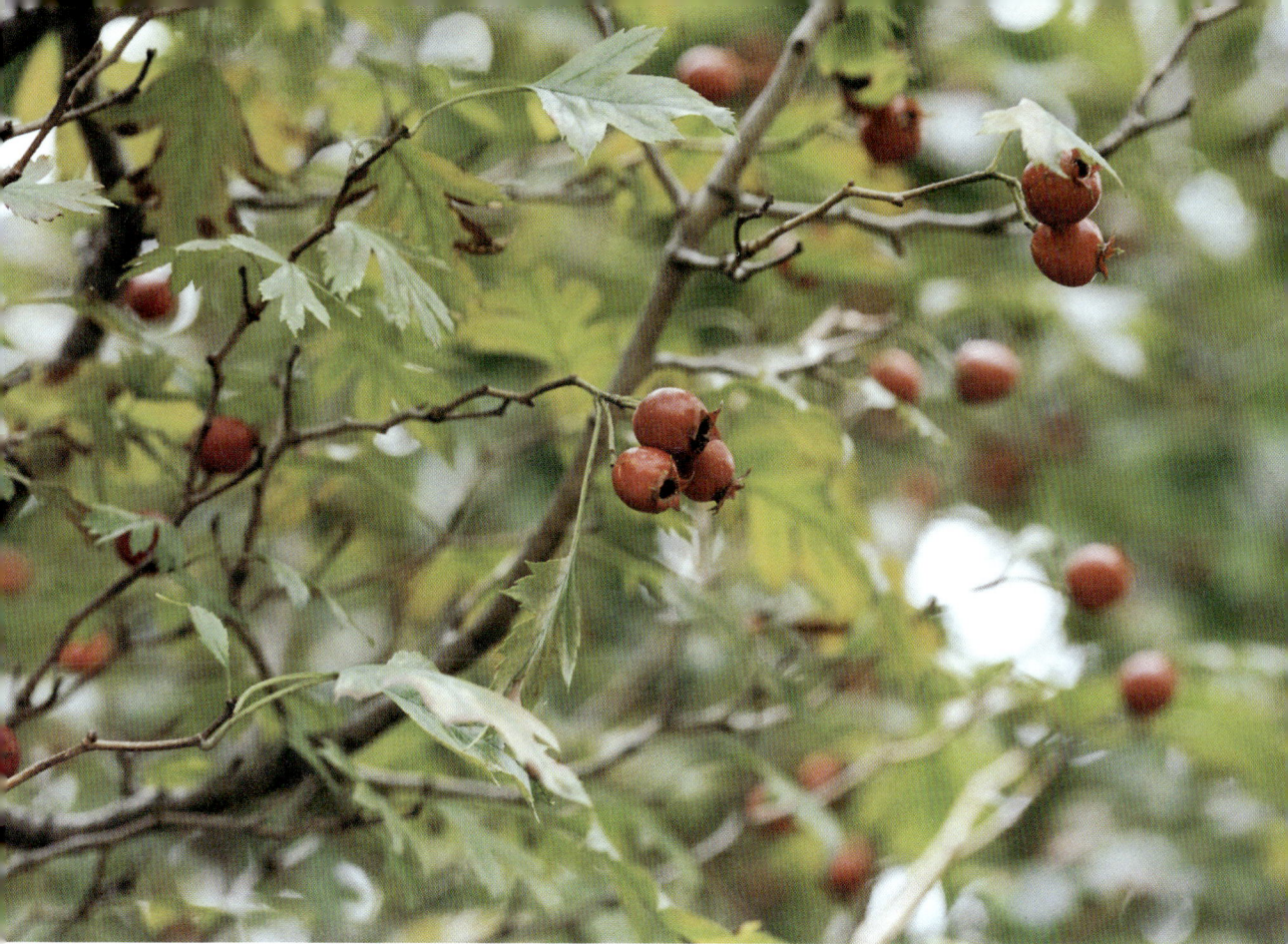

**구충제** 회충을 없애는 작용이 있다. 급·만성 장염의 치료에도 널리 쓰이는데 약간 볶은 것이 좋고 신곡과 같이 쓴다.

### 🌸 질병에 따라 먹는 방법

**소아의 소화불량, 복통, 설사에는** 산사에 맥아, 신곡, 감초를 더해 사용한다.

**식욕부진, 변비에는** 소화흡수 기능이 떨어져 식욕이 없고 신체가 야위고 변비가 있는 증상을 말하는데 산사, 맥아를 동량 쓰고 빈랑을 전량의 1/10 정도 넣고 가루나 알약을 만들어 1일 2회씩 매회 12g을 2개월 동안 계속 복용한다.

**수술 후 원기보강에는** 수술 후에 체력이 떨어져 식욕이 없고 배가 쉬 꺼지지 않을 때 산사, 맥아, 계내금, 진피를 끓여 복용한다. 산사를 상시 복용하면 협심증, 관상동맥경화로 인한 심장병의 발생을 방지한다. 산사자 12g, 금은화 12g을 800cc로 달여 절반이 되도록 끓여 하루치씩 마신다.

『약초의 성분과 이용』에 의하면 "열매와 잎, 꽃은 신경계통의 흥분성을 낮추고 심근의 기능을 높이면서 신장 부위의 아픔을 멈추고 핏줄의 긴장도를 조절하는 작용을 한다. 강심약, 동맥경화의 예방 및 치료약으로 심장의 기능적 장애, 심장쇠약, 혈관 시경증, 세동성부정맥 발작성 심계항진, 동맥경화증, 고혈압 초기 때에 쓴다."고 하였다.

『항암본초』에 의하면 "산사에는 레몬산, 사과산, 산사산, 탄닌, 사포닌, 과당, 비타민 C등이 들어 있다. 산사의 종자에는 아미그달린이 있다. 산사의 수전액(水煎液)은 종양을 이식한 동물의 생명을 연장시켰다. 산사는 항박테리오파아제의 작용이 있다. 이는 산사가 항종양(抗腫瘍) 활성작용이 있음을 보여주는 것이다. 산사는 좀흰생쥐의 엘릿히 복수암세포를 억제하는 뚜렷한 효과가 있다. 산사종자의 수전액은 JTC-26(체외실험) 억제율이 50~70%에 이른다."고 하였다.

## 몸에 좋은 약술 약차 발효액

조상들은 산사의 열매로 술과 음식을 만들어 먹었다. 산사육에 찹쌀과 계피가루, 꿀을 넣고 만드는 산사죽 외에 산사탕, 산사떡 등이 있다. 또한 열매로 산사주를 담가 먹었다. 산사주는 위장염이나 소화불량에 좋다. 아울러 차로 마시기도 하고 잼도 만들어 먹기도 했다.

### 산사주 담그기
산사로 담근 술은 마시기도 좋고 육식 소화를 잘 시키므로 식후 반주나 고급요리에 같이 마시기 좋다. 산사 150g, 소주 1.8ℓ 를 용기에 넣고 2개월 숙성시키면 건더기를 건져내 반주 정도로 마시면 좋다.

### 감비차

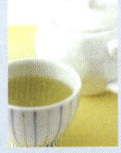

이름 그대로 감비차(減肥茶)는 중국 고대부터 전해져 내려오는, 살을 빼는 약차(藥茶)이다. 날씬한 몸매를 원하는 여성에게 특히 적합하다. 살이 빠지면서 피부도 고와진다.

[효능] 단순 비만, 고지혈증의 해소에 쓰인다.
[재료] 연잎 60g, 산사자 10g, 율무 10g, 진피 5g, 끓는 물 600㎖ (이틀 분)

[끓이는 법]
❶ 신선하고 여린 연잎을 깨끗이 씻어 말린 후 다른 재료와 함께 갈아 섞는다.
❷ 차관에 재료를 넣고 끓는 물을 부어 엑기스를 우려내어 마신다.
♣ 다 마신 후 끓는 물을 다시 부어 재탕해 마셔도 좋다.

### 산사차
열매는 씨를 빼고 잘게 잘라 말린 다음 12g을 500cc의 물을 넣고 센 불로 끓여 몇 회 나눠 마신다. 너무 오래 담가두면 떫은 맛이 살짝 난다. 시큼한 맛이 나면 적당하다.

### 산사 발효액 담그기
발효액은 나무의 열매와 잎을 사용한다.
잎 봄에 산사꽃이 피고 떨어지면 잎을 깨끗이 씻어 잘 말려 잘게 잘라 생강, 대추, 감초를 진하게 달인 물과 함께 용기에 담아 동량의 흑설탕을 넣고 6~8개월간 발효시킨다.
열매 산사 열매를 잘 씻어 말린 후에 흑설탕과 함께 용기에 넣어 5~6개월간 발효시킨 후에 향긋한 냄새가 날 정도가 되면 끓는 물에 한 두 스푼 넣어 우려내 마신다.

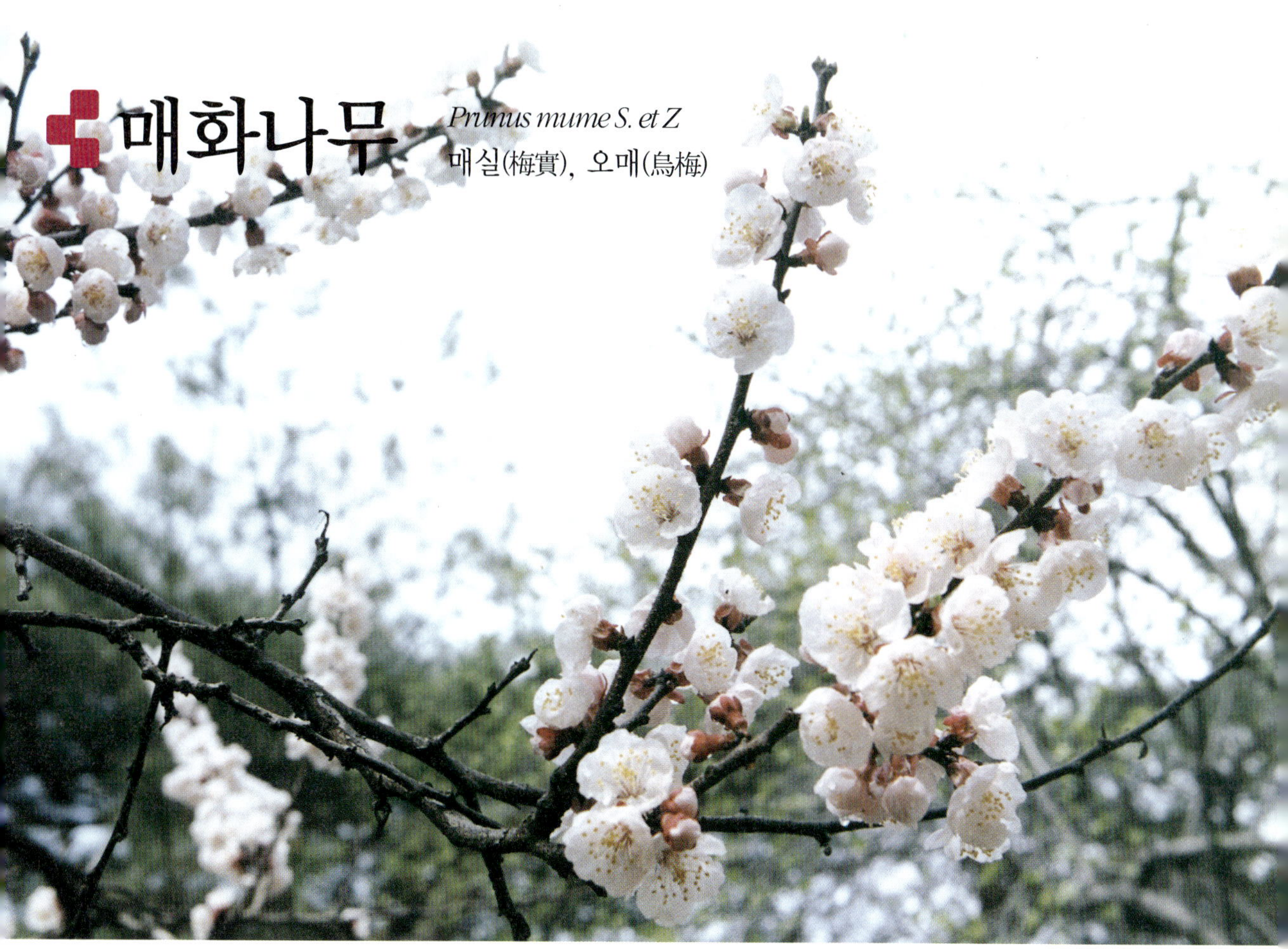

# 매화나무

*Prunus mume S. et Z*

매실(梅實), 오매(烏梅)

## 생김새

- 분포 : 중부이남 / 개화 : 1~4월
- 결실 : 6월 / 채취 : 꽃, 열매
- 특징 : 성질은 따뜻하며 맛은 시다.
- 효능 : 건위, 진해, 지사작용

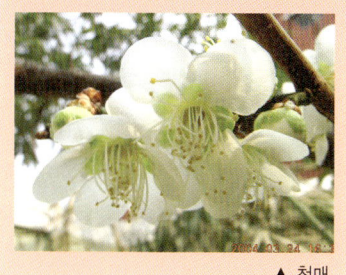

▲ 청매

매화나무는 우리나라 중부 이남의 마을 부근에서 재배하는 장미과 벚나무속의 낙엽이지는 작은키 나무이다.

높이는 5m에 달하고 작은 가지는 녹색이며 털이 없거나 잔털이 있다. 잎은 서로 어긋나 피고 달걀꼴이다. 끝은 길게 뾰족하고 길이는 4~10mm이다. 양면에는 잔털이 있으며 뒷면 맥에도 털이 있고 잎 가장자리에는 예리한 잔 톱니가 있다.

꽃은 연한 녹색으로 중부지방에선 4월에 잎보다 먼저 핀다. 1~2 송이씩 달리는데 꽃자루가 거의 없다. 수술은 많고 씨방에는 털이 빽빽하다. 꽃받침갈래는 둥글다. 꽃잎은 도란형이며 모두 털이 없다. 열매는 6~7월에 익는데 핵과로서 둥글고 지름이 2~3cm되고 융모로 덮여 있다.

매화의 열매인 매실(梅實)은 식·약용하는데 덜 익은 열매는 '청매(靑梅)'라 하며, 열매의 껍질과 씨를 발라내고 볏짚을 태운 연기에 그을려 만든 것은 '오매(烏梅)'라고 한다. 주로 오매를 쓴다.

### ♣ 오매(烏梅) 가공법

6월에 매실이 황록색을 띠면서 익어가기 시작할 때에 딴다. 깨끗이 씻어 물이 스며들어 육질이 부드러워 지면 잠시 그늘에 말린 후에 두드려 씨를 빼고 약한 불에 쬐어 말리거나, 짚불에 검게 그을리도록 굽는다. 이때의 온도는 약 40°C를 유지하도록 하며 보통 2~3일 주야로 말리되 그 후 다시 2~3일 공기가 잘 통하지 않게 밀폐시켜 검게 변하게 한다. 과육이 두껍고 약간 건조하며 습기가 있으며 강한 산미가 있는 것이 좋다. 모조품으로 자두, 살구, 복숭아씨로 만든 것이 있다.

## 효능과 복용법

**청량, 수렴의 약물** 그 맛이 시고 떫기 때문이며, 폐, 장, 위를 도우며 회충을 죽인다. 오매는 수렴작용이 있어 만성 해수로 가래가 적거나 입속이 건조한 증상에 사삼, 현삼, 반하, 행인을 넣어 쓴다.

**지사 작용** 오랜 설사로 식욕이 없을 때 당삼, 백출, 육두구, 가자를 넣어 쓰면 좋다. 급성 설사로 인한 탈수를 방지하려면 석류피, 갈근을 넣어 쓰면 좋다.

**지혈의 보조약** 대량 출혈이나 자궁 출혈의 병세가 급하고 갑자기 일어났을 때 쓰면 지혈약의 효과를 강화 할수 있다. 허열로 인한 진액이 모자라 입속이 건조하고 목구멍이 간지럽고 목소리가 잠길 때는 현삼, 맥문동, 석곡을 넣고 달여 천천히 삼킨다.

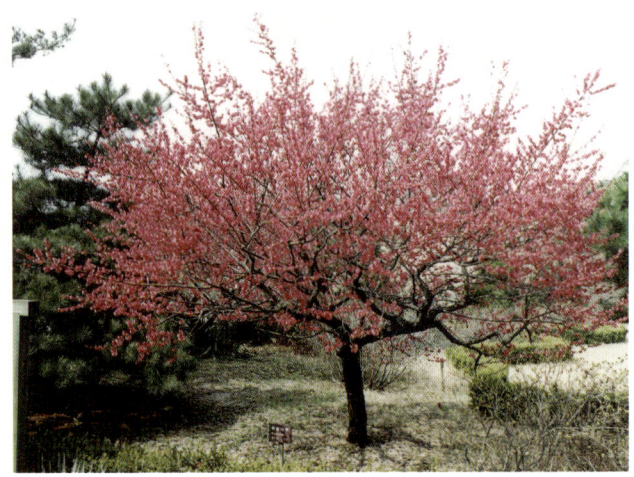

▲ 홍매

## 몸에 좋은 약차 약술 발효액

### 매실주

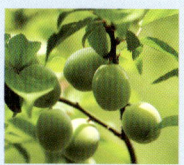

덜 익은 파란 청매 1kg을 깨끗이 씻어 물기를 뺀 후 용기에 넣고 소주 3ℓ를 붓는다. 3~6개월쯤 되면 숙성된다. 한번 거른 매실은 재탕할 수 있는데, 재탕할 때는 소주를 매실의 2배만 넣도록 한다. 보통 3배의 소주를 넣어 3개월 정도 지나면 주도가 5도 내려가는데, 장기적으로 매실주를 담글 때는 더욱 내려가므로 장기 보관을 목적으로 할 때에는 40도 이상의 소주로 담가야 한다.

### 매화주

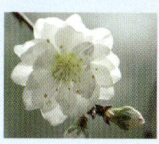

[재료] 매화 꽃잎 200~300g, 소주 1ℓ, 설탕 10g
[담그는 법]
❶ 꽃은 씻을 수 없으므로 손을 깨끗이 씻고 꽃을 딴다.
❷ 먼지가 많아 걱정이 되면 깨끗한 천으로 꽃잎이 망가지지 않도록 살짝 눌러 먼지를 닦아 낸다.
❸ 꽃잎을 용기에 넣고 30도 짜리 소주를 붓고 난 후 설탕을 넣는다.
❹ 밀봉하여 시원한 곳에 보관한다.
❺ 6개월 이상 숙성시켜 마신다.
❻ 향긋한 황갈색의 약술이 완성된다.
[마시는 법]
취침 전, 1일 1회, 1회 30㎖

### 매실 조청

매실 조청의 경우, 매실을 칼로 삼등분하여 씨를 발라내고 분쇄기에 곱게 갈아야 한다. 갈아놓은 매실 즙에 흑설탕을 적당하게 넣고 휘저어 졸인 뒤에 뭉근한 불에 서서히 달인다. 설탕이 너무 많으면 좋지 않다. 과일 잼이나 과일 즙액을 달일 때는 양은이나 스테인리스 냄비는 피하는 것이 좋다. 법랑 냄비에 달여야 빛깔이 곱다. 즙액이 졸아들어 다갈색으로 조청이 되면 불을 끈다. 매실 조청은 겨울에는 끓인 물에 타서 따끈하게 마시면 추위가 가시고 감기에도 좋다.

### 매화차

반쯤 핀 매화를 꿀에 재워 보름 동안 밀봉 후 우려내어 마신다. 또는 소금물에 절인 후 식초 몇 방울을 떨어뜨려 보관 후 녹차에 꽃봉오리를 띄워 마신다.

### 매실 발효액 차

약간 익은 향기가 나는 매실을 씻어 그늘에서 말린 다음 설탕과 같은 비율로 용기에 재운다. 서늘한 곳에 3개월 이상 숙성시키면 즙이 나온다. 그릇에 즙액을 담고 끓인 물을 부으면 매실차가 된다.

# 생강나무

*Lindera obtusiloba Blume* 황매목(黃梅木)

- 분포 : 산 / 개화 : 3~4월
- 결실 : 9~10월 / 채취 : 가지, 열매
- 특징 : 성질은 따뜻하고 맛은 맵다.
- 효능 : 건위, 해열작용

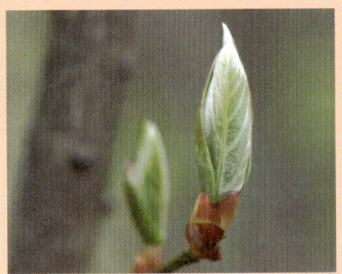

▲ 새잎

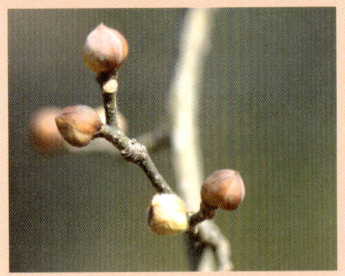

▲ 새눈(겨울눈)

## ✚ 황매목

한방에서 생강나무를 '황매목'이라고 부른다. 매화처럼 꽃이 일찍 피기 때문이다. 다른 나무보다 이른 봄에 앞서 피기에 '매화목', '매화나무'라고 부르기도 한다. 같은 속의 비슷한 나무로 둥근잎생강나무, 털생강나무, 고토쇠생강나무가 있다.

## 생김새

생강나무는 녹나무과에 속하며 전국의 대부분의 산에서 자란다. 3m 정도까지 자라며 수피는 검은 회색이다.

잎이나 작은 가지를 잘라 비비며 냄새를 맡아보면 생강 냄새 같은 향이 난다 해서 '생강나무', '생나무', '새앙나무'라고 부른다.

형태상의 특징으로는 암수딴그루인데 산형화서로 꽃이 많이 달리고 꽃망울에 금이 나 있는데 나무에 물이 오르면 그 금을 따라 꽃이 벌어진다. 작은 꽃들은 잎도 없이 마른 가지에 바싹 붙어서 동그랗게 피어난다. 꽃덮개는 여섯 갈래로 깊이 갈라져 있고 그 속에 암술 한 개와 수술 아홉 개가 둘러싸고 있다.

잎은 어긋나서 달리며 난원형이다. 길이는 5~15cm, 폭은 3~10cm 정도이다. 잎의 앞면은 녹색이 나고 뒷면은 맥에 털이 있으며 잎자루 길이가 1~2cm로 털이 나있다.

열매는 장과로 둥글고 직경이 7~8mm 정도되며 푸른색에서 점차 붉은색으로 변하여 9~10월이 되면 검은색으로 익는다. 이 씨로 기름을 짜서 여자들이 동백기름처럼 머릿기름으로 이용하기 때문에 '개동백', '산동백나무'로도 불린다. 전기가 없던 시절에는 등불용 기름으로도 사용되었다.

## 효능

가지는 '황매피'라 하여 볕에 말린 뒤 그대로 잘게 썰어 쓴다. 건위제로 쓰이며 복통, 해열에도 효과가 있고 간을 정화시킨다. 생강나무의 어린 잎은 말려서 작설차처럼 마시면 위장에 좋다.

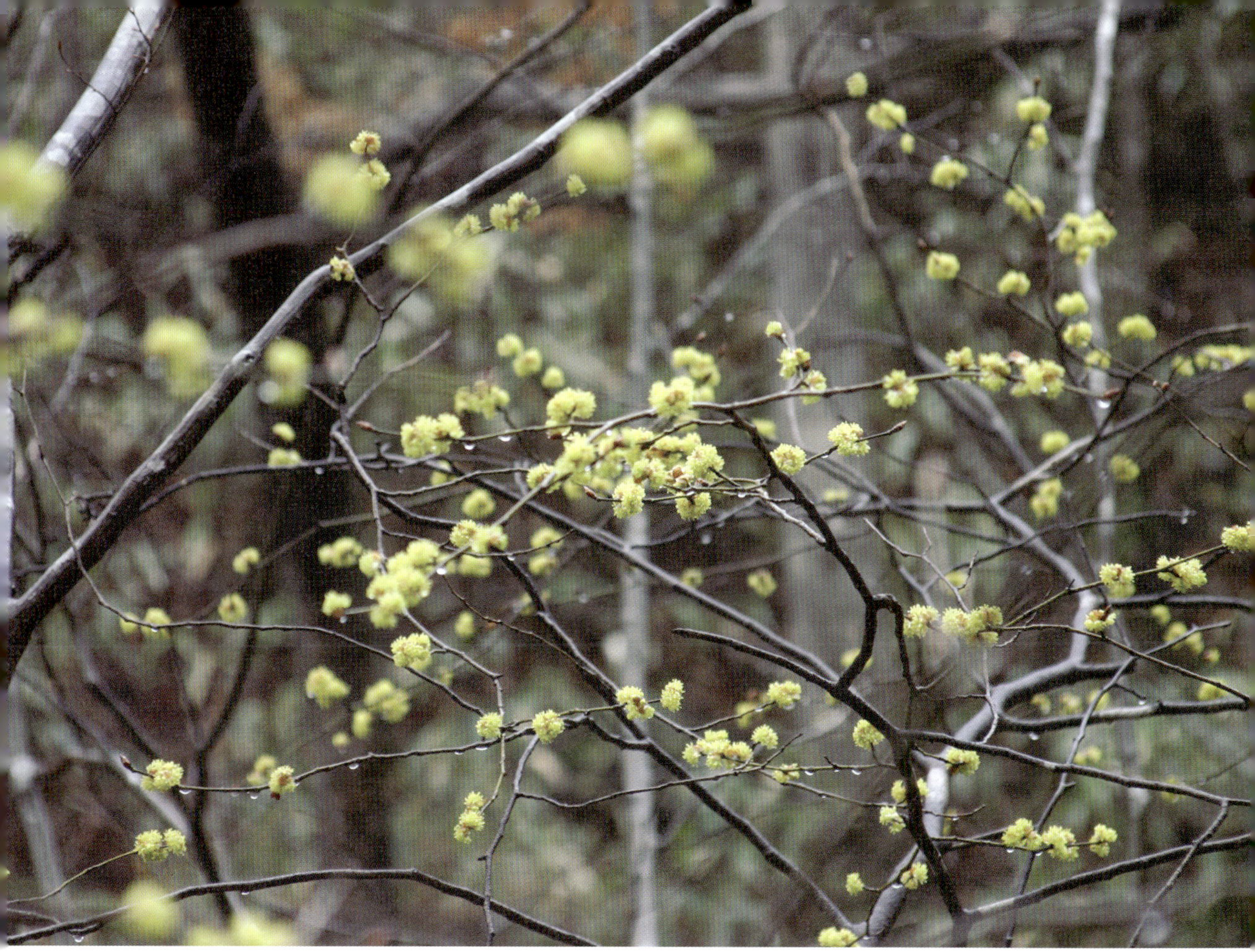

### 🌸 질병에 따라 먹는 방법

**산후풍에는** 온몸에 찬바람이 들어오는 듯하고 식은땀이 나고 온 몸의 뼈마디가 부서지듯 하면서 갈증이 많이 날 땐 가지를 잘게 썰어 100g을 물 800g에 넣고 2~3시간 진하게 달여 식후에 3번 나누어 먹으면 효과가 있다.

**타박상이나 어혈에는** 생강나무의 잔가지를 썰어 진하게 달여 마시고 땀을 내면 통증이 가신다. 또 짓이겨서 상처 부위에 붙여 쓰기도 한다.

**식용법** 봄에 새순이나 어린 잎을 채취하여 나물로 무쳐 먹기도 하고 찹쌀가루를 묻혀 튀겨 먹기도 한다.

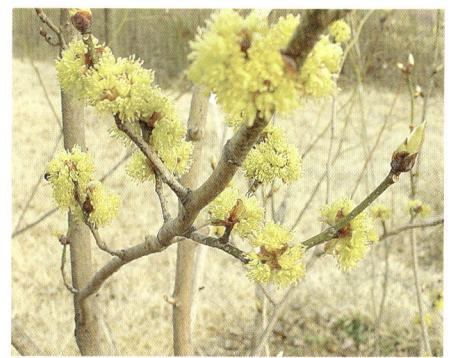

▲ 생강나무로 이쑤시개를 만들면 향기가 좋다. 미국사람들은 독립전쟁 때 열매를 갈아서 음식의 향료로도 사용하였다 한다.

### 몸에 좋은 약차 약술 발효액

#### 생강나무 꽃차

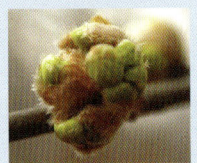

생강나무 봉오리를 따서 그늘에서 며칠 말린 뒤 하루 동안 햇볕에 말려 밀폐된 용기에 넣어 보관한다. 끓는 물에 설탕과 함께 꽃봉오리를 넣어 1~2분간 우려 마신다. 설탕이나 꿀에 재어 두기도 한다.

#### 생강주

잘 익은 씨앗 100g과 소주 300cc와 함께 밀봉된 용기에 넣고 3개월 정도 그늘에 숙성시키면 마실 수 있다. 1년 정도 두면 좋다. 하루에 2번씩 소주잔으로 한 잔씩 마신다. 근육통, 산후통에 좋다.

#### 생강나무 발효액 담그기

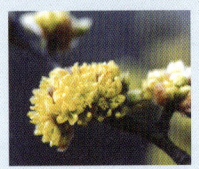

생강나무 발효액은 열매, 꽃, 뿌리, 가지, 잎 등을 모두 활용할 수 있다. 소음인의 비, 위, 간기능 강화에 도움이 된다. 발효 원액을 식전 또는 식후에 소주 한두 잔 정도로 마시면 좋고 음료로 마실 땐 생수를 넣어 희석해서 감미를 조절해 마시면 몸과 마음에 좋다.

생강나무를 가지고 발효액을 만드는 방법은 간단하다. 먼저 새봄에 꽃이 피면 100g 정도를 따서 항아리나 병에 넣는다. 많은 양이 아닐 때는 유리병이 좋다. 물 800g에 대추 20g, 감초 10g을 넣고 전체 용량이 200~300g 정도 되도록 달인 후에 식혀서 용기에 붓는다. 여기에 흑설탕 200g 정도를 넣은 다음 밀봉해서 응달에 놓고 발효시킨다. 그리고 잎이 자라나기 시작해 5cm 정도 되면 채취해서 잘게 잘라 꽃의 경우와 같이 발효시키기도 하고 먼저 담근 꽃의 발효액과 함께 섞어 흑설탕을 조금 더 붓고 푹 잠기도록 하며 4~5개월 정도 발효시키기도 한다. 아울러 작년에 딴 열매가 있다면 잘게 부수어서 같이 넣고 발효시킬 수도 있다.

# 통변작용을 하는 산야초

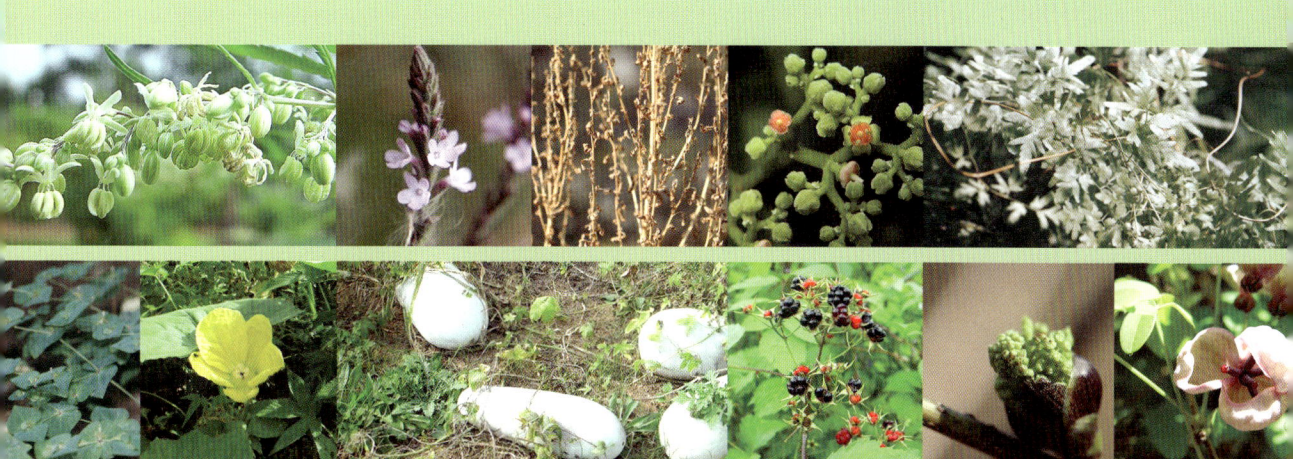

# 삼 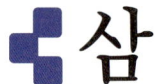 *Cannabis sativa* L. 대마(大麻)
### 마자인(麻子仁), 화마인

- 분포 : 재배 / 개화 : 7~8월
- 결실 : 8~9월 / 채취 : 열매
- 특징 : 성질은 평하고 맛은 달다.
- 효능 : 윤장, 진통, 활혈작용

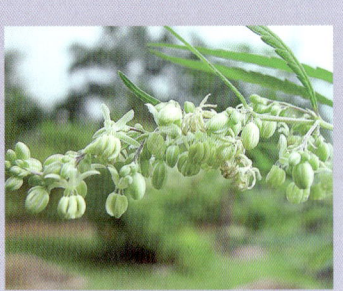
▲ 옛날부터 열대 온대 각지에서 섬유 자원 식물로서 재배되고 있으며, 우리나라에선 줄기의 껍질을 삼베의 원료로 사용하고 있다.

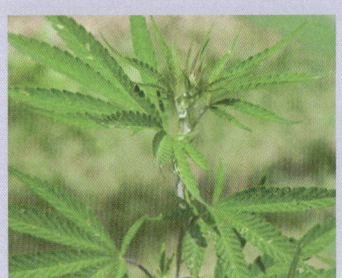
▲ 대마

♣ 중국에서는 일반적으로 '화마인(火麻仁)'이라고 한다. 옛날에는 암그루를 '저마(苴麻)', 숫그루를 '시마(枲麻)'라 하였다. 인도, 방글라데시에서 재배되는 인도 대마는 잎에 마취성분을 함유하여 마약으로 취급되고 있다.

## 생김새

**삼**은 각처에서 재배하고 있는 뽕나무과의 한해살이풀이다. 중앙아시아가 원산인 삼은 키가 2.5m 정도 되고 줄기는 뭉뚝한 사각형으로 곧게 서고 잔털이 있다.

잎은 밑에서 마주나고 위에선 어긋난다. 잎자루는 길고 손바닥 모양의 겹잎이 5~9갈래 난다. 소엽은 피침형으로 표면은 거칠고 뒷면에 잔털이 많이 난다. 잎 가장자리의 톱니는 규칙적이다.

꽃은 7~8월에 피며 연한 녹색으로 암수딴그루이다. 열매는 8~9월에 달리고 '마자인'이라 한다. 마자인은 가을철 열매 성숙기에 전초 그대로 사용하거나 볕에 말린 후 열매를 털어 채취하면 가루 내어 사용한다. 살짝 볶은 후 빻아서 사용해야 효과가 좋다.

## 효능

**변비 치료** 오랫동안 만성 질환을 앓고 있으면 신체가 허약해서 소화불량이나 변비에 걸리기 쉽다. 이런 경우에 사용하는데 약성이 부드럽고 지방, 단백질을 풍부하게 함유하고 있어 장을 매끄럽게 하고 변비를 치료하는데 이상적이다.

**혈압 강하제** 특히 관상동맥경화성 심장 질환에 의해 일어난 고혈압에 대해서 그 작용이 뚜렷이 나타난다.

## 질병에 따라 먹는 방법

**산후 변비에는** 당귀, 하수오, 숙지황을 넣어 보익효과를 얻는다.
**중풍 후유증으로 인한 변비에는** 상엽을 같이 써서 혈압을 안정시킬 수 있다. 또한 해수가 오래가고 끈적끈적한 담이 많고 변비 증상이 있을 때 쓰는데 천화분, 전호, 행인 등을 배합한다.
**열이 많던 환자가 열이 내려간 후에 생기는 변비에는** 이럴 때 강하게 내려 보내는 약은 사용할 수가 없으므로, 이때 대마씨 10g을

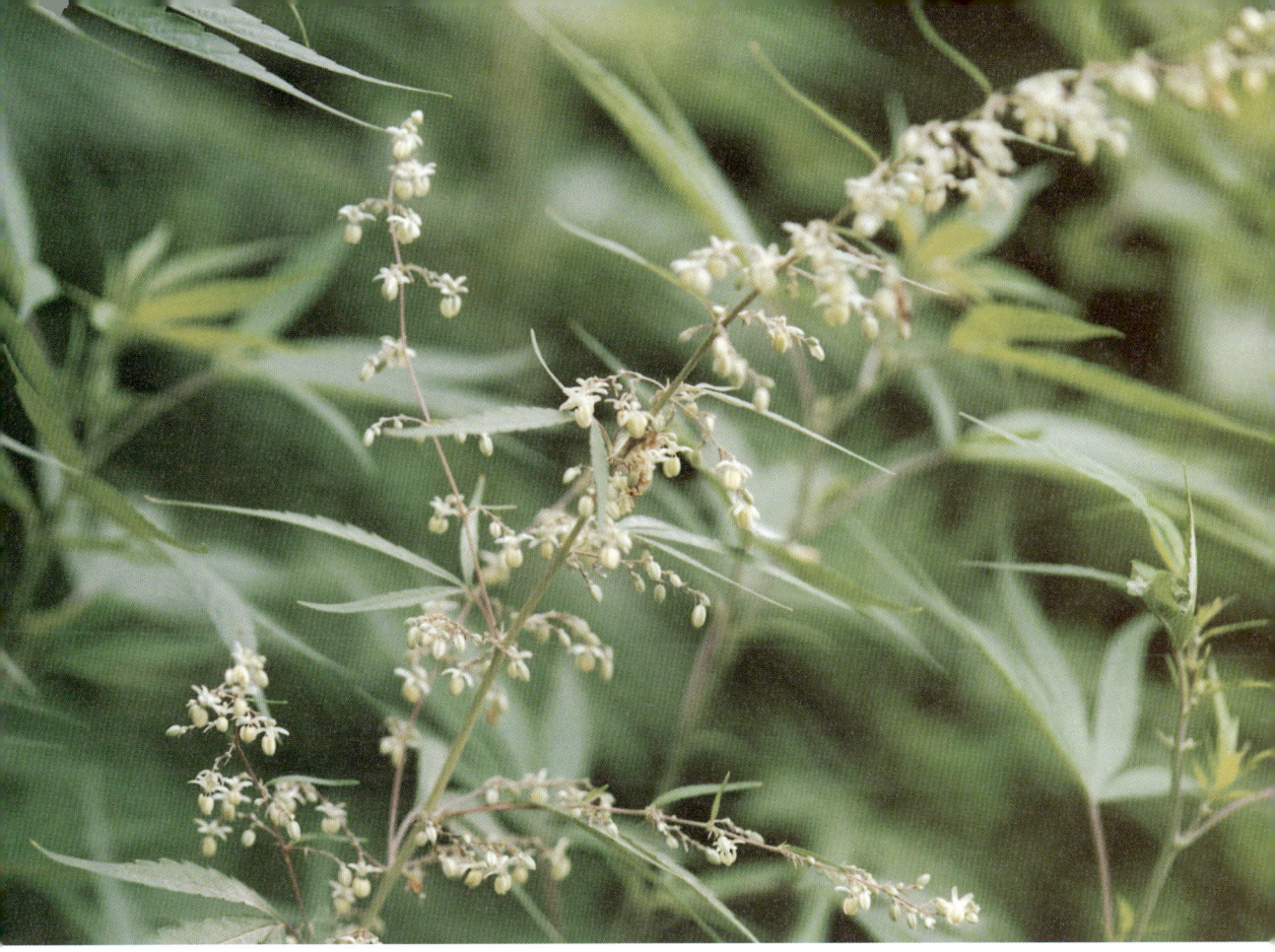

복용시킨다. 게다가 발병 후 진액이 소모되어 일어난 변비에는 여기에 천화분, 현삼, 맥문동, 진피, 생지황을 배합해 사용하면 진액을 늘리고 체력을 튼튼하게 한다.

  **고혈압 환자는** 환제로 만들어 자기 전에 매일 6g을 복용하고 복방의 경우엔 상엽, 갈근, 택사를 배합한다. 이 방제는 관상동맥을 넓히고 혈류량을 증가시키면서 말초혈관을 활성화시켜 강압작용을 일으킨다. 장기간 복용해도 해가 없다. 하루에 10g 이내로 복용하면 신체를 기름지게 보하고 신진대사를 증진시킨다. 단지 만성 설사 증세 있는 자는 신중히 사용한다.

> 장중경(張仲景)은 『상한론』의 마자인환(麻子仁丸)에서 "행인, 작약, 지실, 대황, 후박을 배합하여 비장이 운동이 원활치 못해 생기는 변비를 치료하는데 사용하였다. 약성은 호마(胡麻)와 비슷하지만 호마는 양혈, 익신의 효능이 있으며 마자인에는 윤조, 활장의 작용이 강하다. 민간에선 타박상, 발목 등이 삐어서 통증이 심할 때에 뿌리와 잎을 찧어서 즙을 내어 마시거나 달여서 먹으면 통증이 없어진다. 꽃를 달여 마시는데 건망증, 강정에 좋다. 무좀에 잎을 찧어서 즙을 바른다. 불이나 뜨거운 기름에 의한 상처에는 마자인을 찧은 분말에 지유(地楡, 느릅나무 뿌리 껍질), 황백가루를 넣고 참기름으로 섞어 환부에 바르면 좋다. 살짝 볶은 후 반드시 빻아서 사용해야 효과가 나타난다."고 하였다.

# 마편초 *Verbena officinalis L.*

- 분포 : 남부 / 개화 : 7~8월
- 결실 : 9~10월 / 채취 : 전초
- 특징 : 성질은 서늘하고 맛은 쓰다.
- 효능 : 활혈, 해열, 이뇨, 소종작용

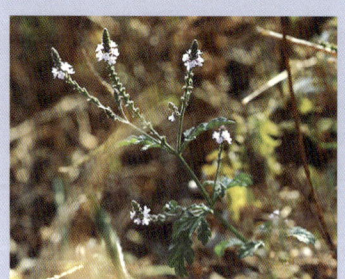
▲ 긴 꽃이삭이 말채찍과 비슷하다하여 '마편초' 라 부른다.

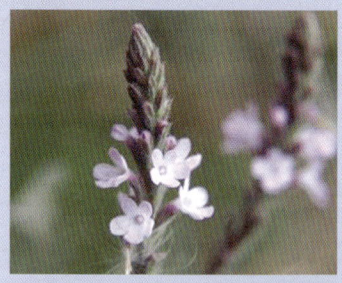
▲ 꽃이삭

### ✚ 신성한 약초 마편초

중세시대의 모든 사랑의 미약에는 마편초가 들어갔다. 또한 어린 아이들이 마편초 줄기를 몸에 지니고 다니면 행실이 좋고 활발해지며 지식에 대한 욕구가 많아진다고 생각했다. 이렇듯 마편초는 신성한 약초로서 병이나 불행을 막아주는 식물로 유명했다. 학명인 verbena는 라틴어로 '신성한 올리브 가지' '신성한 월계수나무' 를 뜻한다.

## 생김새

마편초(馬鞭草)는 남쪽 해안과 섬에서 자라는 마편초과의 여러해살이풀이다. 높이가 30~60cm이고 원줄기는 사각형이며 전체에 잔털이 있고 곧추 자란다. 잎은 서로 마주보고 계란꼴이고 보통 3개로 갈라지며 갈래는 다시 깃털 모양으로 갈라지고 표면은 엽맥을 따라 주름살이 지며 뒷면은 맥이 튀어나온다.

꽃은 7~8월에 피고 자주색이며 이삭 모양의 꽃차례는 원줄기 끝과 가지 끝에서 생긴다. 열매는 9~10월에 열린다. 열매는 4개의 소견과로 뒷면이 줄이 지고 긴 타원형이다. 전초를 7~9월 개화시기에 채취하여 햇볕에 말려 쓴다.

## 효능

**우수한 이뇨작용** 오줌의 양을 매우 증가시켜 염증을 제거하므로 비뇨기계의 염증으로 결석, 요뇨 등의 증상이 있는 곳에 또 간경화로 인한 복수증의 치료에도 사용된다.

**소염·청열·해독작용** 마편초는 예부터 말라리아 치료약으로 사용되어 왔다. 주로 감염성 염증 및 농종, 습진의 치료에 사용된다. 『천금방』에는 마편초를 단미로 사용하여 말라리아를 치료하였다."라고 써 있다.

**급성 장염, 이질에 효과** 인진과 유사한 작용이 있어 황달성 간염의 예방과 치료에도 사용된다. 또한 간장을 부드럽게 하여 간 기능을 개선한다.

**경증의 간경화 치료** 이뇨효과 뿐만 아니라 간장의 축소와 연화(軟化)를 촉진한다. 비장이 부어 복수가 차는 경우에 마편초를 사용하면 이뇨와 퇴종의 쌍방의 효과를 얻는다.

**활혈·산어작용** 부인과에서 혈어, 기체에 의한 병증치료에 쓴다.

**항암작용** 다른 항암약과 배합해 간암, 위암, 자궁암, 직장암의 치료에 사용된다.

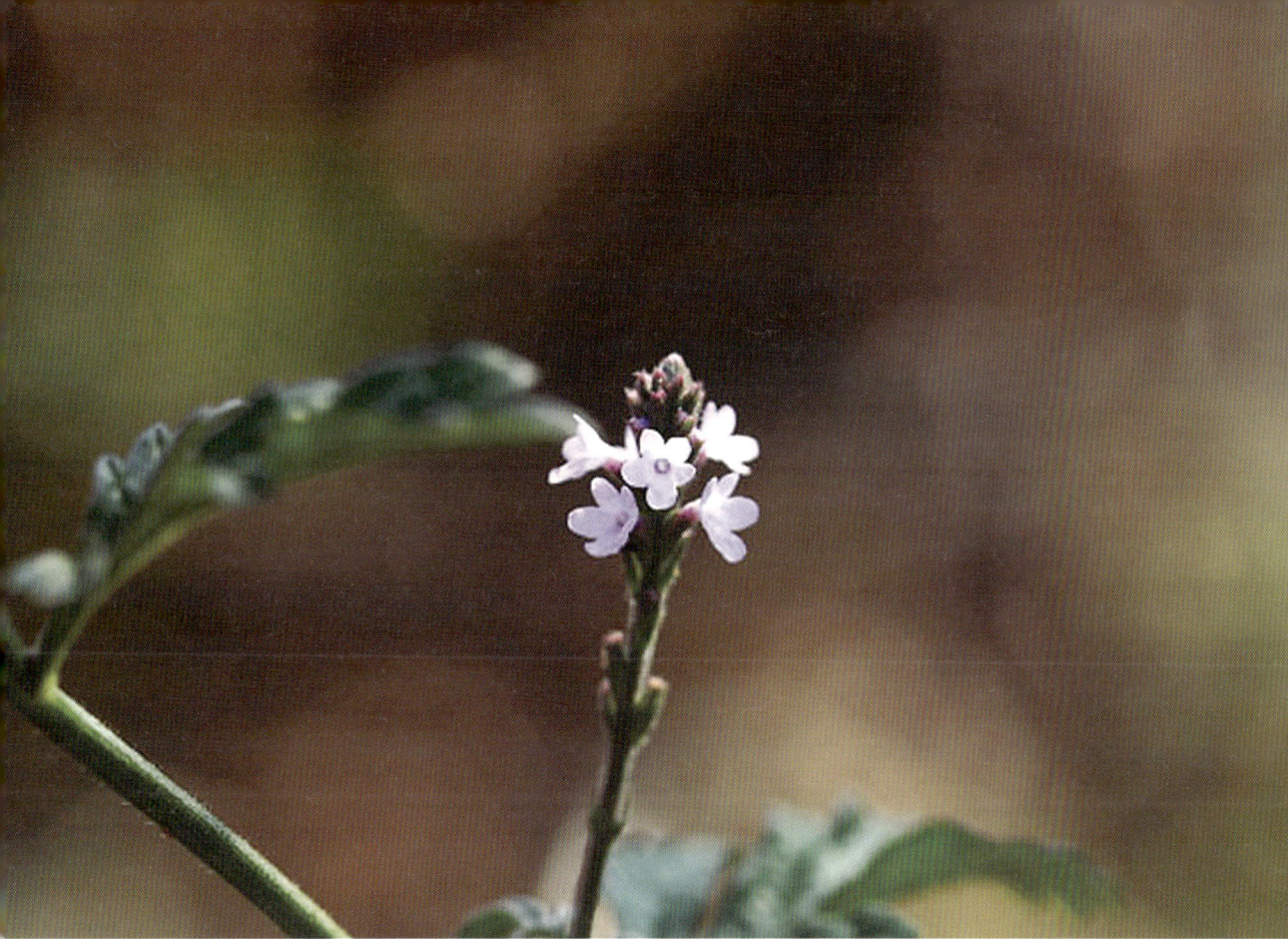

### 🌸 질병에 따라 먹는 방법

**구강의 염증에는** 황련, 금은화를 더해 끓인 것을 복용한다.
**어린 아이의 급성 기관지염으로 인한 인후 종통에는** 감초, 패모, 길경 등을 쓰면 소염·소종의 효과가 있다.
**만성 신장염에는** 배가 부르고 얼굴과 발에 부종이 있을 경우에 복령, 백출을 배합해 사용한다.
**월경이상에는** 경혈이 시원하게 안 나오고 양이 적고 자색이 비치면 천궁, 적작약, 향부자를 가미해 쓴다.
**골반내의 만성적 염증에는** 대부분 습열과 어혈이 얽혀 일어나므로 시호, 적작약, 향부자, 천궁 등을 배합해 사용한다.

『중약대사전』에 의하면, 성분으로는 베르베날린, 타닌, 휘발유가 함유된다. 뿌리와 줄기에는 스타키오세(stachyose)가 있으며, 잎에는 아데노신(adenosine)과 베타 카로틴이 함유된다. 임부나 습관성 유산자, 출혈 증상이 있는 사람들은 신중히 사용해야 한다.

# 댑싸리

*Kochia scoparia schrader* 지부자(地膚子)

- 분포 : 재배 / 개화 : 7~8월
- 결실 : 8~10월 / 채취 : 전초
- 특징 : 성질은 차고 맛은 달고 쓰다.
- 효능 : 이뇨, 청열, 살충작용

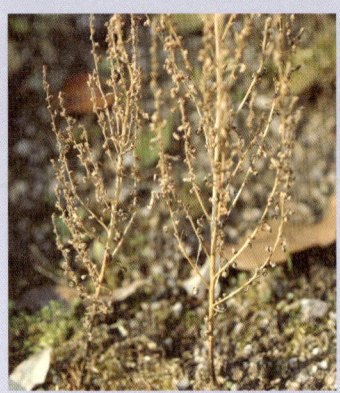

▲ 대싸리라고도 한다. 종명이 라틴어 'scopa(비)'에서 나온 말로 '빗자루 모양'이란 뜻을 가진 댑싸리는 우리나라의 경우 대부분 빗자루를 만들기 위해 또는 가을 단풍을 감상하기 위해 관상용으로 재배하고 있으나 일부 야생화된 것도 있다.

### ❋ 생육이 좋은 댑싸리

햇빛이 잘 비치는 비옥한 땅을 좋아하며 뿌리가 잘 자라 내한성이 크다. 건조한 곳에서도 잘 자란다. 또한 질소 함유량이 많은 곳이나 사절토양에서도 잘 자란다.

## 생김새

댑싸리는 중국이 원산으로 각처에서 재배하며 혹은 야생하는 명아주과의 한해살이풀이다.

높이는 보통 30~100cm이고 기부에서 많은 가지가 갈라지며 갈색털이 있다. 잎은 서로 어긋나고 피침형으로 양끝이 좁고 가장자리가 밋밋하며 뚜렷한 3맥이 있다. 길이는 1~5cm이고 양면에 갈색 긴 털이 있다.

꽃은 7~8월에 피며 작고 담녹색으로 잎겨드랑이에 몇 개씩 모여 달리며 양성화와 암꽃이 섞여 있다. 꽃자루는 없으며 꽃 밑에 잎 같은 포가 있다. 윗부분의 잎은 흔히 포처럼 작아지기 때문에 전체가 이삭화서로 되기도 한다. 꽃받침은 5개로 갈라지고 꽃이 핀 다음 자라서 열매를 둘러싸며 뒷면에서 날개 같은 돌기가 발달한다. 수술은 5개이고 길게 꽃 밖으로 나오며 씨방은 원반형이며 끝 부분의 암술대가 2개로 갈라진다.

열매는 포과로서 납작한 구형으로 끝에 암술대가 달리고 그 속에 종자가 1개 들어있다. 8~10월에 열매가 열린다. 한방에서 댑싸리 익은 열매를 '지부자, 지백, 소추'라 하며 약으로 쓴다. 어린 줄기와 잎도 '지부묘'라 하여 약용한다. 가을철 열매가 익을 시기에 베어 말린 후 열매를 털어 모아 잡질을 제거하고 그대로 사용한다.

## 효능

**이뇨작용 탁월** 방광경에 작용하여 몸의 독성을 풀어주고 오줌을 잘 나가게 하며 열을 내린다. 신장기능이 좋지 못해 소변이 시원치 못한 방광염, 요도염을 치료하며, 특히 임산부의 소변이 잦은 증상에 효험이 있다.

**억균작용** 모든 피부습진의 가려운 증상, 안질환에 효과적이다. 댑싸리 우린물은 사상균, 피부진균에 대한 억균작용을 한다.

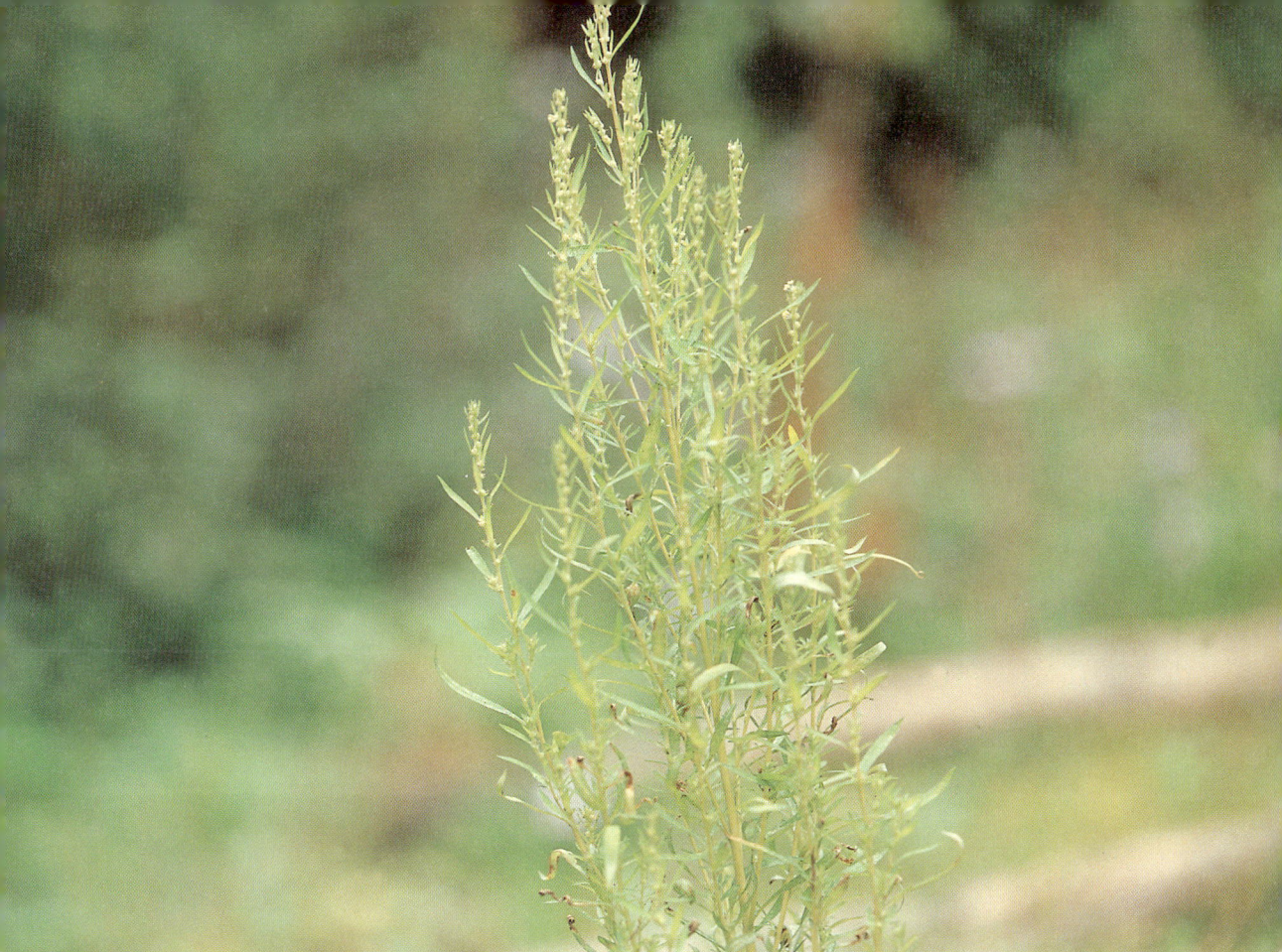

### 🌸 질병에 따라 먹는 방법

**피부습진, 가려움에는** 금은화, 백선피, 목단피, 황백을 끓여 복용하면 좋다. 외용할 경우엔 사상자, 밀타승과 함께 진하게 끓여 앙금을 가라앉히고 이 농액을 피부의 습진 부위에 바른다.

**안질환에는** 눈이 충혈되면서 아프거나 시력이 밝지 못하면 결명자, 곡정주, 청상자를 끓여 복용한다.

**심마진에는** 온몸에 크고 작은 발진으로 종기가 붉어지고 가려움이 심한 경우는 지부자, 금은화, 방풍, 황백, 국화, 박하를 끓여 복용한다. 하루에 1첩씩 3일간 계속 빠지면 발진이 없어지고 가려움이 멎는다.

**방광염, 요도염에는** 소변이 붉고 깔깔하고 은근히 찌르는 통증이 있으면 지부자, 자전자, 통초, 감초, 저령을 끓여 하루에 1첩씩 일주일간 복용하면 효과를 얻을 수 있다.

**식용법** 늦봄에 어린 잎을 나물로 해 먹거나 국을 끓여 먹는다. 쓴맛이 거의 없어 가볍게 데쳐서 찬물로 한번 헹구기만 하면 간을 맞추어 먹을 수 있다. 명아주처럼 부드럽고 맛이 담백하다. 댑싸리 잎은 건위작용도 한다.

# 거지덩굴

*Cayratia japonica Gagnepain* 오렴매(烏蘞莓)

- 분포 : 남부 / 개화 : 7~8월
- 결실 : 9월 / 채취 : 뿌리, 지상부
- 특징 : 성질은 차고 맛은 맵고 시다.
- 효능 : 해열, 이습, 해독, 소종작용

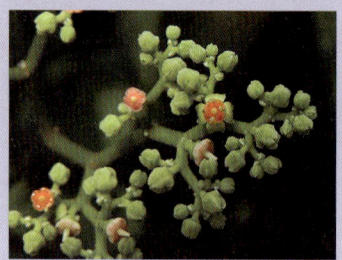

▲ 편평한 꽃잎은 홍색 또는 황등색이며 꽃대는 막대 모양으로 곧게 선다.

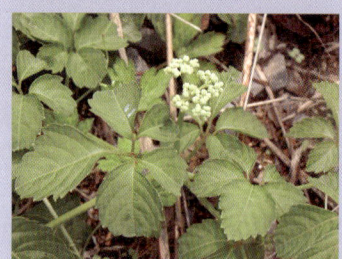

▲ 소엽은 달걀 모양으로 물결 모양의 톱니가 있다.

### ♣ 거지덩굴 달인물은 여드름 치료제

거지덩굴은 해독작용을 하는 성분이 있어 여드름을 없앤다. 특히 거지덩굴 달인 물을 마시면 효과를 볼 수 있다. 거지덩굴은 그냥 단순한 잡초가 아니다. 그늘에서 말린 거지덩굴 잎 두 줌 정도를 3컵의 물에 넣고 그 양이 반으로 줄 때까지 달여서 하루에 3회 나누어 마신다.

## 생김새

거지덩굴은 남부의 산이나 들에서 자라는 포도과의 덩굴성으로 남방계의 여러해살이풀이다.

뿌리가 옆으로 길게 뻗고 새싹이 여러 군데에서 나오며 원줄기는 녹색이 띠는 자색으로 능선이 있고 마디에 긴 털이 있고 다른 식물을 덮거나 감아서 말라 죽일 정도로 생활력이 왕성하다. '풀머루덩굴' 이라고도 한다.

잎은 서로 어긋나며 긴자루가 있고 5개의 소엽이 있는데 처음엔 3개로 갈라지나 3출 복엽의 좌우측 소엽 자루 옆에 작은 소엽이 달린다. 덩굴손의 잎과 마주나며 산방상 취산화서로 달린다.

꽃은 7~8월에 피며 꽃잎은 4개이다. 처음에는 연한 녹색으로 나온다. 꽃받침은 없고 수술 4개, 암술이 1개이나 꽃잎이 일찍 떨어지므로 적색의 화반만이 뚜렷하게 보인다.

열매는 장과로서 둥근 모양이고 9월 검게 익는다. 지름이 6~8mm로서 상반부에 옆으로 달린 1개의 줄이 있고 종자는 길이가 4mm 정도이다. 뿌리는 '오렴묘' 라하며 진통제, 이뇨제로 쓰인다.

## 효능

**우수한 항균작용** 화농성 감염 질환에 대해 빠른 효과를 보인다.

**억제작용** 오렴매의 수전제는 렙토수피라에 대해 억제작용을 한다. 용혈성 포도구균, 연쇄상구균, 대장균, 이질균에 대해 억제작용을 한다.

## 질병에 따라 먹는 방법

여름에서 가을철 사이에 전초를 채취하여 햇볕에 말린 후 그대로 썰어서 사용한다.

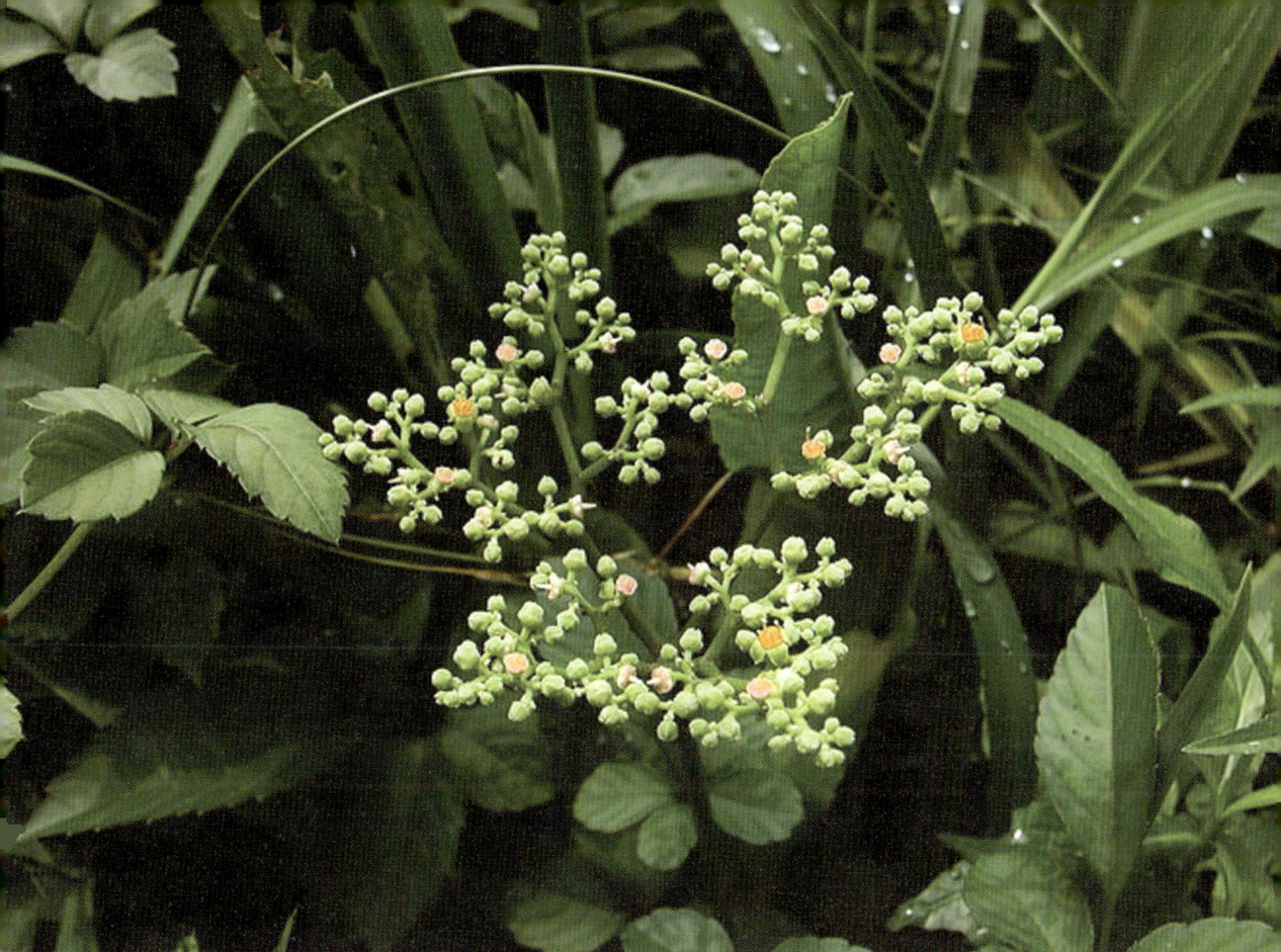

**방광염, 요도염에는** 오줌에 피가 섞여 나오고 요도가 붓고 소변이 잘 안 나오는 경우 차전자, 석위, 활석, 감초를 끓여 5일 정도 복용하면 효과를 기대할 수 있다.

**방광결석에는** 오렴매, 금전초, 계골초, 활석, 저령 등을 장기 복용한다. 환제로 하며 3~6개월 간 연복하면 결석이 소산된다.

**이하선염에는** 붉게 부으면서 통증이 나면서 아직 곪지 않은 단계라면, 오렴매 40g을 진하게 끓여 내복한다. 또한 오렴매 가루와 청대 가루를 기름에 섞어 바르면 소염·소종효과가 있다.

**인후 종통에는** 오렴매에 차전초, 마란을 배합해 짓찧어 짜서 천천히 먹으면 유익하다.

**세균성 이질에는** 상당한 효과가 있어 발병 초기에 서둘러 할미꽃 뿌리와 함께 진하게 끓여 12시간마다 1첩씩 3일간 복용한다. 경과를 봐서 호전되지 않으면 2일간을 더 복용한다.

**황달성 간염에는** 만약 얼굴과 눈이 노랗다면 인진, 황금, 차전초를 끓여 상시 복용하면 이담, 소황에 효과가 있다. 맛이 매우 쓰므로 환약으로 먹는다.

# 실고사리

*Lygodium japonicum Sw.* 해금사(海金沙)

- 분포 : 남부 / 개화 : 8~9월
- 결실 : 가을 / 채취 : 전초
- 특징 : 성질은 차고 맛은 달다.
- 효능 : 해열, 이수, 해독작용

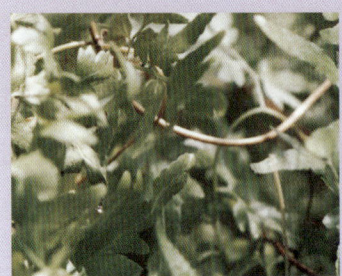

▲ 깃조각은 1쌍의 작은 것만 자라고 생장이 멈추기 때문에 끝은 작은 눈과 같다.

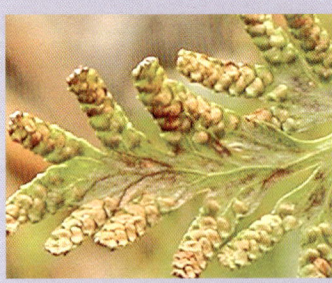

▲ 포자

### ✤ 실고사리의 다양한 쓰임새

포자는 환약의 포의(包衣)로 사용되었으며, 이것을 '해금사'라 한다. 동인도제도에서도 이 실고사리를 독뱀이나 독벌레에게 물렸을 때, 독을 없애는데 이용하며, 필리핀이나 비스마르크제도에서는 잎줄기로 바구니나 모자를 짠다. 또한 아프리카에서는 어망을 짜기도 하고 올가미의 재료로도 이용한다.

## 생김새

실고사리는 전라, 경상도 이남의 산지에서 자라는 실고사리과의 덩굴식물이다.

뿌리줄기는 지하에서 옆으로 뻗으며 2~3m 정도 자라고 줄기는 가늘고 약하다. 잎자루가 원줄기처럼 되어 다른 물체를 감아올라간다. 잎은 1~2회 깃털겹잎이지만 소엽은 피침형으로 깊게 갈라지고 갈래의 가장자리엔 톱니가 있다. 전초를 약용한다. 8~9월에 포자가 성숙한 때에 황갈색의 포자를 털어 모은다. 불순물을 제거하고 그대로 사용한다.

## 효능

해금사는 주로 열을 내리고 독을 풀며 오줌을 잘 누게하고 임증을 낫게한다.

**비뇨기계 질환에 효과적** 해금사는 방광염, 요도염 등의 비뇨기계 질환에 대해 이뇨, 청열, 소종작용이 있어 여러 비뇨계의 급·만성 염증, 결석, 결핵, 전립선염 등의 치료에 사용된다.

**이뇨·소염작용 우수** 요도가 매우 아플 때 사용한다. 쇠약한 노인이 가벼운 요도감염증에 걸렸을 경우 사용하며 증상이 호전되면 투약을 중단한다. 해금사는 결석용해의 효능도 있다.

**청열·해독작용** 비뇨기계 이외의 감염성 염증에도 효과가 있는데 그 중 해금사의 잎에 가장 많다. 또한 해금사는 혈뇨를 멎게 하는 작용도 가지고 있다.

## 질병에 따라 먹는 방법

**결석증 환자에게는** 금전초, 계골초를 가미해 사용하는데 석위, 택사, 저령, 차전자를 가미하면 결석을 삭임과 동시에 소염효과도 얻을 수 있다.

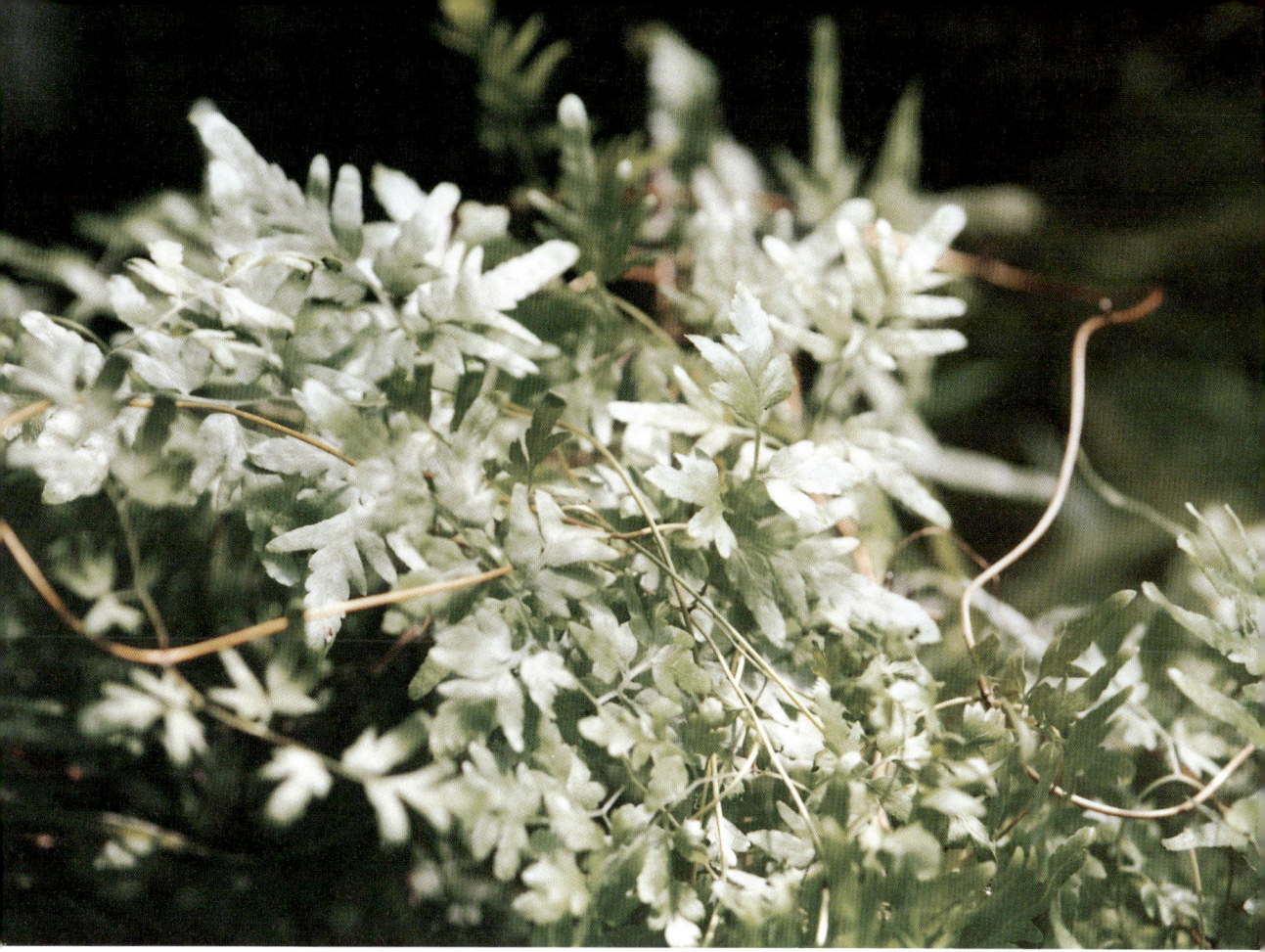

**감염에 의한 발열, 해수, 담이 많으면서 인후종통에는** 해금사잎을 금은화, 연교, 전호, 사간, 패모, 길경 등의 약과 함께 사용한다.

**방광, 요도 염증에 의한 출혈에는** 대계, 소계, 우절, 모근을 더하고, 신우염의 요도 출혈에는 차전자, 익모초와 함께 사용한다.

**만성 혈뇨에는** 결핵 혹은 종양이 원인인 경우가 많고 중증일 때 혈괴가 섞여 있다. 여기에 해금사 20g, 저령 40g을 끓이고 호박가루 2g을 가미해 12시간 간격으로 1회 복용하면 3~5회 정도의 효과가 난다.

**오줌에 핏덩어리가 발견될 경우에는** 포황, 우절, 생지황, 백모근 등을 더하고 호박가루를 적당량을 첨가해 복용시킨다. 해금사에 편축을 가미해도 좋다.

**급성 신염의 초기증상에는** 초기에는 오줌이 급한데도 잘 안나오고, 요도가 건삽(乾澁)하며, 얼굴과 발에 부종이 생긴다. 이때 해금사를 사용하면 이뇨·소종의 작용이 있어 '오피음'과 함께 사용하면 효과가 더욱 좋다.

# 개감수

*Euphorbia kansui Liou*

- 분포 : 산, 들 / 개화 : 6~7월
- 결실 : 9월 / 채취 : 뿌리
- 특징 : 성질은 차고 맛은 쓰다.
- 효능 : 이뇨, 이수, 소종작용

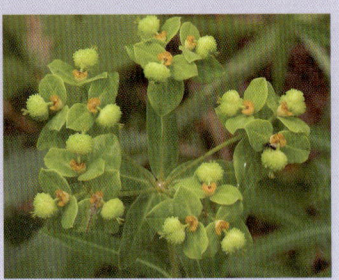

▲ 개감수 열매
대극(大戟)하고 비슷하나 줄기가 짧고 배상화서 둘레의 4개의 선체(腺體 : 꿀샘덩이)의 경우 대극도 타원상이고 자갈색이나, 개감수는 초생달 모양이고 짙은 적갈색이며 매끄럽다.

### ❀ 대극, 원화, 감수

세 가지 모두 사수와 제담작용을 하는 열성 약물로 가슴에 물이 고이는 증상에도 동일한 치료효과가 있다. 기능을 비교해보면 감수와 대극의 사하작용은 매우 세고 원화는 약간 약하다. 적응증 면에서 말하면 대극은 비교적 광범위하다. 그러나 감수, 원화는 오직 가슴이나 배에 고인 물을 없애는데 사용한다. 정신병의 치료에도 감수나 대극은 같은 정도의 치료효과를 발휘한다.

## 생김새

감수(甘遂)는 각처의 산이나 들에서 자라는 대극과의 여러해살이풀이다.

높이는 20~40㎝이며 털이 없고 녹색이지만 홍자색이 돌며 자르면 흰 유액이 나온다. 가늘고 긴 원기둥 모양이다. 뿌리는 수염뿌리로 옆으로 뻗는다.

잎은 서로 어긋나고 잎자루가 없고 좁고 긴 타원형으로 길이가 3~6㎝이며 가장자리가 밋밋하다. 염주 모양을 한 방추형 또는 긴 타원형으로 길이가 3~9㎝이다. 간혹 가늘고 길며 구부러진 것도 있다. 바깥면은 백색 또는 엷은 황색이다. 코르크 층을 벗겨쓴다. 원줄기 끝에서는 5개의 피침형의 잎이 돋아나며 그 윗부분에서 5개의 가지가 갈라지고 총포엽은 녹색이다.

꽃은 녹황색으로 여러 송이의 수꽃과 한 송이의 암꽃이 있으며 암꽃엔 암술이 1개, 수꽃엔 수술이 1개 있으며 암술대는 길고 끝이 2갈래진다. 열매는 9월에 익는다. 삭과로 둥근 모양이며 광택이 나고 3갈래진다.

## 효능

**뚜렷한 이뇨효과** 감수는 극렬한 약성의 약물로서 유독성이 있다. 감수에 함유된 유효 성분은 물에 녹지 않으므로 사용 시에는 미세한 분말로 하여 캡슐에 넣거나 환제, 산제로 사용한다. 아주 소량만 사용하여도 확실한 이뇨효과를 나타낸다. 다량으로 사용하면 오히려 배뇨에 해를 준다.

## 질병에 따라 먹는 방법

가을에 뿌리를 채취하여 햇볕에 말린다. 그대로 썰어 사용하거나 식초에 담근 후 볶거나 감초 끓인 물에 담근 후 사용한다.

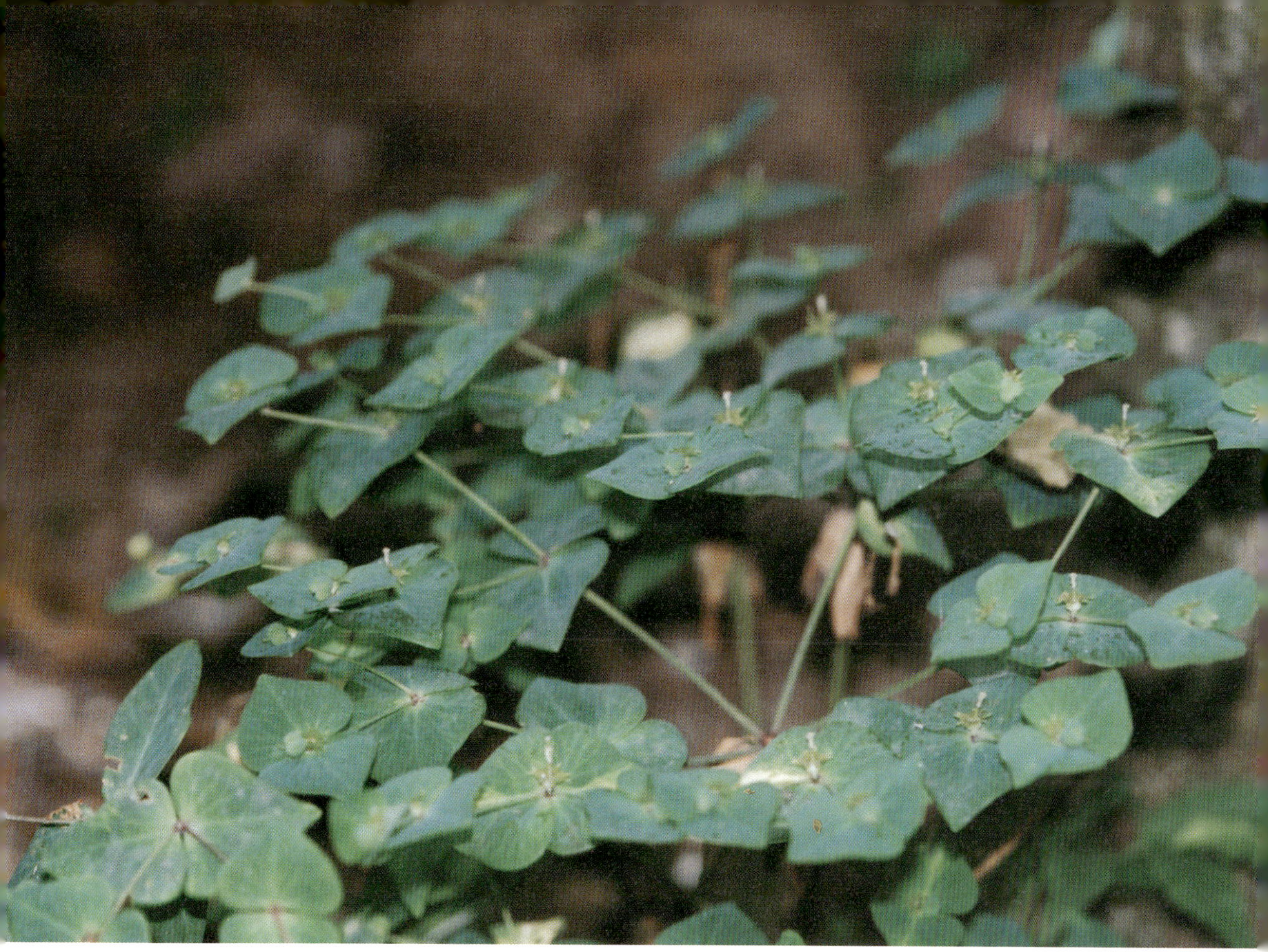

**간경변, 만성 신염의 복수에는** 감수 분말 1g을 사용하면 복수를 완해하는데 좋은 효과를 거둘 수 있다.

**중풍 환자는** 담이 많아 뱉기가 어렵고 변비가 생기는 증상이 흔히 나타난다. 특히 뇌혈전에 의한 경우엔 대부분 정도의 차이는 있으나 담이 많은 증상이 일어나 병상을 약화시킨다. 이때 감수가루를 1~2g을 우유에 잘 혼합하여 복용하면 화담과 통변의 효과를 얻을 수 있다.

**신경성 피부염에는** 가려움증이 멎지 않으면 감수가루를 바른다. 음낭 습진에도 사용한다. 감수에 함유된 성분은 Triterpenol로서 물에 안 녹는 지방 모양의 물질이다. 가루로 사용하면 치료효과가 좋다.

★법제하는 법★

솥에 약재(감수10, 식초3, 물 4)를 넣고 식초와 맑은 물을 부어 2~4시간 담가 두었다가 약한 불로 가열하되 식초가 다 흡수되고 표면이 약간 노랗게 되도록 계속 저으면서 졸인 다음 꺼내어 햇볕에 말린다. 독성이 감소되고 사하작용도 완화된다.

 신체가 허약하고 심장 질환이 있는 사람, 과민성 장염 및 소화기에 궤양이 있는 사람, 임부로서 특히 유산 경험이 있는 사람에겐 사용하지 말아야 하고, 생용하지 말고 구워서 사용한다.

# 동과자

*Benincasa hispida Cogn.* 동아

- 분포 : 재배 / 개화 : 6~9월
- 결실 : 7~10월 / 채취 : 열매
- 특징 : 성질은 차고 맛은 달다.
- 효능 : 이뇨, 거담, 윤폐, 소종작용

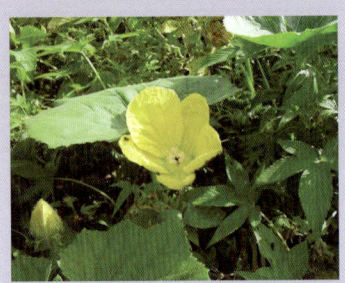

▲ 한그루꽃으로 화관은 5개로 갈라진다.

### ♣ 동과피(冬瓜皮)

동과피는 익은 열매를 따서 껍질을 벗겨 햇볕에서 말린 것이다. 동과피는 약성이 차며 맛이 달고 약간 쓰다. 이뇨와 소종작용은 동과자보다 뛰어나다. 주요 효능은 서열(暑熱)을 없애주고 이뇨·화습의 작용을 한다.

### 생김새

동과자(冬瓜子)는 열대원산으로 우리나라에서는 재배하는 박과의 한해살이덩굴 식물이다. 씨로 번식하며 중, 남부 지방에서 심는다.

줄기는 길게 뻗어 나가며 가시 털이 있다. 잎은 서로 어긋나 달리고 잎자루가 길며 넓은 달걀꼴로 밑은 심장형이고 가장자리에 둔한 톱니가 있다. 잎은 5개로 얕게 갈라진 심장 모양이다.

꽃은 6~9월에 황색으로 피며 열매는 7~10월에 달린다. 열매는 크고 고르며, 백색인 것이어야 한다. 직경이 30~50cm인 타원형이다. 늦은 여름부터 이른 가을 사이에 여문 씨를 받아 햇볕에 말린다. 종자는 부수거나 살짝 볶아서 사용한다.

동과자는 동아의 씨로서 『신농본초경』에 '백과자(白瓜子)'의 이름으로 올라있다.

### 효능

**이뇨·화담작용** 동과자는 폐경, 간경에 작용해 열을 내리고 담을 삭이며 고름을 빨아내고 오줌을 잘 누게 한다. 사포닌 성분은 기침을 멈추고 가래를 삭인다.

**소종작용** 동과자는 기관지의 염증을 제거하는 작용을 한다.

### 질병에 따라 먹는 방법

**여름철 발열에는** 해안 지대에서처럼 습 때문에 생기는 경우라면 동과피 2g에 곽향, 패란, 활석 등을 가미해 사용하면 해서, 이습의 효과를 얻을 수 있다.

**하지의 부종, 열통, 각기, 하퇴부 단독에는** 동과피는 우리 몸의 아랫부분에 습열이 생겨 일어나는 질병 치료에 사용된다. 이 경우에

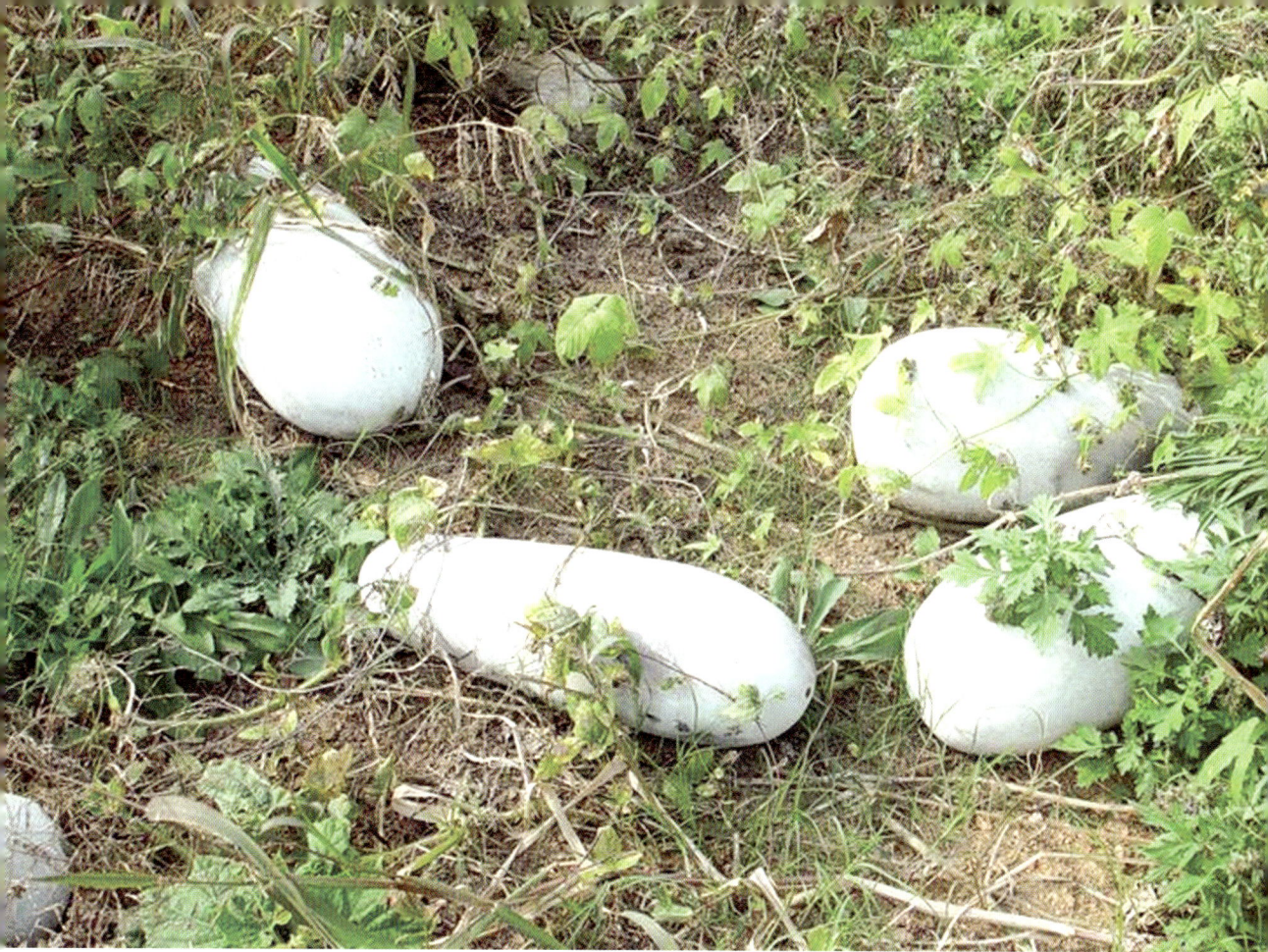

동과자 2g에 방기, 목과, 의이인, 우슬 등을 가미해 복용한다.

**만성적인 해수와 담에는** 해수가 안 낫고 완해기에 담이 많아 뱉기가 어려우며 목구멍에서 그렁그렁 소리가 날 경우에 패모, 반하(강)를 가미해 끓인 것을 차대신 복용하면 끈적한 담을 없앨 수 있다. 또한 중풍의 후유증으로 반신불수가 되면 담이 많아 뱉기가 어려운데 역시 이 방제를 쓰면 화담을 촉진할 뿐 아니라 담이 많아 생긴 다른 질환을 예방하는데도 효과가 있다.

**급성 신염에는** 핍뇨, 부종이 생기면 복령피, 택사, 저령 등을 배합하여 사용한다. 만성기에 부종이 반복하여 발생할 경우에도 배합하여 응용하면 좋다.

**해수와 인후종통에는** 해수가 심하고 인후가 가렵고 아프면서 담이 황색을 띠며 담을 뱉기가 어렵고 호흡이 촉박하면 박하, 우방자, 행인, 전호를 가미해 복용한다.

**배뇨 곤란증에는** 방광 및 요도의 가벼운 염증으로 인해 배뇨가 잘 안되어 황색이 되거나 여름철의 열성병이 발열하여 오줌의 양이 적어지면 차전자, 활석, 저령 등에 배합하여 보조적인 이뇨약으로 사용하면 좋다.

# 석류 *Punica granatum L.*

- 분포 : 남부지방 / 개화 : 5~6월
- 결실 : 9~10월 / 채취 : 열매
- 특징 : 성질은 따뜻하고 맛은 시고 떫다.
- 효능 : 지사, 수삽효과

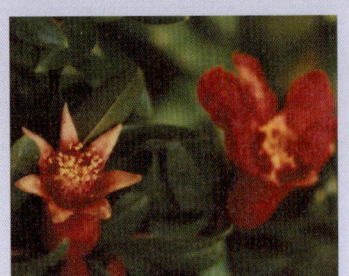

▲ 한그루꽃으로 화관은 5개로 갈라진다.

### ◆ 석류의 상징

석류가 상징하는 의미는 '왕성한 번식력'으로 붉게 벌어지는 열매에 많은 씨앗을 잉태한 듯한 모습에서 유래했다. 기원전 3세기쯤에 카스피해 남쪽에 있던 페르시아계의 파르티아 왕국(중국이름은 안식(安息))에서 가져온 류(榴) 혹처럼 생긴 열매를 의미하는 뜻에서 '안석류' 또는 '약류(若溜)'라 한다. 예로부터 열매 속의 수많은 붉은 씨로 인하여 다산의 상징으로 여겼다.

## 생김새

석류의 원산지는 페르시아로 추정되며 이 지역에서 서쪽으로 시리아, 이집트, 그리스, 로마로 동쪽으로는 중국 등지로 전파되었다. 현재 남부지방에서 정원수와 과수로 재배한다.

석류는 석류목, 석류수, 안석류, 해류(海榴) 등으로 불리어 왔다. 높이는 10m까지 자라며 어린 가지는 네모지고 짧은 가지의 가시로 변한다. 잎은 광택이 있는 긴 타원형으로 마주난다.

꽃은 암수한 꽃으로 5~7월에 붉은 색으로 피고, 꽃받침도 붉은 통 모양으로 끝이 6개로 갈라진다. 열매껍질과 수피, 뿌리 껍질은 약으로 쓴다. 9~10월에 황색으로 익는 열매는 둥글고 겉껍질이 불규칙하게 터진다.

## 효능

석류의 주요 성분은 당질이 약 40%를 차지하며 유기산으로는 새콤한 맛을 내는 시트르산이 약 1.5% 정도 들어있다.

**수삽 효과** 석류피에는 수삽효과가 있어 설사를 멈추게 하며, 만성 설사, 급성 장염으로 인한 설사에 좋다. 또한 배변시 나오는 출혈을 억제한다.

## 질병에 따라 먹는 방법

**대변 이상에는** 음식을 조금만 부주의하면 대변 횟수가 많아지고 늘 점액섞인 대변과 심해지면 물같은 설사가 나며 복창, 복명이 있으면 석류피 40g을 끓여 설탕을 약간 넣어 복용하거나 가루내어 12g씩 복용한다. 과민성 장염에는 시호와 승마를 넣어 쓴다.

**급성 장염으로 인한 설사에는** 여름에 심한 설사로 탈수를 보이면 40~80g을 달이거나 황금, 갈근을 넣고 달여서 복용하면 좋다.

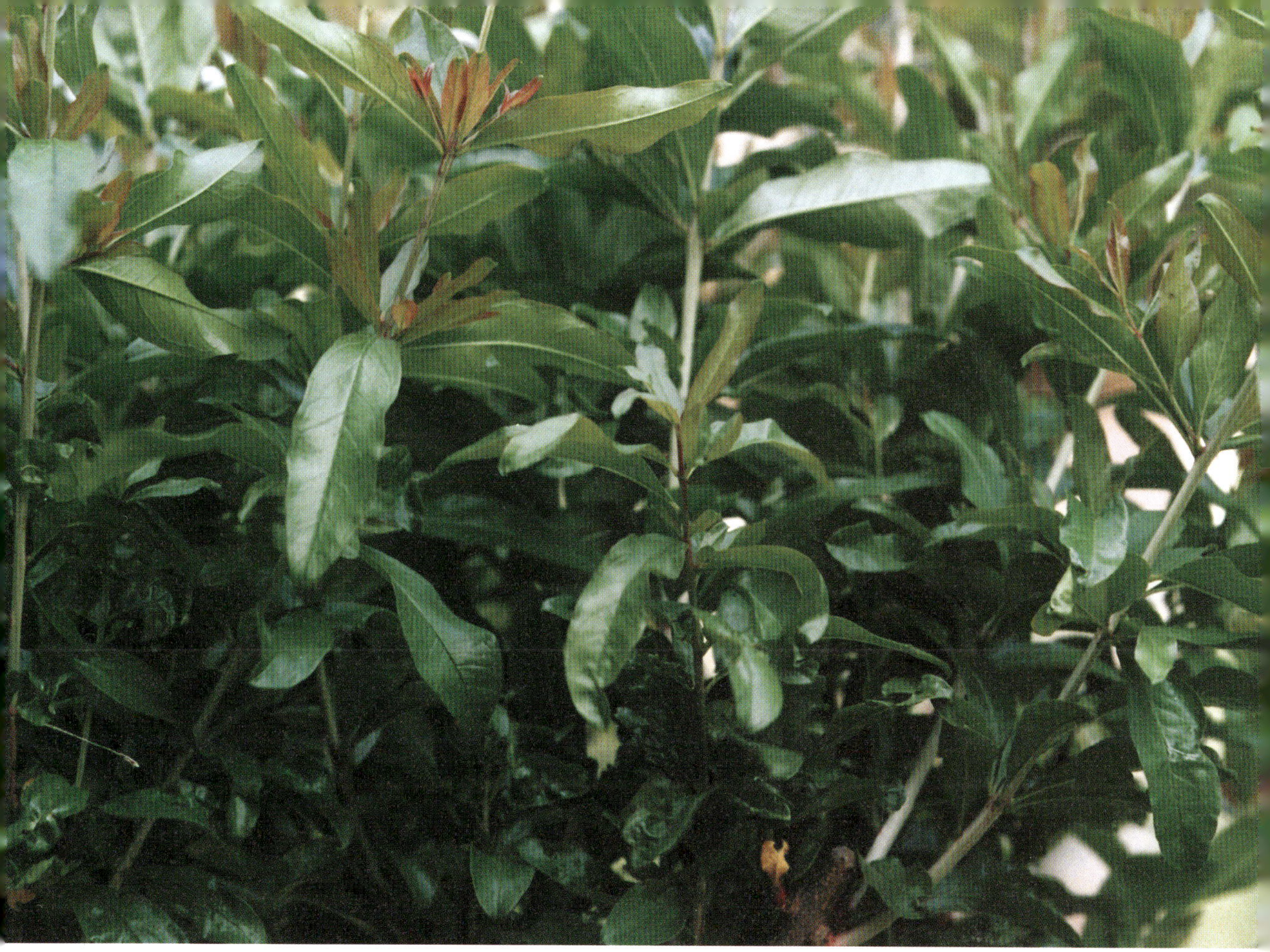

**소화불량성 설사에는** 나복자, 신곡을 넣어 쓴다.

　**더위를 먹어 토사가 심할 때는** 향유, 백편두, 갈근을 넣어 쓰면 좋다.

　**장출혈에는** 대황, 지유를 넣어 쓴다.

　**치질이 원인이 아닌 탈항에는** 석류피 40g, 오배자 20g을 아주 미세하게 가루 내어 나온 직장을 씻은 후 약을 발라 안으로 밀어 넣고 황기, 승마, 시호, 백출을 넣고 달여서 복용하면 좋다.

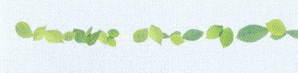 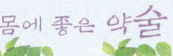

### 석류주

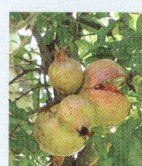

**[재료]** 석류열매 200~300g(껍질 붙은 것은 3~4개), 소주 1ℓ, 설탕 5~15g

**[담그는 법]**

❶ 껍질은 벗겨 알맹이만 용기에 담고 2~3배의 소주를 붓는다. 설탕을 넣고 밀봉한다.

❷ 껍질째 담그려면 깨끗이 씻어 물기를 완전히 제거한 다음 반을 쪼개 용기에 담고 소주를 붓는다. 소주 1.8ℓ에 석류 3~4개가 적당하다.

❸ 시원한 곳에서 6개월 이상 숙성시킨다.

**[담그는 법]** 공복 시, 1일 1~2회, 1회 20㎖

# 이스라지

*Prusnus japonica Thumb. var. nakaii Rehder*
*Prusnus ishidoyana Nakai*
욱리인(郁李仁)

- 분포 : 산 / 개화 : 4~5월
- 결실 : 6~7월 / 채취 : 열매, 뿌리
- 특징 : 성질은 평하고 맛은 시다.
- 효능 : 이뇨, 윤장, 통변작용

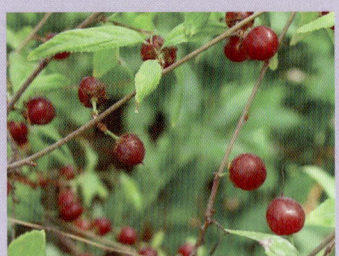

▲ 열매는 둥근 모양의 핵과로서 앵두같이 붉게 익는다.

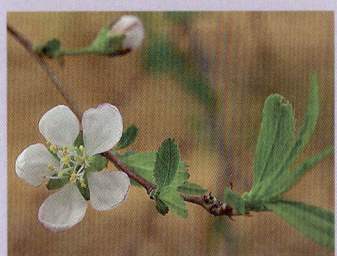

▲ 수술은 꽃잎보다 짧고 암술대에는 잔털이 나며 씨방에는 털이 없다.

### ✚ 산이스라지

비슷한 식물로 산이스라지가 있다. 꽃자루가 이스라지보다 짧으며 잎자루, 꽃자루에 털이 없는 것이 특징이고 주로 중부이북에서 자란다. 산이스라지, 이스라지 모두 가지, 꽃, 잎이 자두와 비슷하면서 열매가 앵두와 같이 작고 붉다.

## 생김새

이스라지는 우리나라 어디서나 볼 수 있으며 산 숲 속에서 자라나는 장미과의 낙엽이 지는 떨기나무이다.

따뜻한 햇볕이 있으며 바람이 스치는 듯한 곳에서 잘 볼 수 있으며 전체의 모습이 아담하고 부드러운 느낌을 주는 나무이다.

줄기는 높이 1m쯤 자라며 잎은 서로 어긋나서 나온다. 잎의 모양은 대체로 달걀꼴이고 끝이 뾰족하게 올라온다. 가운데 부분이 가장 넓고 가장자리에 날카로운 겹톱니가 있으며 길이가 4~8cm 된다. 잎자루는 짧으며 짧은 털이 있다. 잎의 앞면은 털이 없고 뒷면에는 맥 위에 잔털이 있다.

꽃은 4~5월에 잎보다 먼저 피며 지난해 나온 가지에서 한 개부터 여러 송이가 피며 주로 연한 분홍색을 띤다. 꽃의 지름이 2cm 정도 되며 꽃자루의 길이는 1~2cm이다. 꽃자루 겉에 연한 털이 난다. 꽃받침잎은 꽃이 진 다음에 뒤로 젖혀진다.

## 효능

약용으로는 열매와 뿌리를 쓴다. 꽃이 진 뒤 6월에 뿌리와 열매를 채취해서 쓴다. 욱리는 성질이 깔끔하여 부드러운 바람과 따뜻한 햇볕을 좋아한다. 기가 평하므로 상부에는 돌면서 적시고 하부에선 소통하여 보낸다. 뿌리에는 깨끗하고 서늘하게 식히는 기가 흙 속에 편안하게 깃들어 있다. 잇몸 부종과 충치를 치료하여 이빨을 강화한다.

**열매는 강한 윤장효과** 몸이 약한 사람이 변비가 있는 경우에 윤장제로 쓰며, 산후나 수술 후에 생기는 변비에도 적합하다.

**이뇨작용** 눈, 배, 사지에 나는 부종이나 소변이 잘 안나오는 증상에 넣어 쓴다.

**뿌리는 치아건강에 효과** 잇몸 부종과 충치를 치료하며 이빨을 튼튼하게 한다.

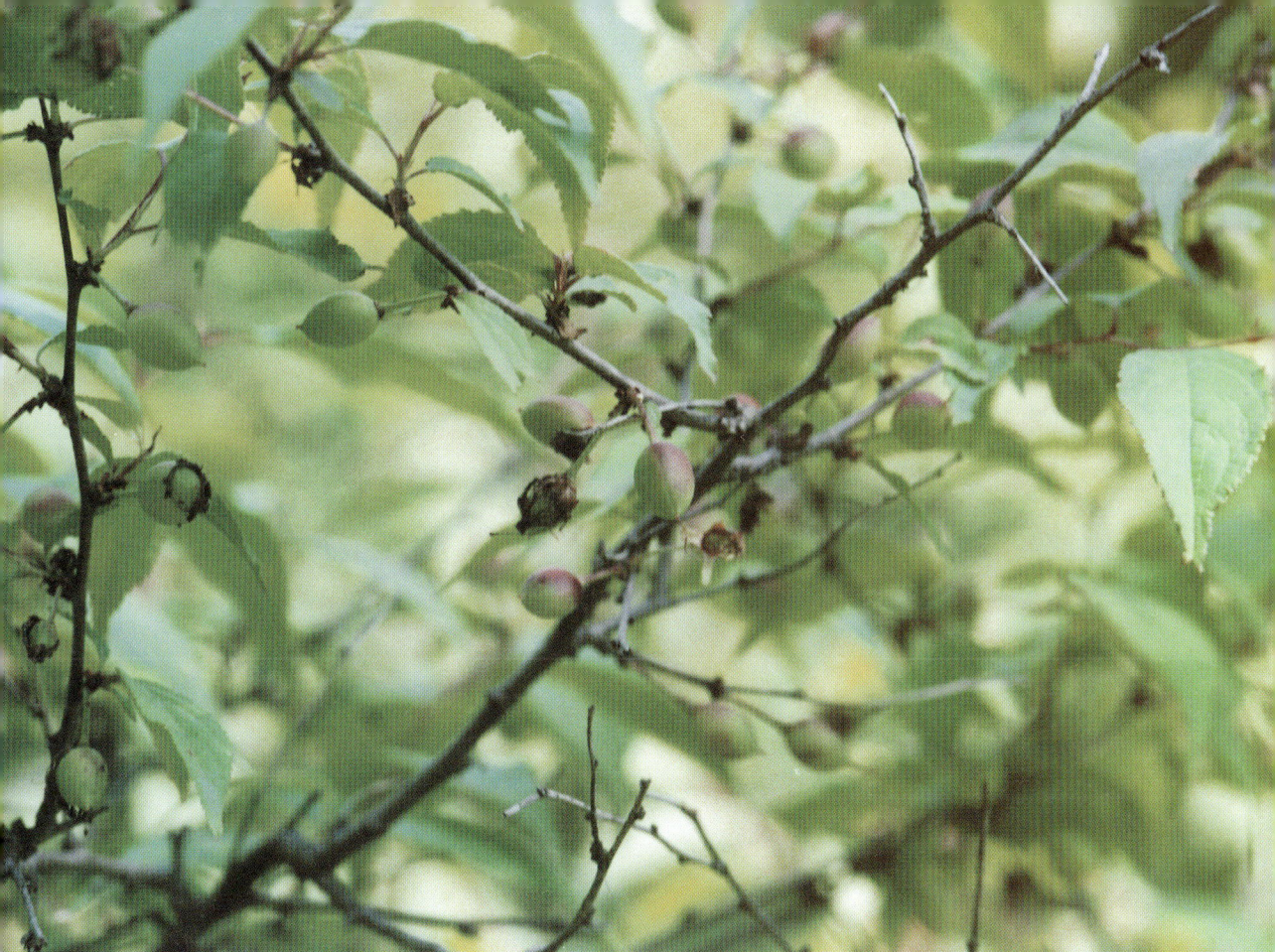

### 🌸 질병에 따라 먹는 방법

**통변을 위해서는** 윤장, 통변의 효과를 얻으려면 씨앗을 잘 찧어 꿀에 섞어 먹는데 한번에 5~10g을 따뜻한 물에 타서 마시면 장을 부드럽게 풀어주어 통변이 가능해진다.

**출산 후 만성 변비에는** 산후 변비로 인해 생각이 번거롭고 마음이 불안하면서 음식 냄새를 맡기 싫을 정도로 식욕이 떨어지면 욱리인 4g과 함께 당귀 12g, 진피 8g을 달여서 쓴다.

**어린 아이가 각종 급성 전염병으로 고열과 변비가 생기면** 욱리인 4g에 금은화, 현삼 12g을 넣고 달여 차 대신 복용한다. 욱리인은 기가 평이한 바 위에서는 돌면서 적셔주고 아래에선 소통시켜 내보낸다고 한다.

**위장 수술 후에 호흡이 힘들고 가스가 잘 안나오면** 목향, 지실을 넣고 달여 차 대신 복용하면 좋다.

**만성 기관지염에는** 해수가 있고 진한 담이 나오면서 변비가 수반 될 때 담, 변을 모두 부드럽게 한다. 혈압도 내리므로 주로 속발성 고혈압에 쓴다.

# 주엽나무

*Gleditsia japonica Miq. var. Koraiensis Nakai*
조협(皂莢), 조각자(皂角刺), 저아조(猪牙皂)

- 분포 : 산 / 개화 : 5~6월
- 결실 : 10월 / 채취 : 열매, 가지
- 특징 : 성질은 따뜻하고 맛은 맵거나 짜다.
- 효능 : 통변, 거담, 해독, 소종작용

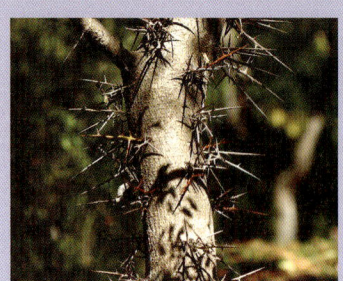

▲ 껍질은 흑회색이고 오래되어도 회색의 매끄러운 줄기가 특징이다. 가지가 변화하여 된 가시를 많이 가지고 있어 '조각자나무'라고도 한다.

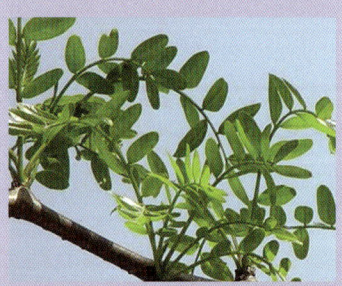

▲ 달걀 모양의 긴타원형의 잎은 양끝이 둥글다.

## 생김새

주엽나무는 실거리나무과의 잎이 지는 넓은 잎의 큰키 나무이다. 높이는 15~20m 이르며 지름은 60cm 정도 된다.

잎은 어긋나서 달리고 가장자리에 물결 모양의 톱니가 있다. 한두 차례로 깃털겹잎으로 잎이 달리고 잎의 숫자가 짝수이다.

꽃은 5~6월에 피는데 총상화서에 달리며 황록색을 띤다. 약용으로는 나무의 가시, 열매껍질을 쓴다. 열매껍질은 '조협'이라 하며, 가시는 '조각자'라 한다.

열매는 평평한 칼 모양의 과실이며 굽어 있으며 전체적으로 틀어져 있다. 평평한 타원형으로 황색을 띤 과육부는 단맛이 있지만 백색부는 맛이 없으며 특이한 냄새가 있다. 열매가 협과로 뒤틀려 있으며 열매를 '저아조'라 한다.

## 효능

**저아조는 비교적 강한 용혈·거담 작용** 주로 습담과 천식에 사용한다. 만성기관지 천식으로 발작이 자주 일어날 때 쓴다.

**조협은 해독·소종작용** 신경성 피부염과 개선(疥癬)에는 저아조에 다른 해독약을 섞어 사용하면 효과가 있다.

**조각자는 거담·통변작용** 담을 제거하며 변을 잘 나오게 하며 창독(瘡毒)에 쓴다.

## 질병에 따라 먹는 방법

**중풍에는** 의식불명이 되어 입이 열리지 않을 때에 사용한다. 입 안에 담이 있고 경련이 멎지 않을 때도 쓴다. 자극작용이 있어 주의가 필요하다. 저아조 가루 2g을 콧속으로 불어 넣어 재채기를 하면 깨어난다.

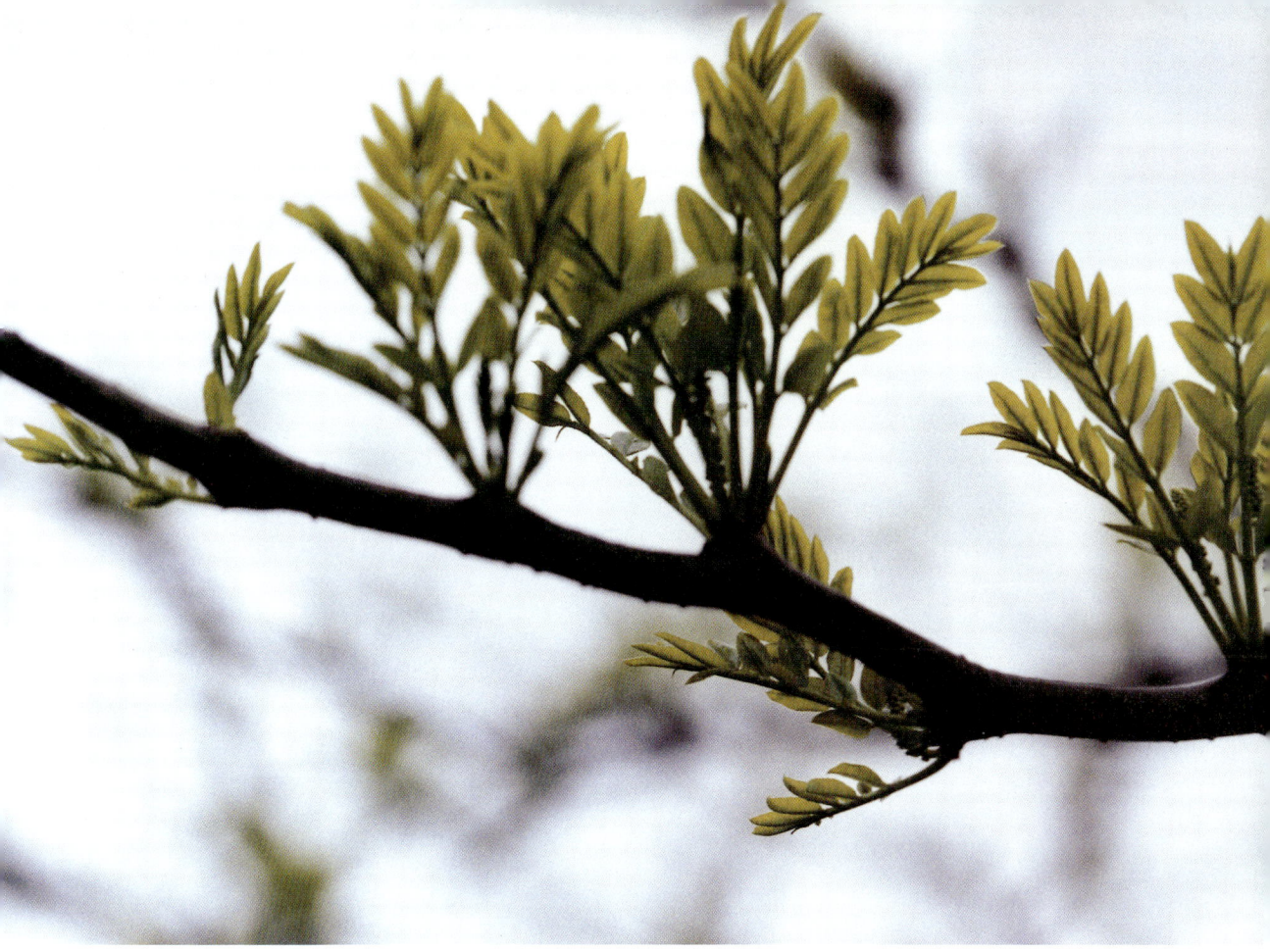

**각종 종기에는** 아프면서 벌겋고 아직 터지지 않았을 때는 저아조의 분말을 식초로 개어서 바르면 된다. 임부는 복용하지 않는다. 그리고 신체가 약하거나, 토혈, 객혈의 병이 있는 자에게는 신중히 사용해야 한다. 저아조에 함유된 트리테르페노이드 사포닌은 용량이 과도하면 중독을 일으킬 때가 있다. 그러므로 용량이 적은 편이 좋은데 어린 아이의 경우엔 2g 이하, 어른의 경우는 4g 이하를 1회 사용량으로 한다. 종기가 아주 터지지 않았을 때 황기, 유황, 감초를 넣어 쓰면 종기를 빨리 터지게 하는 효과가 있다.

**기관지천식 발작에는** 담이 많고 끈적거려 뱉기가 어렵고, 가슴이 답답하고 바로 누울 수 없으므로 즉시 조협을 사용해서 담을 없애고 숨을 편히 쉬게 해야 한다. 볶아서 분말로 만든 다음 꿀물에 타서 먹는다. 성인은 4g, 소아는 2g 정도 쓴다. 백반과 같이 끓인 물에 천남성이나 반하를 법제하면 담을 없애는데 효과가 훨씬 강력하다.

**마풍(麻風)에는** 조각자에 대풍자 기름과 대황 등을 넣어 쓰면 좋고, 피선(皮癬)에는 식초와 함께 진하게 달여 환부에 바른다.

# 대황

*Rheum coreanum nakai* 장군풀
*Rheum palmatum L.* 금문대황

- 분포 : 산(재배) / 개화 : 6월
- 결실 : 8월 / 채취 : 뿌리
- 특징 : 성질은 아주 차고 특이한 냄새가 나고 맛은 떫고 쓰다.
- 효능 : 통변, 항균, 이담, 지혈작용

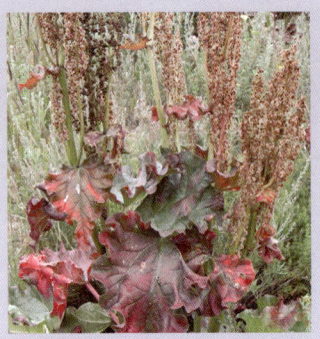

▲ 대황(몽골)

아시아의 온대와 한대지역에 약 50여 종이 분포한다. 대황은 중국에서 러시아를 통해 유럽으로 수출되었으며 대황의 원식물의 속명 Rheum의 어원인 Rha는 볼가강의 옛 이름으로 당시 대황의 이입경로를 보여준다.

## 금문계대황

예부터 대황은 최상품으로 錦紋重質系의 것을 쳤다. 장군풀도 금문계의 일종이다. 일반적으로 금문계 대황은 2500~3000m 이상의 고산지대에서 자생한다. 뿌리에 횡당면에 여러 개의 별 모양 무늬가 띠 형태로 배열되는데 이를 '금문'이라 한다. 낮은 곳에서 자라는 것으로 토대황, 종대황이 있으며 뿌리에 금문이 없으며 약효면에서 고지성 금문 대황에 비해 매우 떨어진다. 중국시장에선 금문계대황을 서녕형, 전수형, 마제형으로 나눈다.

## 생김새

대황은 중국의 북서부가 원산지인 마디과의 여러해살이풀로 뿌리줄기가 씨앗으로 번식한다. 다른 약초들에 비해 포기가 크고 튼튼하며 '장군'이란 별명이 있다.

뿌리가 굵고 황색이므로 '대황'이란 이름이 붙었으며, 원줄기는 높이가 약 2m로 곧게 자라고 속이 비어 있다. 잎은 큰 달걀 모양이며 가장자리가 물결 모양으로 넘실거린다. 초여름에 원줄기 끝에 옅은 황녹색의 작은 꽃이 모여 핀다.

가을에 뿌리줄기를 파내서 흙을 제거하고 건조시킨 것을 약용으로 사용한다. 중국의 전국시대에 펴낸 『산해경』을 통해 이미 옛날부터 약용으로 사용해왔음을 알 수 있고 서양에서는 Discorides의 『그리스 본초』에 기재되어 있다.

뿌리는 달걀꼴 또는 긴 원주형이며 직경이 4~10cm, 길이가 5~15cm이며 껍질은 거의 벗겨져 있다. 질은 치밀하고 단단하다. 입에 넣고 씹으면 가는 모래를 씹는 느낌이 있다.

## 효능

대황은 열성 변비를 치료하는 요약으로 응용범위가 광범위하다. 대변을 통하게 할 뿐 아니라 항균, 이담, 지혈, 항종양 등의 적용이 있다.

## 질병에 따라 먹는 방법

**열성 질병에는** 이럴 때는 체액의 소모가 심해 변비가 계속되며 복부가 창만해지고 심하면 고열이 나며 헛소리를 하게 된다. 이때 대황 12g에 지실, 망초, 후박을 넣어 쓴다.

**중년 이상의 상습성 변비에는** 대황 4~8g에 나복자(蘿蔔子) 8g을

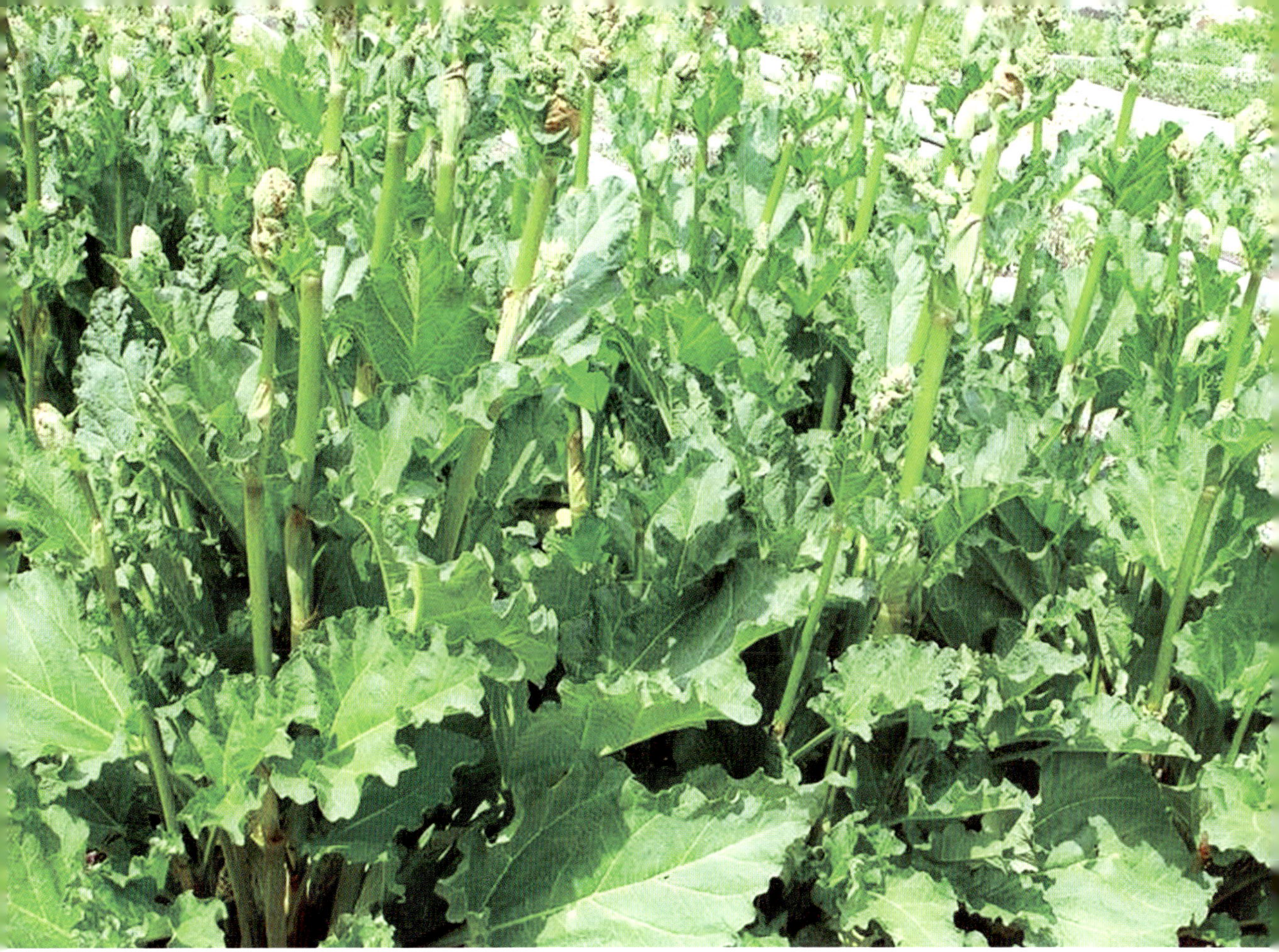

넣고 달여 꿀을 첨가해 복용한다.

  **노인이나 만성 변비가 있다면** 대황 8g을 쓰는데, 만약 몸이 차서 생긴 변비라면 부자나 당귀, 건강을 넣어 써야 몸이 상하지 않는다.

  **급성 장염으로 고열과 복통이 계속되며 대변이 시원하게 나오지 않으면** 갈근, 황금, 황련, 황어, 대황 8g을 넣어 쓴다.

  **각혈, 비혈, 변혈, 위궤양의 출혈이 급성으로 발생되면** 소량의 대황과 지혈약은 같이 쓴다.

  **피부습진, 피부화상에는** 대황을 가루 내어 물에 녹여 바른다.

> **주의** : 임산부, 월경기, 수유기에는 신중하게 써야하며, 성질이 아주 차서 만성 장염에 쓰면 안 된다.

♣ **생대황** : 사하작용이 강해 공하에 좋고 탕제에 응용할 때는 나중에 넣어 달이고 따뜻한 물로 거품을 내어 먹는다.

♣ **술로 법제한 대황** : 상부의 화열을 끄는데 쓰며 태운 것은 화어지혈 한다.

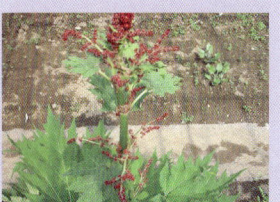

# 복수초

*Adonis amurensis R. et R.*

- 분포 : 산 / 개화 : 3월
- 결실 : 5월 / 채취 : 전초
- 특징 : 성질은 평하고 맛은 쓰다.
- 효능 : 이뇨, 강심작용, 풍습제거

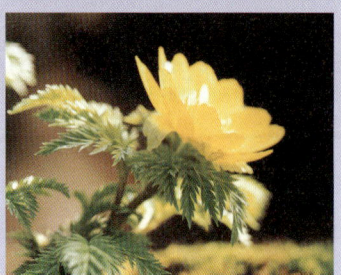

▲ 이른 봄 쌓인 눈과 얼음을 뚫고 나와 꽃이 피는데 이때 꽃 주변의 눈이 녹아 둥글게 되어 얼음새꽃, 눈꽃, 얼음꽃, 빙량화, 설연화 등으로 불렸으며, 그 모양이 옆에서 보면 금빛 찬란한 술잔 같다고 하여 '측금잔화'라고도 불렸다. 속명의 Adonis는 그리스 신화에 나오는 아도니스의 피에 비유하여 붙여졌는데 유럽종은 꽃이 붉은 색이다.

◆ 디기탈리스
현삼과의 여러해풀로서 높이가 1m 안팎이고 줄기는 곧게 자란다. 심장병의 특효제로서 널리 알려져 있는 식물로 독성이 있다. '심장초'로 불리며 약용되어 왔다.

## 생김새

복수초는 우리나라 제주도와 중북부지방 산이나 음습한 곳에서 자라는 미나리아재비과의 여러해살이풀로 유독성 식물이다. 수명이 긴 풀이라 '복수초', 이른 봄 맨 먼저 꽃이 핀다 하여 '원일초'라고 불렀으며, 황금색 아름답고 커다란 꽃이 피어 '설연(雪蓮)'이라는 이름을 가질 정도이다.

높이는 10~25cm 정도 자라고, 뿌리줄기가 짧고 굵으며 흑갈색 잔뿌리가 많이 나온다. 원줄기는 곧게 서고 털이 없으나 때로는 윗부분에 털이 약간 있고, 밑 부분 잎은 얇은 막질(膜質)로 원줄기를 둘러싼다.

잎은 줄기 위에서 서로 어긋나게 나며 두 번 반복해서 깃털 모양으로 깊게 갈라지고 있다. 그 갈라진 조각은 줄꼴에 가까운 피침꼴이고 끝이 뾰족하다. 꽃은 줄기와 가지 끝에 한 송이씩 핀다. 길쭉한 타원꼴의 꽃잎을 많이 가지고 있으며 꽃잎의 끝은 톱니 모양으로 갈라져 있다. 꽃잎의 표면은 황금빛을 띠고 있으며 뒷면은 푸르다. 꽃의 지름은 3~4cm이다. 꽃이 지고난 뒤에는 작은 씨가 둥글게 뭉치는데 표면에는 약간의 잔털이 있다. 뿌리를 포함한 모든 부분을 약재로 쓴다.

## 효능과 복용법

봄철에 꽃이 필 때 채취해서 그늘에서 잘 말린다. 사용하기 전에 잘게 썬다.

식물체 속에는 아도닌(Adonin)이라는 강심성배당체(强心性配糖體)를 함유하고 있다. 강심배당체 함량은 전초와 뿌리에서 0.15~0.3%인데 자라는 시기에 따라 변한다. 식물을 채취하여 빨리 말리면 함량이 높다. 얇게 펴서 널어 놓아야 되며 곰팡이가 끼거나 노란색을 띠면 안 된다.

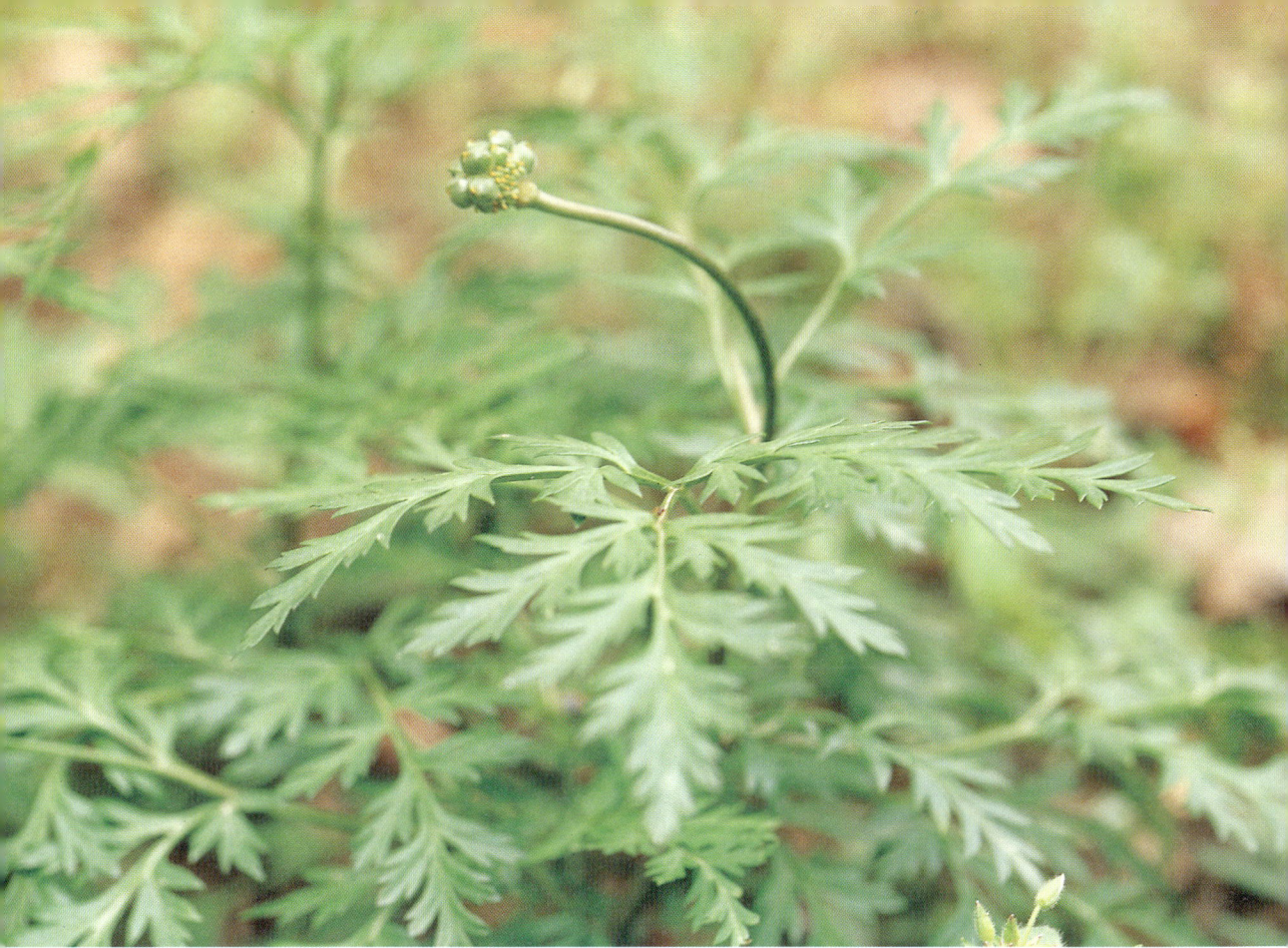

**강한 이뇨작용** 복수초는 디기탈리스보다 이뇨작용이 강하고 몸 안에 독성이 축적되지 않는 장점이 있다. 소변이 잘 안 나오거나 몸이 붓고 복수가 차는 데에도 효과가 있고 더러 민간에서는 간질이나 종창 치료에도 쓴다. 그러나 복수초에는 독이 있으므로 조심스럽게 써야 한다.

**강심작용 탁월** 심장대상 기능부전증, 가슴 두근거림, 숨 가쁨, 심장쇠약, 신경쇠약 등을 치료하는 데 좋은 효능이 있다. 복수초는 디기탈리스와 효능이 비슷한데 다른 점은 심장대상 기능부전증을 치료하는 효과가 디기탈리스보다 훨씬 높다는 것이다. 또한 중추신경을 억제하는 작용이 있어 작은 일에도 잘 놀라고 가슴이 두근거리며 숨이 가빠지는 증상에 잘 듣는다.

**풍습성 관절염이나 신경통에도 효험**

**음용법** 전초를 캐서 말린 것을 약으로 쓰는데 한번에 많은 양을 먹지 말아야 한다. 말린 것을 하루 한번에 0.6~1.5g을 은은한 불로 오래 달여서 그 물만 마신다. 꽃이 필 무렵에 뿌리를 캐어 그늘에서 말려 두었다가 소주에 2개월 이상 담가 우려내어 마시는 방법도 있다. 소주잔으로 반잔씩 하루 한두 차례 마신다.

**주의** 너무 많이 마시면 혼수상태에 빠지고 목숨을 잃을 수도 있으므로 주의한다.

# 팥꽃나무

*Daphne genkwa S. et. Z.* 원화(芫花)

- 분포 : 남중부 해안 / 개화 : 3~5월
- 결실 : 6~7월 / 채취 : 꽃, 뿌리
- 특징 : 성질은 따뜻하고 독성이 있으며 맛은 맵고 쓰다.
- 효능 : 이뇨, 사수거담, 살충, 해독작용

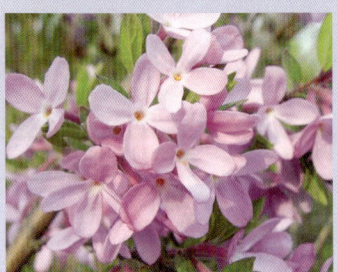

▲ 팥꽃나무의 꽃은 '원화', 뿌리는 '원화근'이라하며 모두 약으로 쓴다. 꽃은 봄철 꽃봉오리일 때 채취하여 햇볕에 말려 쓰고, 뿌리는 '원화근'이라 하며 그대로 썰어서 쓴다.

### ♣ 팥꽃나무의 다른 이름

팥꽃나무는 『신농본초경』의 하표에 등재되어 있으며 '거수(去水)' '독어(毒魚)' 등의 별명이 있고 뿌리는 껍질이 주로 뽕나무 뿌리처럼 노랗기 때문에 '황대극(黃大戟)'이라고 하며 그 냄새가 나쁘기 때문에 '두통화(頭痛花)'라고도 한다.

## 생김새

팥꽃나무는 전라 남북도와 충청남도의 해안을 따라 넓은 지역에서 자생하였으나 지금은 귀한 식물이 되었다.

나무 전체에 독성이 있으며 뿌리와 꽃에 특히 독성이 많다. 꽃에는 겐크와닌, 아피게닌, 시토스케롤, 쿠마린 등 자극성 정유 물질이 들어 있다.

봄에 보라색 꽃을 피우며 가지를 덮을 정도로 꽃이 많이 핀다. 연한 분홍색을 띤 보라색으로 매우 화려하다. 짧은 꽃대에 3~7개의 봉오리가 달리며 꽃봉오리의 길이는 1~3cm이다. 꽃의 지름은 10~12mm이다. 꽃받침은 통처럼 생기고 끝에 잔털이 있으며 끝이 4개로 갈라져서 꽃잎같이 된다. 열매는 장과로서 둥글고 투명하며 연한 자줏빛을 띤 홍색이다.

## 효능

원화의 효능은 대극과 같으며, 꽃의 성질이 가벼워 신체 상부의 물을 잘 없앤다. 이러한 현음증(縣飮症 : 수음이 옆구리에 머물러 있는 병증)을 치료하기 위한 원화의 효능은 뛰어나다.

**뚜렷한 이뇨효과** 꽃은 주로 이뇨제로 쓴다.

**사수거담의 효능** 이러한 효능은 대극, 감수와 비슷하여 주로 흉강(胸腔)내의 쌓인 물을 없애는데도 사용된다. 가래를 식히고 기관지염, 기침을 다스린다.

**살충·해독작용** 부작용을 피할 수 있다.

## 질병에 따라 먹는 방법

**노인의 만성 기관지염에는** 가래는 많으나 잘 뱉지 못하고 호흡이 곤란하고 가슴, 옆구리가 아플 때 다른 기침, 해수약이 들지 않으면 1g 정도를 2~3일 사용한다.

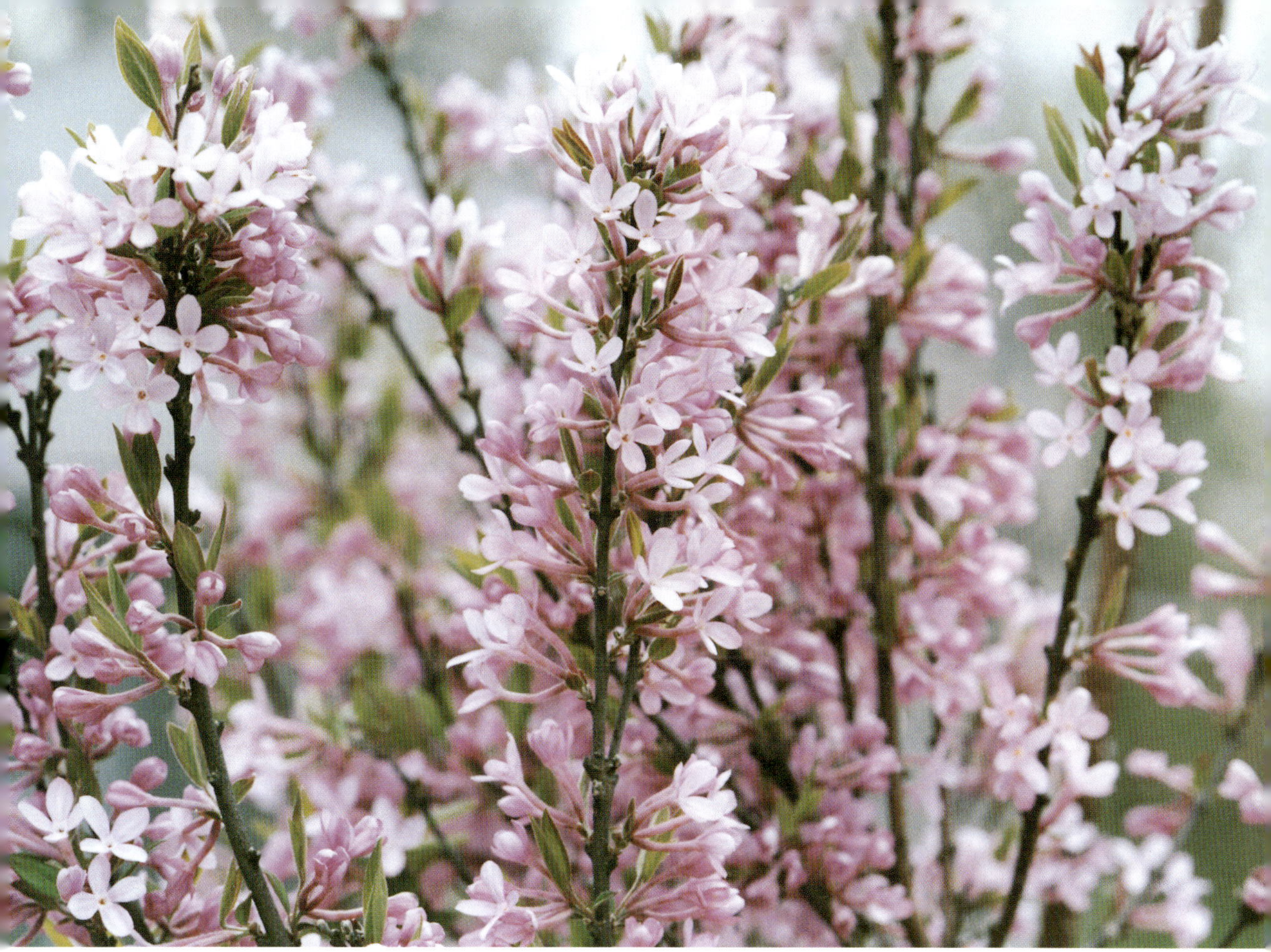

**산후 급성 유선염에는** 종기가 아프며 붉어지거나 아직 곪지 않았다면 원화가루 20g, 대황가루 12g을 참기름에 섞어 바른다.

**수종, 임파선염, 인후염에는** 뿌리를 끓여서 복용하거나 알약 또는 가루로 복용한다.

**외용시** 가루 내어 다친 곳에 개어 붙이거나 고약에 넣어 바른다.

★식초에 법제하는 법★

원화를 솥에 넣고 식초 물에 부어 약한 불로 식초 액이 다 흡수될 때까지 졸인 후 약간 촉촉하게 볶아 그늘에서 말려 쓴다. 독성이 낮아진다.
식초로 법제한 원화의 알코올 추출액은 각종 세균에 대해 억제 작용을 한다. 흉강에 쌓인 염증을 제거하기 위해 원화의 꽃봉오리는 가루 내어 2~4g을 쓴다. 증상이 완화되면 선복화, 소자, 과루인, 울금 등과 사삼, 현을 적당히 쓴다.

1 감초과 같이 사용하면 이뇨와 사하작용이 모두 억제되고 독성이 증가한다. 그러므로 같이 쓰지 않는다.

2 설사를 동반할 수도 있어 만성적으로 설사하는 환자나 과민성 장염자, 체질허약자, 위궤양의 경험자는 조심해서 써야한다.

3 독성이 강해 임산부가 약재로 쓰면 유산을 하기 쉽다. 심질환 환자, 습관성 유산 경험자는 사용해서는 안 된다.

# 복분자 *Rubus coreanus Miquel*

- 분포 : 중부 이남 / 개화 : 5~6월
- 결실 : 7~8월 / 채취 : 열매
- 특징 : 성질은 약간 따뜻하고 맛은 달고 시다.
- 효능 : 이뇨, 거담, 윤폐, 소종작용

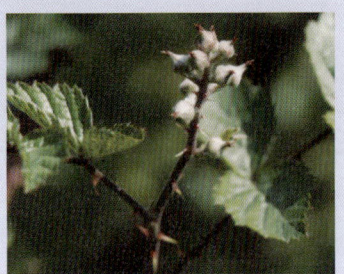

▲ 꽃받침잎은 털이 있는 달걀 모양의 피침형이며 길이는 6mm로 꽃이 지면 뒤로 말린다.

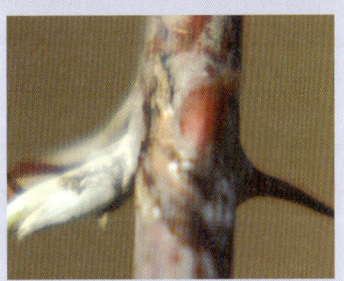

▲ 줄기, 새싹

### ♣ 복분자

열매가 가지에 매달려 있는 모양이 물건을 받치고 있는 접시의 모양과 비슷하여 '복분자(覆盆子)'라고도 한다. 황록색이며 신맛이 나는 것이어야 하며 열매가 충실하며 부스러지지 않는 것이 좋은 품질이다.

### 생김새

복분자는 장미과로 우리나라 중부 이남 산기슭의 양지 바른 곳에서 자라는 낙엽이 지는 관목이다. 보통 키는 3m 정도 자란다.

줄기는 붉은 빛이 있는 갈색이며 흰 가루로 덮여 있어 줄기 전체가 하얗게 보인다. 갈고리 모양의 가시가 있다. 잎은 서로 어긋나 피며 깃꼴겹잎이다. 소엽은 매끈하며 가장자리에 불규칙한 톱니가 있다. 꽃은 산방화서로 5~6월에 피며 꽃잎 5장으로 연분홍색이다. 꽃잎이 꽃받침 갈래보다 짧다.

열매는 7~8월에 모여서 달리며 검붉은 색이다. 여름에 익지 않은 열매를 따서 끓는 물에 잠시 삶은 후 꺼내어 볕에 말린다.

### 효능

복분자는 정액을 고삽하는 작용, 배뇨를 억제하는 작용, 건뇌안신 작용 등이 있다.

### 질병에 따라 먹는 방법

**고열 후에 진액이 소실되어 불면, 번조증상이 나타날 때는** 석곡, 현삼, 맥문동, 산조인을 넣어 쓴다.

**본태성 고혈압에는** 여정자, 현삼, 한련초를 넣어 쓴다. 동맥 경화성 고혈압에는 현삼, 하고초, 조구등, 택사로 넣어 쓴다.

**뇌일혈로 혈압이 내리지 않을 때는** 갈근, 조구등, 결명자를 넣어 쓴다.

**각종 안질환 예방에는** 시신경 및 각막의 퇴화성 병변을 치료하고 야맹증을 예방하려면 복분자에 석곡, 육종용, 토사자, 당귀 등을 넣어 쓴다.

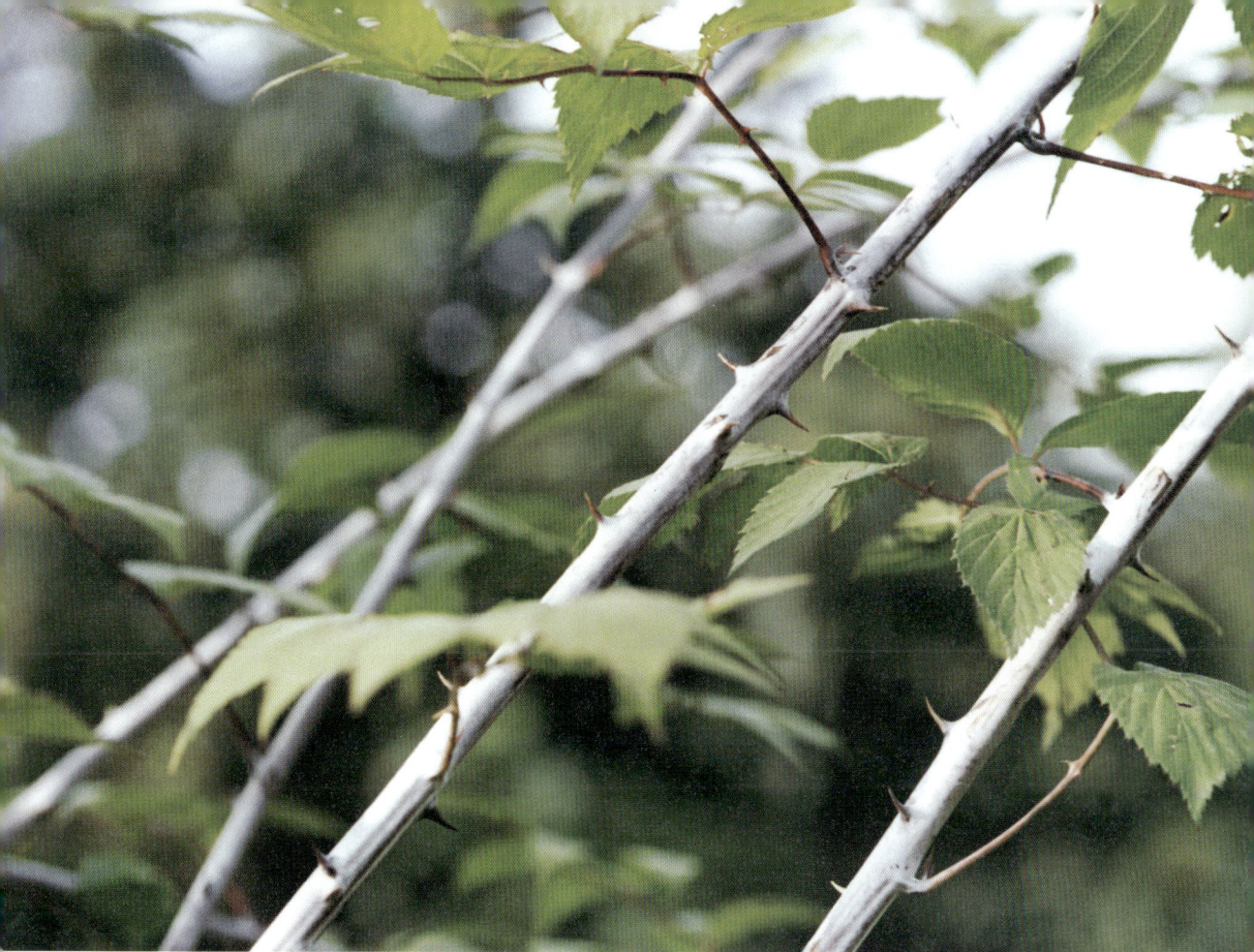

**고령자의 시력감퇴에는** 석곡, 구기자, 지황, 여정자, 하수오를 넣고 환으로 만들어 지속적으로 복용한다.

**방광무력증, 요실금, 신경성 빈뇨, 소아 야뇨증에는** 육계, 부자, 육종용, 보골지를 넣어 쓰면 척추신경의 반사기능이 강화되어 배뇨가 촉진된다.

**노인의 다뇨, 빈뇨가 특히 야간에 심해질 때는** 하수오, 구기자, 연자 등을 넣고 환약으로 만들어 복용하면 좋다.

**잠을 깊이 못 이루고 꿈이 많고, 통계, 두혼의 증상이 있을 때는** 오미자, 산조인, 백자인을 넣어 쓴다.

**남성의 정액 이상에는** 유정이 계속되고 몽정에 시달리며 정액이 차고 소변이 시원하게 나오지 않고 안색이 창백하고 무기력한 증상이 있다면 금양자, 검인, 육계, 보골지를 넣어 쓴다.

몸에 좋은 약차 약술

### 복분자주

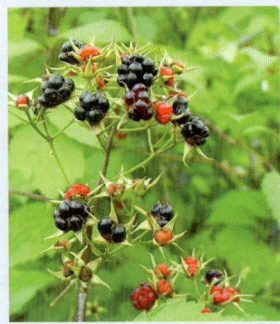

[재료] 복분자 250~300g, 소주 100㎖, 설탕 5~10g
[담그는 법]
❶ 복분자를 용기에 1/3 가량 넣은 후 소주를 붓고 흔든다.
❷ 한참 흔들면 털이 빠져 떠오르는데 다른 용기에 거즈를 놓고 액을 따라 부어 털을 걸러 낸다.(5~6회 정도 반복)
❸ 깨끗해진 딸기에 다시 소주와 설탕을 넣고 밀봉한다.
❹ 시원한 곳에서 1년 정도 숙성시킨다. 익은 후에도 재료를 건져 낼 필요는 없다.
❺ 약간 신맛이 나는 루비색의 약술이 완성된다.
[마시는 법] 용량은 제한이 없으나 지나치지 않도록 한다.

### 산딸기주

익은 딸기 600g을 살짝 씻어 물기를 뺀 후 설탕 150g과 술을 붓고 밀봉하여 어두운 곳에 둔다. 보름 후에 잘 걸러 용기에 넣고 냉암소에 잘 보관한다. 1개월부터 마신다.

### 복분자차

익은 복분자를 씻어 꿀이나 설탕에 재워 밀봉하여 보름 정도 두었다가 즙을 짜서 걸러낸 후 용기에 담아둔다.

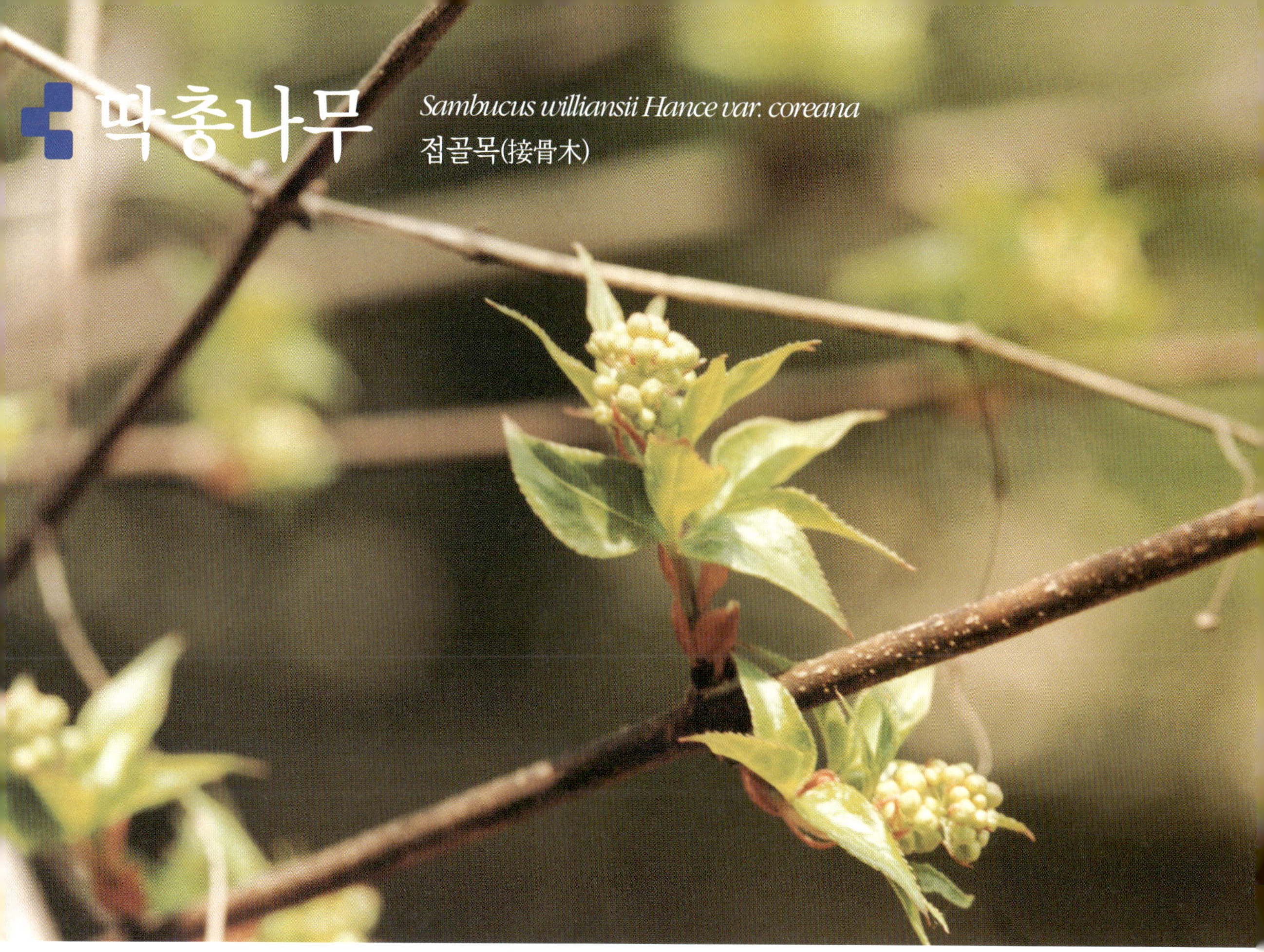

# 딱총나무

**Sambucus williansii Hance var. coreana**
접골목(接骨木)

- 분포 : 산  / 개화 : 5월
- 결실 : 7~9월 / 채취 : 열매, 줄기

- 특징 : 성질은 평하고 맛은 달고 쓰다.
- 효능 : 이뇨, 활혈, 지통작용

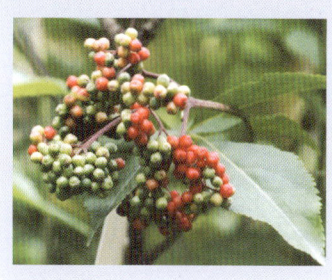

 생김새

딱총나무는 인동과에 속하며 낙엽이 지는 작은키 나무이다. 키는 2~3m 정도 자라며 줄기는 연갈색을 띠고 골속엔 굵고 부드러운 갈색의 심이 들어 있다. 어린 가지는 녹색이면서 털이 없고 성장이 빠르며, 겨울눈은 뭉툭하다.

잎은 서로 마주보고 나고 2~3쌍의 소엽으로 된 홀수 깃꼴겹잎이다. 소엽은 대체로 긴 타원형에 끝이 뾰족하다. 잎의 길이는 5~14cm로 양면에 털이 없고 가장자리에 날카로운 톱니가 있다.

꽃은 5월에 연한 노란색을 띠며 피어나고 가지 끝에 원추화서로 모여난다. 열매는 7~9월에 빨갛게 익으며 둥근 모양이다. 한방명으로는 부러진 뼈를 붙이는 효능이 있다고 해서 '접골목'이라 부른다.

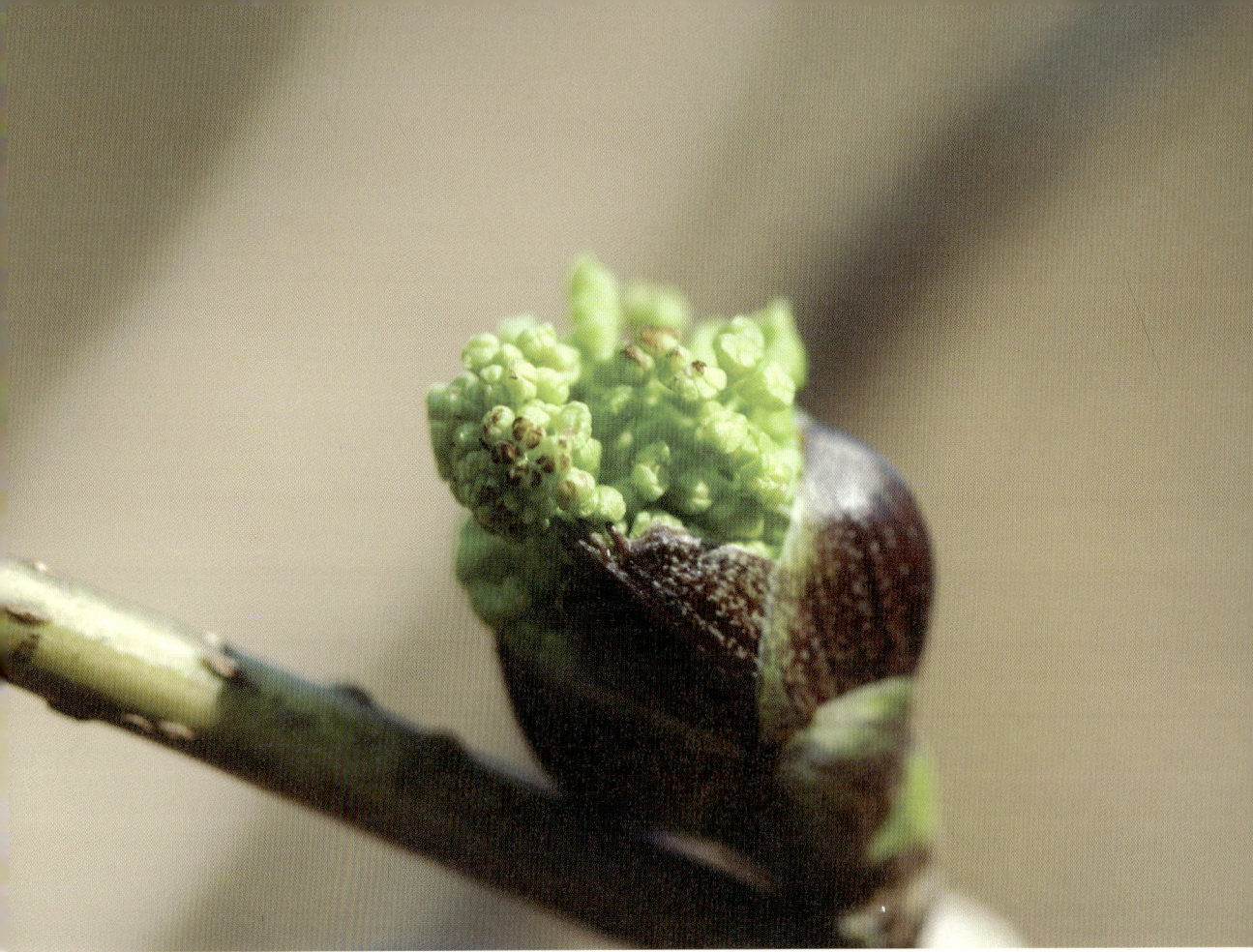

    이 속의 식물은 세계 각지에서 옛날부터 약용으로 이용되어 왔으며, 같이 쓰는 종류로 여러 가지가 있다. 속명의 이름은 '텅 빈' 이라는 뜻으로 '피리'를 나타내며 식물의 줄기를 보고 붙인 말이라 한다.

### 효능

    딱총나무는 '숲 속의 잡초'라 불릴 정도로 잘 자라며 가을에 달리는 빨간 열매는 관상용으로 많이 이용될 뿐만 아니라 식용으로도 사용된다. 꽃이 반쯤 피어났을 때 따서 말린 후 약용으로 쓰는데 정유 이외에 글리코시드와 플라보노이드, 그리고 불분명한 점액질이 주요 성분이다.

    **강한 이뇨작용** 이 꽃의 삶은 물을 마시면 땀을 내게 하고 오줌을 잘 내게 한다. 각종 소변불리에 응용된다. 열매로 술을 담가 마시면 피로회복, 감기의 해열, 이뇨, 신경통, 류머티즘의 증상을 낫게 한다. 잼으로도 만들어 먹으며 발효식품으로도 아주 유용하다. 한방에서는 주로 줄기와 가지를 약용으로 쓴다.

**활혈·지통작용** 각종 통증, 타박상, 급·만성 신염, 수종에 응용된다.
**풍습 제거** 경락을 잘 통하게 하여 풍습으로 인한 통증, 관절이 부드럽지 않아 생기는 증상에 사용한다.

## 질병에 따라 먹는 방법

**식용법** 딱총나무의 새순은 이른 봄에 나오는데 작은 가지의 끝이나 마디마디에 둥글게 부풀어 오른 것을 쓴다. 튀김, 조림, 무침으로 먹는다. 튀김용으로는 새순을 살짝 뜯어 보통 정도의 가벼운 반죽에 묻혀 튀김을 만들어 먹는다. 무침과 조림용으로는 소금을 한줌 넣고 뜨거운 물에 삶아내고 찬물에 충분히 헹구어 떫은맛을 빼고 쓴다.

**타박상, 골절에는** 생잎 또는 건조된 잎, 가지를 가늘게 썰어 진하게 달인 즙으로 상처 부위에 더운 찜질을 한다. 하루에 5~6번 한다.

**신경통, 류머티즘, 요통에는** 마른 잎, 가지 20g에 감초 5g을 더해 400g의 물에 넣고 약한 불로 약물이 반이 될 때까지 천천히 달여 하루에 두 번 나눠 마신다.

### 신경통에 좋은 목욕재료

딱총나무의 가지나 잎, 꽃을 말려 목욕재로 쓰면 신경통, 류머티즘을 치료할 수 있다. 꽃은 4월경 개화 전에, 가지와 잎은 7~8월경에 되도록 가는 가지를 2cm 정도로 잘라 그늘에 말린 후 달인 물로 목욕을 한다.

## 몸에 좋은 약술 발효액

### 딱총주

[재료] 딱총나무의 꽃이나 열매 150~250g, 소주 1ℓ, 설탕 5~10g

[담그는 법]
1. 재료를 깨끗이 씻어 물기를 완전히 제거한다.
2. 용기에 재료를 넣고 소주와 설탕을 넣는다.
3. 밀봉하여 시원한 곳에 6개월 이상 보관한다.

♣ 레몬꿀이나 벌꿀을 넣으면 맛이 좋아진다.
♣ 재료는 건져 낼 필요가 없다.

### 딱총나무 발효액 담그기

열매를 용기에 넣고 같은 양의 흑설탕 또는 황설탕을 골고루 뿌려둔다. 한달 정도 지나 골고루 잘 섞어 준다. 서너 달 뒤에 즙액을 음용할 수 있으나 두어달 더 발효시켜 즙액을 희석해서 마시면 좋다.

# 으름 *Akebia Quinata Decaisne* 목통

- 분포 : 중부이남 계곡
- 개화 : 5월 / 결실 : 10월
- 채취 : 열매, 잎, 줄기, 뿌리
- 특징 : (줄기) 성질은 차고 맛은 쓰다.
  (열매) 성질은 차고 맛은 달다.
  (뿌리) 성질은 평하고 맛은 쓰다.
- 효능 : 이뇨, 강심, 소염, 혈압높임작용

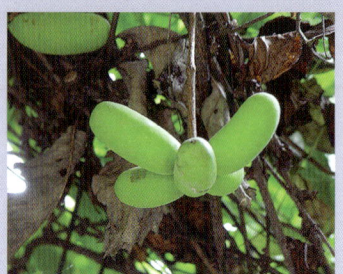

▲ 열매 이름이 으름이므로 식물 자체를 그냥 '으름'으로 부르고 생약명도 '목통'이라 그대로 통한다.

### ✚ 통초
으름덩굴의 줄기를 일명 '통초'라고도 하는데, 실제 통초는 두릅나무과 통탈목의 줄기를 말한다. 근래에 와서도 통탈목의 줄기를 통초로 혼용하고 있으며 특히 중국산 통초는 대부분 이것이다.

## 생김새

으름은 으름덩굴과에 속하는 낙엽성 활엽수로 다른 물체를 감고 올라가는 덩굴식물이다.

산과 들에서 자라며 길이는 약 5m 정도이다. 가지는 털이 없고 갈색이다. 잎은 묵은 가지에서 무리지어 나고 새 가지에서는 어긋나며 손바닥 모양의 겹잎이다.

봄에 새눈과 동시에 꽃이 핀다. 으름은 암수가 모두 한 그루에 있다. 으름의 수꽃과 암꽃은 모두 봄에 피는데 수꽃은 작지만 많이 달린다. 암꽃은 적게 달리지만 크기가 아주 크고 꽃잎이 없는 대신 자갈색의 꽃받침 잎이 마치 꽃잎처럼 달려 있다.

열매는 장과로서 긴 타원형이고 10월에 자줏빛을 띤 갈색으로 익는다. 길이는 6~10cm로 복봉선(腹縫線)으로 벌어진다.

## 효능

약용으로 열매(팔월찰), 줄기(목통), 뿌리를 쓴다.

봄과 가을에 줄기를 잘라 겉껍질을 벗기고 적당한 크기로 잘라 말린다. 맛은 맵고 달며 성질은 평하다. 심포, 소장, 방광경에 작용한다. 약리 실험에서 이뇨, 강심, 혈압높임, 소염, 위액분비 억제작용 등이 밝혀졌다.

**우수한 통변작용, 어혈제거** 으름은 위장의 열을 떨어뜨려서 속을 시원하게 하여 갈증을 없애며 대소변을 잘 소통시킨다. 오줌 누기 장애, 임증(淋症), 무월경, 부스럼 등을 다스린다.

**열매는 소화계 종양 치료제, 울화증 치료** 보통 7~8월 열매가 벌어지기 전에 약용한다. 열매는 주로 소화계 종양의 치료에 쓰이나 다른 항암약을 배합하면 기타 악성 종양에도 쓸 수 있다. 또한 열

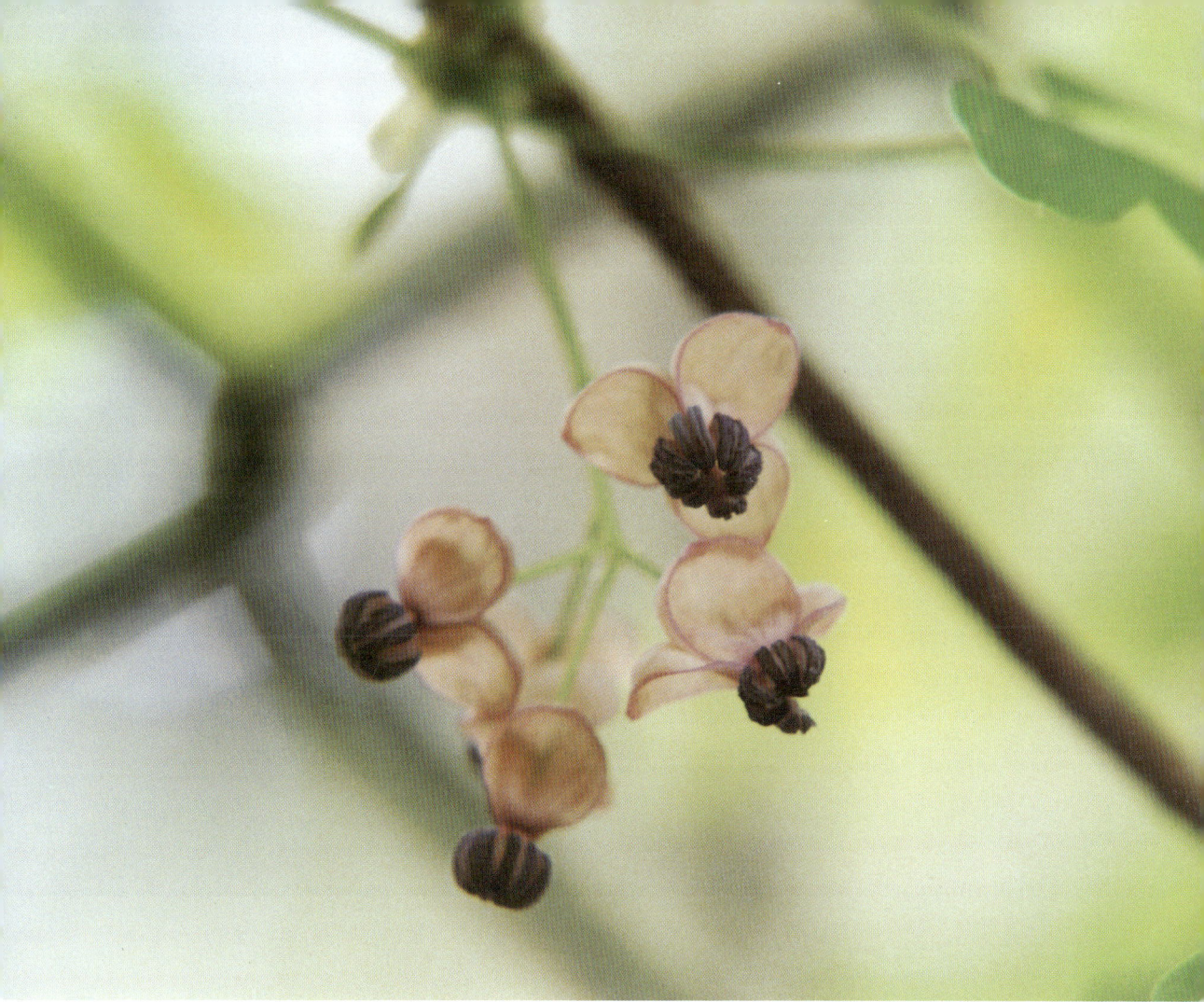

이 나면서 울화로 인한 답답한 가슴을 치료한다.

**줄기의 껍질은 소염·이뇨·진통제** 줄기의 껍질을 벗긴 것을 '통초', 뿌리의 껍질을 벗긴 것을 '목통'이라 하여 약용으로 사용한다. 민간에선 줄기와 뿌리를 말렸다가 수종(水腫)에 달여 마시거나 임질(淋疾)도 고치고 감기나 갈증이 심할 때 이용하였다.

**줄기는 뛰어난 청열·해독작용** 줄기에는 이뇨작용과 함께 비뇨기계의 염증을 치료하는 작용이 뛰어나다. 이비인후과 및 안과의 급성 감염성 염증의 치료에 상용된다. 출산 후 젖이 적거나 안 나올 경우 사용한다.

**씨는 오로칠상(五勞七傷)을 보하고 살충, 통변작용** 씨는 '예지자'라고 부른다. 씨는 겉이 검고 속은 흰데 먹으면 단맛이 나며 성질은 차다.

**뿌리는 풍기를 없애고 이뇨 및 기혈의 순환 작용을 촉진**

## 질병에 따라 먹는 방법

**식용법** 으름은 연한 덩굴 끝과 어린 잎을 따서 끓는 물에 삶은 뒤 헹구어 무친다.

봄에 돋아난 으름의 잎은 데쳐 나물로 먹고 쪄서 말려 볶아 산야초차로 마시기도 한다. 가을에는 자색으로 익은 과실이 터져 속에서 검은 종자가 들어 있는 바나나 같은 흰 과육이 나온다. 열매의 껍질을 끓는 물에 삶아 하룻밤 찬물에 담가둔다. 물을 빼고 난 뒤 잘게 썰어 기름으로 볶아 된장과 버무려 맛을 내고 튀김도 한다.

**임산부의 사지 부종에는** 목통을 사용한 처방을 보면 우슬, 생지황, 천문동, 맥문동, 오미자, 황백 등을 배합해 치료한다.

**부인의 경폐(經閉)와 월경부조에는** 우슬, 생지황, 현호색을 배합하여 치료한다. 가을과 이듬해 봄 사이에 채취하여 껍질을 제거하고 말려 쓴다.

**비뇨기계 각 부분의 결석에는** 목통, 석위, 금전호, 계내금, 구맥을 넣어 쓴다.

**치질 수술 후에 배뇨가 곤란하면** 목통 20g에 차전자, 복령 각 12g을 넣어 쓴다.

**인후종통의 초기에는** 목통, 산두근, 사간을 넣어 쓴다.

**무월경, 생리통에는** 목통, 적작약, 도인, 단삼, 우슬을 넣어 쓴다.

**관절통, 타박상에는** 뿌리 20g을 물 500cc에 달여 그 양을 반으로 줄여 여러 차례 나눠 마신다.

**속이 답답하고 더부룩할 때는** 뿌리 20g에 목향 20g을 함께 달여 여러 차례 마시면 좋다.

**기타** 눈을 씻으면 눈병이 낫고 산모의 젖이 부족할 때는 잎을 달여 마셨다.

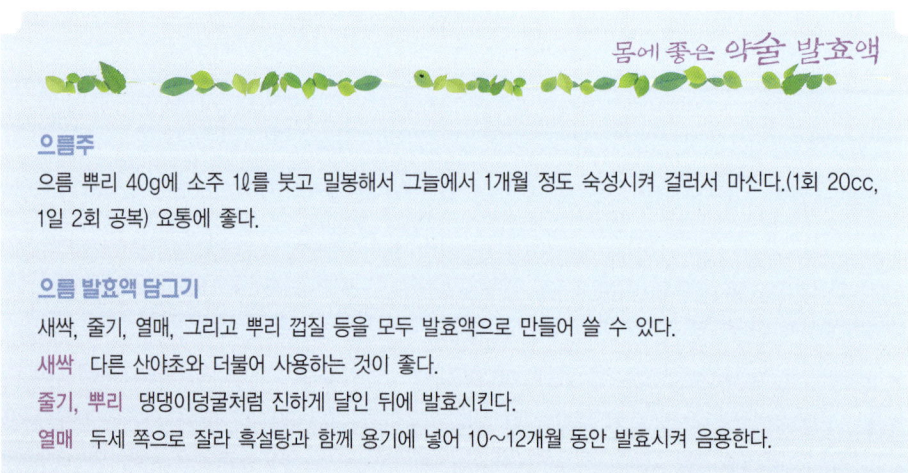

### 몸에 좋은 약술 발효액

**으름주**
으름 뿌리 40g에 소주 1ℓ를 붓고 밀봉해서 그늘에서 1개월 정도 숙성시켜 걸러서 마신다.(1회 20cc, 1일 2회 공복) 요통에 좋다.

**으름 발효액 담그기**
새싹, 줄기, 열매, 그리고 뿌리 껍질 등을 모두 발효액으로 만들어 쓸 수 있다.
**새싹** 다른 산야초와 더불어 사용하는 것이 좋다.
**줄기, 뿌리** 댕댕이덩굴처럼 진하게 달인 뒤에 발효시킨다.
**열매** 두세 쪽으로 잘라 흑설탕과 함께 용기에 넣어 10~12개월 동안 발효시켜 음용한다.

# 기혈소통을 위한 산야초

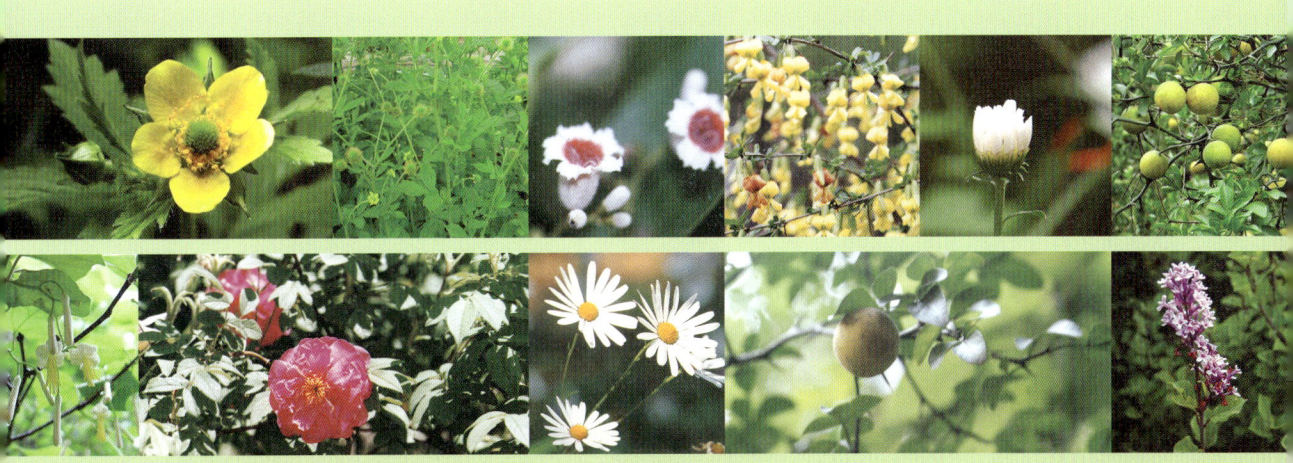

# 뱀무

*Geum japanica Thunb.* 수양매(水楊梅)
*Geum aleppicum Jacq.* 큰뱀무

- 분포 : 들 / 개화 : 6~7월
- 결실 : 8~9월 / 채취 : 전초
- 특징 : 성질은 차고 맛은 쓰다.
- 효능 : 이뇨, 청열, 해독, 소종작용

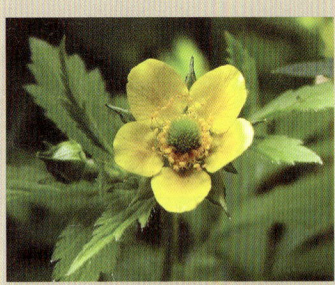

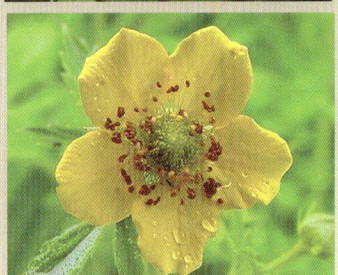

▲ 수술과 암술은 여럿이며 암술대 중간 부에는 마디가 있으며 마디가 떨어진 끝 부분은 갈고리 모양으로 굽어 있다. 꽃잎은 다섯 개로 둥글고 꽃받침과 길이가 비슷하거나 약간 짧다.

### ♣ 잎이 큰 뱀무

속명의 어원은 맛이 좋다는 뜻에서 나왔다. 다른 종명으로 macrophyllum 이 있으며 이것은 그리스어 '크다' 와 '잎'에서 나온 합성어로서 '큰 잎을 가진' 이라는 뜻이다. 잎이 크기 때문에 붙여졌다. 관상용으로 키우는 제움 (Geum)도 있다.

## 생김새

뱀무는 각처의 숲 속에서 자라는 장미과의 여러해살이 풀이다. 어릴 때는 무잎과 닮았으며 땅으로 퍼진다. 뱀이 많이 다니는 풀숲에서 자란다. 높이는 25~100cm까지 자라며 풀 전체에 짧고 연한 털이 많다.

근생엽은 잎자루가 길며 날개 모양으로 갈라진다. 잎은 연하고 긴 털이 많이 나며 깃꼴겹잎이다. 끝에 붙은 작은 잎은 둥근 모양이고 넓은 난형이다. 경생엽은 잎자루가 짧고 난형으로 깊게 3개로 갈라진다.

꽃은 6월에 피는데 노란색으로 줄기 끝에 몇 송이가 둘러붙는다. 꽃이 핀 후 며칠 지나면 꽃잎이 하나 둘 떨어져 버리고 꽃술 밑 부분만이 점차 커져 둥그런 머리 모양이 된다. 꽃받침은 5개로서 삼각상 피침형이며 곁에 가는 것이 밀생한다. 꽃이 핀 다음 뒤로 젖혀진다.

7월에 열리는 과실은 길이가 2cm로 가늘고 긴 계란형이고 방사 형태로 모여 직경 1.5cm의 구형이 된다. 큰뱀무는 뱀무와 비슷하지만 작은 꽃대에 퍼진 털이 있는 것이 다르며 6~7월에 노란 꽃이 피고 8월에 수과가 열린다. 수과에도 털이 있고 암술머리가 남아 있다. 전국의 산들에서 80~100cm 정도 자란다.

## 효능

잎과 줄기에는 플라보노이드와 탄닌이 들어 있고, 뿌리에는 향기 나는 물질, 쓴맛이 나는 물질 그리고 휘발성 유류 등이 함유 되어 있다.

뿌리를 포함한 전초에는 청열, 해독, 이뇨, 소종, 지통, 거풍, 제습, 활혈, 소종작용이 있어 장염, 이질, 자궁출혈, 인후염, 소변불리, 대하 등에 쓴다.

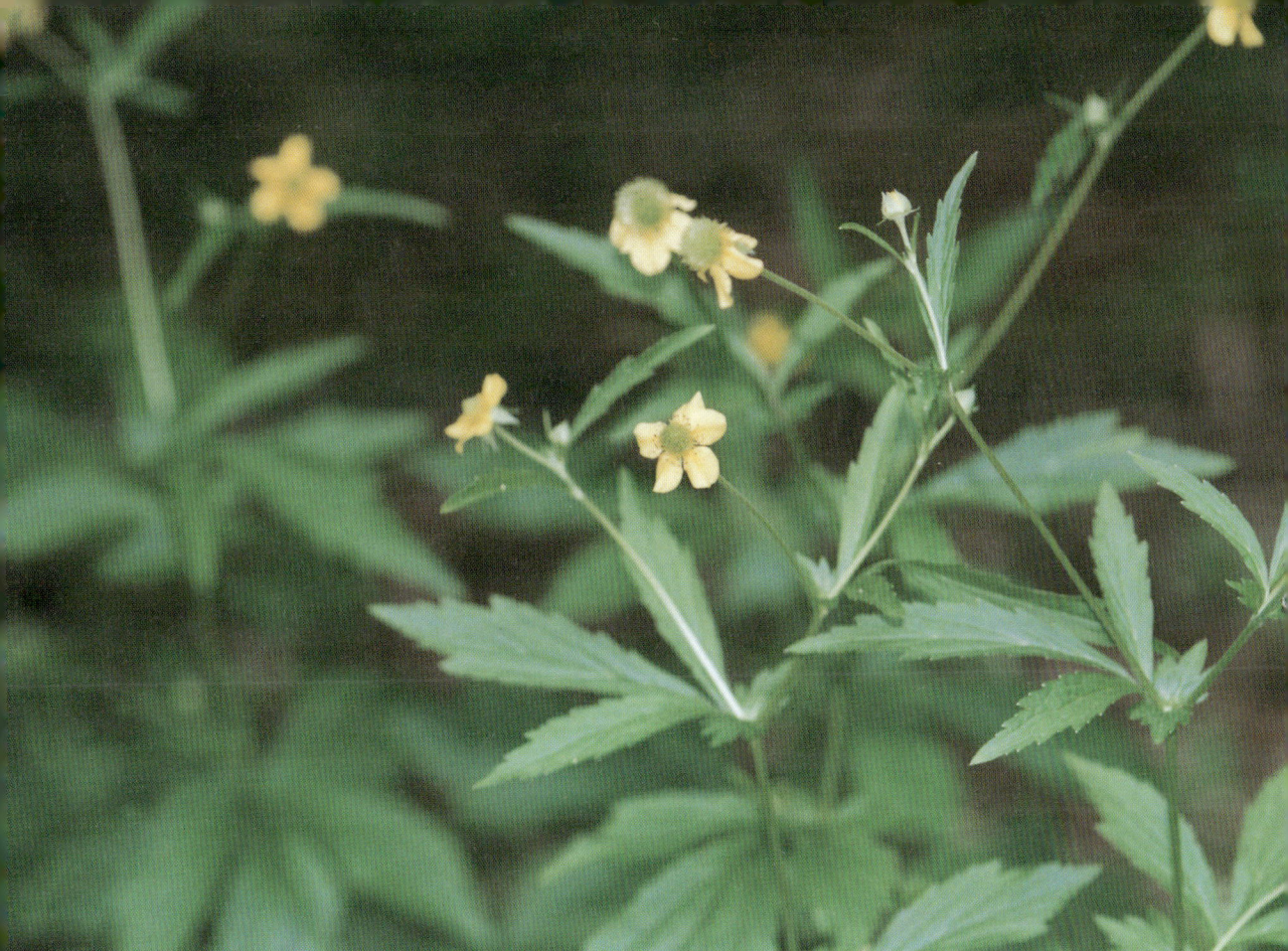

### 🌼 질병에 따라 먹는 방법

　여름부터 가을 사이에 꽃이 필 때 채취하여 잘게 썰어(4~5cm) 그늘에서 말리고, 때로는 생풀을 쓰기도 한다. 봄에 어린 싹을 나물로 먹는다. 쓴 맛이 거의 없어 가볍게 데쳐 찬물에 한번 헹궈 양념을 해서 먹는다. 뿌리는 생것을 그대로 된장이나 고추장에 발라 장아찌로도 해먹는다.

　**신장병, 부종, 방광염에는** 전초를 건조시켜 자른 것 약 20g을 800cc의 물에 넣고 반이 될 때까지 약한 불에 천천히 끓여 하루에 세 번, 식전 또는 식후에 복용한다.

　**유아의 피부병에는** 뿌리째 말린 것 200g을 5ℓ의 물에 넣고 약한 불로 달인 즙을 환부에 여러 번 바르고 씻는다.

　**연주창(連珠瘡)과 악성종기에는** 외용으로 쓰며, 신선한 전초를 짓찧어 환부에 바른다.

　**식용법(튀김)** 잎을 잘 씻어서 물기를 빼고 양쪽에 반죽을 묻혀 약간 낮은 정도의 온도로 천천히 튀긴다.

# 해당화

*Rosa rugosa Thunb.*
매괴화(玫瑰花)

- 분포 : 중북부 바닷가 / 개화 : 5~7월
- 결실 : 9월 / 채취 : 열매
- 특징 : 성질은 따뜻하고 맛은 달고 쓰다.
- 효능 : 산어, 해독, 지통작용

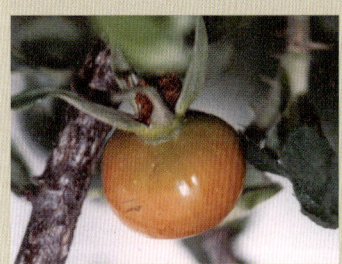

▲ 열매는 주홍빛으로 윤기가 나고 새콤한 맛이 난다.

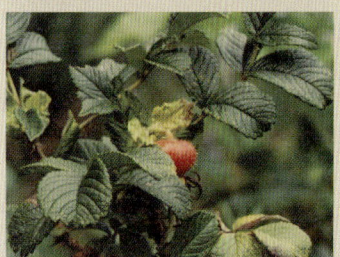

▲ 잎맥을 따라 주름이 깊게 파이고 뒷면에 털이 빽빽이 나는 것이 가장 큰 특징인데 이것은 바닷가의 짠 소금기로부터 잎을 보호한다.

### ♣ 매괴화

해당화를 실질적으로 약용하는 것은 건조한 꽃봉오리를 가리키는 것으로 그 생약명은 매괴화(Flos Rosae Rugosae)로 통용된다. 일부에서는 겹해당화를 매괴화로 주장하기도 한다. 중국 등지에서도 꽃봉오리를 매괴화라 한다.

## 생김새

해당화는 바닷가 모래땅에 자라는 장미과의 떨기나무이다. 줄기는 모여 나며 비늘 모양의 가시가 있고 부드러운 털이 많이 있다. 잎은 어긋나며 소엽 7~9장으로 된 깃꼴겹잎이다. 가장자리에 톱니가 있다. 꽃은 가지 끝에서 1~3개씩 달리며 붉은 자주색으로 간혹 흰색도 볼 수 있다. 수술과 암술의 노란색이 꽃의 색대비를 분명하게 한다. 꽃이 지고 나면 꽃받침 아랫부분이 둥글게 부풀어올라 열매를 맺는다. 열매 안쪽에는 지름이 0.5cm 정도되는 흰색 씨가 6~8개 들어있다.

비슷한 식물인 생열귀나무는 중부지방 이북의 낮은 산지에서 자란다. 민둥인가목은 높은 산 숲 속에서 자라며 꽃이 옅은 분홍색이다.

## 효능

해당화는 향기가 감미로워 기를 잘 순환시키며 통증을 멈추게 한다. 또한 어혈을 물리치고 해독을 하는 작용이 있어 소화기 계통의 기창동통(氣脹疼痛)을 치료하는데 좋다.

해당화는 간, 비경에 들어가서 혈을 조화시키며, 기를 잘 통하게 하며 울체를 풀어주는 작용이 있고 풍비를 치료하는 약물이다. 행혈, 항염증약으로서 간위통, 유옹종독, 월경불순, 류머티즘, 타박상에 주로 차로 많이 음용한다. 해당화에는 로즈오일이 약 0.03% 함유되어 있는데, 주성분은 시트로넬롤, 게라니올, 네롤 등이다. 시트로넬롤의 함유량은 60%에 이른다.

## 질병에 따라 먹는 방법

**간종대, 간경화에 의한 간장의 창통에는** 해당화 30g, 후박 4g, 현호색 12g을 배합해 끓여 복용한다.

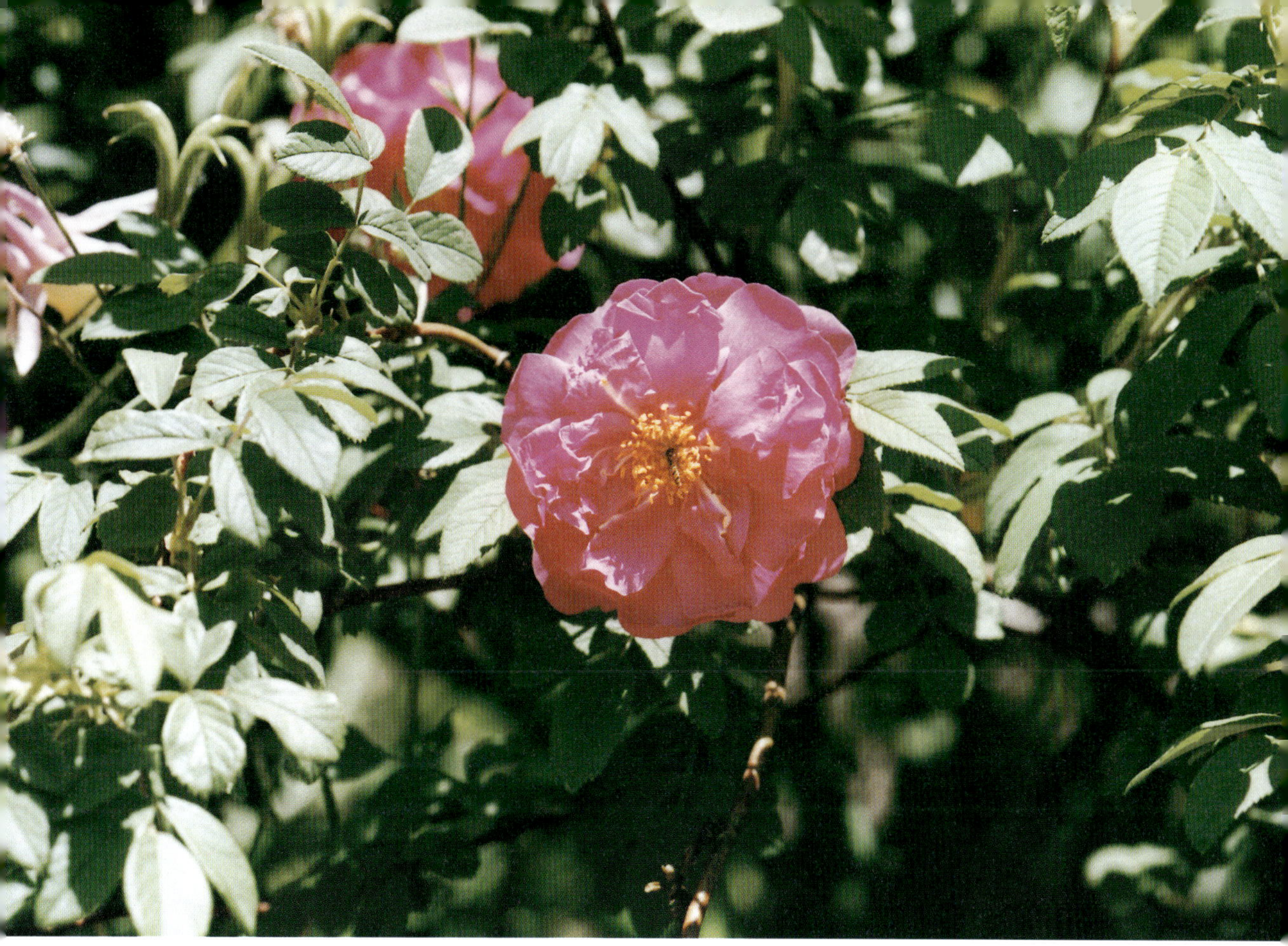

**가슴과 옆구리가 답답하고 시원치 않으면** 해당화 3g, 시호 4g, 향부자 8g, 지실 12g을 끓여 마시면 팽만감을 없애는데 좋다.

**장에 가스가 차고 장이 꼬여 배가 은근히 아플 경우** 해당화 3g에 금영자 12g, 현호색 12g, 빈랑 12g을 더한 후에 끓여 복용하면 기가 통하고 맺힌 것을 풀어준다.

**담낭의 염증에는** 만성엔 복부가 늘어나듯 아프다. 이때 매괴화 4g, 백작약 8g, 향부자 12g, 육두구 20g을 끓여 마시면 좋다.

**월경이상에는** 기분이 개운치 못해 월경이 고르지 못하고, 배변이 시원치 못하거나, 월경시 하복부 창통에는 해당화 4g에 사인, 두구, 오약, 현호색, 금영자, 천궁을 가미해 끓여 복용한다.

**토혈, 객혈에는** 혈색이 검붉고 가슴이 답답하고 아프면 해당화, 강진향 각 4g, 천초근, 포황(탄) 12g을 끓여 복용하면 좋다.

**기타** 뿌리는 탄닌이 함유되어 적갈색의 염료로도 쓰였다.

몸에 좋은 약차 약술

### 해당화차
꽃잎을 말렸다가 뜨거운 물에 띄워서 향미를 즐긴다.

### 해당화주
[재료] 열매 400g, 설탕 50g, 소주 1.8ℓ
[만드는 법] 잘 익은 열매를 이용한다. 소쿠리에 담아 물을 끼얹으면서 씻어 물기를 뺀다. 병에 넣고 밀봉하여 냉암소에 6개월 정도 보관한다.
[마시는 법] 그냥 마셔도 좋고 칵테일로도 적합하다.
[효능] 피로회복, 식욕증진

# 박쥐나무

*Alangium chinence Harms*
팔각풍(八角楓), 과목근(瓜木根)

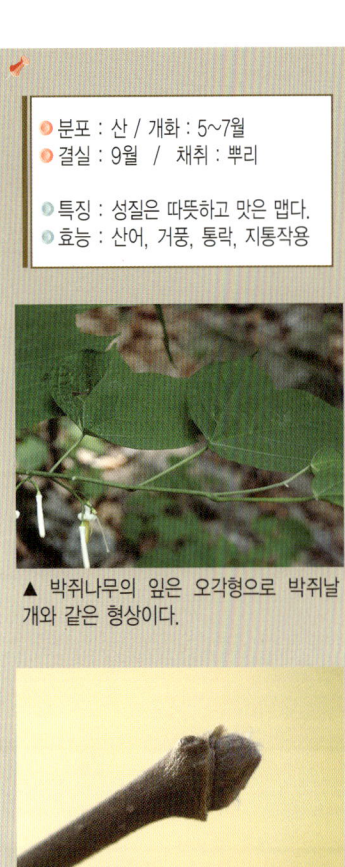

- 분포 : 산 / 개화 : 5~7월
- 결실 : 9월 / 채취 : 뿌리
- 특징 : 성질은 따뜻하고 맛은 맵다.
- 효능 : 산어, 거풍, 통락, 지통작용

▲ 박쥐나무의 잎은 오각형으로 박쥐날개와 같은 형상이다.

▲ 겨울눈

▲ 꽃

## 생김새

박쥐나무는 중부지방 이남의 숲 속에서 자라는 작은키 나무이다. 높이는 3~6m 정도 자란다. 잎은 어긋나며, 잎의 위쪽은 3~4 갈래로 나눠지고 끝이 꼬리처럼 뾰족하다.

꽃은 6~7월에 잎겨드랑이에서 난 꽃대에 1~4개씩 아래를 향해 핀다. 꽃잎은 6장인데 노란빛이 도는 흰색으로 끝이 말린다. 수술은 12개인데 길이가 3㎝ 정도이며 꽃밥이 노랗다. 열매는 핵과인데 검은 빛이 도는 푸른색이다. 뿌리를 약용으로 하는데 일년내내 채집이 가능하며 햇볕에 말려서 잘게 썰어 쓴다.

## 효능

박쥐나무의 뿌리 껍질에는 알칼로이드, 페놀류, 아미노산, 유기산, 수지가 함유되어 있다. 수염뿌리는 주로 알칼로이드, 배당체를 함유한다. 이러한 약성을 이용하여 박쥐나무 뿌리에서 알칼로이드를 추출하여 정맥주사용 근육이완제로 만들어 쓴다.

**풍습제거, 산어지통** 풍습관절통, 마비, 탄탄, 타박상에 치료효과가 있다. 용량은 2g부터 시작하되 독성 반응이 있을 때는 증량하면 안 되며, 독성반응이 없으면 8g까지 천천히 증량해도 좋다.

**근육이완, 진통작용** 수술 후 근육이완과 마취 진통 등을 가라앉힌다.

**상처가 없는 풍습병에는 외용으로 사용** 박쥐나무 뿌리 4g을 술 240g에 담그고 매일 한잔씩 마신다. 독성반응이 없으면 주야에 한잔씩 복용한다. 환자의 심장기능이 양호하고 관절종창이 없어지지 않고 병정이 장기간일 경우에 복약하면 효과가 없다. 경증에는 쓰지 않는다.

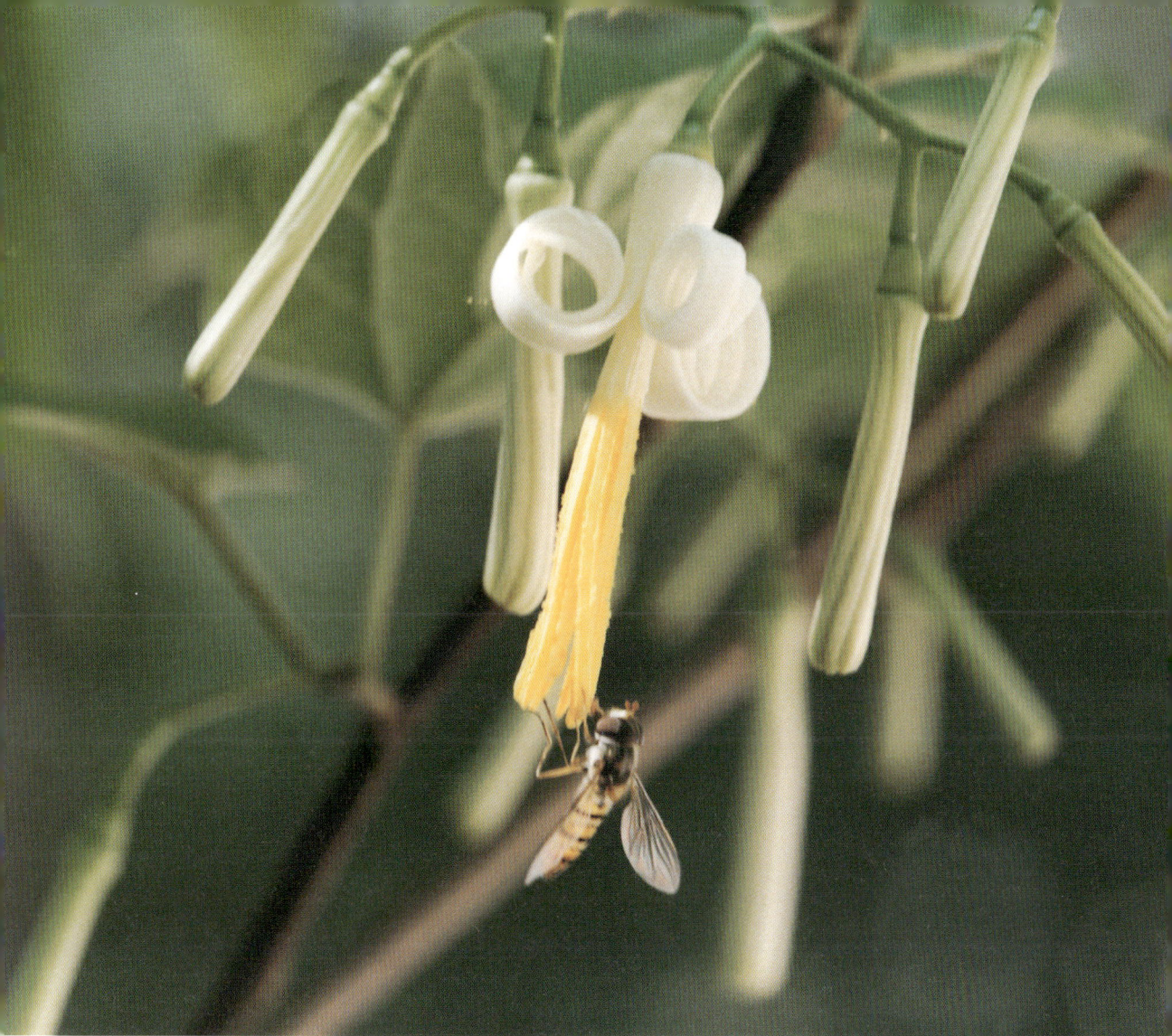

### 🌸 질병에 따라 먹는 방법

   침 마취, 중약 마취에 의한 수술에서 근육 이완이 충분하지 않는 경우 양금화, 천호, 현호색 등의 마취, 진통약과 배합하면 마취진통, 근육이완 작용을 강화한다.

   타박상, 골절이 복구되었는데도 상처 부위에 퍼런 멍이 있고 아프면 박쥐나무 뿌리를 술에 담가 복용하던지, 팔각풍 4g, 홍화 8g, 도인 12g의 분말을 술에 타서 외용한다.

> **주의** 외과 수술에 주로 사용하고 체력이 약한 사람에겐 적당히 용량을 줄여 쓰고 특히 폐기능이 완전치 못한 사람들에게는 조심해서 써야한다.

# 소나무

*Pinus densiflora S. et Z.*

- 분포 : 산지 / 개화 : 4~5월
- 결실 : 다음 해 10월 / 채취 : 잎, 꽃가루
- 특징 : 성질은 따뜻하고 맛은 시다.
- 효능 : 기혈순환, 강정작용

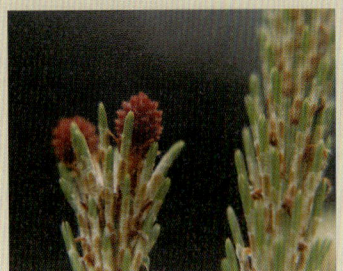

▲ 암꽃

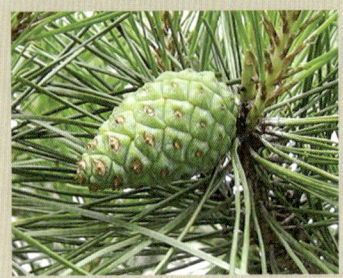

▲ 솔방울

### ♦ 강송과 춘양목

기름진 땅에서 햇볕을 알맞게 받으며 자란 소나무는 줄기도 굵고 곧게 자라서 기둥감으로 된다. 예전에 궁궐을 짓거나 절을 지을 때 소나무를 썼다. 그 중에서 강송과 춘양목이 가장 좋다. 강송은 강원도에서 나는 소나무를 통틀어서 말하고 춘양목은 경북 봉화군 춘양면에서 자라는 소나무를 말한다.

## 생김새

소나무는 우리나라 어디서나 모래땅이든, 진흙땅이든 잘 자란다.

봄이 되면 소나무에 물이 오를 때 껍질을 벗기면 연한 속껍질이 나온다. '송기'라고 하는 속껍질은 맛이 달고 성질이 따스하다.

소나무는 지구상에 6,500만 년 전의 신생대에 처음 나타나서 현재 전 세계에 100여종 자라고 있다고 한다. 우리나라에는 7종이 있다. 추운 지방에서부터 북반구의 아열대 지역까지 분포되어 있다. 우리나라의 땅속에 묻혀 있던 화분(花粉)의 분석 결과에 따르면 6000년 전에는 활엽수림이었는데 약 3000년부터 소나무가 증가되고 2000년 전부터는 소나무 숲으로 바뀌었다고 한다.

종자는 싹이 틀 때 종피를 쓴 떡잎이 땅 위로 올라온다. 떡잎의 시기를 벗어나면 잎은 두 개가 한 쌍이 되어 마주 나는데 아랫부분은 2~3mm 정도 되는 엽초(입자루) 안에 들어 있고 엽초는 떨어지지 않고 잎과 일생을 같이 한다.

꽃은 4월 하순부터 5월 상순에 피는데, 암꽃은 가지의 끝 쪽에 2~3개씩 달리고 처음 모양은 둥글거나 타원형이며 엷은 보라색을 띤다. 한 나무 위에 암수꽃이 같이 있어 '자웅동주' 또는 '일가화' 라고 한다. 수꽃은 새 가지 밑 부분에 달리며 타원형으로 갈색이다.

### 1. 백송

백송은 나무 껍질에 흰 얼룩무늬를 가지고 있어 '백골송', '백피송' 이라고도 한다. 중국이 원산지이며 우리나라엔 600여 년 전에 들어왔다. 자라는 속도가 매우 느릴 뿐 아니라 옮겨심기는 무척 힘들다. 다른 소나무과의 나무들에 비해 잎의 길이가 짧고 잎의 단면이 세모꼴이다. 어릴 때부터 곁가지가 잘 발달한다. 잎이 3개씩 달려 리기다, 테에다와 같이 3엽송이다.

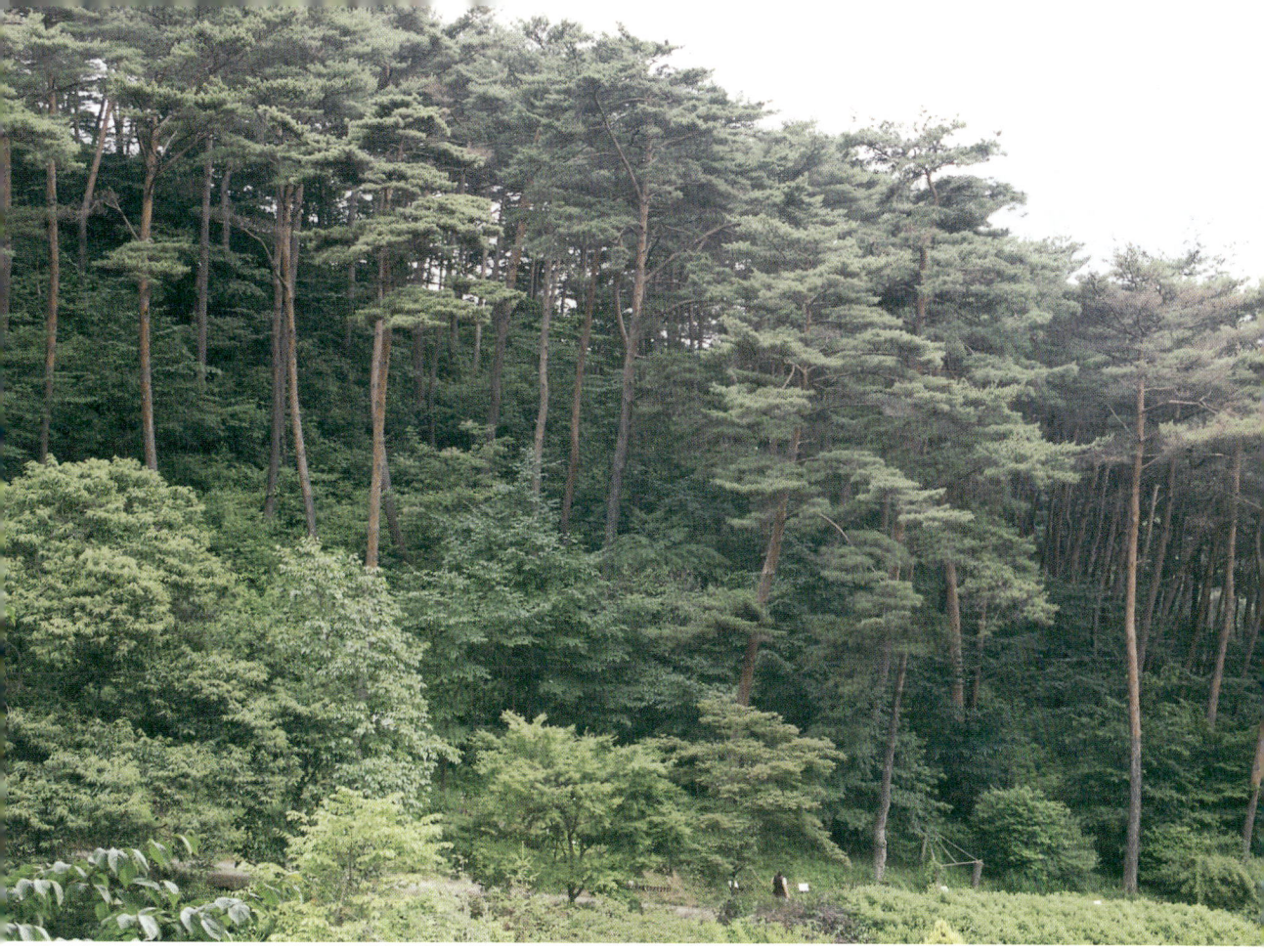

## 2. 반송

삿갓솔, 다복솔이라고 불리는 반송은 소나무의 품종 가운데 하나로 밑둥치에서부터 줄기가 여러 갈래로 나뉘면서 원줄기와 곁줄기의 구별이 없는 나무를 가리킨다.

## 3. 리기다소나무

리기다소나무는 북미가 원산지이며 가지가 넓게 퍼진다. 수피는 적갈색이며 깊게 갈라지고 소지는 연한 갈색이다. 겨울눈은 짙은 갈색이다. 꽃은 3~4개씩 모여 나고 비틀린 모양이다.

## 4. 해송(흑송)

곰솔은 '해송' 또는 '흑송'이라고도 하며 한국, 중국, 일본의 해변가에 자생한다. 우리나라에선 남부지역에서 주로 자라고 서쪽으로는 경기도 남양, 동쪽으로는 강원도 속초까지 자란다.

수피는 거칠고 검은 갈색이며 겨울눈은 백색이다. 잎은 침엽으로 2개가 모여 나고 진한 녹색으로 소나무 잎보다 굵다. 소나무에 비해 빨리 자란다. 4~5월에 꽃이 피는 암수가 같은 나무에 있고, 암꽃은 새로 난 가지 끝에 1~5개씩 적색으로 달린다. 수꽃은 새 가지 밑 부분에 많이 달린다. 곰솔은 생장속도가 느리지만 일단 뿌리가 잘 내리면 그 자리에서 오래도록 산다.

### 효능

솔은 만병의 말할 것도 없고 뿌리, 꽃, 마디, 복령, 송이버섯뿐 아니라 소나무 숯도 중요한 약재이다.

솔잎은 풍습을 없애고 몸 안의 벌레를 죽이며 가려움을 멎게 하고 머리털을 나게 한다. 내장을 고르게 하고 배고프지 않게 오래오래 살게 한다.

**속껍질** 지혈과 설사를 그치게 하며 살이 썩지 않게 한다. 맛은 달고 성질은 따스하다.

**솔마디** 어린가지를 잘라 쪼개 물에 담갔다가 쓰는데 성질은 따뜻하고 맛은 쓰다. 폐·위를 튼튼하게 한다. 풍습을 없애고 경련을 멈추게 하며 경락을 고르게 한다. 뼈마디가 아플 때, 각기 타박상, 관절염 등에 달여서 또는 술에 담가 먹는다.

**솔방울** 달고 따스하다. 변비와 풍으로 인한 마비를 낫게 한다. 골절풍과 어지럼증을 고치며 죽은 살을 없앤다.

**송화 가루** 봄에 수꽃이삭을 따서 꽃가루를 털어 체로 쳐서 쓴다. 풍과 염증을 없애고 지열시킨다. 허약체질, 감기, 두통, 종기 등에 쓴다.

**송이버섯** 맛은 달고 성질은 평하다. 적송에만 균근이 붙는다. 섬유분해요소, 많은 다당류가 있으며 복통, 설사, 빈혈에 효과가 있다.

**송지(松脂)** 황색이고 향이 있어 맛이 쓰고 달며 토기가 있어 오장을 편하게 하며 열을 없앤다. 구복하면 몸을 가볍게 하고 늙지 않고 장수한다고 한다.

---

♣ **소나무의 여러이름**

소나무는 껍질이 붉고 가지 끝에 붙은 눈의 색깔이 붉기 때문에 '적송'이라고 하고 내륙지방에 주로 자생한다고 해서 '육송'이라고 부른다. 또한 소나무는 잎이 두 개 모여 한 다발을 이루므로 '이엽송', '이침송'으로 부른다.

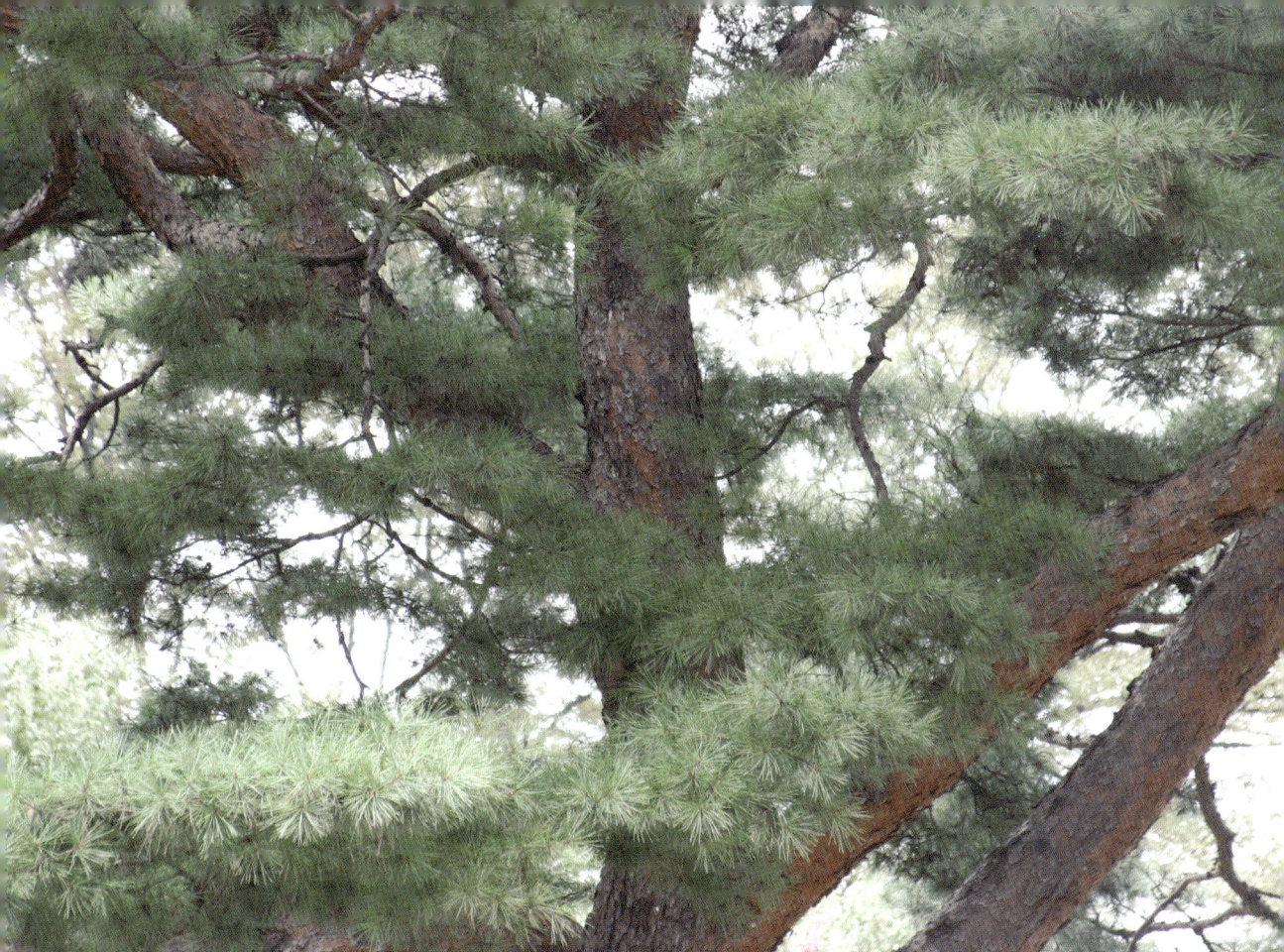

### 복령(茯苓)

　소나무를 봄철에 베고 나서 3년 이상 지나면 소나무의 정즙(精汁)이 뿌리로 흘러 들어간다. 즉, 소나무의 정기가 뭉쳐서 뿌리에 기생하여 자란 혹이 생길 수 있는데 이것이 복령이다. 소나무의 정화이며 토기를 쌓아 이뤄진 것이다.

　복령은 구멍버섯과의 복령균(Poria cocos Wolf)의 균핵을 말린 것이다. 균핵엔 $\beta$ ~팩키만이 균핵 건중량의 93%를 차지하고 이 밖에 복령산, 콜린, 아데닌 등이 들어 있다. 속의 빛깔이 흰 것은 '백복령', 붉은 것은 '적복령'이라 한다. 솔뿌리가 복령을 관통한 것을 복신이라 하고 이때의 솔뿌리는 황송절 또는 신목이라 부른다. 백복령은 심·비를 보하고 적복령은 습열과 이뇨에 좋다. 복신은 진정작용이 강하므로 가슴 두근거리고 수면장애, 건망증에 쓴다. 복령 껍질은 오줌을 잘 누게 하고 부종에 쓴다.

『신농본초경』엔 복령이 "맛은 잘고 기는 평하다. 가슴과 옆구리에서 거꾸로 치미는 기를 다스린다. 우울, 분노, 놀람으로 인해 두려우면서 가슴이 두근거리는 증상을 치료한다. 명치 밑이 응결돼 아프거나 한열이 생기면서 가슴이 그득하고 치밀어 오를 때 쓴다. 입, 혀가 마르는 것을 치료하고 소변을 잘 내보낸다. 오래 복용하면 혼을 안정시키고 신을 기르며 허기를 느끼지 않게 하고 오래 살수 있다."고 한다.

### 솔잎주
[재료] 솔잎 250~300g, 소주 1ℓ, 설탕 5~10g
[담그는 법]
❶ 새로 나온 솔잎을 훑어 물에 잘 씻은 후 1~2일 그늘에 말린다.
❷ 잘 말린 솔잎을 용기에 넣고 소주와 설탕을 넣은 다음 밀봉한다.
♣ 만약 솔잎에 물기가 있으면 곰팡이가 핀다
❸ 시원한 곳에 6개월 이상 보관한다.
[마시는 법]
1회 30㎖, 1일 2회, 아침저녁 식사 후

### 송이주
[재료] 송이 300~400g, 소주 1.8ℓ, 설탕 5~20g
[담그는 법]
❶ 송이버섯은 잘 손질하여 물에 살짝 씻은 후 물기를 제거한다.
❷ 썰지 않고 통째로 입구가 큰 병에 넣고 설탕과 소주를 넣은 후 밀봉한다.
❸ 시원한 곳에서 6개월 이상 숙성시킨다.
[마시는 법]
취침 전, 1일 1회, 1회 20㎖

### 복령주
[재료] 복령 250~300g, 소주 1ℓ, 설탕 5~10g
[담그는 법]
❶ 복령을 1주일 정도 물에 불려 겉껍질이 부드러워지면 얇게 썰어 햇빛에 말린다.
❷ 말린 복령을 용기에 넣고 소주를 붓는다.
❸ 설탕을 넣고 밀봉하여 시원한 곳에 6개월 정도 보관한다.
[마시는 법]
취침 전, 1일 1회, 1회 20㎖

# 정향나무

*Syzygium aromaticum* M. et P.
*Eugenia caryophyllata* Thunb

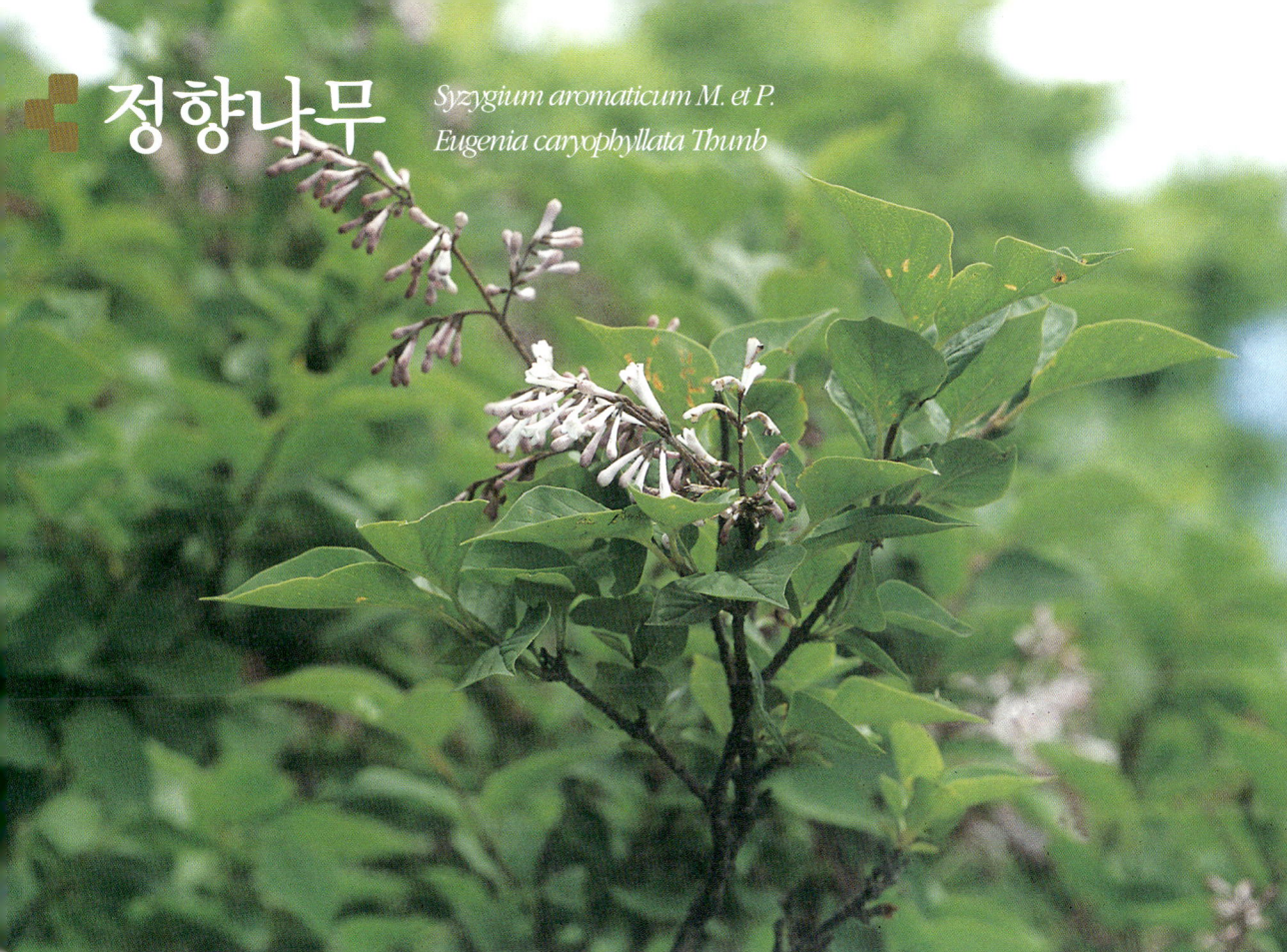

- 분포 : 재배 / 개화 : 2~4월
- 결실 : 8월 / 채취 : 꽃

- 특징 : 성질은 뜨겁고 맛은 맵다.
- 효능 : 건위, 온신작용

### ♣ 아유르베다와 정향나무

인도의 아유르베다(Ayurveda) 의학의 성전인 『차라카』 본집(本集)에는 'Lavanga'의 이름으로 정향이 치료에 사용되어 왔다.

### 생김새

정향나무의 원산지는 몰카제도이며, 기원전에 중국에, 1세기 경에는 인도를 거쳐 서로마에 전해졌다.

열대섬의 점토질 토양에서 잘 자란다. 씨를 심어서 6년이 자라면 꽃이 피면 16~20년 만에 제일 많은 꽃봉오리가 열리는데 보통 한 나무에서 2.5kg을 거두어 드린다.

유럽에서는 15세기경부터 재배가 성행했고, 영명 라일락은 프랑스어의 '리라'에서 변한 말인데, 중세시대에 아랍인이 북아프리카 및 스페인을 정복, 정착하면서 생긴 문물의 하나이다. 페르시아에서는 '리락', 아랍어의 '라이락'이 스페인에 들어가 프랑스어의 '리라'가 되었다고 한다.

이에 반해 수수꽃 다리속(Syringa) 식물 중의 정향나무라 불리는 것이

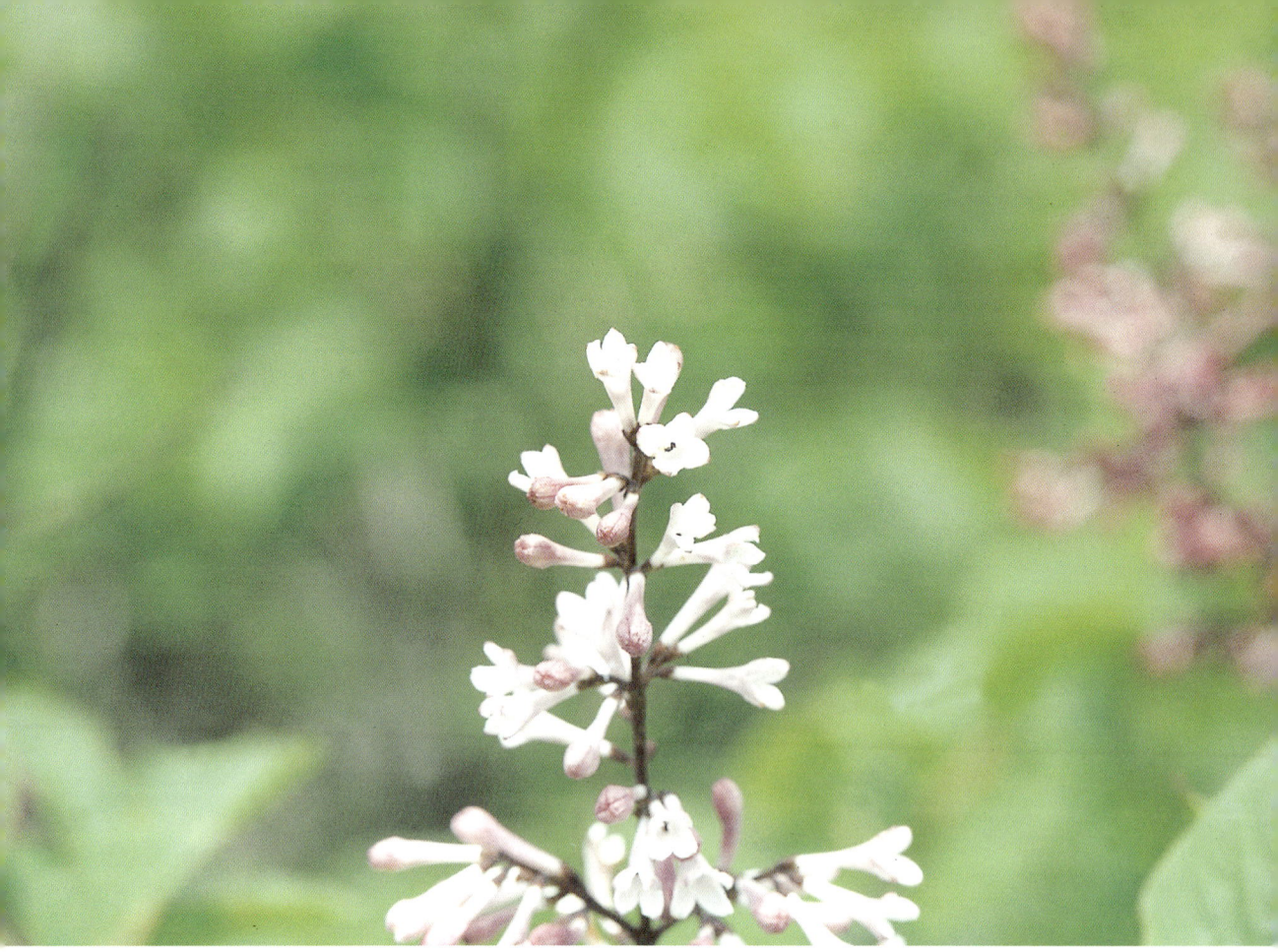

있다. 둥근 정향나무 속의 흰 정향나무, 털개회나무(정향나무, 조선야정향)가 있다. 껍질은 민간약으로 치통과 건위제로 쓰이고 말린 꽃봉오리는 방향제, 목욕제로도 이용되었다.

### 효능

**찬 기운을 몰아내고 양기를 증가시킴** 정향은 온조(溫燥)하고 향기가 강하여 찬 기운으로 일어난 위풍을 치료하는 효능이 있다. 위의 소화기능을 증가시키고 오심, 구토를 억제한다. 양기를 증가시키는데 도움이 된다.

**구충작용** 정향유는 회충을 마비시켜 없앤다.

### 🌸 질병에 따라 먹는 방법

**위가 차서 생기는 딸꾹질, 삼키기가 곤란할 때는** 소엽부자, 감꼭지를 넣고 진하게 달여 따뜻하게 해서 마신다. 딸꾹질이 2주 이상 지속하고 약간의 과식에도 곧 토하며 배가 더부룩하고 식욕이 떨어지면 다시 건강, 오수유, 사인, 반하를 넣어 쓴다.

**신양부족으로 인한 음병, 양위에는** 부자, 육계, 파극, 육종용 등 온신부양약을 넣어 쓴다.

**각종 풍습병에는** 풍습이 오래 머물러 몸이 허약하고 허리와 대퇴부가 차고 아프며 살이 빠지고 힘이 없어질 때는 정향에 부자, 우슬, 두충과 같이 쓰면 좋다.

**치통 완화에는** 정향유에는 가벼운 마취작용이 있어 치통을 멎게 한다. 각종 치통에 소량의 정향유를 바르면 통증이 줄어든다.

> **참조** 정향을 치료에 쓸 때는 복방(複方)으로 사용하며 황기, 백출, 백작약, 당삼, 향부자 등과 같이 쓰면 건위효과가 한층 더 강해지는데 환제로 해도 좋다.

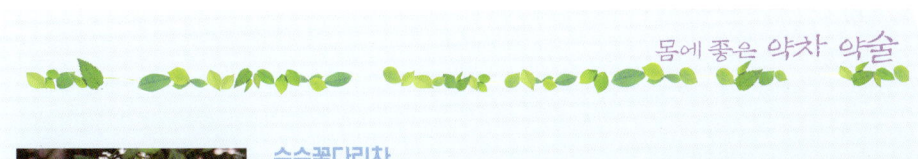

몸에 좋은 **약차 약술**

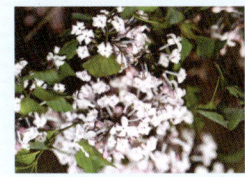

**수수꽃다리차**
꽃봉오리에서 꽃을 뽑아내어 그늘에서 잘 말린다. 용기에 보관하여 한지로 뚜껑을 만들어 둔다. 찻잔에 넣고 끓는 물과 설탕을 넣어 우려내어 마신다.

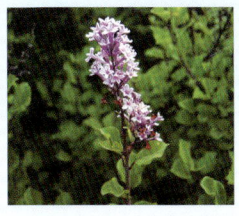

**정향나무주**
꽃 100g을 소주 1,000㎖에 담고 밀봉하여 그늘에 보관한다. 4~5일 동안 하루에 한번 가볍게 흔들고 열흘 정도 지나면 잘 걸러 용액을 용기에 다시 붓고 100g 정도의 설탕으로 녹인다. 여기에 원개의 걸러진 생약을 1/10쯤 다시 넣고 밀봉하여 그늘에 보관한 후 한달이 지나면 다시 걸러서 둔다. 1일 2회 200㎖씩 식전에 마신다. 건위, 정장하며, 식욕부진, 소화불량을 고친다.

# 귤나무

*Citrus rangerina* H. et T.
*Citrus unshiu* Markovich
진피(陳皮), 청피(靑皮)

- 분포 : 제주(재배) / 개화 : 6월
- 결실 : 10월 / 채취 : 열매
- 특징 : 성질은 평하고 맛은 달다.
- 효능 : 소화촉진, 보혈, 이기지통작용

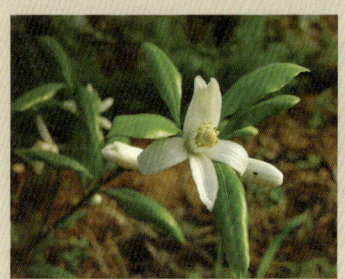

▲ 꽃은 흰색으로 잎겨드랑이에 한 송이씩 달린다.

### ♣ 이진탕(二陳湯)과 진피

이진탕은 진피에 반하, 적복령, 감초, 생강 등을 배합한 것으로 여러 담이 많이 나오는 증상에 대해 좋은 효과가 있다. 기침이 심하고 목이 아플 때는 갈대, 행인, 전호를 가미하고 한담이 많이 생기는 경우엔 전호, 패모, 마황, 백개자, 정력자를 더해 사용한다. 평소에 기관지염에 걸리기 쉬운 소아에게 진피, 패모, (강)반하를 배합한 것을 분말로 하여 아침·저녁으로 4g씩을 복용하면 효과가 있다. 청피를 식초에 법제하면 이기, 지통 작용이 증가하고 기름 성분이 감소한다.

## 생김새

귤나무는 제주도 지역에서 재배하는 운향과의 늘 푸른 작은 키 나무로 키가 5m 정도 자란다.

잎은 어긋나며 피고 뾰족하다. 끝은 둔하고 길이가 5~7cm이다. 잎자루에는 날개가 없거나 좁다. 꽃받침 조각과 꽃잎은 5개씩이고 수술은 여러개이며 암술은 1개이다.

열매는 작은 공 모양이고 지름은 5~8cm이다. 10월에 등황색으로 열매가 열리며 과피가 잘 벗겨지고 가운데 축이 비어있다.

## 효능

### 1. 진피는 소화기의 기체 증상에 효과

소화기 계통의 각종 질환에 나타나는 기체증상에 대해 좋은 효과를 가진다. 진피를 가공하는 방법은 여러 가지가 있다. 소금, 식초, 술, 감초, 생강 등을 가미해 각반한 후 밀봉 저장하고 시간이 경과하면 효과가 좋아진다.

가공한 진피는 씹어 먹거나 차로 만들어 복용한다. 노인이 생식하면 크게 소화를 돕고 통기통변의 효과도 얻어진다.

진피는 보신약을 복용한 후 자보약품이 체내어 머물러 좀처럼 소화가 잘 되지 않아 발생하는 식욕감퇴를 방지한다. 고로 보신을 위한 방제 중에는 보혈, 보기, 강정뿐만 아니라 어느 것에도 진피를 더한다. 진피의 소화촉진 작용을 이용하기 위해서이다.

### 2. 청피는 강한 이기지통의 효과

청피는 진피에 비해 이기지통이 강하므로 기울로 일어나는 통증이나 복부가 팽만할 때 쓴다. 위에 격렬한 통증이 있고 양쪽 옆

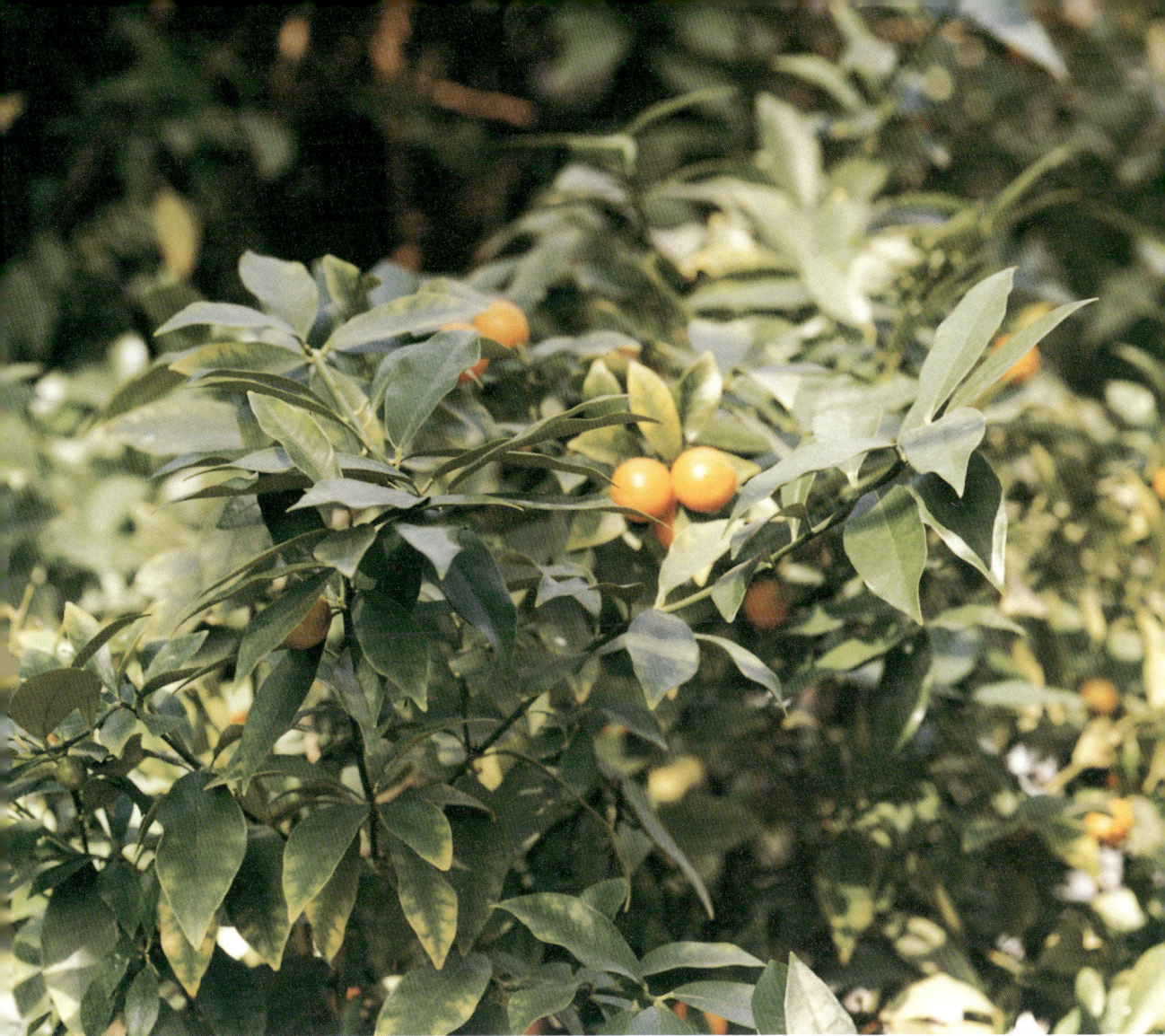

구리까지 아플 경우에 쓴다. 청피는 식욕을 증진하며 간경변을 방지하는데 도움이 된다.

**위궤양으로 칼로 베는 듯이 아플 때나 트림이 나오면** 시원해지는 경우에 청피 10g에 후박, 향부자, 오약을 넣어 쓴다.

**만성간염에는** 간부위에 통증이 있고 소화력이 떨어지거나 황달이 발생하고 심해지면 간종대로 진행될 수도 있는데 이때에는 청피에 시호, 목향, 백작약, 향부자, 울금을 넣어 쓰면 좋다.

**우울하거나 고민이 많아 월경이 늦어지면** 청피에 천궁, 현호색, 도인을 배합해 사용하면 통기조경(通氣調經) 효과를 얻을 수 있다.

몸에 좋은 약차 약주 약죽

### 진피차(귤껍질차)

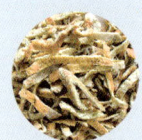

진피(陳皮)란 감귤의 껍질을 말린 한방약이다. 감귤을 먹기 전 깨끗이 씻어 껍질을 벗겨 말리면 충분히 재료로 사용할 수 있다.

[효능] 구역질과 열이 나고 갈증, 기침에 사용한다.
[재료] 진피 20g, 물 300㎖
[끓이는 법]
❶ 진피를 물에 씻어 차관에 넣고 물을 부어 끓인다. 물이 끓으면 불을 줄여 은근하게 끓인다.
❷ 국물만 따라 내어 설탕이나 꿀을 넣어 마신다.
❸ 생강을 약간 넣어 끓이면 더욱 좋다. 껍질의 플라보노이드 성분을 제대로 섭취하기 위해서는 진피를 가루로 만들어 뜨거운 물에 타서 마시기도 한다. 꽃도 사용할 수 있다.

### 귤차(귤청)

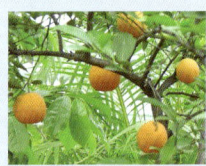

[재료] 귤 10개, 설탕 1컵, 물 1컵
[만드는 법]
❶ 먼저 냄비에 설탕과 물을 넣고 절반으로 졸아들 때까지 달여 설탕 시럽을 만든다.
❷ 귤은 흐르는 물에 깨끗이 씻은 다음 물기를 닦는다.
❸ 껍질을 벗겨 껍질과 알맹이를 얇게 썬다.
❹ 잘게 썬 귤은 용기에 빡빡하게 눌러 담고 설탕 시럽을 부어 귤청을 만든다.
❺ 냉장고에 20일 정도 보관한 후 사용한다.

[끓이는 법]
❶ 귤청 2작은술을 찻잔에 담는다.
❷ 끓는 물을 찻잔에 부어 잘 섞어 마신다. 또는 밀감을 껍질과 함께 썰어 설탕에 재워두었다가 적당량을 뜨거운 물에 부어 마신다.

### 밀감주(蜜柑酒)

[재료] 밀감 7개 또는 진피 250g, 소주 1.8ℓ, 설탕 5~10g
[담그는 법]
❶ 밀감을 잘 씻어 물기를 닦아 내고 껍질을 벗기지 않은 채 용기에 넣는다.
❷ 소주와 설탕을 넣고 밀봉한다.
❸ 통째로 담갔을 때는 익은 후 재료를 건져 낼 필요가 없다.
❹ 시원한 곳에서 6개월 이상 숙성시킨다.
❺ 귤껍질로 담글 때는 잘 말려 사용하도록 한다.
[마시는 법]
식사 사이마다, 1일 2회, 1회 20㎖,
[효능]
피로회복, 진해, 건위

### 귤피죽

깨끗이 말려 진피 20g을 달여 국물을 내서 쌀을 50g 넣고 죽을 쑨다. 헛배가 부르고 식욕이 없거나 기침, 가래가 나오며 가슴이 답답한 증상에 2~3일 복용한다. 생강즙을 타서 먹기도 한다.

# 탱자나무 *Poncirus trifoliata Rafin.*

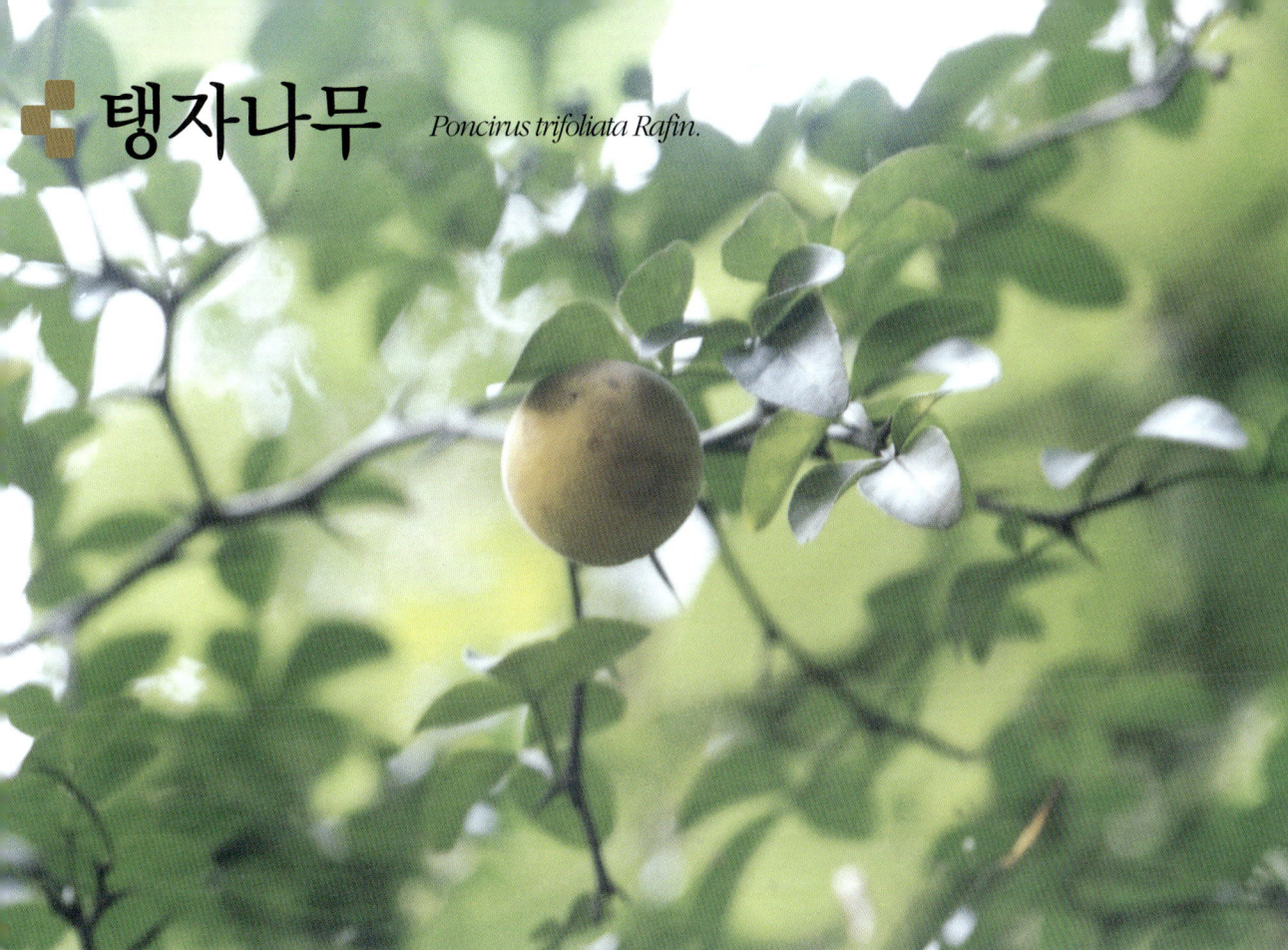

- 분포 : 경기이남 / 개화 : 3월
- 결실 : 9~10월 / 채취 : 열매, 뿌리껍질
- 특징 : 성질은 차고 맛은 쓰고 시다.
- 효능 : 소화불량, 풍열, 변비

### 🌿 가시와 천연기념물
탱자나무에는 날카로운 가시가 아주 많아 접근하기가 어려울 정도이다. 그래서 주로 울타리용으로 많이 사용했으나 지금은 흔치 않다. 강화도에 있는 천연기념물 78, 79호로 지정된 탱자나무도 병자호란때 외적의 침입을 막기 위해 수호용으로 사용했던 나무이다.

### 생김새
탱자나무는 운향과에 속하며 낙엽이 지는 작은키 나무이다. 경기 이남에서 자란다.

줄기에 가시가 있으며 길이는 3~5cm이다. 잎은 3출 복엽으로 세 개씩 모여 줄기에 엇갈려 달리고, 잎자루에 날개가 있다. 작은 잎은 반질반질하고 두터우며 도란형이다. 가장자리에 둔한 톱니가 있다.

꽃은 5월경에 가지 끝이나 잎겨드랑이 사이에서 달린다. 다섯 장의 흰 꽃 안에는 수술이 많고, 가장자리의 수술과 꽃잎은 대칭이다. 열매는 구형으로 노랗고 표면에 털이 나있다. 보통 지름이 3cm 정도이다. 8~9월 노랗게 익는다.

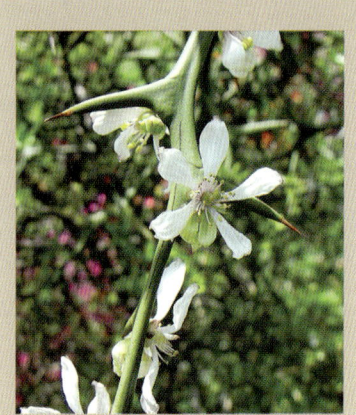
▲ 탱자나무의 흰색 꽃은 향기가 있다.

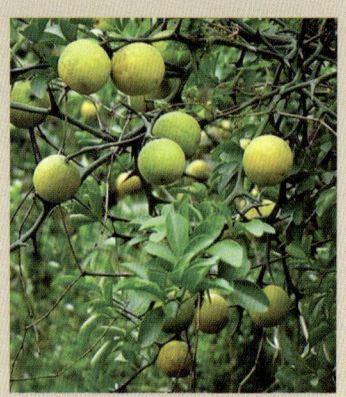
▲ 탱자나무의 열매는 건위, 이뇨, 거담, 진통작용을 한다.

🌸 **지각(枳殼)과 지실(枳實)**

탱자나무의 익지 않은 푸른 열매를 '지실'이라 부르고 습진에 쓴다. 껍질 말린 것을 '지각'이라 하여 건위, 지사제로 쓴다. 지실과 지각이 같은 것인지 다른 것인지에 관해서 옛날부터 많은 논란이 있었다. 현재는 '어린 과실을 썰어 말린 것'을 지실이라 하고 '성숙한 과실의 껍질을 말린 것'을 지각이라 한다. '지(枳)'라는 의미는 '가시가 많아 피해를 준다'는 뜻이다.

## 효능

### 1. 열매와 꽃

탱자나무의 열매는 향은 좋으나 식용으로 먹지는 않는다. 꽃에는 정유를 함유하고 있어 각종 향료로 이용되고 목안의 종창이 생겼을 때 잎을 삶아 마시기도 하고 소화에 효과가 있어 체했을 때 쓴다.

### 2. 지실

지실은 맛이 쓰고 성질이 약간 찬편이다. 기체로 인해 복부가 팽만하고 더부룩하면서 아프고, 메스껍고 트림이 나며, 대변이 시원치 않은 경우에 쓴다. 소화기의 각종 급성 염증에 쓰며, 담적을 제거한다. 파기작용이 강해 기(氣)를 손상하므로 실증이 아니면 쓰지 않고 허약자나 임산부는 주의하여 쓴다.

### 3. 지각

지각은 맛이 맵고 쓰고 성질은 서늘하다. 지실과 대체로 같으나 작용이 완만하고 행기관중(行氣寬中)하여 창(脹)을 제거하므로 흉협창통, 흉복비만, 창만 등에 사용한다. 지경피(줄기껍질)을 치질과 대변출혈을 다스린다.

## 질병에 따라 먹는 방법

**소화불량에는** 헛배가 부르고 메스껍다면 지실(밀기울에 넣고 볶은 것), 인삼, 백출, 백복령, (포)건강, (자)감초를 같은 양으로 가루 낸 뒤 꿀을 넣어 오동나무 열매 크기의 알약을 만들어 1일 2~3회, 1회 한 알씩 따뜻한 물로 마신다.

> **참고** 지실, 지각을 밀기울과 같이 볶아서 쓰면 조성(燥性)이 완화되고 소식, 이기의 작용을 증가시킨다. 주로 위장 적체에 쓴다.

**숙식(宿食)으로 완복이 창만하고 썩은 내가 나는 트림을 하면** 지실에 산사, 신곡을 넣어 쓴다.

**담낭염이나 간염이 잘 낫지 않을 때는** 백작약, 단삼, 울금, 청피를 넣어 쓰면 좋다.

**위산과다에는** 백출, 건강, 모려, 사인 등과 같이 쓴다.

**설사에는** 갈근, 황금을 넣어 쓴다.

**적체를 없애고 대변통을 없애려면** 대황, 신곡을 넣어서 같이 쓴다.

**숨이 차고 가래가 나오는 기침을 하며 열이 나면** 지각 40g, (강)반하 40g, 황금 40g, 도라지 40g, 감초 20g을 함께 가루 내어 한번에 16g씩 생강, 상백피, 오매 한 개와 함께 물에 끓여 마신다.

**임산부가 헛배가 불러 힘들면** 지각 볶은 것 90g, 황금 30g을 가루 내어 1회 8~12g을 물에 달여 식전 공복에 복용한다.

**풍열로 인한 안질환에는** 방풍, 형개, 황금, 연교를 더해 사용한다.

**여성의 변비에는** 장의 긴장으로 생기는 변비라면 지각과 지실 모두 달여 차처럼 마신다.

**기타** 보약을 장기 복용할 때 소화를 잘 시키기 위해 진피와 같이 쓴다.

# 계뇨등

*Paederia scandens* (Lour.) Merr.
계요등(鷄尿藤), 구렁내덩굴

- 분포 : 중부이남 / 개화 : 6~8월
- 결실 : 8~10월 / 채취 : 줄기, 뿌리
- 특징 : 성질은 평하고 맛은 달고 시다.
- 효능 : 거습, 지통, 활혈, 산어작용

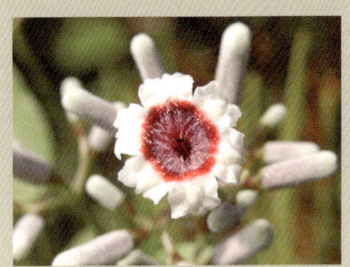

▲ 작은 종 모양의 계뇨등 꽃은 크기가 작아서 자세히 들여다 보기 전에는 그 본래의 아름다움을 느끼기 어렵다. 햇빛에서 보면 색의 조화됨이 매우 아름답다.

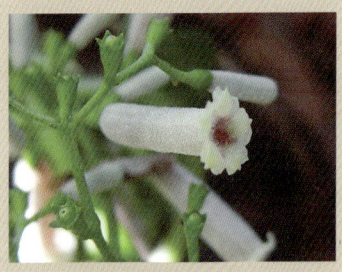

### ✿ 계뇨등과 닭오줌 냄새

원래 계요등(鷄天藤), 계뇨등(鷄尿藤), 피동(被動), 우피동(牛皮凍), 구렁내덩굴, 계요동 등으로 불렸다. 식물 전체에서 향기롭지 못한 냄새가 나서 '구렁내덩굴'이라고도 부른다. 계뇨등이란 이름은 열매에서 '닭오줌' 냄새가 난다하여 붙여진 이름이다. 속명도 라틴어로 '악취'라는 뜻의 'paidor'에서 나왔다.

## 생김새

계뇨등(鷄尿藤)은 중부지방의 햇볕이 잘 드는 들판이나 도서지방의 바닷가 초원이나 해안 숲 가장자리에 분포하는 꼭두서니과의 낙엽이 지는 덩굴식물이다.

풀같이 보이는 관목(灌木)으로 주변 물체에 덩굴을 감아 올라가며 자란다. 여름에 작은 나팔 모양의 꽃이 많이 피는데, 꽃은 작지만 꽃부리에 무늬가 있어 매우 아름답다.

덩굴의 길이는 5~7m 정도까지 뻗어 나가는데, 윗부분의 덩굴은 대개 겨울에 죽지만 밑부분은 죽지 않으며, 어린가지에 잔털이 나 있다.

잎은 마주나고 계란형이나 뾰족한 계란형이다. 길이 5~12cm, 넓이 1~7cm 정도로 표면에는 털이 있고 뒷면은 잔털이 있거나 없다. 가장자리가 밋밋하고 잎자루 길이는 1~8cm 정도이다.

6~8월에 꽃이 피는데, 꽃 바깥면은 흰색이고 안쪽은 자주색을 띤다. 원추화서나 취산화서는 꼭대기에 나거나 겨드랑이에 나고 긴 꽃자루가 있다. 꽃부리는 긴 통모양이며 꽃받침은 끝이 다섯 개로 갈라지고 뾰족하다. 길이 1~1.5cm, 지름 0.4~0.6cm 정도로 겉은 흰색이고 안쪽은 자주색 반점(斑點)이 나 있으며 겉에 털이 있다. 열매는 둥글고 윤이 나며 황갈색으로 익는다.

## 효능

열매와 뿌리를 채취하여 말린 것을 '계뇨등', '계뇨등근' 이라 한다.

**거습, 지통, 활혈, 산어작용** 각종 창상, 타박상, 경미한 종창의 치료에 사용한다. 또한 류머티스 관절통, 이질, 감기, 신장염 등의 치료에도 쓰인다.

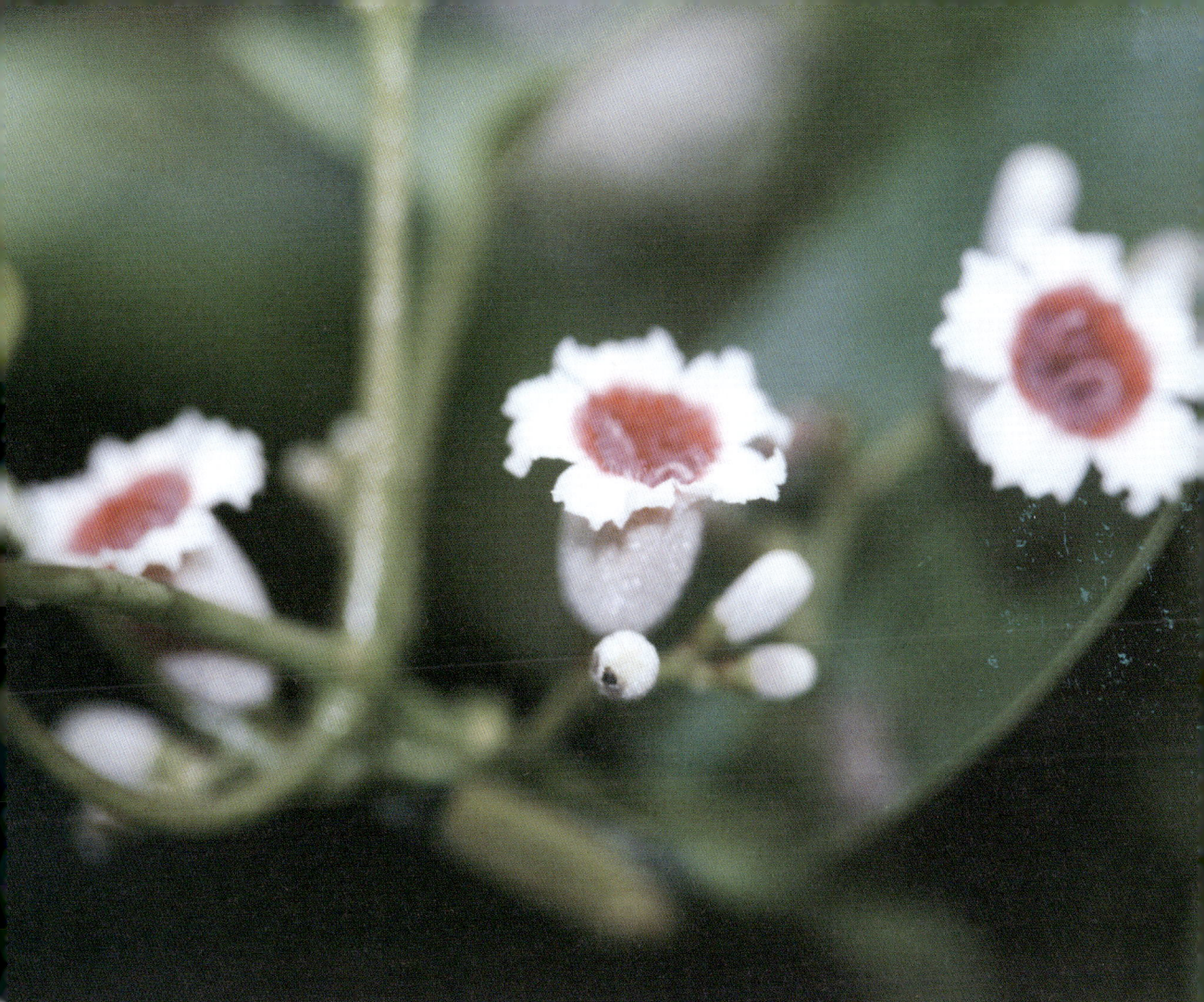

### 🌸 질병에 따라 먹는 방법

**갑자기 관절이 붓고 열이 나며 아프면** 계뇨등 40g, 희첨 40g, 서장경 20g을 끓여 복용하면 좋다.

**각종 신경통, 근육통에는** 계뇨등, 당귀, 금영자, 현호색을 각 20g을 끓여 복용한다.

**소장 부위가 차서 생긴 복통에는** 계뇨등 20g, 소엽 20g, 계지 4g, 현호색 12g, 후박 4g, 진피 4g을 끓여 마신다.

**이질이나 장염 초기에는** 계뇨등 80g을 진하게 끓여 파를 가미해 먹으면 좋다.

**만성 류머티즘에는** 이 경우 관절통이 잘 낫지 않는다. 계뇨등 40g, 위령선 20g, 당귀 40g, 적작약 20g을 사용해 매일 아침저녁으로 끓여 마신다.

**타박상으로 어혈과 통증이 있는 경우** 가루 내어 바르면 활혈산어, 소종지통의 효과가 있다.

# 쥐참외

*Thladiangtha dubia Bunge*
왕과(王瓜), 토과(土瓜), 주먹참외

- 분포 : 들 / 개화 : 6~7월
- 결실 : 9~10월 / 채취 : 열매
- 특징 : 성질은 차고 뿌리와 열매의 맛은 쓰다.
- 효능 : 대·소·폐·위장경 기혈원활

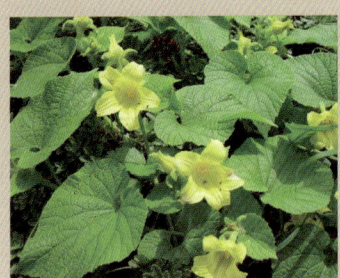

▲ 잎은 어긋나고 덩굴손과 마주나며 넓은 달걀 모양의 심장형이다.

### ✦ 쥐참외, 왕과, 하눌타리

쥐참외와 유사한 식물로 왕과가 있다. 일부 지역에서는 쥐참외를 '왕과' 라고 하기도 한다. 하눌타리와 비슷한 모습인데 하눌타리는 덩굴이 빛나고 매끄럽지만 쥐참외 덩굴은 거칠고 껄끄럽다. 하눌타리 씨는 맛이 시지만 쥐참외 씨는 시고 쓰다. 다른 박과 식물처럼 쿠쿠르비타친(Cucrbitacin)이 들어 있다.

## 생김새

쥐참외는 우리나라 중남부의 들이나 숲에서 자라는 박과의 여러해살이 덩굴이다.

줄기에는 수염이 많고 잎은 말발굽처럼 둥글고 빛이 난다. 잎의 앞면은 푸르고 뒷면은 엷고 거칠며 광택이 없다. 잎 끝은 뾰족하고 가장자리에 톱니가 있으며 잎자루가 있다.

꽃은 6~7월에 작은 노란색으로 피어난다. 암수딴그루이고 잎겨드랑이에서 나며 꽃줄기에 1개씩 달린다. 화관은 종 모양이고 털이 있으며 5개로 깊이 갈라진다. 수술은 5개로 씨방은 긴 타원 모양이며 비단 같은 긴 털이 빽빽이 있다. 암술에는 퇴화한 수술이 5개 있다.

열매는 9~10월에 익으며 그 모양이 참외와 닮았으며 주홍빛이 나고 크기는 작은 달걀만하다. 열매 속에 겹겹이 씨앗이 들어 있고 그 모양은 사마귀 머리와 같다.

쥐참외의 뿌리는 '토과근' 이라 하며 과루근과 비슷한데 작다. 가느다란 뿌리 위에 연노랑색 뿌리가 3~5개 이어져 있다. 깊이 파야 진짜 굵은 뿌리를 얻는다. 맛은 마와 비슷하고 색깔은 희다. 물에 담그면 하얗고 기름진 가루가 생긴다.

## 질병에 따라 먹는 방법

**위·대장경의 기혈 원활** 뿌리를 약용으로 쓰는데 위, 대장경에 작용하여 열을 내리고 진액을 증가시키고 어혈을 없앤다. 유행성 열성질환이나 황달, 소갈을 다스릴 때 뿌리를 찧어 즙을 내서 마신다.

**대·소장경의 기혈 원활** 잦은 대소변과 여성의 대하증, 월경이 잘 안 나올 때 쓴다. 또한 대,소장경을 잘 통하게 하고 배농, 소종하며 젖을 잘 돌게 한다.

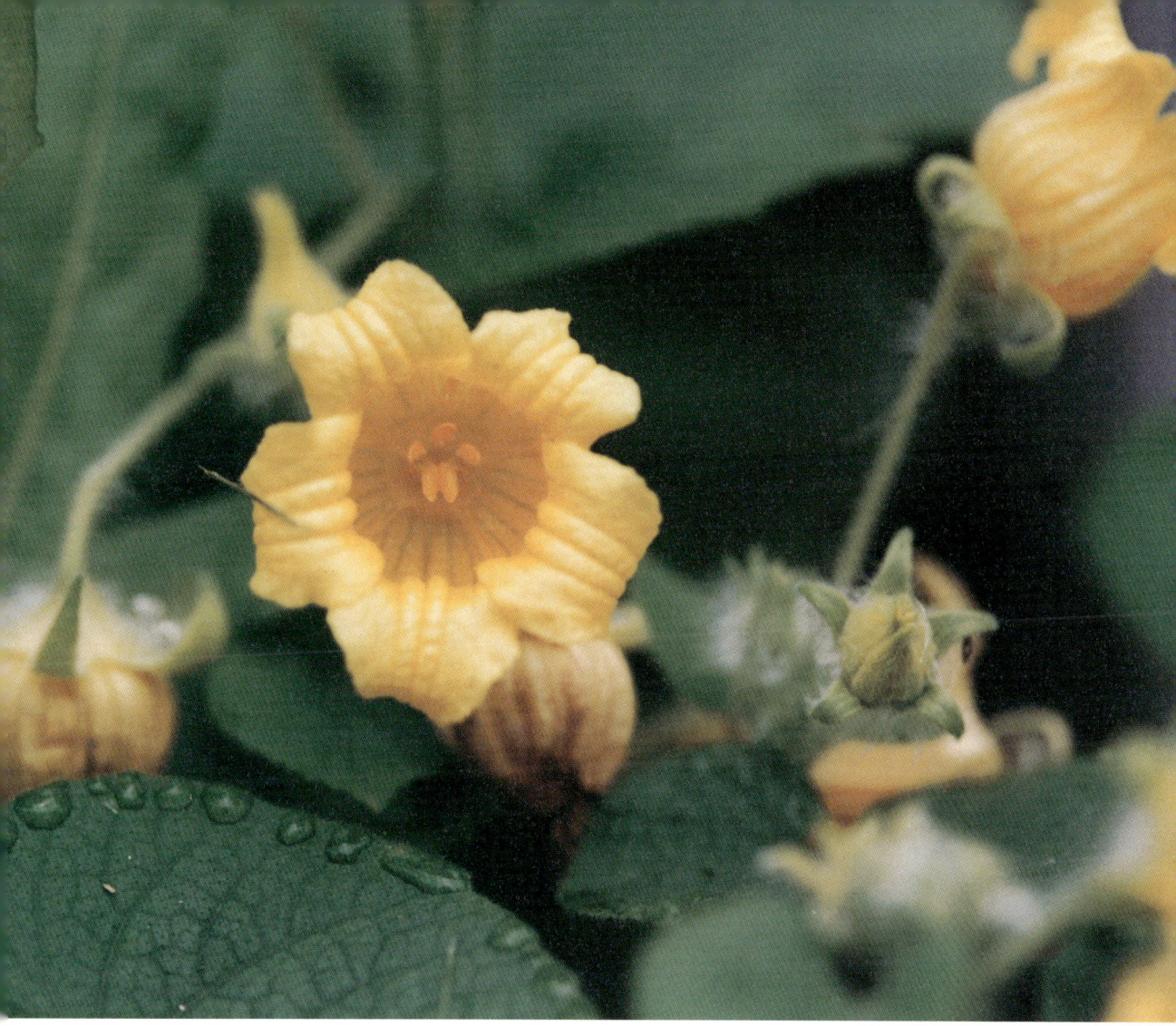

**폐·대장경의 기혈 원활** 열매는 가을에 따서 쪼개 말려서 쓴다. 당뇨나 황달 등에 가루 내어 먹거나 알약으로 만들어 먹는다. 씨앗은 맛이 시고 쓰며 성질은 평하다. 폐, 대장경에 작용하며 기침을 멎게 하며 폐를 잘 다스린다.

**항암작용** 암세포의 호흡을 억제하는 작용이 있다. 위암의 경우에 쥐참외 씨와 평위산(平胃酸) 가루를 배합한 것 6g을 달여 복용하기도 한다. 비인암(鼻咽癌)에 뿌리 10g을 썰어 75%의 에틸 알콜 25㏄에 넣고 3일 후에 50㏄의 증류수를 더 넣고 골고루 섞은 다음 무균 가제를 써서 걸러내 이것에다 20㏄의 글리세린을 넣으면 된다. 매일 코에다 3~6번 떨어뜨린다고 한다.

# 골담초

*Caragana sinica Rehder*
금작화(金雀花)

- 분포 : 중북부 산지 / 개화 : 5월
- 결실 : 9월 / 채취 : 뿌리, 꽃, 줄기
- 특징 : 성질은 평하고 맛은 쓰고 맵다.
- 효능 : 혈액순환, 여성질환

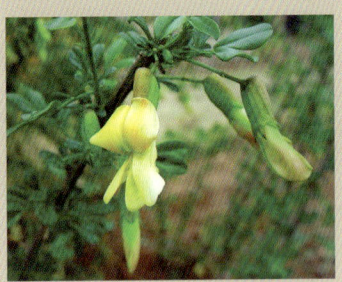

▲ 나비 모양 꽃부리의 한 가운데 있는 큰 꽃잎은 좁고 긴 도란형으로 끝이 약간 오목하고 위는 노란 빛이 도는 붉은색이고 아래는 연한 노란색이다.

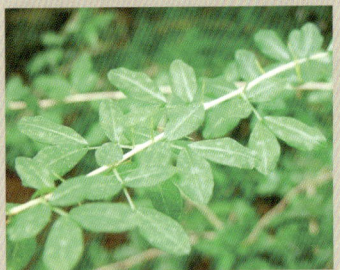

▲ 나중에는 잎질이 얇아지나 단단하고 분명한 그물 모양의 맥이 있다.

### ♣ 뿌리의 이용

뿌리를 쓰려면 봄, 가을에 채취하여 깨끗이 씻어 잔뿌리와 겉껍질을 없애고 날 것으로 쓰거나 목심을 없애고 잘라서 햇볕에 말려 쓴다. 뿌리는 굵으며 딱딱하고 갈색을 띤 것이 좋다.

## 생김새

골담초는 원래 중국이 원산으로 우리나라 중북부의 산지에 자생하는 낙엽이 지는 관목으로 콩과 식물이다. 현재는 관상용으로 많이 심고 있다.

높이는 2m 정도 자라며 가지가 사방으로 늘어져 자란다. 가지는 5개의 능선이 있고 회갈색을 띠며 가시가 있다. 잎은 깃털겹잎으로 2쌍씩 붙고 어긋난다. 소엽은 도란형으로 끝이 둥글거나 오목하다. 꽃은 5월에 처음에는 노란색으로 핀 후에 적황색으로 변해가며 아래로 늘어져 피며 한 개씩 달린다. 꽃자루는 1cm 정도로 중앙부에 1개의 마디가 있다. 열매는 협과로 9월에 익는다.

약으로는 주로 뿌리를 쓰지만 민간에서는 가지와 꽃도 쓴다.

## 효능

**혈액순환 촉진** 허리와 무릎이 풍습기에 의해 저리고 아픈 증세를 다스린다. 혈액순환을 촉진하고 경락을 소통시키며 혈압을 내린다. 몸이 허약해서 오는 기침에 쓰며, 특히 어린 아이의 만성적인 영양 부족 상태를 개선한다. 또한 몸 안의 음액이 부족해 머리가 아프고 귀가 울리고 어지러운 증세에 좋다.

## 질병에 따라 먹는 방법

**고혈압에는** 30~40g의 뿌리를 500cc의 물에 끓여 꿀을 적당히 섞어 3회를 나눠 마신다.

**타박상에는** 생 뿌리 30g을 즙을 내 따뜻한 술에 섞어 마신다. 또는 짓찧어 환부에 붙인다.

**두통이 있는 경우에는** 천마(3g)와 함께 말린 꽃 40g을 700cc의 물에 끓여 복용한다.

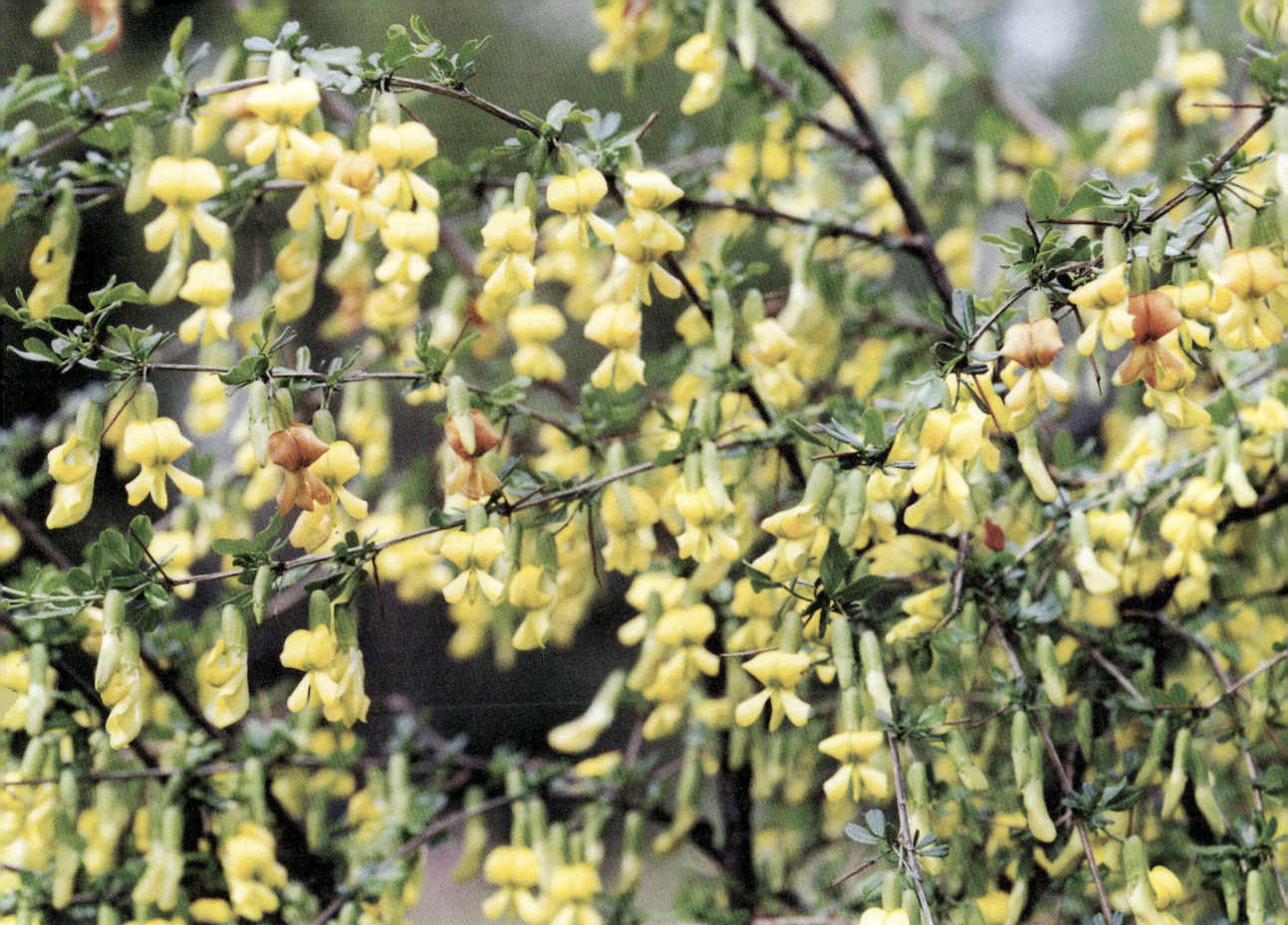

**몸이 약해 생긴 기침에는** 말린 꽃을 꿀에 재워 살짝 구운 것 40g과 비파 12g, 강활 12g을 700cc의 물에 끓여 마신다.

### 골담초주
말린 뿌리 300g에 소주 1.8ℓ를 붓고 한달 정도 서늘한 장소에서 숙성시켜 200cc씩 1일 2회 식후에 마신다. 신경통, 관절염에 좋다.

### 골담초차
❶ 여성 질환에 좋은 골담초 뿌리차
뿌리 30g을 500cc의 물로 끓여 하루 동안 여러 번 나눠 마신다. 피로하고 대하로 말미암아 흰 냉이 흐를 때 쓴다. 말린꽃을 차로 마시면 두통, 기침에 좋다.
❷ 두통, 기침에 좋은 골담초 꽃차
꽃을 말려서 우려먹는 '골담초차'와 설탕과 꿀에 재워 우려 먹는 '골담초꽃 발효차'가 있다.

· 골담초차 꽃이 피어날 때 따서 깨끗이 손질해서 그늘에서 말린 후 다시 센 햇볕에 말려 습기를 없애 건조한 상태로 보관한다. 찻잔에 말린 골담초 꽃과 설탕 또는 꿀을 넣고 끓는 물을 부어 우려내어 마신다.

· 골담초꽃 발효차 꽃을 따서 깨끗이 손질하여 설탕에 재운 뒤 절반 정도 흡수되면 그 위에 물을 골고루 뿌려둔다. 점차 색과 향이 변하면서 발효과정이 시작된다. 기호에 따라 냉장고 또는 실온에 보관해서 찻잔에 몇 송이 넣고 끓는 물을 부어 마신다.

# 구절초

*Chrysanthemum zawadskii Herbich var. latilobum kitamura*

- 분포 : 산 / 개화 : 가을
- 결실 : 가을 / 채취 : 전초
- 특징 : 성질은 평하고 맛은 쓰다.
- 효능 : 불임증, 월경불순, 월경통

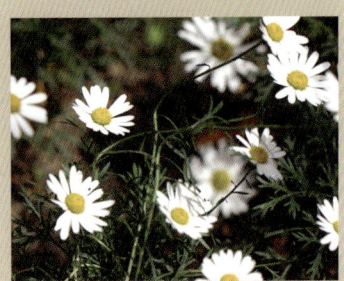

▲ 포천구절초

### ◆ 좋은 향기를 가진 구절초

약재시장에 가면 구절초를 흔히 볼 수 있다. 꽃을 술을 담그거나 말려서 베개 속에 넣으면 그 향도 매우 좋고 두통이나 탈모에 효과가 있다. 또한 머리카락이 희는 증상을 방지한다. 식물 전체에서 좋은 향기가 나서 뜰에 심어도 좋으며 해가 잘 비치고 물이 잘 빠지는 곳에서 잘 자란다.

## 생김새

구절초(九折草)는 국화과에 속하는 여러해살이풀로 흰색, 연분홍색 꽃을 피우는 식물이다. '구절초'란 이름은 전국에 걸쳐 산, 들에서 자라며 음력 9월 9일에 채취한다는 의미와 마디가 9개가 있다하여 그렇게 부른다. 또 흰꽃 모양이 신선처럼 깨끗하다 하여 '선모초'라고도 부른다.

구절초의 높이는 50cm 정도 자라며 잎은 넓은 것과 가늘게 갈라진 것이 있다. 줄기에 비해 꽃의 지름이 8cm 정도로 크게 달린다. 총포조각은 긴 타원형으로 갈색이다. 열매는 수과로 씨는 10월에 익는다. 식물 모양이 아름다워 관상용으로 많이 재배한다.

우리나라에는 여러 종류의 구절초가 있다.

산구절초는 높은 산에서 자라며 줄기가 바로 서는데 꽃은 구절초보다 좀 작고 잎은 좀 더 많이 갈라진다. 바위구절초는 아주 높은 산의 정상부근에서 자라는데 키가 크지 않다. 이외에도 잎이 가늘게 갈라지는 **포천구절초**, 꽃이 많이 달리는 **낙동구절초**, 늦게 피며 꽃이 진한 **서홍구절초**, 건조하고 척박한 곳에서도 자라며 지피용으로 좋은 **한라구절초** 등 여러 가지가 있다.

## 효능

**여성 질병의 필수요약** 구절초는 자궁의 수축을 도와주며 월경불순, 월경통, 대하증 등 각종 여성 질환에 많이 쓰인다.

**고혈압을 다스린다** 유전적인 체질로 인한 본태성 고혈압이나, 비만, 염분의 과잉 섭취로 인한 고혈압에도 지속적으로 쓴다.

**각종 위장질환** 밥맛이 없거나 소화불량으로 인해 배가 더부룩한 증세, 잦은 설사와 속이 찬데 등에 좋다.

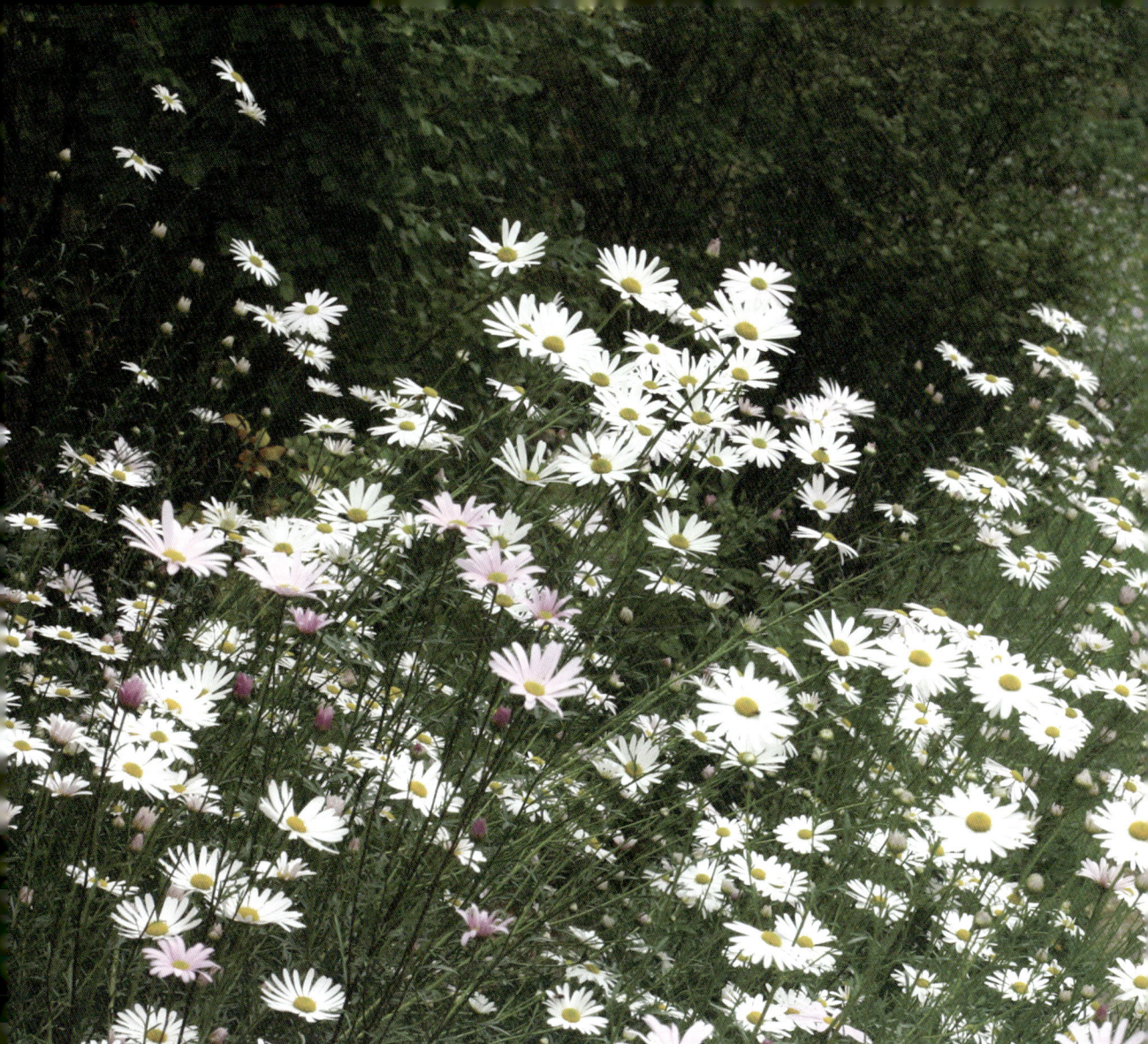

### 🌸 질병에 따라 먹는 방법

구절초는 가을에 꽃이 아직 안 피었을 때 전초를 캐어 그늘에 말려 약으로 쓴다.

**불임증에는** 기혈이 약해져 생식기능이 떨어져 임신이 잘 안 되면 구절초 30g, 대추 15g에 물 800cc를 붓고 반이 되도록 달여 하루에 여러 차례 나눠 마신다.

**월경불순이나 냉증에는** 구절초 50g을 물 1000cc에 넣고 그 양이 반이 되도록 달여 수차례에 나눠 2일간 복용한다.

몸에 좋은 약차 약술

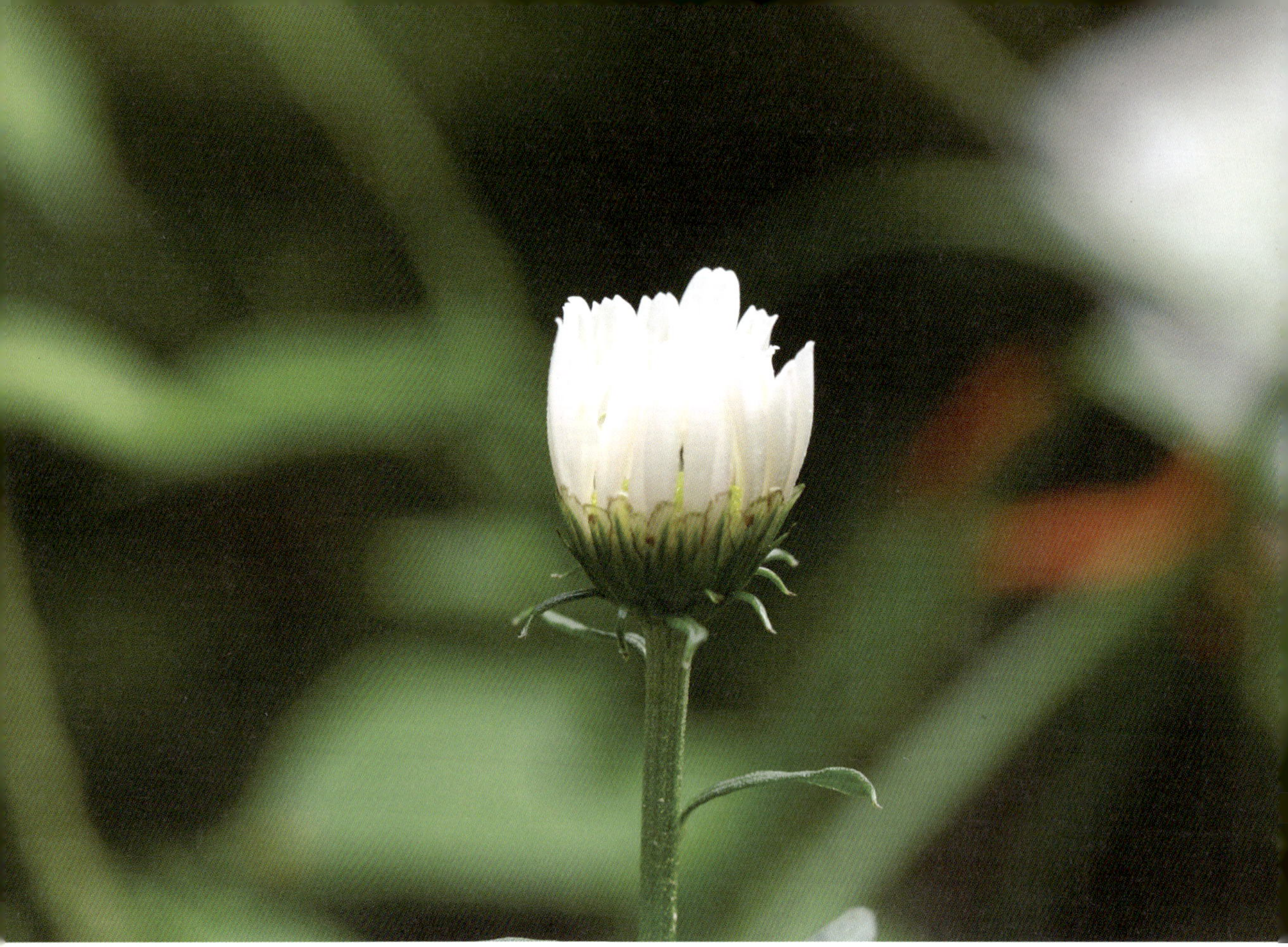

**구절초주** | 식욕촉진, 강장제

뿌리와 꽃을 그늘에 말려서 300g의 양에 소주 1800cc를 붓고 한달 정도 그늘에서 숙성시켜 마신다.

**구절초차** | 불임증

전초를 그늘에 말려 대추, 감초를 넣어 끓여 마신다.

**구절초환** | 월경통, 월경불순

당귀, 천궁, 작약, 목향을 같은 양으로 가루 내어 구절초고와 꿀로 반죽하여 알약을 만들어 먹는다. 녹두 크기로 만들어 하루에 2~3회 한번에 30알 따뜻한 물로 마신다.

**구절초고(膏)** | 보혈강장제

전초를 생즙 내어 조청처럼 달여 쓰거나 마른 것을 푹 끓여 걸러서 걸쭉하게 달여 끈적일 정도로 고와 쓴다. 따뜻한 물이나 술과 함께 먹는다.

# 암을 이기는 산야초

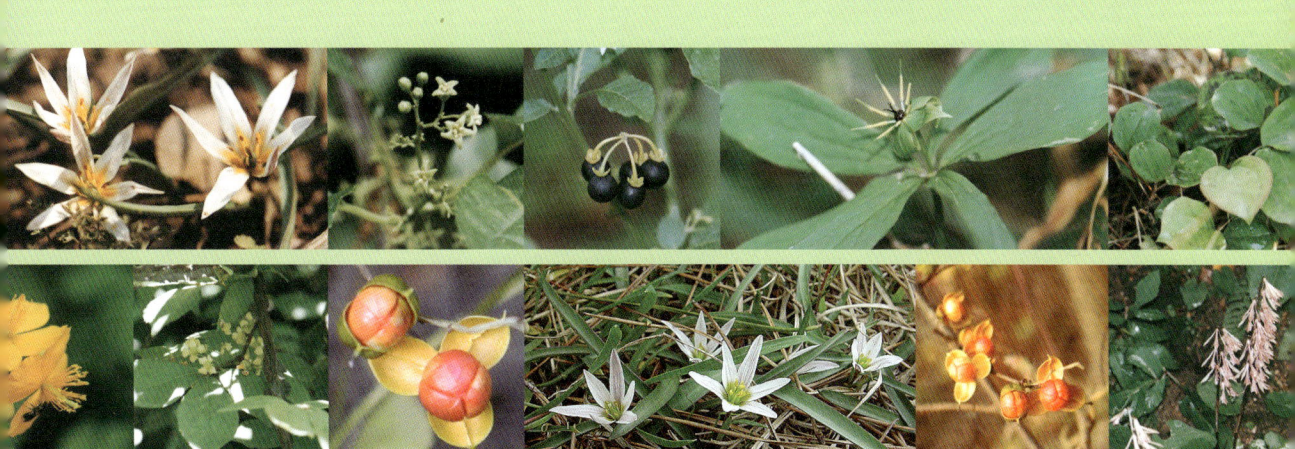

# 활나물

*Crotalaria sessiliflora L.* 농길리(農吉利)

- 분포 : 들 / 개화 : 7~9월
- 결실 : 9~10월 / 채취 : 전초
- 특징 : 성질은 평하고 맛은 달다. 약간의 독이 있다.
- 효능 : 항암, 이수, 해독, 소종작용

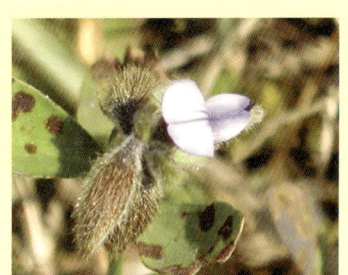

▲ 꽃은 청자색으로 피고 원줄기와 가지 끝에 이삭 모양이 달린다.

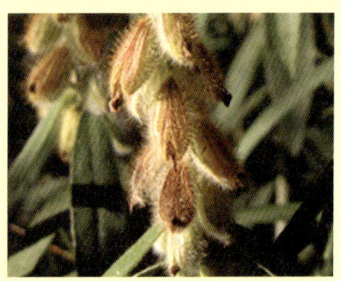

▲ 열매

## 생김새

활나물은 풀밭에서 자라는 콩과의 한해살이풀로서 높이가 20~70cm된다. 잎 표면을 제외하고는 전체에 긴 갈색털이 있다. 잎은 서로 어긋나며 잎자루가 거의 없으며 피침형이다. '야백합'이라고도 부른다.

꽃받침은 꽃과 열매를 감싸는데 9~10월에 열매가 익을 때쯤 겉에 갈색털이 많이 자란다. 꽃받침이 크며 입술 모양인데 2개로 깊게 갈라지고 위쪽의 것이 또 한 차례 2개로 갈라지며 밑의 것은 3개로 갈라진다.

열매는 협과로서 매끄럽다. 여름에서 가을철 사이의 꽃 필적에 전초를 채취하여 햇볕에 말려 썰어서 사용한다.

## 효능

**항암작용, 폐질환에 효과** 『중약대사전』에 의하면 활나물에는 7종류의 알칼로이드가 함유되어 있는데 모두 피로리디진의 유도체에 속한다. 그 중에서도 비교적 많은 것이 모노크로탈린인데 전초 중에 약 0.02%, 종자에 약 0.4%가 있다.

이러한 모노크로탈린 성분은 동물 실험결과 백혈병 등을 억제하는 작용이 있었다. 피부암과 자궁암에 대해 임상 시험한 결과 비교적 좋은 결과를 얻었으며 백혈병에도 일정한 효과를 거둘 수 있었다. 마취한 개에게도 적용하였는데, 지속적이고 현저한 강압작용을 하였고 평활근에 대해 흥분 작용을 나타냈다. 독성이 매우 강해서 큰 쥐에게 피하주사 한 바 그 반 수가 죽었다.

전초의 독은 강하다. 줄기를 잘라버리고 뿌리의 껍질을 벗긴 후 덩이뿌리를 먹으면 폐질환에 효과가 있어 민간에선 이것을 삶아 먹는다.

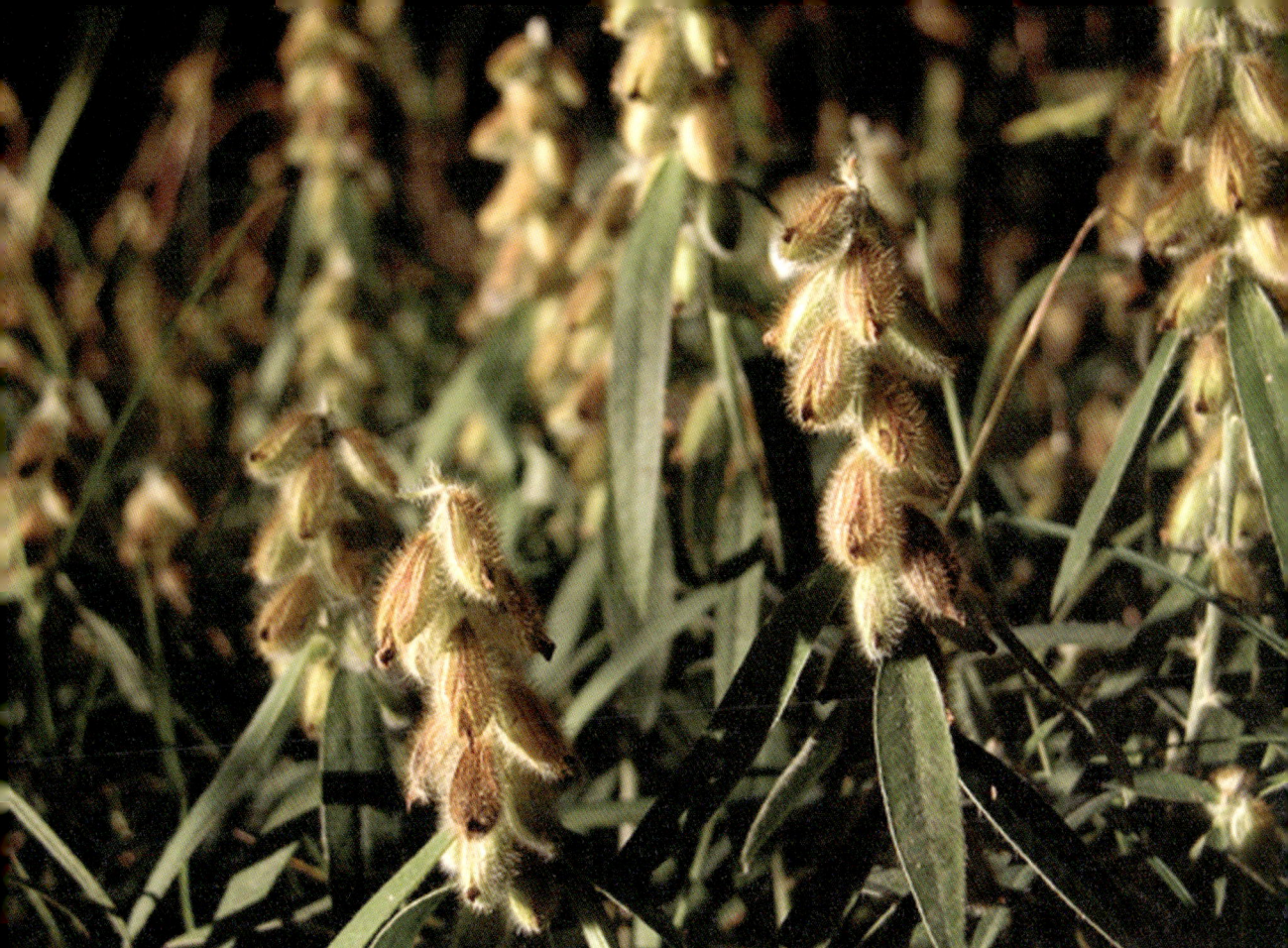

## 질병에 따라 먹는 방법

**자궁경부암에는** 신선한 야백합을 짓찧어 즙을 짜내서 바르거나 달인 물로 씻는다. 모노크로탈린 염산염 수용액을 하루 또는 이틀에 한번씩 환부 주위에 1~4㎖ 주사한다.

**식도암에는** 모노크로탈린의 염산염 멸균 용액을 하루에 4㎖씩 세 차례 근육주사를 실시한다.

**피부암에는** 사매, 백선피 분말을 기름과 섞어 만들며 피부 질환에 바른다. 그러나 피부에 조금이라도 상처가 있으면 사용해선 안 된다. 독소가 들어가면 역효과를 초래한다.

> **주의** 내복용에는 하루 3g만 사용해야 한다. 약량이 과중하면 독성도 강화되므로 간, 신, 소화기에 해로워 생명의 위험을 초래한다. 부작용으로는 오심, 구토, 식욕감퇴, 무력감, 두통이 있고 조혈기능에 손상이 있다.

# 산자고

*Cremastra variabilis* Nakai 약난초, 모자고(毛慈故)
*Cremastra appendiculata* Makino
*Tulipa edulis* Baker 까치무릇, 광자고(光慈故)

- 분포 : 중남부 산지 / 개화 : 4~5월
- 결실 : 7월 / 채취 : 뿌리
- 특징 : 성질은 차고 맛은 달고 맵다.
- 효능 : 항암, 산결, 소종작용

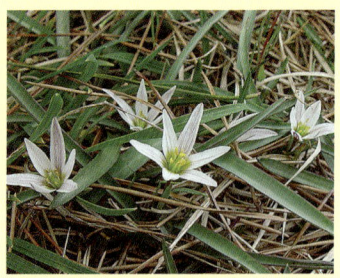

▲ 까치무릇

까치무릇의 속명인 Tulipa는 페르시아의 고어인 두건에서 유래했으며 이는 꽃의 형태에서 연상되었다고 한다.

### ♣ 여강 산자고와 가란

여강(麗江) 산자고(Iphigenia indica)는 중국, 인도로부터 미얀마에 이르는 지역에서 자라고 있으며, 가란(嘉蘭, Gloriosa superba)은 운남 남부지역, 아프리카에 분포한다. 여강 산자고와 가란은 주성분에 콜히친이 있다. 콜히친은 세포유사분열을 중기에서 멈추게 하는 억제작용이 있으므로 항암작용이 나타난다.

## 생김새

산자고로 불리는 것에는 우리나라의 경우 '약난초'와 '까치무릇'이 있다.

### 1. 약난초

약난초는 우리나라 남부의 숲 밑에서 나는 난초과의 여러해살이풀이다.

위경이 발달하고 잎은 보통 1장이고 긴 타원형이다. 꽃줄기는 위경 옆에서 곧게 서며 꽃은 밑으로 처지고 연한 녹갈색에 홍자색을 띠고 5~6월에 핀다. 밑동은 꿀을 내는 주머니 모양으로 되고 끝은 3갈래진다.

열매는 7~8월에 삭과로 열리며 타원형이다. 위경은 계란처럼 둥글고 육질이며 염주알 같이 옆으로 연결된다. 6~7월에 채취하여 경엽과 수염뿌리를 제거한 후 햇볕에 말린 후 썰어서 사용한다.

### 2. 까치무릇

까치무릇은 남부나 중부지방 산기슭의 볕이 잘 드는 풀밭에서 자라는 백합과의 여러해살이풀이다.

높이는 20~25cm 정도 자라며 땅속 비늘줄기는 둥근 계란형으로 길이가 3~4cm 정도 되고 비늘 잎 안쪽에는 갈색털이 촘촘히 난다. 지름은 1cm 내외이고 옆에 긴 부속 물체가 붙어 있고 밑동에 수염뿌리가 많다.

잎은 뿌리에서 나오는데 두 개이며 선형이다. 백록색이며 털이 없다. 꽃은 4~5월에 피고 백색 바탕에 자주색 실 무늬가 있다. 줄기 끝에 1송이가 붙고 위를 향하여 벌어지며 넓은 종 모양으로 화피는 6장이다. 수술은 6개이고 화피의 절반 정도이며 세 개는

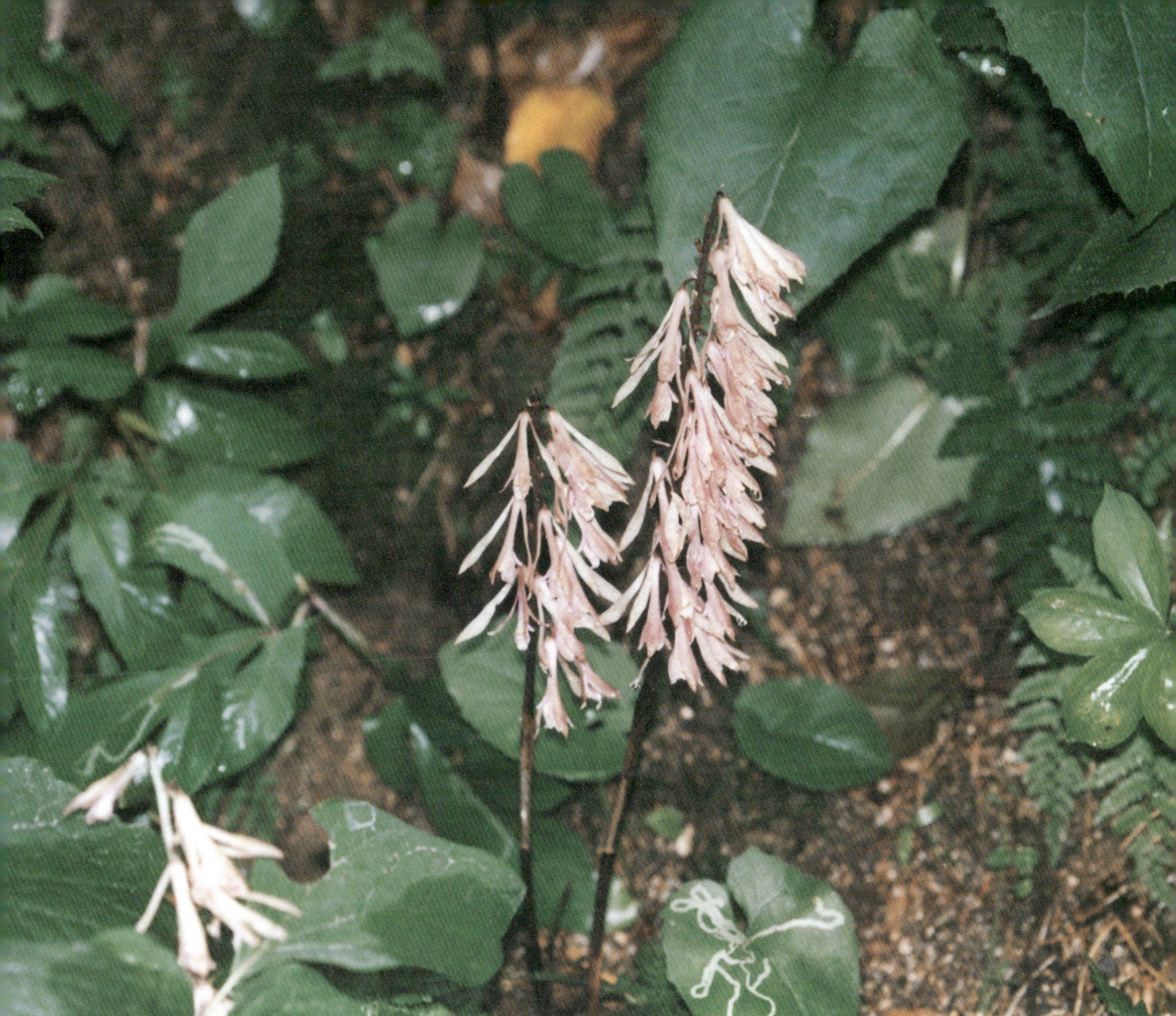

▲ 약난초

길고 세 개는 짧다.

　녹색의 씨방은 세모지고 타원형이며 7월에 익는 열매의 삭과는 녹색으로 둥근 세모꼴이고 끝에 암술대가 달린다. 가을에서 이듬해 봄 사이에 채취하여 인경을 깨끗이 씻은 뒤에 햇볕에 말린다.

### 효능

**인후종통, 임파선염, 통풍을 치료** 약난초는 해독, 소종, 산결의 작용을 하므로 주로 외과 질환에 사용되고 있으나 최근에는 항암 효과가 있다는 것이 발견되었다. 또한 편도선염, 후두염과 같은 각종 인후 질환에 쓴다.

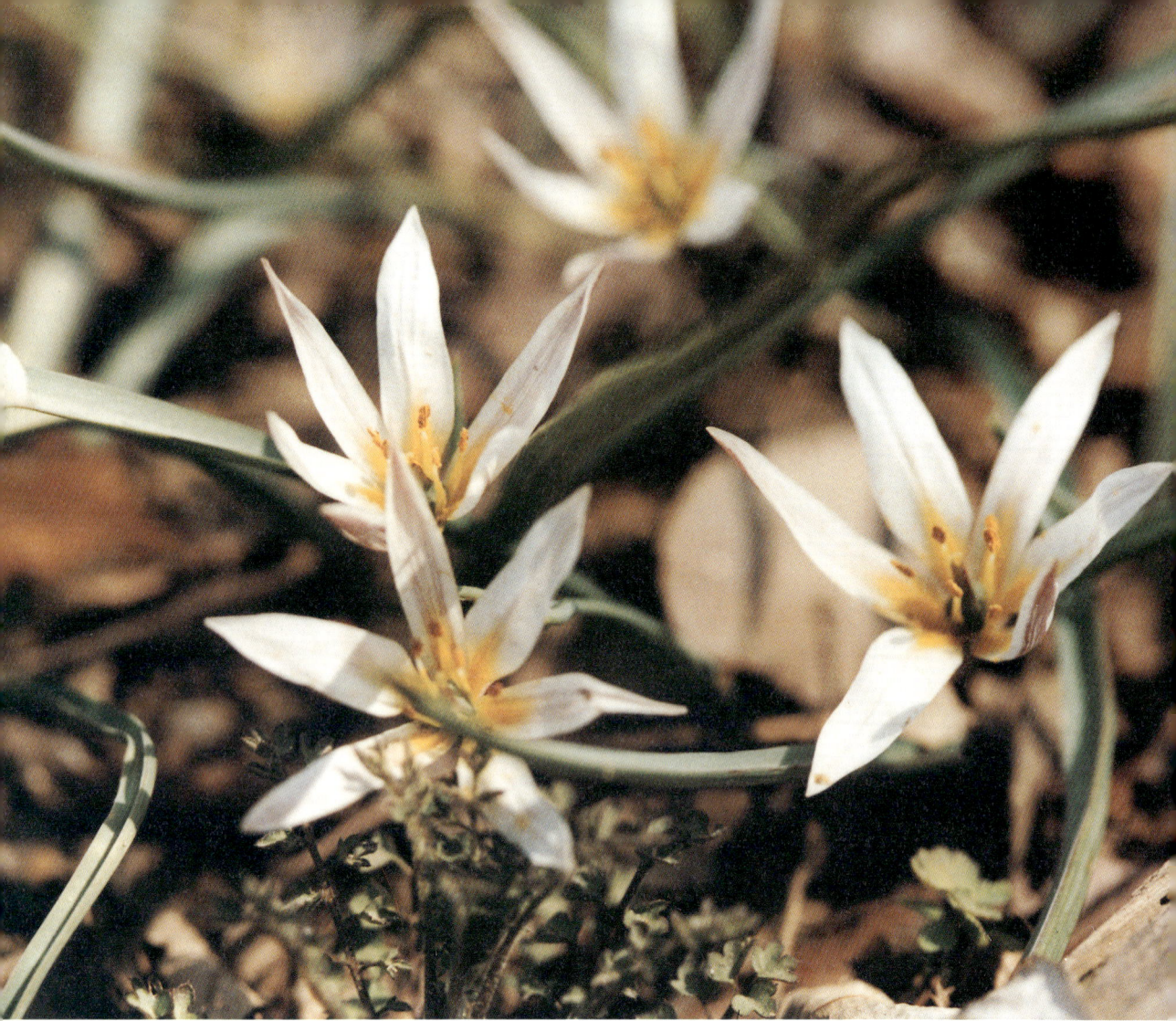
▲ 까치무릇

## 질병에 따라 먹는 방법

**후두암에는** 산자고에 반변련, 백화사설초, 천화분, 사매 등의 약물을 배합하여 사용한다.

**인후종통에는** 산자고에 산두근, 판람근, 사간을 함께 사용한다.

**화농에는** 금은화, 천화분, 염교, 산자고 등을 신속하게 복용하면 화농의 확산을 막을 수 있다.

**목의 임파결핵에는** 보통 덩어리가 림프관에 생기는 질병으로 산자고에 조휴, 하고초, 원삼, 패모를 사용해 내복제로 만든다.

> **참고** 내복시에는 1일 30g내로 끓여 복용하고, 외용으로는 짓찧어 환부에 붙인다.

# 노박덩굴

*Celastrus orbiculatus Thunb.*

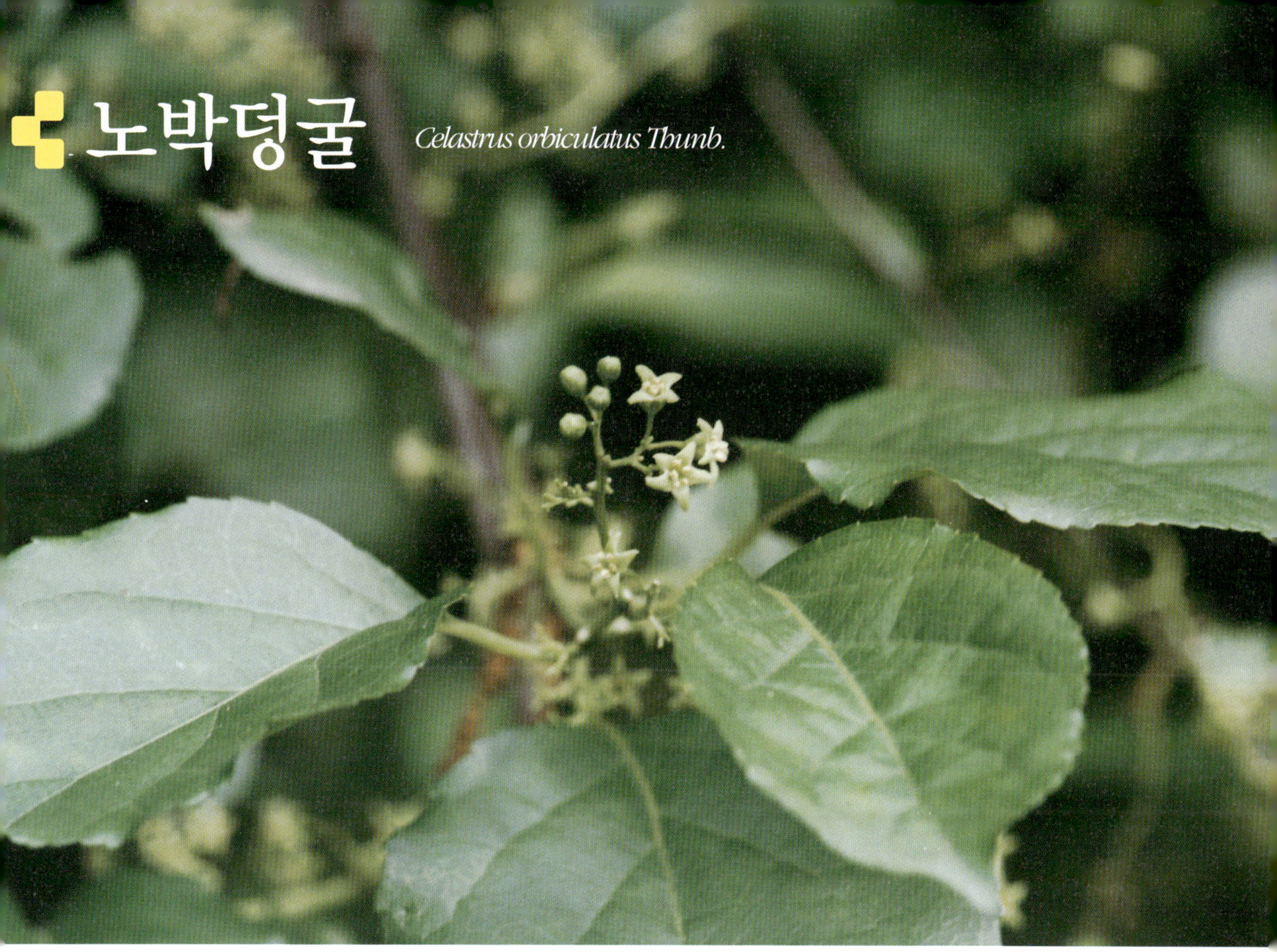

- 분포 : 산, 들 / 개화 : 5월
- 결실 : 10월 / 채취 : 열매, 뿌리
- 특징 : 성질은 따뜻하고 맛은 맵다.
- 효능 : 항암, 소종, 지통작용

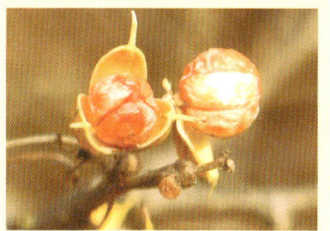
▲ 종자는 노란빛을 띤 붉은색의 가종피에 싸여 있다.

## 생김새

노박덩굴은 노박덩굴과(화살나무과)에 속하며, 전국 각처의 산과 들의 숲 속에서 나는 낙엽이 지는 덩굴나무이다.

덩굴은 길이가 5m쯤 자라고 잎은 넓다. 잎에는 잎자루가 있고 어긋나서 핀다. 가장자리에 둔한 톱니가 있으며, 끝은 날카로우며 뾰족하다. 꽃은 암수딴그루이며 연둣빛이다. 꽃받침과 꽃잎은 각각 5개이고 수꽃에 5개의 긴 수술이 있으며 암꽃에 5개의 짧은 수술과 1개의 암술이 있다.

열매는 삭과로 둥근 모양이며 익으면 노랗게 되며 그 속에 빨간 씨가 나온다. 속명은 상록수에 대한 고대 그리스어이며 celas는 늦가을이라는 뜻이다.

『동의학 사전』에 보면, "노박덩굴은 풍습을 없애고 혈을 잘 돌게 한다. 뼈마디 아픔, 허리와 무릎이 아픈데, 팔다리 마비, 어린이 경풍, 이질, 달거리가 없는데 등에 쓴다. 하루 9~15g을 달임약으로 먹는다. 뿌리는 피 순환을 잘 하게 하는 약으로 쓴다. 또한 곪은 피부질병에 바른다. 민간에서는 노박덩굴의 씨 1~1.5개를 허리 아픔, 류머티즘에 먹으면 진경, 진통작용이 있다고 한다. 월경이 없을 때 쓰며 성기능을 높이는 약, 염증약, 향종양약, 방부약, 열물내기 약으로 쓴다. 뿌리껍질은 마취약 오줌내기 약, 게움약, 땀내기약, 유산시키는 약, 설사약, 살충약으로 쓴다. 잎즙은 아편중독 때 독풀을 약으로 쓴다."고 한다.

## 효능

노박덩굴을 한자로는 '남사등(南蛇藤)'이라고 쓰며, 금홍수(金紅樹), 지남사(地南蛇), 백룡(白龍), 과산룡(過山龍) 등으로도 부른다. 줄기와 뿌리, 열매, 잎을 모두 약으로 쓴다.

근육과 뼈를 튼튼하게 하고, 손과 발의 마비를 풀며, 통증을 멎게 하고, 염증을 없애고, 소변을 잘 나오게 하며 몸 안에 있는 독을 풀어 준다. 류머티즘성 관절염, 퇴행성 관절염, 생리통, 요통, 불면증, 신경쇠약, 가슴이 두근거리고 심장이 뛰는 것, 천식, 독사에 물린 상처, 구토, 두통, 복통, 치질, 이질, 타박상, 종기, 치통, 화농성 피부병 등을 치료한다.

**주의** 주성분인 알칼로이드에는 약간의 독성이 있으므로 너무 많이 먹으면 토하거나 설사를 한다.

**뛰어난 해독작용** 노박덩굴은 뱀독을 푸는 데에도 효과가 뛰어나고 아편 중독을 푸는 효과도 있다. 독사한테 물렸을 때에는 노박덩굴 잎을 짓찧어 물린 자리에 붙이면 진물이 빠져나오면서 쉽게 아문다. 식초나 증류주로 개어서 붙이거나 석웅황을 약간 넣고 짓찧어 붙이면 더욱 좋다. 잎을 짓찧어 붙이는 한편 잎을 즙을 내어 증류주에 타서 한 잔씩 마시면 효과가 더욱 빠르다. 아편 중독에는 노박덩굴 잎을 생즙을 내어 조금씩 먹으면 별다른 금단 증상 없이 아편을 끊을 수 있다. 그러나 아편 외에 다른 마약 중독에 효과가 있는지는 알 수 없다.

**꾸준하고 지속적인 복용 권장** 뿌리나 줄기 20~40g을 물 1.8ℓ에 넣고 물이 반으로 줄어들 때까지 달여서 하루 세 번 밥 먹고 나서 먹는다. 아니면 줄기나 뿌리를 잘게 썰어 그물로 된 망태기에 넣어 흐르는 물에 5일 동안 담가 두었다가 건져 내어 햇볕에 말려 가루를 낸다. 그것을 한 번에 5g씩 하루 세끼 후에 먹는다. 꾸준히 지속적으로 복용하면 거의 틀림없이 효과를 본다. 오랜 복용은 고혈압, 저혈압, 동맥경화 등을 예방하거나 치유할 수 있으며 중풍에 걸리지 않는다.

### 1. 노박덩굴의 뿌리

뿌리는 가을에 캐서 물에 깨끗하게 씻어 그늘에 말려 잘게 썰어서 쓴다. 뿌리가 원기둥 모양으로 잔뿌리가 별로 없고 매우 단단하며 질기다. 노박덩굴 뿌리 추출물은 고초균, 황색포도상구균, 대장균을 억제하는 작용이 있으며 암세포를 억제하는 효과도 있다. 열매와 마찬가지로 류머티스성 관절염, 근육과 뼈의 통증, 타박상, 구토와 복통 등에 물로 달여 먹으면 효과가 있다. 마음을 안정시키는 효과도 탁월하여 신경쇠약이나 불면증에도 쓸 수 있고, 원인을 알 수 없는 종기나 다발성 종양에도 쓴다.

### 2. 노방덩굴의 열매

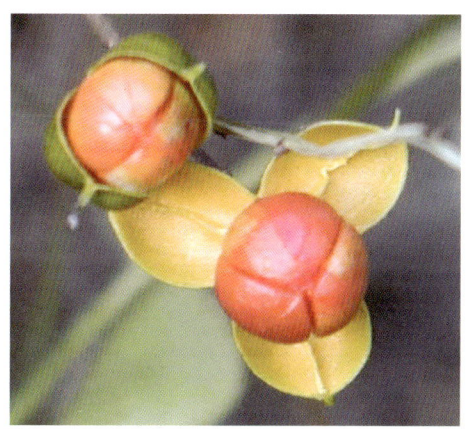

노박덩굴 열매에는 기름 성분이 50% 가량 들어 있는데 이 기름 성분이 마음을 가라앉히고 혈압을 낮추며 혈액순환을 좋게 한다. 이 기름에는 매우 강한 방부작용이 있어서 식품이나 생선 등을 썩지 않게 보존하는 데에도 쓸 수 있다.

**여성의 생리통과 냉증에 특효약** 10월이나 11월에 잘 익은 노박덩굴 열매를 따서 그늘에서 말려 살짝 볶아 부드럽게 가루 내어 한 번에 0.4~0.5g씩 하루 세 번 밥 먹기 30분전에 따뜻한 물에 타서 먹는다. 생리가 끝난 날부터 다음 생리가 시작될 때까지 먹는다. 특히 몸이 냉하거나 정신적, 정서적인 요인으로 인한 생리통에 효과가 좋다.

### 🌼 질병에 따라 먹는 방법

**튼튼한 관절을 위해서는** 노박덩굴과 능소화를 각각 같은 양으로 35도 이상의 증류주에 담가 10일 이상 어둡고 바람이 잘 통하는 곳에 두었다가 날마다 잠자기 전에 작은 잔으로 한 잔씩 마신다. 능소화를 구하기 어려우면 노박덩굴만을 20~40g 물로 달여서 하루 세 번에 나누어 먹어도 된다. 또는 노박덩굴 40g, 돼지족발 한 개에 물과 술을 반씩 넣고 푹 끓여서 하루 세 번에 나누어 먹는다. 돼지 족발에 들어 있는 아교질 성분이 관절의 연골을 튼튼하게 한다.

**이질이나 설사에는** 노박덩굴 20g, 회화나무 열매 20g에 물 1.8ℓ를 붓고 반이 되게 달여서 하루 세 번에 나누어 차 대신 먹는다. 노박덩굴 20g을 물 1.8ℓ에 넣고 물이 반이 되게 달여서 하루 세 번에 나누어 마신다. 노박덩굴은 뱃속을 따뜻하게 하고 막힌 기혈을 뚫어 주며 장에 있는 나쁜 균을 죽이는 작용이 있어서 이질이나 설사에 잘 듣는다.

# 까마중  *Solanum nigrum L.* 용규(龍葵)

- 분포 : 들 / 개화 : 8월
- 결실 : 9월 / 채취 : 열매
- 특징 : 성질은 차고 맛은 쓰고 약간 달다.
- 효능 : 항암, 소염, 이뇨작용

## 생김새

까마중은 전국 각처의 빈터나 텃밭, 길가에서 자라는 가지과의 일년생풀이다. 까마중은 유럽이 원산지로 농업이 발달함에 따라 중국을 거쳐 국내에 들어온 것으로 추정된다.

줄기는 곧게 서고 높이가 20~60cm로 윗부분에서 많은 가지가 갈라지고 흑자색으로 털이 없고 원줄기에 능선이 약간 있다.

잎은 넓고 달걀꼴로 길이가 3~10cm이고 가장자리에 대체로 톱니가 있다. 꽃은 8~10월에 피며 흰색으로 4~8개의 꽃으로 이루어진 총산화서는 줄기의 중간에 달린다. 꽃받침은 5개로 갈라진다. 열매는 8월부터 익는데 둥글고 종명이 뜻하는 바와 같이 검은색으로 된다.

비슷한 식물로 북미에서 들어온 미국 까마중(Solanum americanum Mill.)이 있는데, 주로 중부지방에서 자란다. 꽃과 열매가 까마중보다 조금 작다. 덜 익은 열매는 유독하나 다 익은 열매는 약용과 식용이 가능하며 때로는 잼으로 만들어 먹을 수도 있다.

어린 줄기 잎은 삶아서 우려내어 독성을 제거한 다음 나물로 먹기도 한다. 약용으로 열매와 줄기 잎을 쓴다. 꽃이 필 때부터 가을 사이에 전초를 채취해서 쓴다.

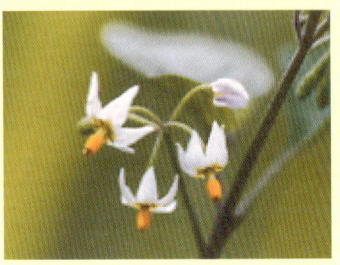

▲ 까마중꽃은 암술 1개와 수술 5개가 있다.

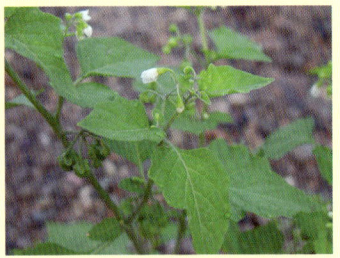

▲ 까마중의 잎은 가지의 잎과 비슷하게 닮았으며 성질은 아욱과 닮았다.

### ♣ 용규(龍葵)

까마중의 지상부나 뿌리 말린 것을 '용규'라 한다. 성질은 아욱과 비슷하나 줄기가 부드럽고 연하며 둥굴지는 듯하나 덩굴이 아니며 꿈틀거리는 듯하여 이름에 아욱을 뜻하는 규(葵)와 용(龍)이 들어간다.

『동의학 사전』에 "맛은 쓰고 성질은 차며 독이 좀 있다. 폐경, 방광경에 작용한다. 열을 내리고 독을 풀며 혈을 잘 돌게 하고 오줌을 잘 누게 한다. 소염작용, 항암작용이 실험으로 밝혀졌다. 솔라닌, 솔라소닌 성분은 혈당량을 높인다. 옹종, 창양, 타박상, 인후두염, 열림 등에 쓴다. 악성종양, 만성 기관지염, 급성 콩팥염에도 쓴다. 하루 15~30g을 달임약으로 먹는다. 외용약으로 쓸 때는 달인 물로 씻거나 신선한 것을 짓찧어 붙인다."고 한다.

『본초강목』에 "열을 맑게 하고 혈을 퍼지게 하며 단석(丹石)의 독을 누른다. 종자는 정종(疔腫)을 다스리며 뿌리는 소변을 잘 누게 한다. 줄기와 잎을 짓찧어 화단창(火丹瘡)에 붙이면 좋다."고 하였다.

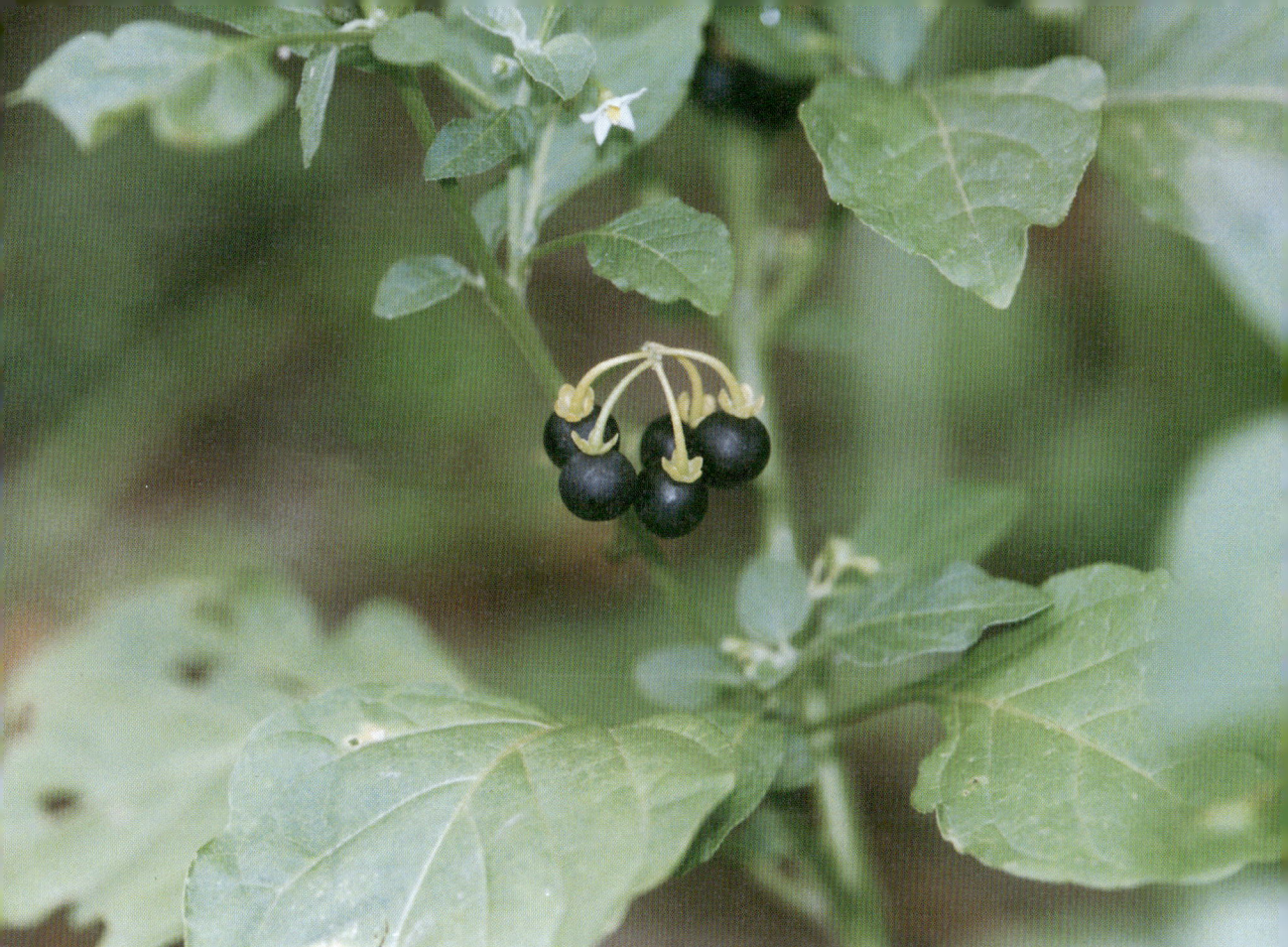

### 효능

**항암작용** 까마중은 많이 쓰이는 항암약 중의 하나이다. 특히 선학초, 지유와 같이 쓰면 항암작용이 증가할 뿐 아니라, 떫은맛이 감소된다. 또한 약간 독이 있지만 달이면 독이 줄어든다. 실험에 의하면 엘릿히 복수암, 임파성 백혈병 등에 종양 억제 작용이 있다 한다.

**근육 주사제** 까마중 전초를 달여 여과하고 여과액에 1.5배의 에타놀을 넣고 여러 번 여과하여 침전물을 버린다. 이 여과액의 에타놀을 휘발시키면 엑기스가 된다. 이것을 주사제로 만들어 근육에 사용한다.

### 질병에 따라 먹는 방법

**방광 상피조직 종양에는** 까마중, 배풍등 각 30g을 하루에 1첩씩 달여 마신다.

**자궁융모막 상피암에는** 조기 수술을 한 뒤 까마중 45g, 수염가래 60g, 자초 45g을 하루에 1첩씩 달여 마신다.

# 토복령

*Smilax china L..*

청미래덩굴, 선유량(仙遊糧), 산귀래(山歸來)

- 분포 : 산 / 개화 : 5월
- 결실 : 9~10월 / 채취 : 뿌리
- 특징 : 성질은 평하고 맛은 달다.
- 효능 : 항암, 소염, 이뇨작용

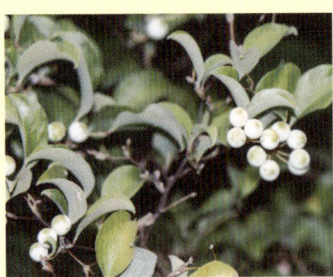

▲ 열매를 명감 또는 망개라고도 한다.

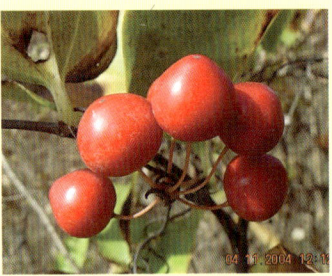

▲ 청미래덩굴

### ♣ 청미래덩굴의 여러 이름

망개나무, 명감나무, 매발톱가시, 참열매덩굴, 종가시덩굴, 산귀래 등 여러 가지 이름이 있다. 청미래덩굴의 뿌리가 소나무의 복령을 닮았다해서 '토복령' 이라고도 부른다.

## 생김새

토복령(土茯苓)은 산기슭의 양지 녘에서 자라는 덩굴성 낙엽 관목이다. 줄기에는 구부러진 가시가 있으면서 3m 정도로 자라며 뿌리는 굵고 꾸불꾸불 옆으로 자라며 회갈색을 띤다.

잎은 호생하고 두꺼우며 장타원형으로서 끝이 뾰족하고 반짝반짝 윤이 난다. 꽃은 암수딴그루로서 황록색이며 잎겨드랑이에 산형화서로 달리고 5월에 핀다. 열매는 장과로서 둥근 모양이며 9~10월에 붉게 익는다. 잎과 열매는 모두 식용과 약용으로 쓴다.

## 효능

**항암작용** 도홍경의 『명의별록』 이후 여러 효능이 언급되었지만, 근년에 와서야 비로소 항암작용이 발견되어 위암, 식도암, 직장암의 치료에 사용된다.

**소염·이뇨작용, 풍습치료** 방광염과 초기 매독의 치료에 좋다.

### 1. 뿌리

청미래덩굴의 뿌리는 옛날엔 구황식품이었다. 녹말이 많이 들어 있어 이것을 쪄서 먹으면 생명을 연장할 수 있었다. 뿌리는 상당히 굵고 크며 딱딱하다. 혹처럼 뭉친 덩이뿌리가 줄지어 달리며 맛은 달고 성질은 따뜻하다고 한다.

바위 틈 사이에 돌밭에 깊이 뿌리를 내리므로 캐기가 어렵다. 가을철이나 이른 봄에 캐어 잔뿌리를 버리고 잘게 씻어 그늘에서 말린다. 암나무 뿌리가 더 통통한 편이다. 뿌리를 캐서 잘게 썰어 수 일간 물에 담가 우려서 쓴맛을 뺀 후 밥과 떡 등에 섞어서 먹었다고 한다. 계속해서 먹으면 변비가 생겨 고생하게 되므로 쌀뜨물을 함께 넣고 끓이면 좋다.

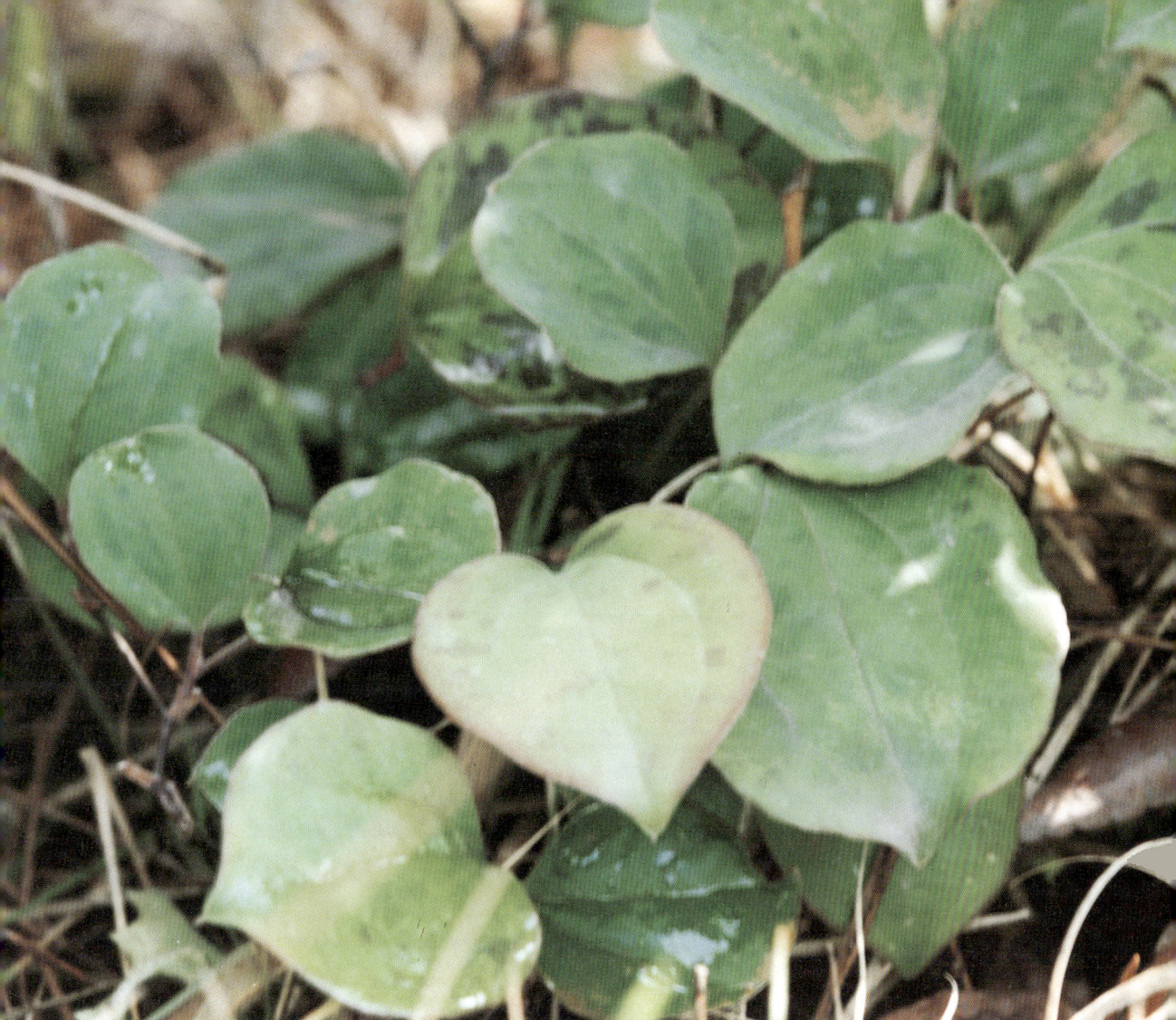

### 2. 줄기와 열매

청미래덩굴의 줄기를 보통 젓가락을 만들어 쓰며, 살균과 해독작용을 한다. 열매는 검게 태워서 그 재를 참기름에 개어서 종기, 태독(胎毒), 피부병에 바른다. 열매는 식용하며 어린 순은 나물로 먹는다.

### 3. 잎

청미래덩굴의 잎은 차대용뿐 아니라 담배 대용으로 이용되어 왔다. 봄에 어린 순은 나물로도 즐겨 먹는다. 어린 잎을 잘게 썰어 그늘에 말려 두었다가 차를 끓여 복용하며 중금속 중독의 예방을 할 수 있을 뿐만 아니라 치료도 가능하다.

### 질병에 따라 먹는 방법

**습독창양, 습진, 신경성 피부염 등으로 피부가 붉게 붓고 아프면** 금은화, 연교, 포공영, 생지황 등을 넣고 진하게 달여 환부를 씻으면 좋다. 농양을 치료할 때에는 토복령을 군약으로 하고 천화분, 천산갑, 조각자, 황기와 같이 쓰면 배농의 효과가 아주 좋다.

**알레르기성 심마진의 예방과 치료에는** 백선피, 자초, 생지황과 같이 쓰면 좋고 계속 복용하면 만성 신염으로 단백뇨가 장기에 걸쳐 없어지지 않을 때 황기, 산약, 백출, 택사, 옥수수 수염 등과 같이 쓰면 좋다.

**열로 인한 배뇨통에는** 목통, 포공영, 편축 등과 같이 쓴다.

**주의** 이뇨작용이 있어 음을 상하기 쉬우므로 간, 신이 허약한 사람은 조심해서 쓴다.

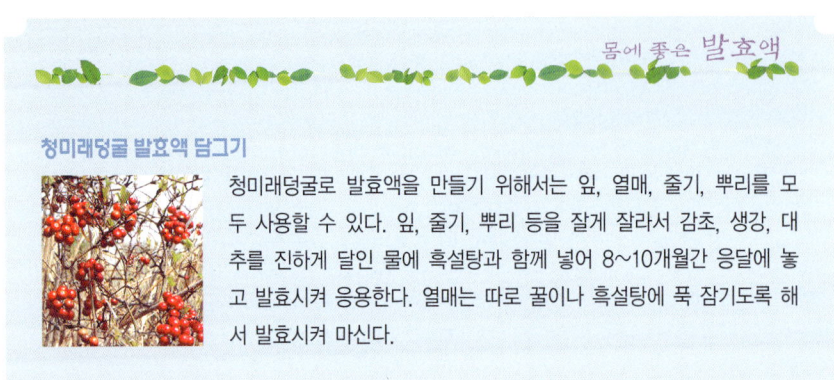

몸에 좋은 **발효액**

#### 청미래덩굴 발효액 담그기

청미래덩굴로 발효액을 만들기 위해서는 잎, 열매, 줄기, 뿌리를 모두 사용할 수 있다. 잎, 줄기, 뿌리 등을 잘게 잘라서 감초, 생강, 대추를 진하게 달인 물에 흑설탕과 함께 넣어 8~10개월간 응달에 놓고 발효시켜 응용한다. 열매는 따로 꿀이나 흑설탕에 푹 잠기도록 해서 발효시켜 마신다.

# 화살나무

*Euonymus alatus* (Thumb.) Sieb.

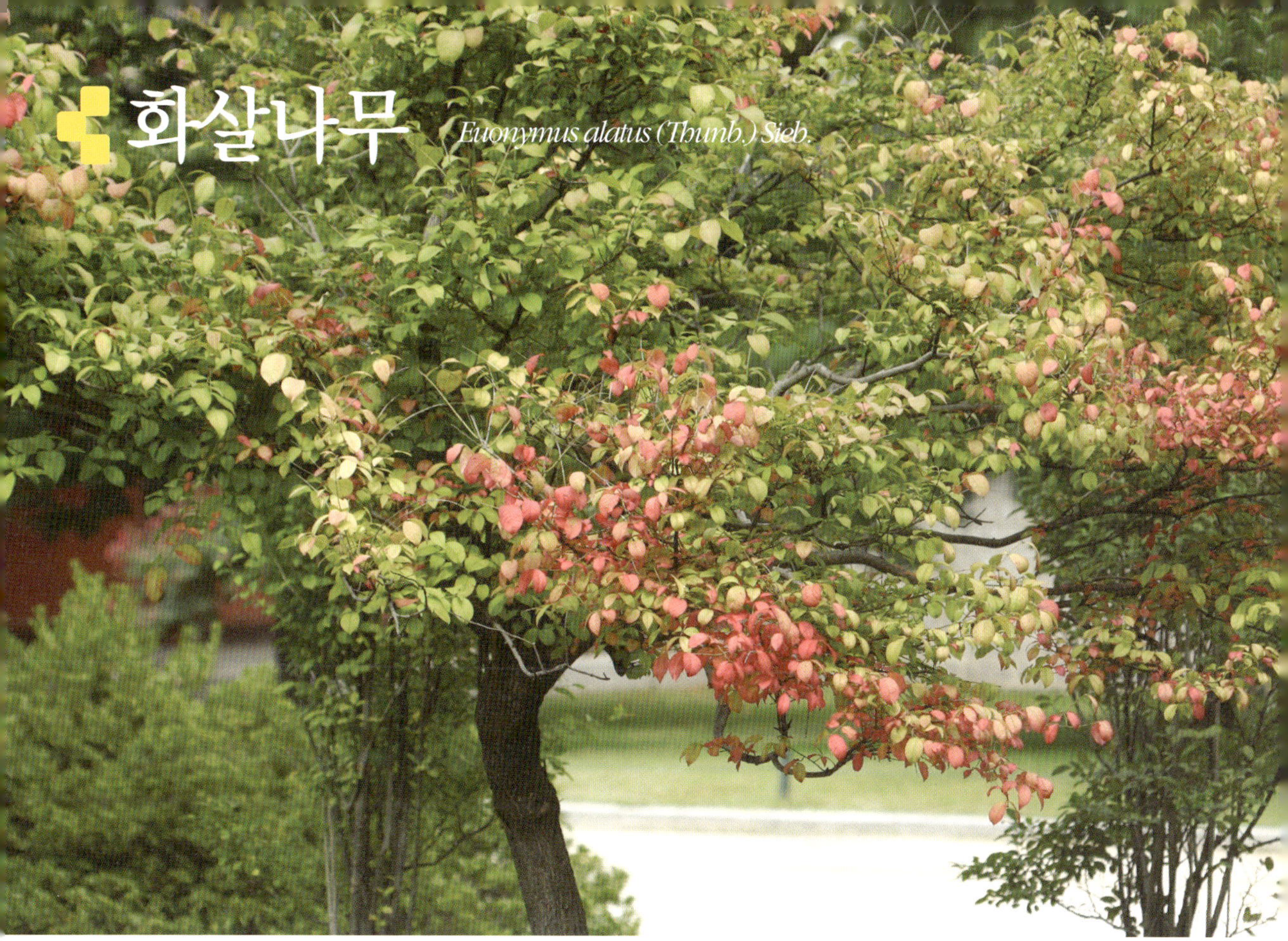

- 분포 : 산 / 개화 : 5월
- 결실 : 10월 / 채취 : 가지
- 특징 : 성질은 차고 맛은 쓰다.
- 효능 : 항암, 활혈, 통경, 거담작용

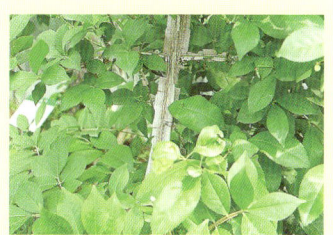
▲ 어린 잎은 나물로 먹고 가지의 날개를 '귀전우(鬼剪羽)'라고 한다.

## 생김새

화살나무는 노박덩굴과에 속하는 잎이지만 넓은 잎의 작은 키나무이다. 사람 키 정도로 자란다. 우리나라 어느 산에서든 볼 수 있다. 사철나무와 같은 과, 속에 들어가지만 사철나무는 상록성이다.

잎은 마주나기로 달리고 타원형이며 잎 가장자리에 톱니가 있다. 5월에 잎겨드랑이에서 꽃자루가 나오고 여기서 다시 둘로 갈라진다. 그 끝에 연한 연두색을 띠는 작은 꽃이 달린다. 작은 꽃잎 네 장이 서로 마주나고 다시 그 속엔 네 개의 수술이 선명하게 드러난다. 가을철엔 열매의 자줏빛 껍질이 벌어지고 작은 주홍색 종자가 드러난다. 겨울이 가도록 오래 붙어 있다. 화살나무와 특징이 다 같으면서 줄기에 날개만 없는 것은 '회잎나무'라 한다.

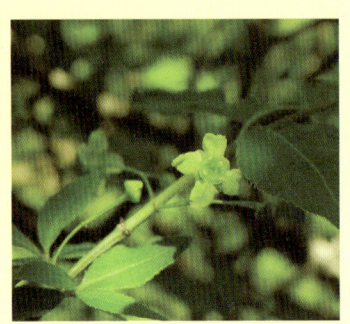

▲ 꽃자루 끝에 달린 작은 꽃

이밖에 화살나무 열매에는 짧은 날개가 5개 있고 꽃자루가 길게 늘어지는 회나무, 열매에 긴 날개 4개가 있고 날개 끝이 약간 휘면 나래 회나무, 열매에 날개가 없고 네모진 참빗살나무가 있다. 최근엔 미국, 유럽, 중국 등에서 육종된 원예 품종이 많이 들어와 있다.

### 효능

**활혈·통경·거담작용** 화살나무의 날개는 약용으로 쓴다. 생약 이름은 귀전우, 위모, 호전우 등이라 부른다.

피멍을 풀어주고, 피를 조절하고, 거담작용을 하므로 동맥경화, 혈정증, 가래기침, 월경불순 및 출산 후 피가 멈추지 않거나 어혈로 생기는 복통, 젖이 분비되지 않을 때 쓴다. 그 밖에 풍을 치료하는데, 피부병 등에 처방한다. 민간에선 날개부분을 검게 태워 가시를 빼는데도 썼다고 한다.

**당뇨를 다스린다** 화살나무는 당뇨병에 혈당량을 낮추고 인슐린 분비를 늘리는 작용이 있다.

### 질병에 따라 먹는 방법

**산후 기혈 순환에는** 당귀 30g, 화살나무 60g을 달여 1일 3회 복용한다. 젖이 잘 나오지 않을 때에 화살나무 150g을 달여서 1일 3회 복용한다.

**당뇨병에는** 화살나무 어린 줄기 5~10g을 물로 달여 하루 3번씩 나누어 먹고 효과를 본다.

**식용법** 어린 잎을 나물로 무쳐 먹거나 잘게 썰어 밥을 지어 먹기도 하는데 다소 쓴맛이 나므로 데쳐서 잘 흐르는 물에 담가서 먹는다. '홑잎나물'이라고 부른다.

♣ **코르크성분**
화살나무의 두드러진 특색은 줄기에 두 줄에서 네 줄까지 달린 코르크 날개를 가지고 있는 것이다. 이 코르크의 성분은 초식 동물이 좋아하는 전분이나 당분이 전혀 없다.

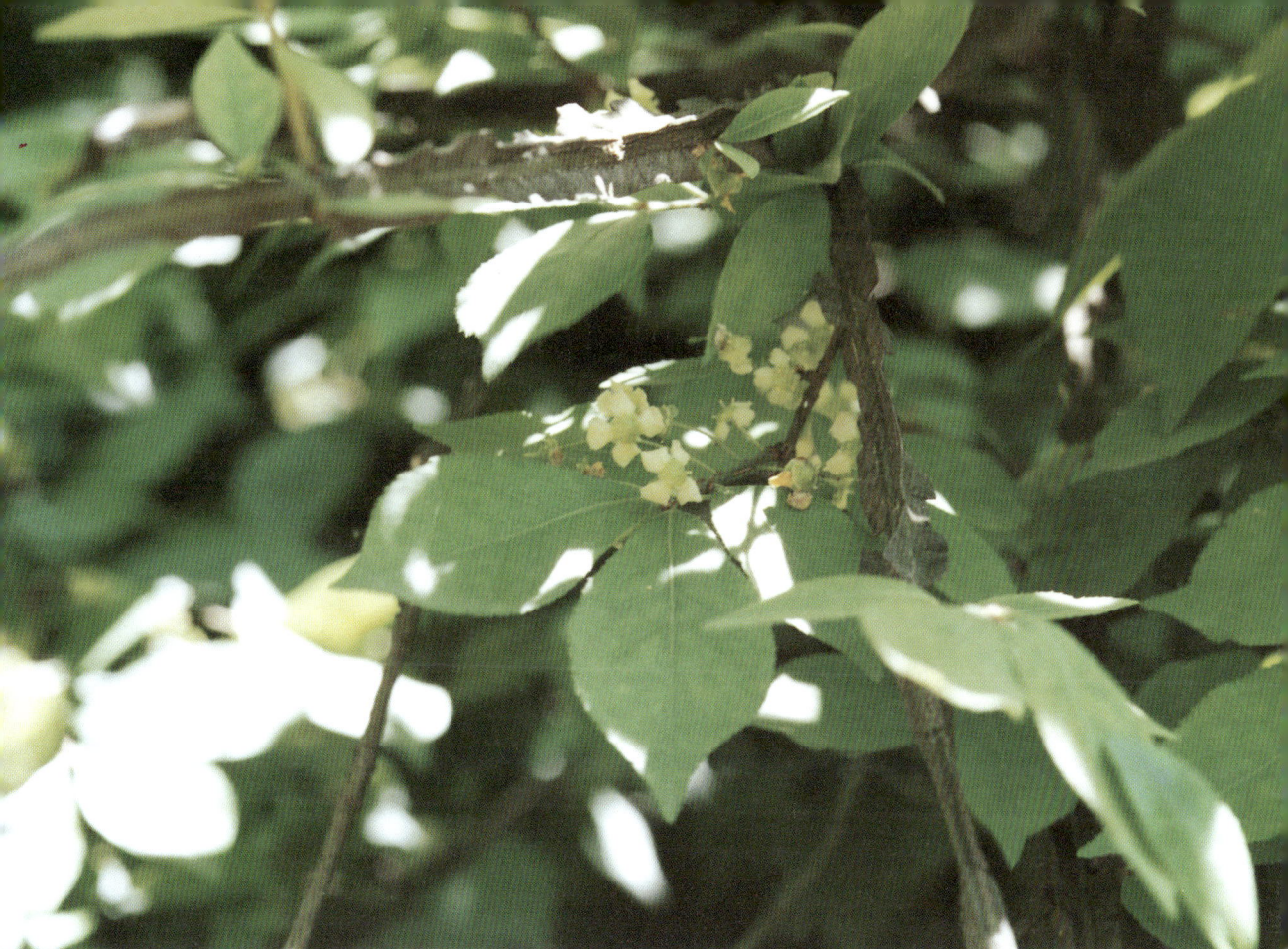

화살나무에 대한 『동의보감』의 기록은 다음과 같다. "성질은 차며 맛은 쓰고 독이 없다.(독이 조금 있다고도 함) 고독, 시주, 중악으로 배가 아픈 것을 낫게 한다. 사기나 헛것에 들린 것(邪殺鬼), 가위눌리는 것을 낫게 하며 뱃속에 있는 벌레를 죽인다. 월경을 잘 통하게 하고 맺힌 것을 풀며 붕루, 대하, 산후 어혈로 아픈 것을 멎게 하며 풍독종(風毒腫)을 삭이고 유산시킨다. 민간에서는 태워서 좋지 못한 기운을 없앤다."

『동의학사전』에 적힌 화살나무의 약성은 다음과 같다. "맛은 쓰고 성질은 차다. 간경에 작용한다. 혈을 잘 돌게 하고 어혈을 없애며 달거리를 통하게 하고 벌레를 죽인다. 약리 실험에서 주요성분인 싱아초산나트륨이 혈당량 낮춤 작용을 나타낸다는 것이 밝혀졌다. 주로 달거리가 없는 데, 징가, 산후 어혈로 배가 아픈데, 기생충으로 배가 아픈 데 등에 쓴다. 하루 6~9g을 달임약, 알약, 가루약 형태로 먹는다. 임산부에게는 쓰지 않는다."

# 애기똥풀

*Chelidonium majus var. asiaticum Ohwi*
백굴채(白屈菜), 젖풀

- 분포 : 들 / 개화 : 4~8월
- 결실 : 7~10월 / 채취 : 전초
- 특징 : 성질은 약간 따뜻하고 맛은 쓰고 맵다.
- 효능 : 항암, 진통작용

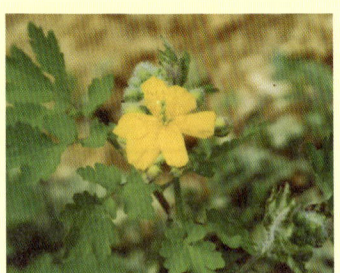

▲ 잎과 줄기를 자르면 애기똥풀 같은 노란 빛의 진물이 흘러 '애기똥풀' 이라 한다.

### ♣ 애기똥풀과 속명

속명인 Chelidonium은 그리스어인 제비에서 나왔다. 6~7월경에 태어나는 새끼 제비들이 눈에 눈꼽이나 이물질이 덮여 눈을 뜨지 못할 때 어미제비가 애기똥풀 줄기를 꺾어 유액을 입에 묻혀 새끼의 눈을 씻어준다는 데서 나왔다.

## 생김새

애기똥풀은 마을 부근의 숲 가장자리 또는 양지에서 흔히 볼 수 있는 양귀비과의 두해살이풀로서 온 몸에 길고 부드러운 털이 난다.

줄기는 곧게 서기는 하나 꺾어지기 쉬우며 자라면서 무척 억세지기 때문에 '까치다리' 란 이름을 가진다. 잎과 더불어 원줄기는 분백색이 돌며 곱슬한 털이 있으나 자라면서 다 없어진다. 높이는 30~80cm이며 원뿌리가 땅속 깊이 들어가며 뿌리의 색깔이 등황색이다.

잎은 서로 어긋나게 자리 잡고 깃털 모양으로 갈라진다. 갈라진 조각은 길쭉한 타원꼴이다. 잎 가장자리는 무딘 톱니가 있다.

4~8월에 노란색의 꽃이 피며 꽃받침은 2개로 일찍 떨어진다. 꽃잎은 4개이며 많은 수술과 1개의 암술이 달리고 6월부터 씨가 익으며 긴 꼬뚜리 속의 작은 씨는 땅에 떨어져 9~10월경에 새싹이 돋아나와 겨울을 나기도 한다.

꽃을 포함한 줄기와 잎을 모두 약으로 쓴다. 꽃 피고 있을 때에 채취하여 그늘에서 말린다. 외용으로는 생것을 쓰기도 한다.

## 효능

성분은 진통작용을 하는 켈리도닌을 미롯하여 켈러리스린, 프로토핀, 말릭산, 산구이나린 등의 성분이 함유되어 있다. 켈리도닌과 산구이나린은 독성이 약하며 강한 소염, 항균작용이 있어서 염증의 치료약으로 사용된다.

**항암작용** 백굴채는 이미 백 년 전에 암 치료약으로 알려져 있었다. 말기 자궁경부암 환자가 피부암 환자를 치료한바 좋은 효과를 보았다 한다. 최근에 와서도 북한에서 발표한 임상자료에는 확실히 항암효과가 있다고 한다.

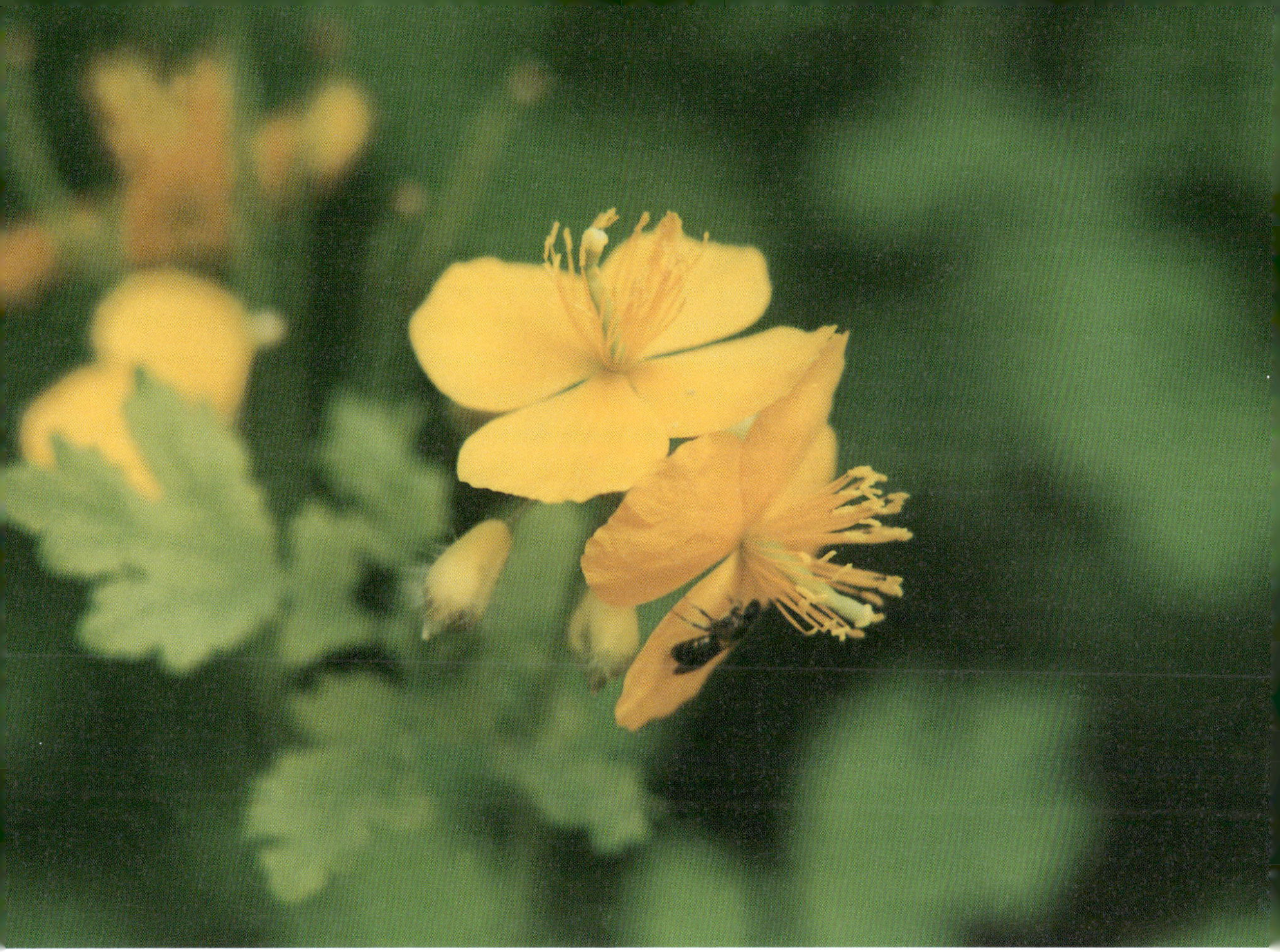

**진통작용** 주로 진통제로서 위통, 치통에 민간약으로 사용한다. 비록 예부터 의약품으로 사용하지는 않았으나, 백굴채에는 많은 성분이 들어가 있으며 진통작용이 있어 위장의 동통과 궤양을 치료한다.

 잘못 쓰거나(한번에 많은 양을 쓰거나), 중독되면 위장에 강렬한 자극을 주므로 위에 경련이나 염증이 생긴다. 아울러 심하면 혈뇨, 동공의 수축마비가 생긴다. 호흡마비도 온다. 이때 위 세척을 위해 과망간산칼륨은 1~2%, 탄닌 용액은 5분 간격으로 12cc씩 마신다.

**벌레물림, 종기에 효과적** 전초를 달여서 버짐 부위를 씻거나 바르면 효과가 있다. 그래서 버짐풀이란 속명이 있다. 벌레물린 데 즙을 내어 바른다. 종기가 곪아서 빨리 터지게 할 때 찧어서 붙인다.

### 🏵 질병에 따라 먹는 방법

**만성 기관지염에는** 백굴채 600g, 감초 40g을 함께 재탕까지 달여, 농축해서 1회 30cc씩 1일 3회 나눠 복용한다.

**음용법** 민간에서는 잎과 줄기를 생채로 짓찧어 백굴채 50g을 술 200cc에 넣고 하루 정도 우려내어 짜서 하루 3번, 1회에 10cc씩 공복에 마신다. 생즙에 설탕물을 타서 먹기도 한다.

전초를 꽃이 필 때 달여 그늘에 말린 후 8~10g에 물 200cc를 넣어 달여 하루 3번 나눠 식후에 먹는다.

북한의 『동의학 사전』에는 "맛은 쓰고 매우며 오줌을 잘 누게 하며 독을 푼다. 약리 실험에서 물 우림약과 즙액이 살균작용, 열물내기작용, 항암활성을 나타낸다는 것이 밝혀졌다. 위장아픔, 황달, 붓는데, 옴, 헌데, 뱀에게 물린데 등에 쓴다. 위암, 피부암 등에도 쓴다. 하루 2~6g을 달여 먹는다. 외용약으로 쓸 때는 생것을 짓찧어 붙인다."고 한다.

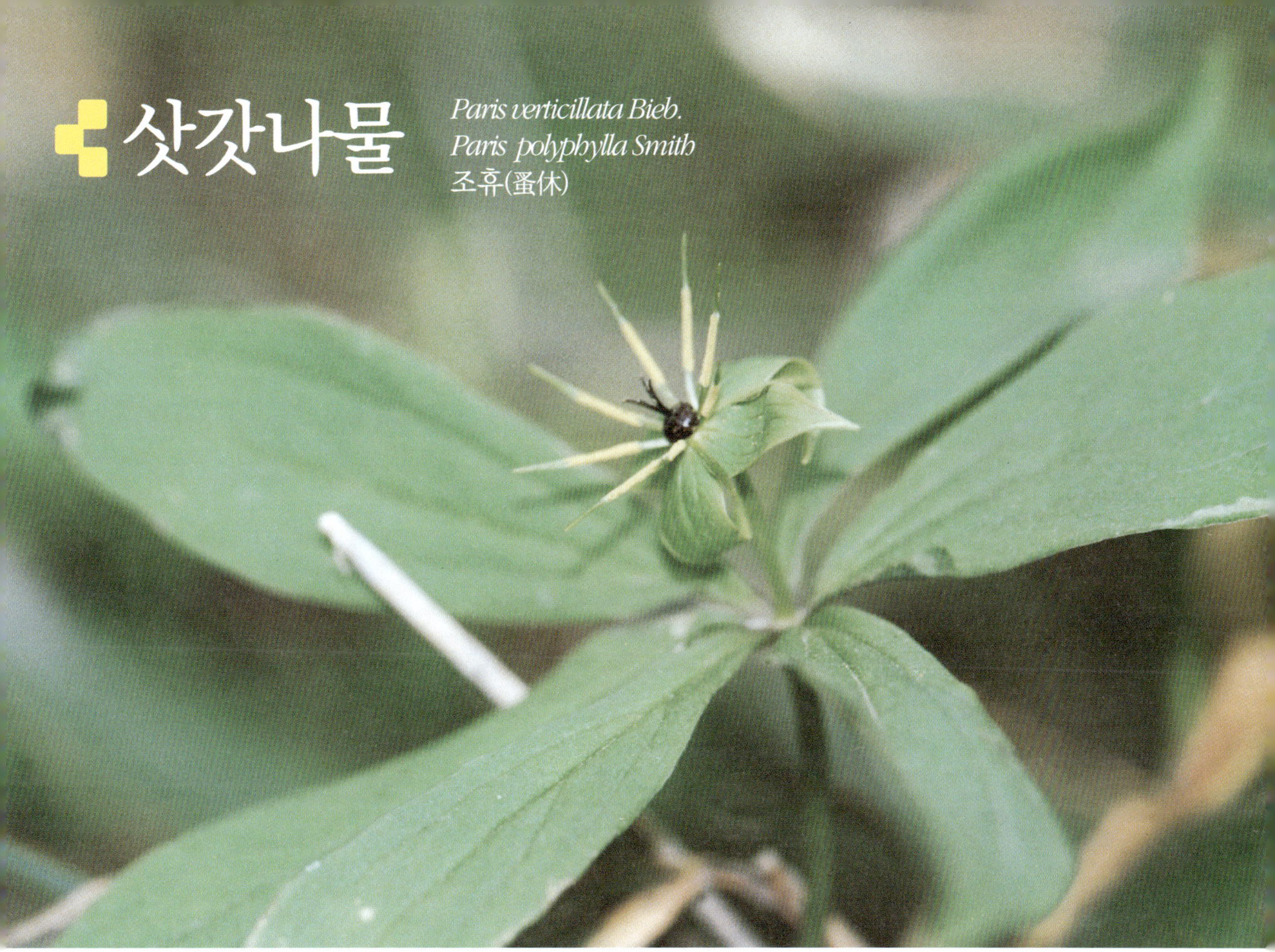

# 삿갓나물

*Paris verticillata Bieb.*
*Paris polyphylla Smith*
조휴(蚤休)

-  분포 : 숲속 / 개화 : 6~7월
- 결실 : 9~10월 / 채취 : 뿌리
- 특징 : 성질은 차고 맛은 맵고 쓰다.
- 효능 : 항암, 산어, 해독, 소종작용

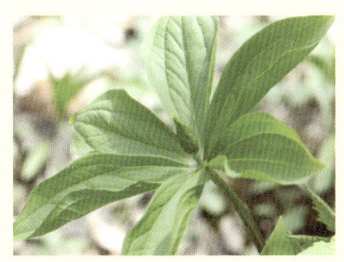
▲ 잎은 좁고 긴 타원형이다.

## 생김새

삿갓나물은 산지의 숲 속에서 자라는 백합과의 여러해살이풀로서 근경은 옆으로 길게 뻗고 끝에서 원줄기가 나와 20~40㎝ 정도 자라며 끝에서 6~8개의 잎이 돌려난다. '삿갓나물을 칠엽일지화'라고도 부른다.

꽃은 6~7월에 피며 잎 가운데서 1개에 꽃대가 나와 끝에 1개의 녹갈색 꽃이 위를 향해 핀다. 외화피는 4~5개이며 넓은 피침형이고 내화피는 실같고 누런빛이 돌며 나중에 밑으로 펴진다. 꽃받침조각은 넓은 바소꼴 또는 좁은 달걀 모양으로 끝이 뾰족하다.

뿌리는 주로 가을철에 채취하여 햇볕에 말려 썰어서 사용한다. 마치 인삼 뿌리처럼 생겼다. 한방에서는 뿌리줄기를 '조휴'라고 한다.

## 효능

**항암제, 해독제** 주로 암 치료제, 뱀에 물렸을 경우 해독제로 쓴다. 조휴의 독은 땅속줄기 껍질에 다량 함유되어 있어 외용해서는 중독이 일어나지 않는다.

각종 화농성 구균에 대해서는 강력한 억제작용이 있어서 외과에 널리 사용되고 있다. 뿌리를 잘 씻어 다진 후 감초 가루, 생강즙을 적당량 가미하면 그 독성을 약화시킬 수 있다. 중국에서는 뇌종양, 비인암, 식도암, 피부암 등에 삿갓나물을 쓴다.

**산어 · 지혈작용** 조휴는 외용, 내복용 어느 것으로 사용해도 어혈을 흩어뜨리고 지혈하는 작용을 한다. 또한 외상에 의한 출혈을 막는데도 외용한다.

## 질병에 따라 먹는 방법

**급성 유선염에는** 초기 증상인 유방에 종창이 생겨 만지면 아프고 젖을 짜도 시원하게 안 나오는 경우에 조휴에 대황을 섞어 연고를 만들어 바르면 신속하게 염증을 없애고 곪는 것을 예방할 수 있다.

**뱀한테 물렸거나 벌이나 독충에 찔렸을 경우** 뱀에 물리면 조휴 가루에 천남성 가루를 가미해 식초로 연고를 만들어 소독하고 약물을 바른다.

**근육의 심부에 생긴 농양을 없애려면** 감염된 병소에 세균이 혈생을 따라 심부의 조직에 들어가면 근육이 서서히 부어오르고 통증을 수반한다. 이때 내복용으로는 감초, 금은화, 연교를 진하게 끓여 하루에 한 첩씩 복용한다.

**급성 기관지염에는** 해수, 발열 등의 증상이 동반되는데 이때 행인, 반하를 배합하여 사용한다.

**뇌종양에는** 삿갓나물, 위령선, 목과를 가지고 하루에 1첩씩 탕액으로 삼칠근 가루와 함께 먹는다.

**비인암에는** 삿갓나물, 조구등, 생천남성, 용담초, 태자삼, 하고초 등을 쓴다.

**칠엽일지화**

"옛날 어느 마을에 아들 일곱과 딸 하나를 가진 집안이 있었다. 아들들은 모두 늠름하고 딸은 꽃처럼 아름다워서 마을에서 칭찬이 자자했다. 그런데 어느날 갑자기 이 마을에 산에서 큰 이무기가 내려와 돼지, 염소와 같은 집짐승들을 잡아먹고 사람들에게는 큰 해를 끼쳤다. 일곱 형제들은 이무기를 잡아 죽이기로 결심한 후 이무기를 찾아가서 처절한 싸움을 벌였으나 결국 모두 죽고 말았다. 여동생은 오빠들이 모두 이무기에게 죽고 나자 반드시 이무기를 죽여 오빠들의 복수를 하기로 결심했다. 낮에는 무술을 닦고 밤에는 이무기와 싸울 때 입을 갑옷을 짰다. 49일 만에 갑옷이 완성되자 부모님에게 하직 인사를 하고 산으로 떠났다. 그러나 여동생마저 이무기에게 잡아 먹히고 말았다. 여동생의 갑옷은 바늘로 만든 것이어서 갑옷을 삼킨 이무기는 고통이 심하여 뒹굴기 시작했다. 49일 동안 뒹굴며 몸부림치다가 죽어 버렸다. 마을 사람들은 괴물 이무기를 없애 준 일곱 형제와 딸의 의로운 뜻을 기리는 뜻에서 성대하게 제사를 지냈다.
얼마 뒤에 이무기가 죽은 곳에서 이상한 풀이 자랐다. 일곱 개의 깃잎이 있고, 한 송이 아름다운 꽃이 피어났는데 꽃 속에 금빛 바늘 같은 것이 돋아 있었다. 많은 사람들은 일곱 형제와 그 여동생의 넋이 꽃이 되어 자라났다고 하여 그 꽃을 칠엽일지화(七葉一枝花)라고 불렀다.

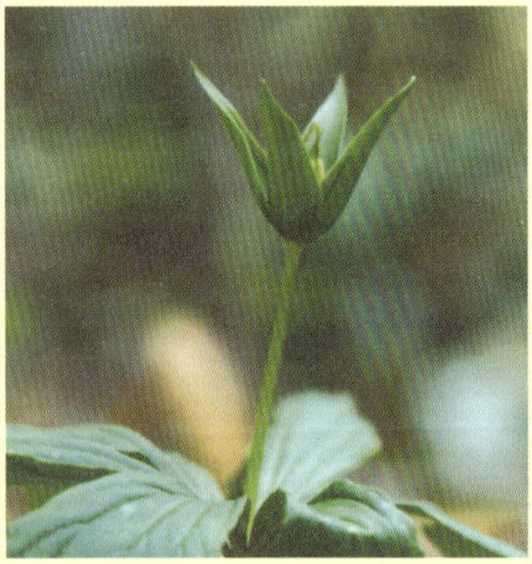

**피부암에는** 생삿갓나물, 생하수오를 돌 그릇에 찧어 떡을 만들어 종양 부위에 두 차례 붙인다.

**기관지염, 임파선결핵, 인후염에는** 민간에서는 삿갓나물의 뿌리를 달여 먹는다. 하루 3~6g을 조심스럽게 복용한다.

 조휴는 독이 강하므로 임산부는 복용해서는 안 된다.

# 산야초 건강 음식 연구회
## -강좌 내용-

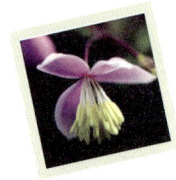

### 1. 산야초 효소 발효액 강좌
산야초 효소 발효액은 자연의 맛과 향을 그대로 전해주는 최고의 건강음료입니다. 깊은 맛과 정성이 살아있는 산야초 효소로 음식을 만들어 가정의 건강을 지킬 수 있습니다.

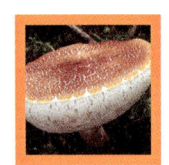

### 2. 산야초 교실
우리의 산과 들, 주변에서 쉽게 찾아 이용하고 활용할 수 있는 '산야초의 놀라운 효능과 음용 방법'를 위한 산야초 교실을 안내합니다. 저자의 현장감 있는 직강을 통해 알차고 재미있는 시간이 되시길 바랍니다.

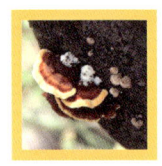

### 3. 한방 산야초 교실(약초)
산야초의 올바른 식용과 약용을 위하여 한방의 진단학, 변증론 및 체질론에 기초하여 산야초의 활용법을 알기 쉽게 강의합니다.

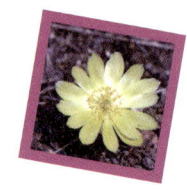

### 4. 산야초 음식 연구 교실
산야초 음식에 대한 이론적 강의와 더불어 술(酒)·초(醋)·장(醬)·정과(正果)·조청 등을 만드는 실습을 체험합니다. 우리와 함께 살아가는 산야초의 생명력을 생활 속에서 더욱 가깝게 응용할 수 있는 방법을 연구합니다.

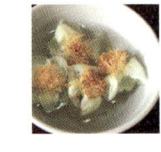

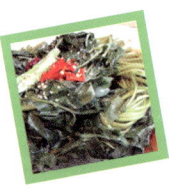

## 세부 강의 내용

본 강의는 한방의 본초학·진단학 및 방제학에 기초하여 우리 몸에 유용한 산야초 효소 발효액을 좀 더 쉽고 재미있게 만들고자 하는 데에 그 목적이 있습니다.

강의의 구성 내용은 약 20여 개로 분류하여, 먼저 산야초의 생김새와 효능, 그에 따른 용법을 공부합니다. 그리고 계절별·지역별로 채취 또는 구매 가능한 산야초를 이용하여 단방 산야초 효소 발효액과 복방 발효액인 방제식 효소 발효액을 만들어 각 사람의 체질과 질병에 따라 음용하는 방법을 설명합니다.

예를 들어, 혈허(血虛)·기허(氣虛)·열(熱) 등의 증상을 치료하는 보혈(補血)·보기(補氣)·청열(淸熱)의 산야초에는 어떤 것들이 있는지 학습하고, 이를 이용하여 각종 효소 발효액을 만들어 음용합니다.

또한 차(잎차·꽃차), 장류(된장·고추장 등), 전통주 및 산야초로 만든 참살이 음식에 관한 내용을 알아보고 이에 관한 이용법을 탐구합니다.

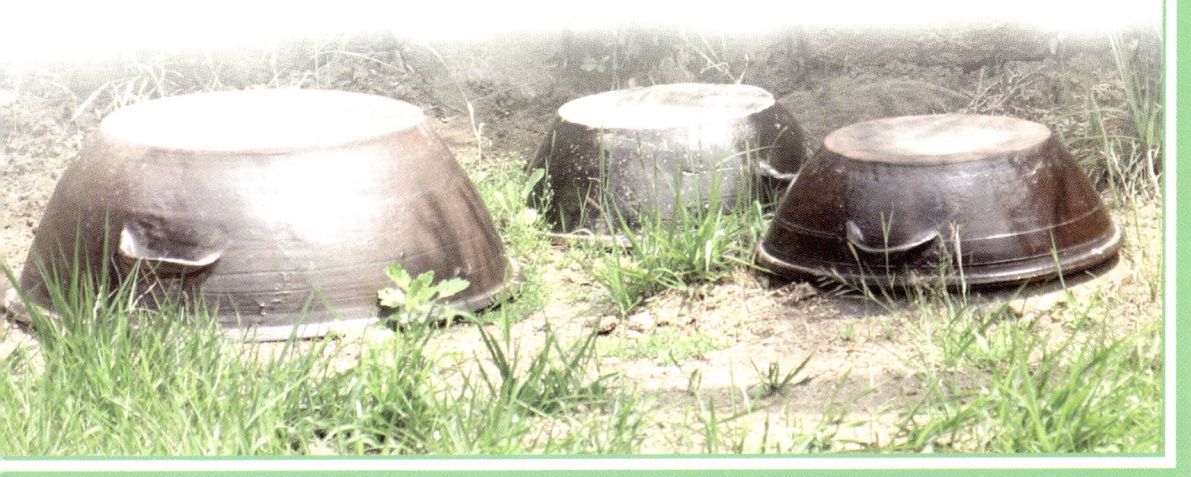

## 【참고문헌】

『신농본초경』하북과학 기술 출판사 (2000)

『신농본초경소』중국중의약 출판사 (2000)

『향약집성방』과학 백과사전 출판사 편, 일월서각 (1993)

『약초의 성분과 이용』과학 백과사전 출판사 편, 일월서각 (1991)

『중약대사전』상해 과학 기술 출판사 (2000)

『신씨본초학』신길구 저, 수문사 (1988)

『항암본초』김수철 역주, 바람과 물결 (1992)

『한약자원식물학』장상문 공저, 학문출판(주) (1999)

『본초비요』서부일 공 편저, 일중사 (1999)

『본초삼가합주』신장환 공편역, 일중사 (2000)

『한약포제와 응용』이정원 공편저, 영림사 (1991)

『장부변증론치』김완희 공편, 성보사 (1998)

『원색천연약물대사전』김재길 저, 남산당 (1992)

『도설, 한방의약대사전』진존인, 저 도서출판 송악

『대한 식물도감』이창복 저, 향문사

『원색 한국식물도감』이영노 저, 교학사

『동의학 사전』과학백과사전 종합출판사(재편집), 까지출판사

『본초강목(정화본)』과학출판사 (북경, 1998)

# 찾아보기

※아래의 목록은 독자님의 빠른 찾기를 위해 작성한 표입니다.
❶ 시리즈1권(108개)　❷ 시리즈2권(108개)

## 【ㄱ】

가시연꽃　검실　❷ p.90
갈대　노근　❶ p.28
감국　❷ p.36
개감수　❷ p.196
개구리밥　부평　❶ p.24
개미취　자원　❶ p.117
개별꽃　태자삼　❷ p.82
개사철쑥　청호　❶ p.34
개암나무　진수　❷ p.88
거지덩굴　오렴매　❷ p.192
결명자　❶ p.184
계뇨등　계요등, 구렁내덩굴　❷ p.242
고본　❶ p.16
고삼　❶ p.36
고수　호유　❶ p.246
곡정초　개수염, 곡정주　❷ p.40
골담초　금작화　❷ p.246
곽향　❶ p.250
관중　❶ p.228
광나무　여정목, 여정자　❷ p.92
괭이밥　초장초　❶ p.212
구기자나무　❷ p.28
구릿대　백지　❶ p.128
구절초　❷ p.248
국화　❶ p.232
귤나무　진피, 청피　❷ p.236
금불초　선복화　❶ p.98
긴병꽃풀　❶ p.64
까마중　용규　❷ p.260

까치콩　편두　❷ p.76
깽깽이풀　황련　❶ p.26
꼭두서니　천초, 갈퀴 꼭두서니　❷ p.146
꽃다지　정력자　❷ p.114
꿀풀　❶ p.225

## 【ㄴ】

나팔꽃　견우자　❶ p.214
남가새　백질려　❷ p.80
냉이　제채　❶ p.160
넉줄고사리　골쇄보, 곡궐　❷ p.48
노간주나무　두송목　❷ p.172
노루귀　❷ p.148
노박덩굴　❷ p.257
누리장나무　취오동　❷ p.118

## 【ㄷ】

닭의장풀　압척초　❶ p.230
담배풀　천명정　❶ p.140
대극　❶ p.186
대나물　은시호　❷ p.16
대추나무　❷ p.84
대황　장군풀, 금문대황　❷ p.206
댑싸리　지부자　❷ p.190
댕댕이덩굴　방기　❷ p.60
도꼬로마　비해　❶ p.204
도꼬마리　창이자, 시이실　❷ p.66
도라지　길경　❶ p.100

돌나물  수분초  ① p.268
돌외  덩굴차, 칠엽담, 교고람  ② p.38
동과자  동아  ② p.198
동의나물  여제초, 입금화  ② p.124
두릅나무  총목, 요두채, 문두채  ② p.116
두충나무  두중, 사면목  ② p.86
둥굴레  옥죽  ① p.70
딱총나무  접골목  ② p.215
땃두릅  독활  ① p.12

【ㅁ】

마가목  정공등, 마아목  ② p.128
마디풀  편축  ① p.202
마타리  패장  ① p.112
마편초  ② p.188
매화나무  매실, 오매  ② p.179
맥문동  ① p.106
맨드라미  계관화  ① p.156
머위  관동화  ① p.120
모과나무  ② p.72
모란  목단  ② p.32
모시풀  저마근  ② p.142
무화과  ② p.158
미나리  수근, 근채  ② p.95
미나리아재비  모간  ① p.178
민들레  ① p.180

【ㅂ】

박쥐나무  팔각풍, 과목근  ② p.226
박하  ① p.170
반하  끼무릇  ① p.96

방풍  ① p.8
백미꽃  ① p.174
백선  ① p.30
뱀딸기  사매  ① p.259
뱀무  수양매, 큰뱀무  ② p.222
벌등골 나물  패란  ① p.242
범부채  사간  ① p.167
복분자  ② p.212
복수초  ② p.208
복숭아나무  ② p.62
부들  포항  ① p.142
부용  ① p.40
부처손  권백  ① p.262
부추  구채자  ① p.80
붉나무  염부목, 오배자  ② p.148
비자나무  ② p.166
비파나무  비파, 무우선  ② p.131
뽕나무  상목  ② p.21

【ㅅ】

사삼  잔대  ① p.123
사상자  ① p.84
산수유  ② p.98
산약  참마  ① p.82
산자고  약난초, 모자고, 까치무릇, 광자고  ② p.254
산초나무  산초, 화초, 초피  ② p.170
산해박  귀독우, 서장경  ② p.52
살구나무  행인, 행목  ② p.134
삼  대마, 마자인, 화마인  ② p.186
삼지구엽초  음양곽  ① p.76
삽주  ① p.206
삿갓나물  조휴  ② p.271

새삼 　토사자　❶　p.86
생강나무 　황매목　❷　p.182
석곡　❶　p.61
석류　❷　p.200
석위　❶　p.200
석창포　❷　p.160
소나무　❷　p.228
소루쟁이 　양제　❶　p.150
소회향　❶　p.248
속새 　목적　❶　p.138
솜대　❶　p.32
쇠뜨기 　문형　❷　p.34
쇠무릎 　우슬　❷　p.69
쇠비름 　마치현　❷　p.144
수세미오이 　사과락　❷　p.122
수자해좆 　천마　❷　p.64
순비기나무 　만형자　❷　p.30
쉽싸리 　택란　❷　p.240
승마　❶　p.22
시호　❶　p.10
실고사리 　해금사　❷　p.194
쑥 　애엽　❶　p.89

엉겅퀴 　대계　❶　p.146
연꽃　❶　p.134
오갈피나무　❷　p.56
오미자　❷　p.104
오이풀 지유　❶　p.131
옻나무 　칠, 건칠　❷　p.174
용담　❶　p.20
우엉 　우방자　❶　p.164
원추리 　훤초　❶　p.153
으름 　목통　❷　p.218
으아리 　위령선, 참으아리　❷　p. 58
은행나무　❷　p.137
이스라지 　욱리인　❷　p.202
이질풀 　노관초　❶　p.176
익모초　❶　p.238
인동덩굴 　금은화　❷　p.13
인진쑥 　인진호　❶　p.218
잇꽃 　홍람화, 번홍화　❷　p.50

【ㅈ】

자금우 　통선목, 꿩탈낭　❷　p.120
자란 　백급　❶　p.144
자리공 　상륙　❶　p.192
작약 　백작약, 적작약　❷　p.10
잣나무　❷　p.163
장구채 　왕불류행　❶　p.210
정향나무　❷　p.233
제비꽃 　자화지정　❷　p.18
조뱅이 　소계　❶　p.148
족도리풀 　세신　❷　p.8
주엽나무 　조협, 조각자, 저아조　❷　p.204
중대가리풀 　아불식초　❶　p.18

【ㅇ】

아가위나무 　산사　❷　p.176
아주까리 　파마자　❶　p.194
애기똥풀 　백굴채, 젖풀　❷　p.268
애기풀 　원지, 과자금　❷　p.78
약모밀 　어성초　❶　p.52
양귀비 　앵속각　❶　p.48
양지꽃　❷　p.152
엄나무 　음나무, 해동목, 자추목　❷　p.54

쥐참외  왕과, 토과, 주먹참외  ❷ p.244
지모  ❶ p.110
지치  자초  ❶ p.38
지황  ❶ p.68
진교  진범  ❶ p.46
진득찰  희첨  ❶ p.236
질경이  차전초  ❶ p.189
짚신나물  선학초  ❶ p.256
쪽  ❶ p.136
찔레나무  영실  ❷ p.168

【ㅊ】

차조기  소엽  ❶ p.114
참나리  백합  ❶ p.103
참당귀  승검초  ❶ p.92
천궁  ❶ p.244
천남성  ❶ p.254
천문동  ❶ p.108
초오  천오, 세잎 돌쩌귀, 투구꽃  ❷ p.108
측백나무  측백엽, 백자인  ❷ p.101
치자나무  ❷ p.26
칡  갈근, 갈화  ❷ p.42

【ㅌ】

택사  ❶ p.196
탱자나무  ❷ p.239
토복령  청미래덩굴, 선유량, 산귀래  ❷ p.262

【ㅍ】

팥꽃나무  원화  ❷ p.210

패랭이꽃  구맥  ❶ p.198
패모  조선패모, 중국패모  ❷ p.112

【ㅎ】

하눌타리  과루  ❶ p.58
하수오  ❶ p.73
한련초  ❶ p.156
할미꽃  ❶ p.222
해당화  매괴화  ❷ p.224
향유  노야기  ❶ p.42
현삼  원삼  ❶ p.66
현호색  ❶ p.54
호두나무  호도인  ❷ p.126
호장근  ❶ p.216
화살나무  ❷ p.265
환삼덩굴  율초  ❶ p.264
활나물  농길리  ❷ p.252
황금  ❶ p.172
황기  단너삼  ❶ p.78
황벽나무  황백  ❷ p.24
황약자  둥근마  ❶ p.266
회화나무  괴화, 괴각  ❷ p.154
흑삼릉  ❷ p.46
흰독말풀  양금화  ❶ p.50